YOGA《ヨガ》ポーズの教科書

YOGA POSE BIBLE

綿本 彰 著

はじめに

ヨガを３日続けると身体の不調が緩和し、３週間続けると心の調子がすこぶるよくなり、３か月続けると体型や体質が別人のように改善し、そして３年続けると身体の節々が痛くなる(笑)…。

これは私がワークショップなどでよく言う冗談なのですが、残念ながら多くの方のリアルな声、つまり事実でもあります。

ヨガのポーズは、雑な言い方をすれば、関節技を自分にかけているようなものですから、やり方を間違えれば身体を傷めるのは当たり前。それでも３年ほどは調子がよくなっていくのは、運動不足が解消していくからなのです。

そんなヨガの落とし穴を避け、安全かつ効果的にヨガの練習を行うために、本書では100のポーズを使って70のレッスンをご紹介することにしました。丁寧な身体の使い方を、その理由を明らかにしながら解説しているのが本書の最大の特徴です。また、そもそもポーズは何のために行うのか、ヨガの最終的なゴールを常に意識して、すべてのポーズやレッスンの解説を行うようにしました。

初心者から指導者まで、ぜひ多くの方に手に取っていただき、３年経っても身体を傷めないポーズをとっていただけるよう、ヨガ練習のお供にしていただけたらと願っております。

綿本 彰

Contents

Column

STAFF
装丁・デザイン　小林幸恵(エルグ)
撮影　大久保恵造
ヘア&メイク　村上まどか
スタイリング　田中麻理乃
編集協力　齋藤須美子(リュクス)

衣装協力
イージーヨガ ジャパン
http://www.easyogashop.jp
チャコット
http://www.chacott-jp.com
東京ヨガウェア2.0
http://www.tokyo-yogawear.jp/
Flemew
http://www.flemew.net/

Pose & Lesson INDEX

ポーズ&レッスン インデックス

基本マスター！ Pose

1～100までのポーズを掲載順にリストアップ。第2章・第3章で推奨するポーズのポイントを確かめたり、第4章でトライするポーズを選び出すときに使うなど、リストの活用法はいろいろ。

習熟度アップ！ Lesson

各ポーズに用意された「Lesson」のタイトル。ポーズを通して身につけたいこと、効果的な身体の使い方、危険を避けるための注意点、整体ポーズと瞑想ポーズの使い分けなど、ヨガの真髄に迫る内容。「自分の形で行う深いヨガ」を実現しましょう。

＊「Lesson」は見開き2ページに1つ掲載。合計70タイトルです。バリエーションとして奇数ページで紹介しているポーズ名の下には記載していません。

第2章

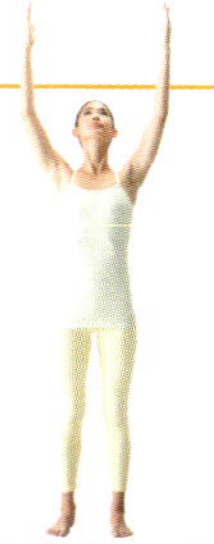

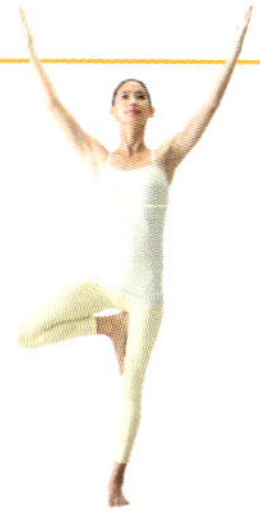

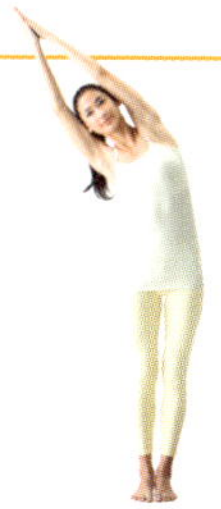

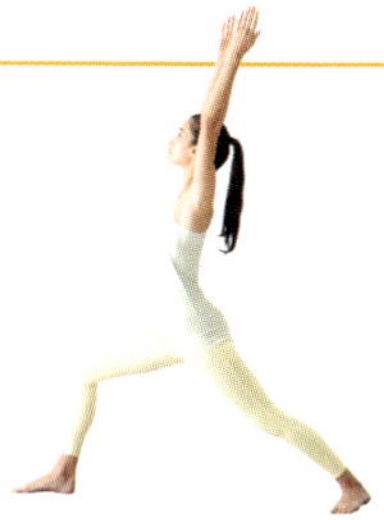

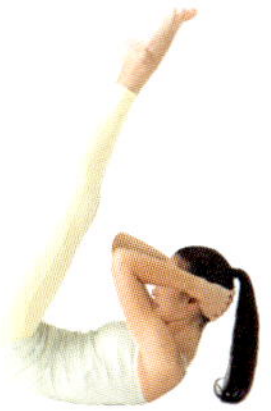

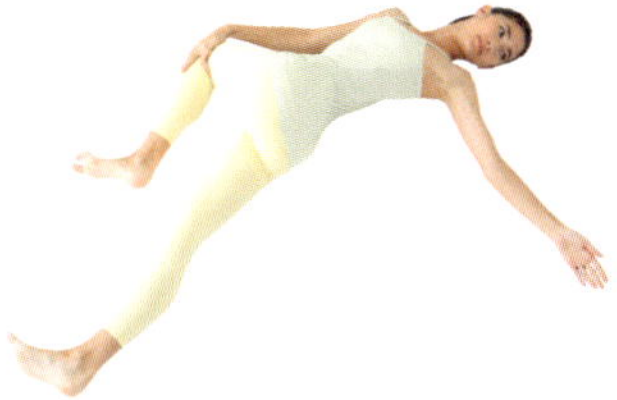

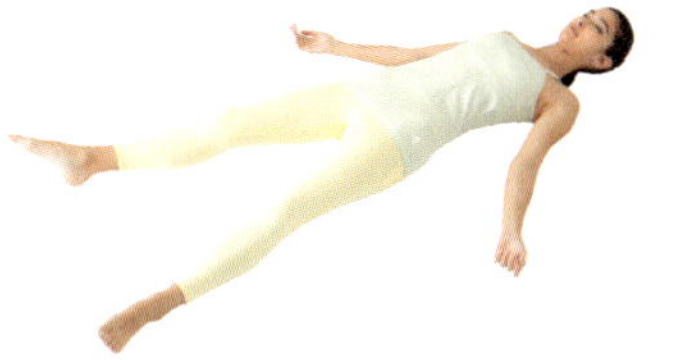

第3章

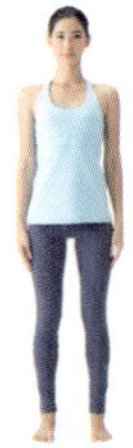

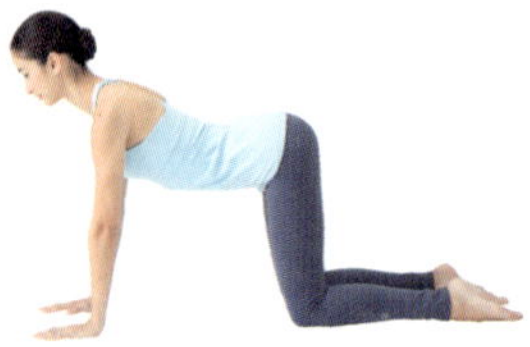

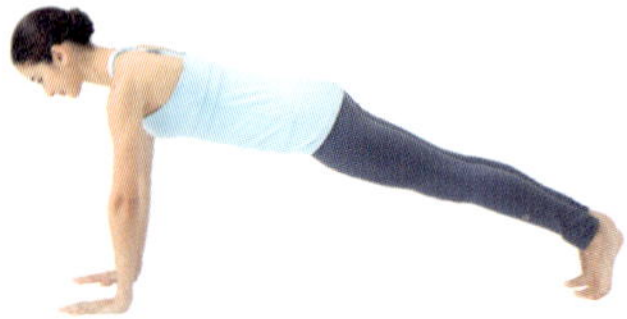

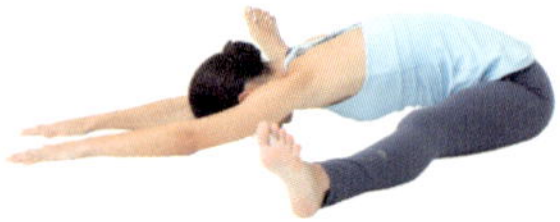

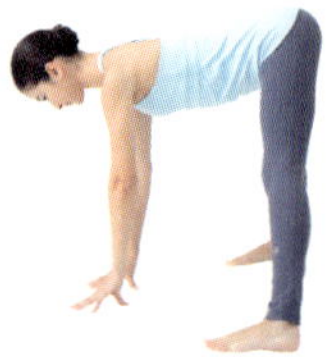

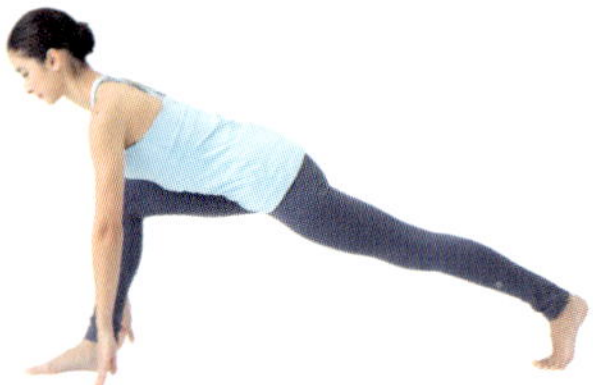

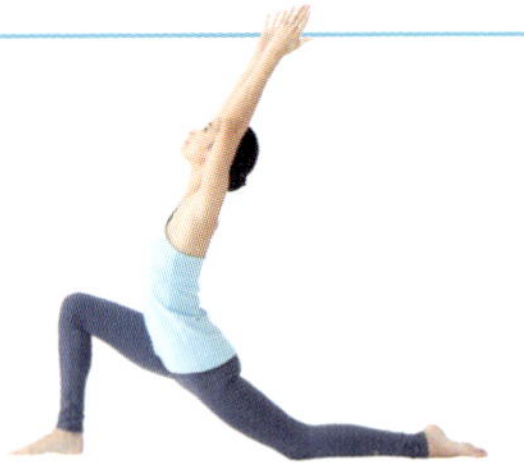

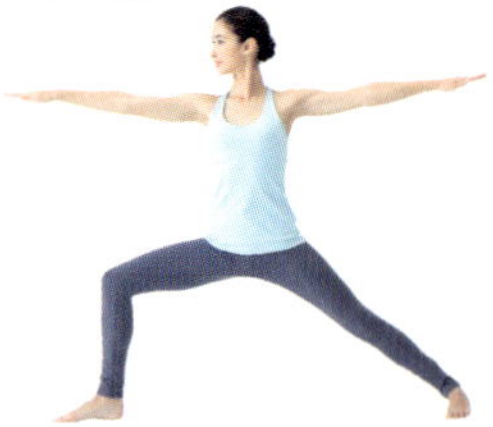

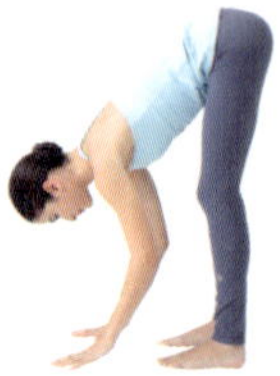

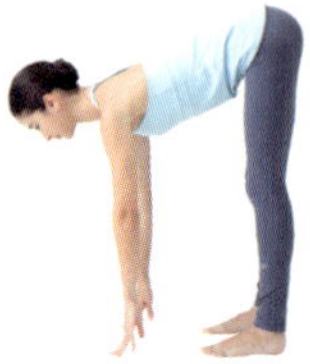

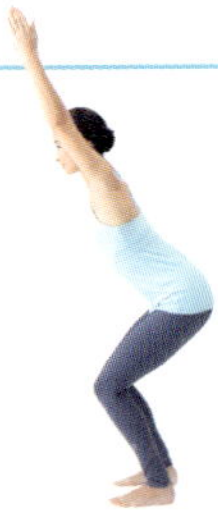

第4章

前屈ポーズ

* バリエーションとして奇数ページに掲載しているポーズです。

Pose & Lesson INDEX
ポーズ&レッスン インデックス

後屈ポーズ

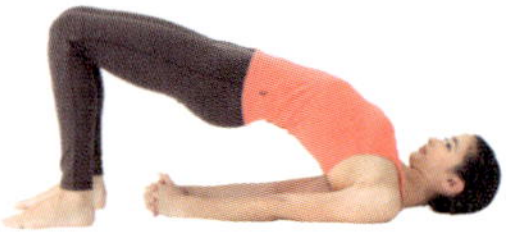
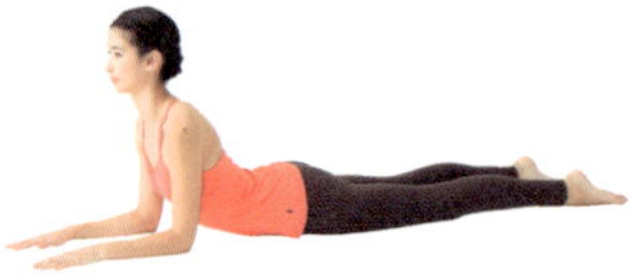
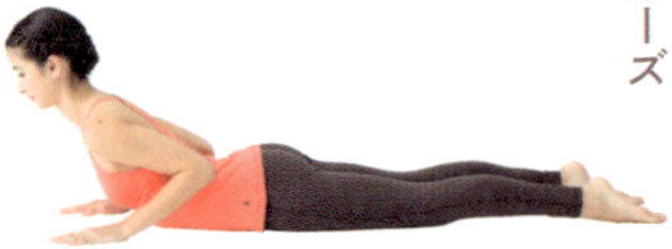

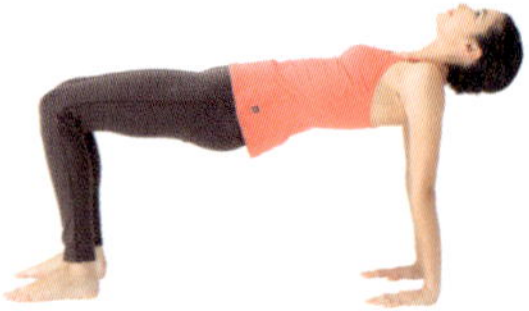
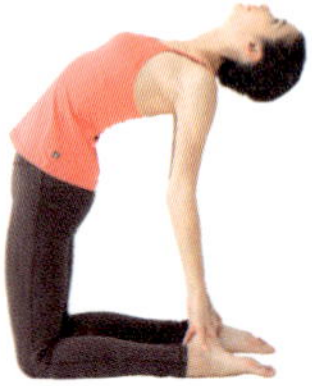
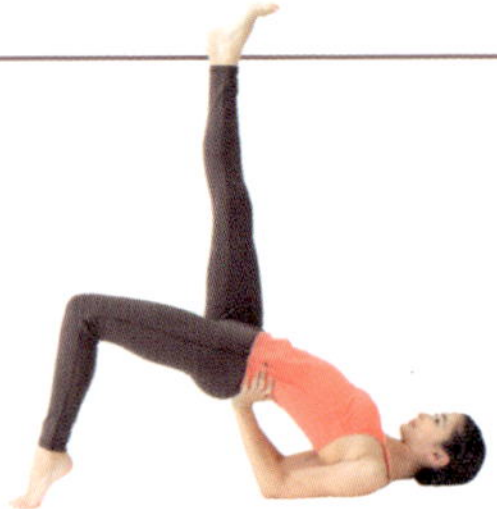

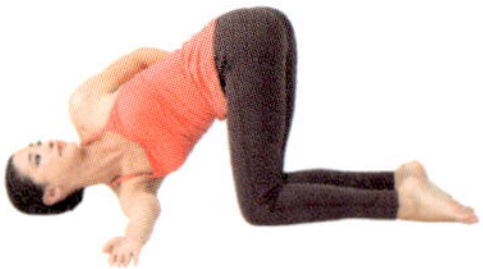
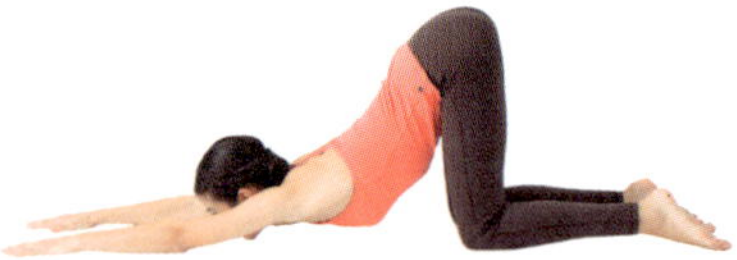
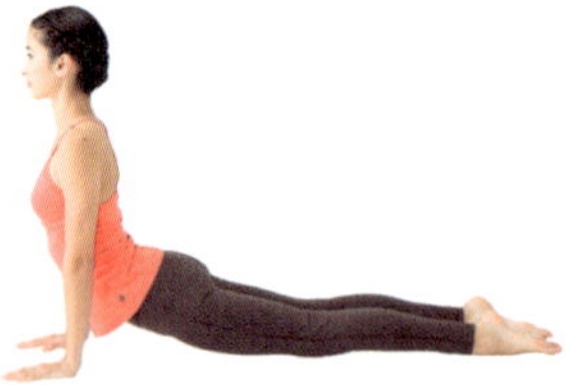

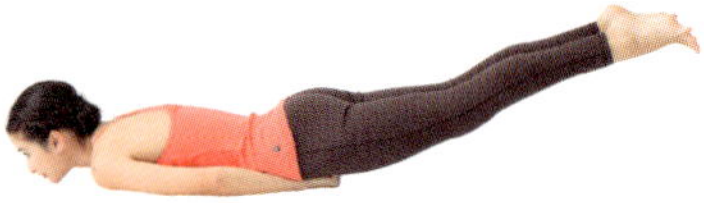
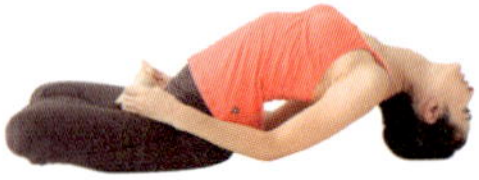
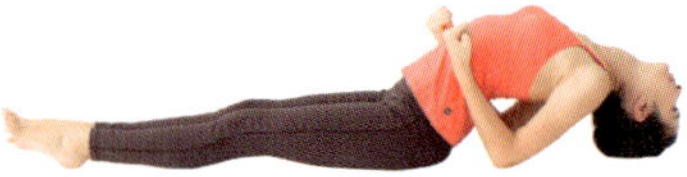

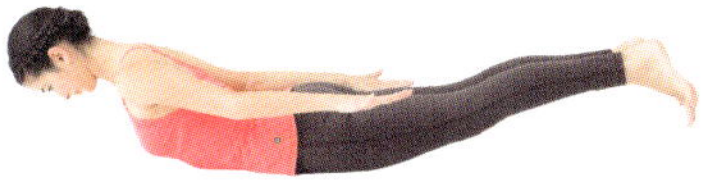

42 バッタのポーズ2* P103

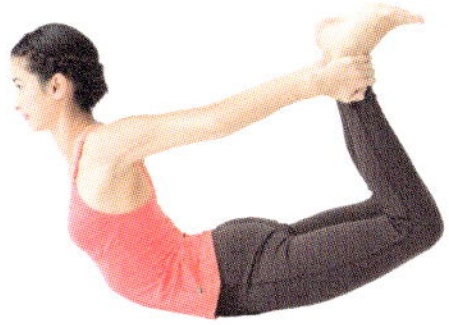

43 弓のポーズ P104

L35 目線と首の関係を理解する

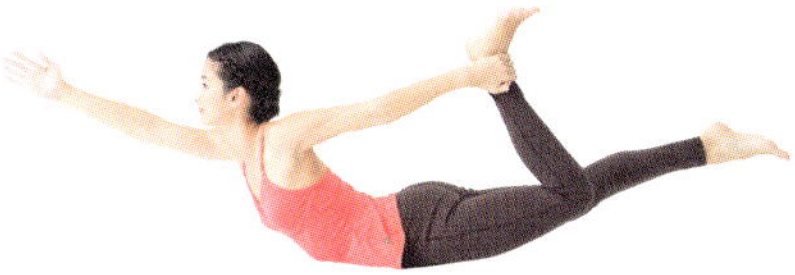

44 片脚の弓のポーズ* P105

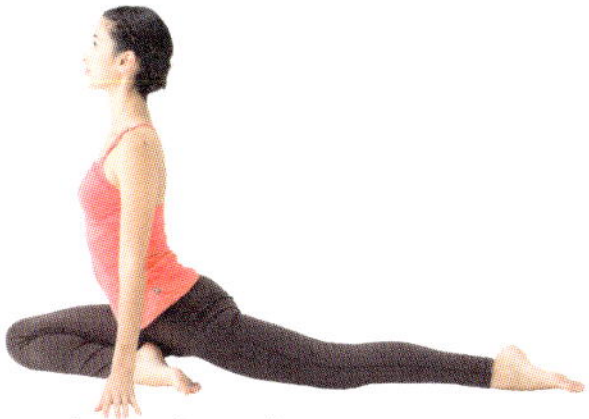

45 ハトのポーズ P106

L36 背骨には二種類以上の負荷をかけない

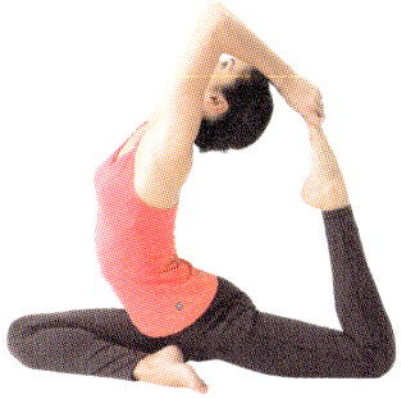

46 ハト王のポーズ* P107

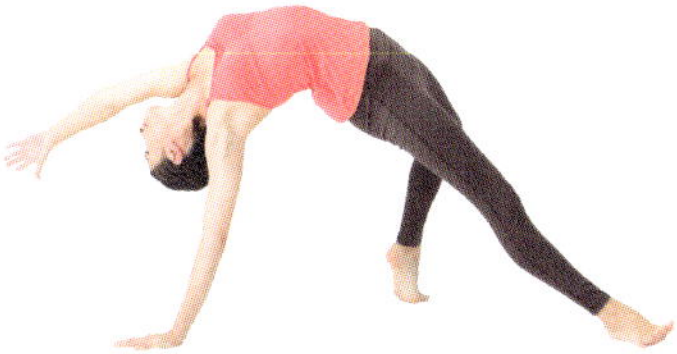

47 荒武者のポーズ P108

L37 漠然とした印象を信じる

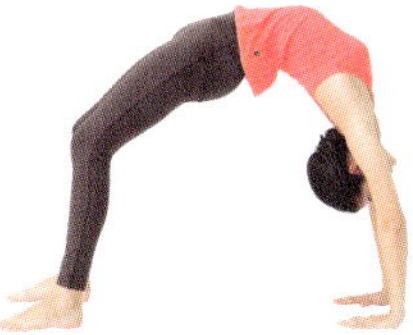

48 アーチのポーズ P110

L38 大地をしっかりとらえる

側屈ポーズ

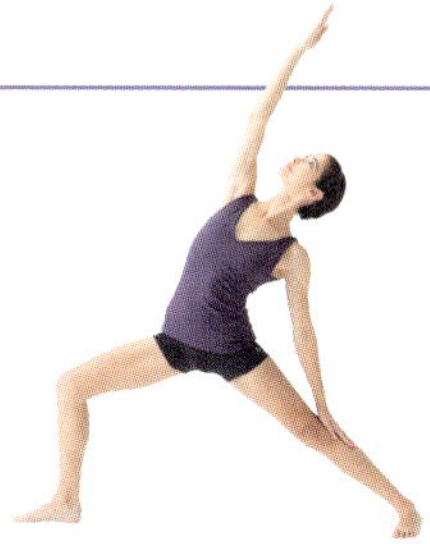

49 逆英雄のポーズ P112

L39 側屈ポーズの基本

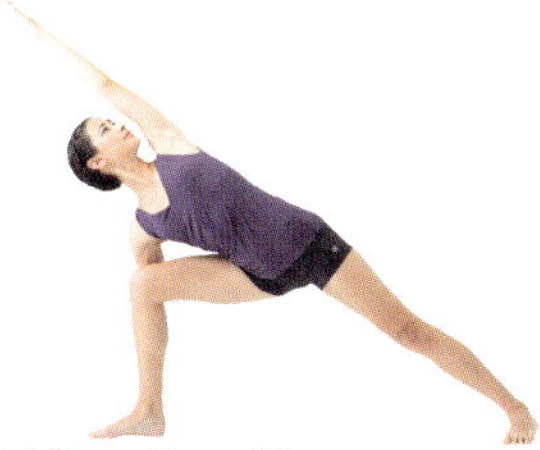

50 三角のポーズ3 P114

L40 つま先の向きと足の安定感

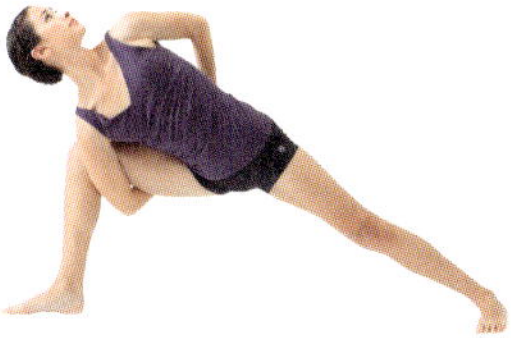

51 手をつないだ三角のポーズ3*
P115

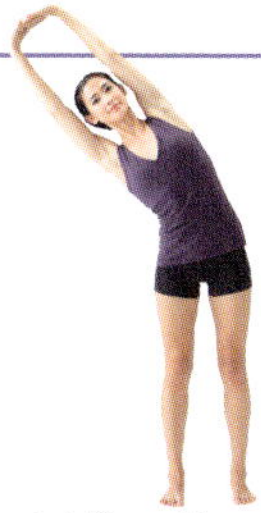

52 押し上げのポーズ P116

L41 瞑想姿勢と整体姿勢

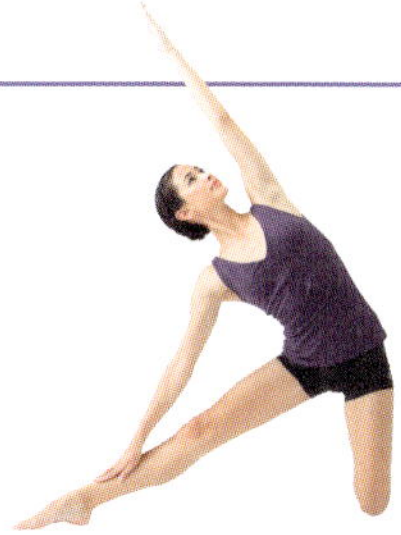

53 かんぬきのポーズ P118

L42 形の違いと効果の違い

* バリエーションとして奇数ページに掲載しているポーズです。

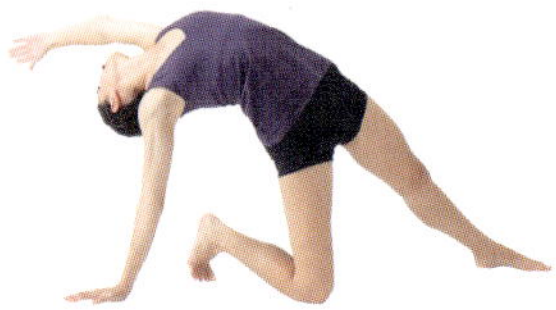

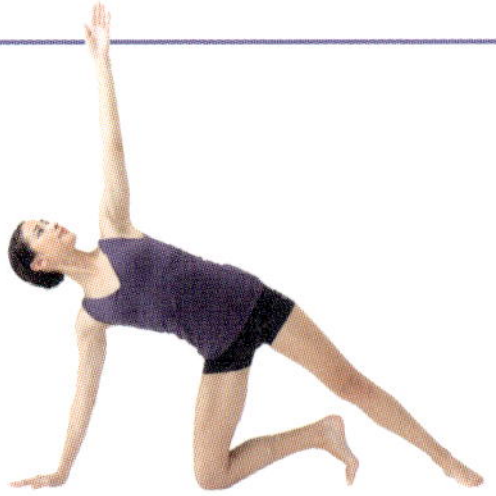

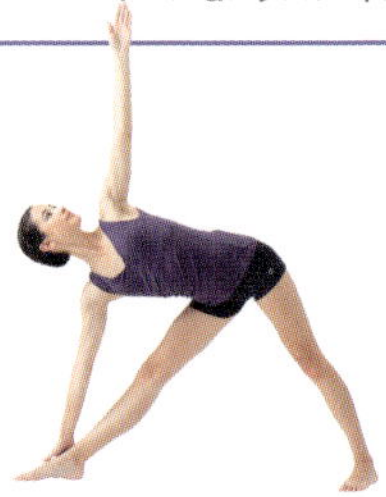

ねじりポーズ

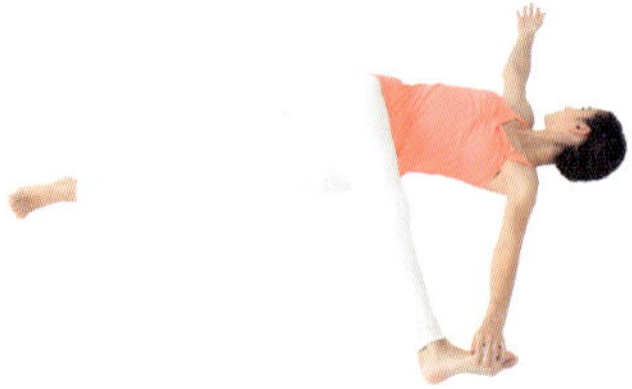

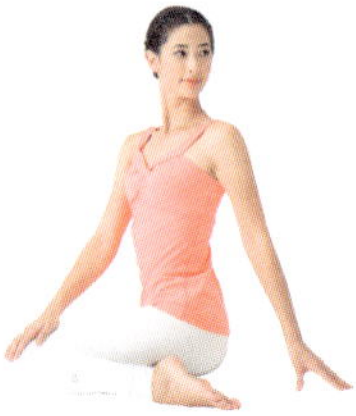

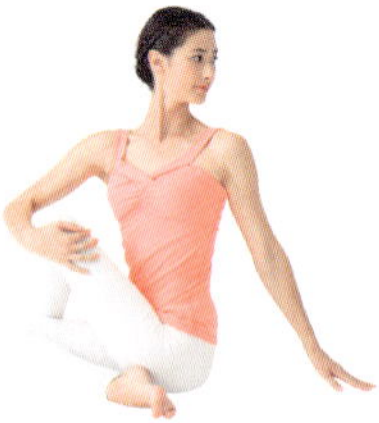

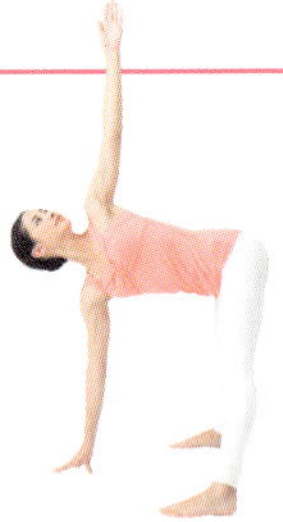

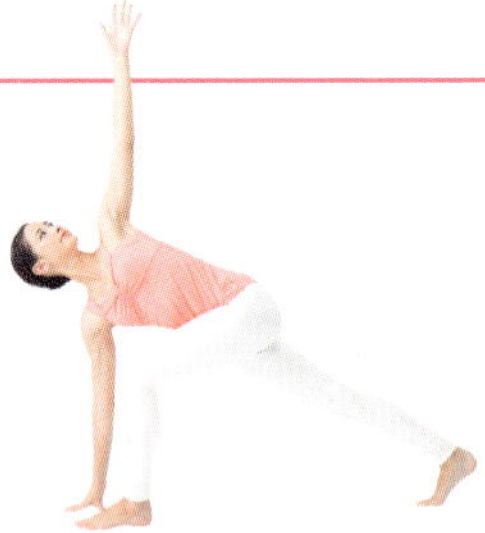

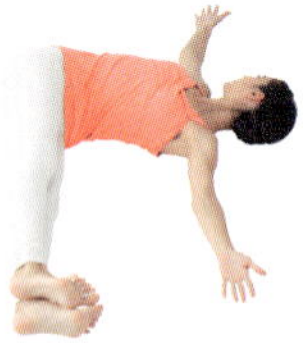

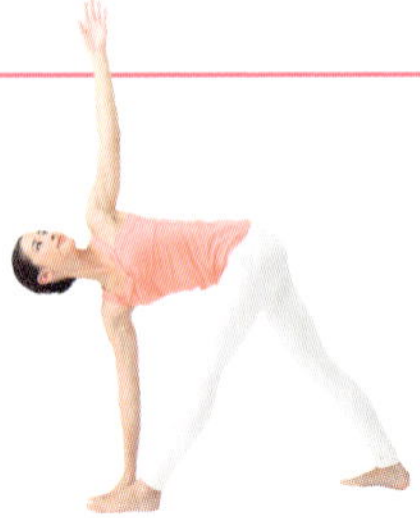

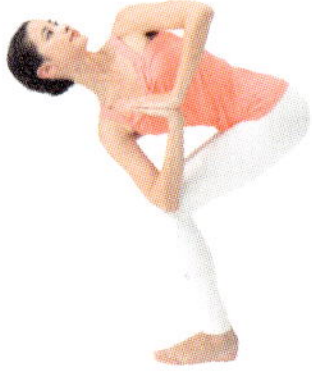

バランスポーズ

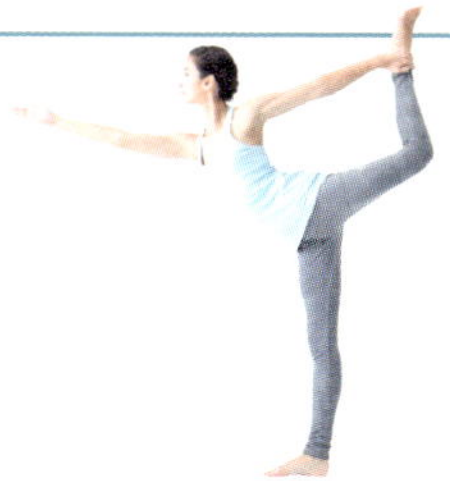

65 壮美のポーズ P138

L52 バランスポーズの基本

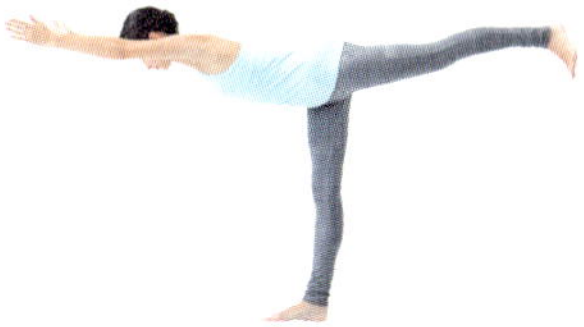

66 英雄のポーズ3 P140

L53 揺れを楽しむ

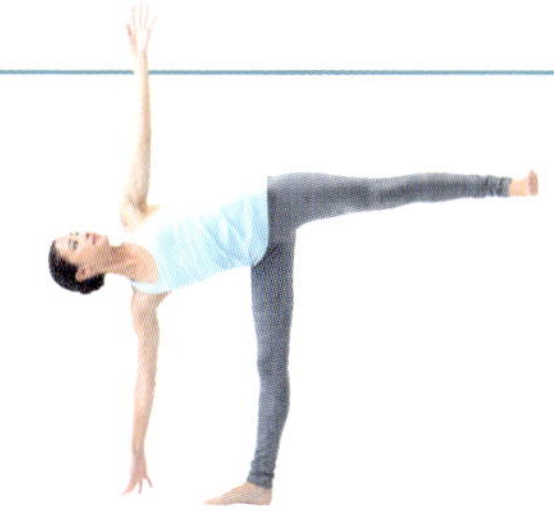

67 半月のポーズ P142

L54 道具に頼るという発想を持つ

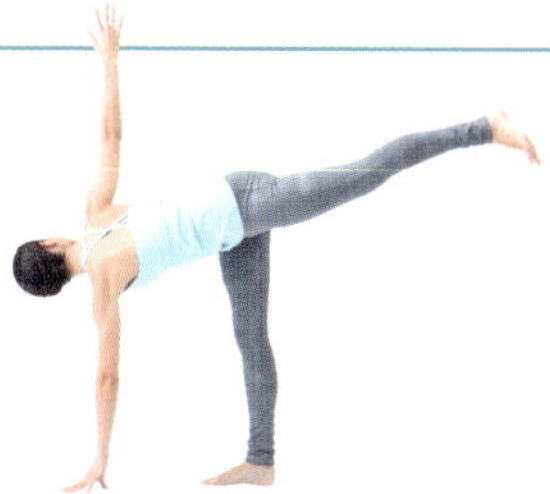

68 半月ねじりのポーズ* P143

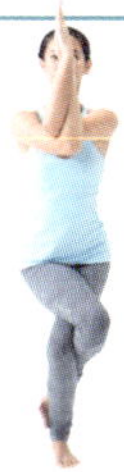

69 ワシのポーズ P144

L55 胸の前面と背面の広がり

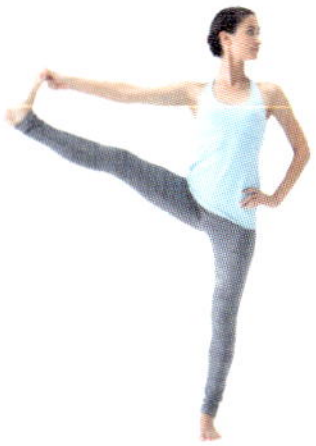

70 一本足のポーズ P146

L56 脚をどこまで上げるべきか

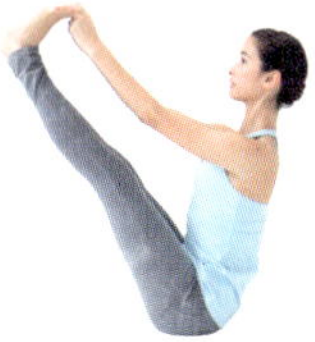

71 Vのポーズ P148

L57 腕の使い方と肩甲骨の配置

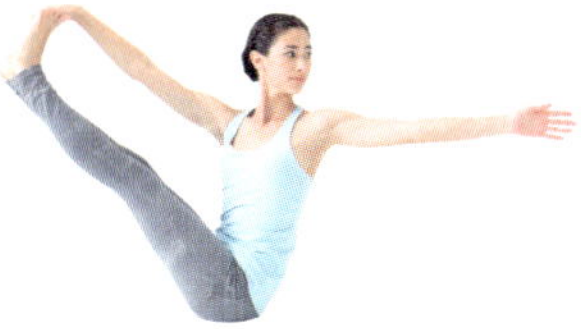

72 Vねじりのポーズ* P149

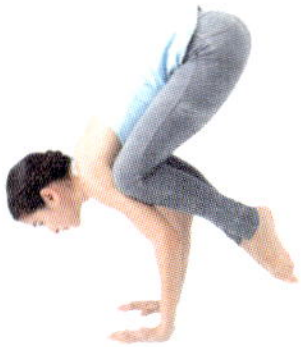

73 カラスのポーズ P150

L58 背中を丸くしたポーズでの流れ

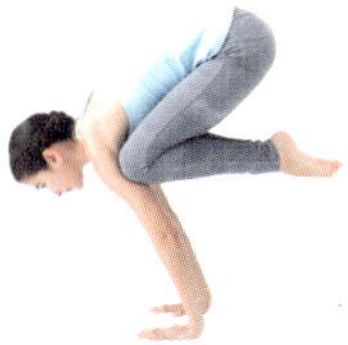

74 ツルのポーズ* P151

逆転ポーズ

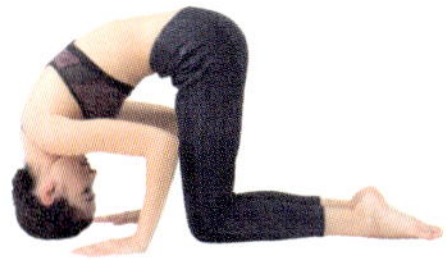

75 ウサギのポーズ P152

L59 逆転ポーズの基本

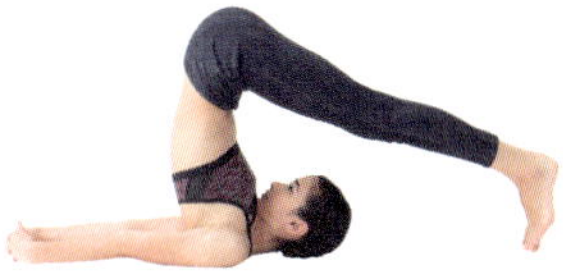

76 鋤のポーズ P154

L60 胸の広がりと背骨の関係

* バリエーションとして奇数ページに掲載しているポーズです。

その他のポーズ

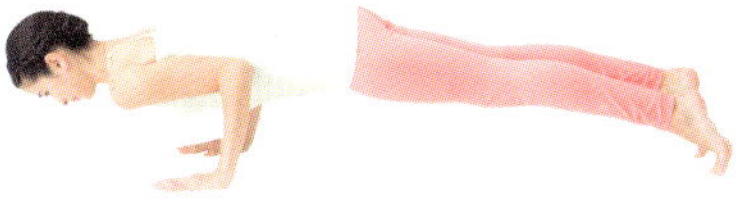

91 伏せた四つの手のポーズ P174

L70「四つの手のポーズ」と腕立て伏せの違い

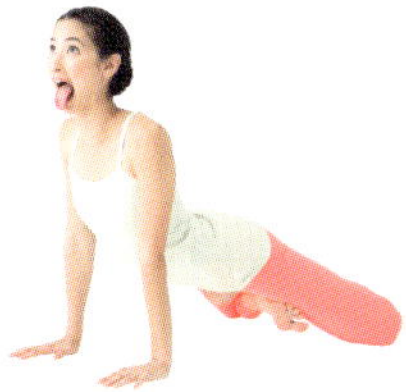

90 蓮華のライオンのポーズ＊ P173

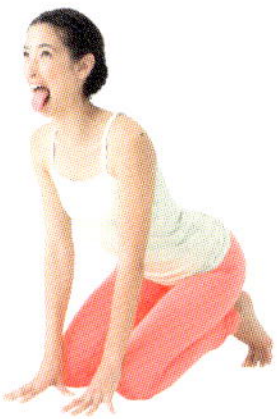

89 ライオンのポーズ P172

L69 大いなる真剣さを引き出す

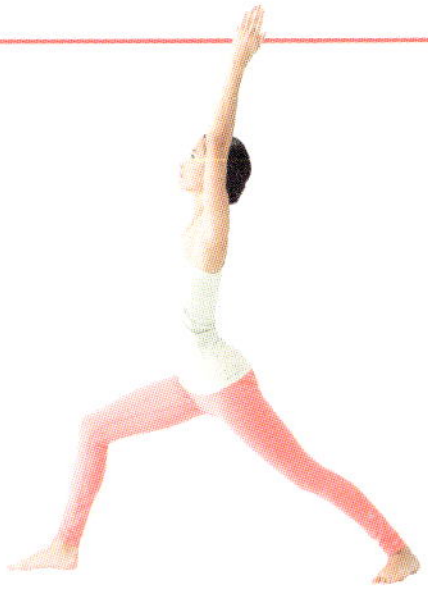

94 太陽礼拝のポーズB P180

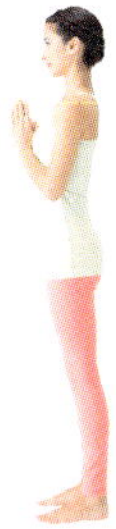

93 太陽礼拝のポーズA P178

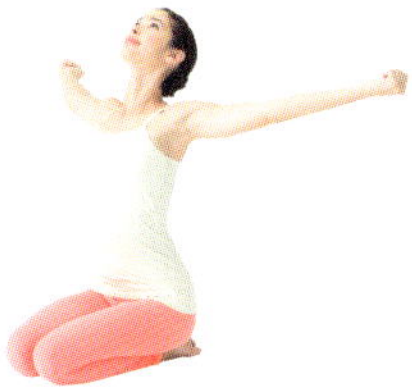

92 アンテナのポーズ P176

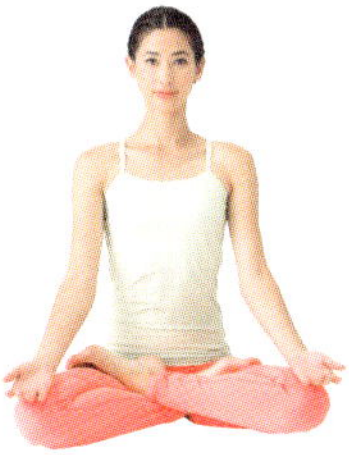

97 蓮華坐 P182

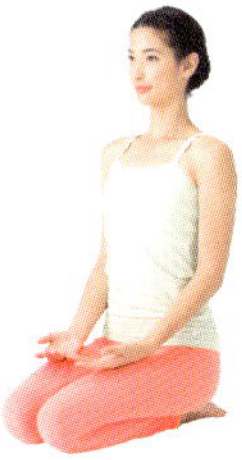

96 正坐 P182

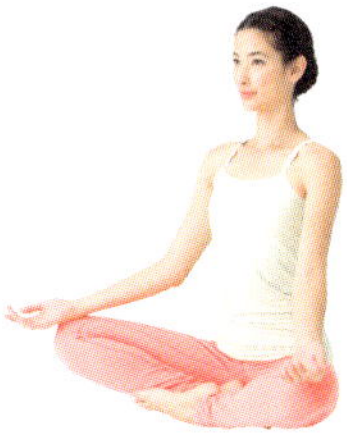

95 安坐 P182

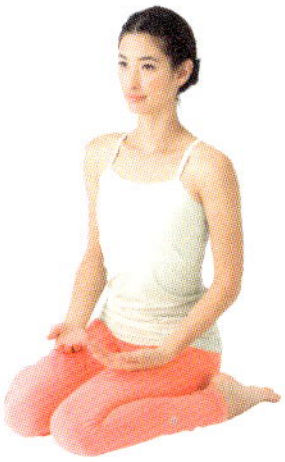

100 英雄坐 P183

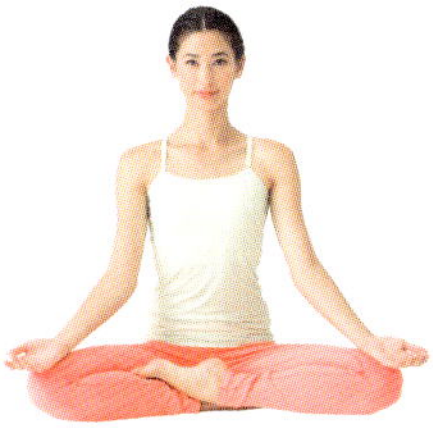

99 達人坐 P183

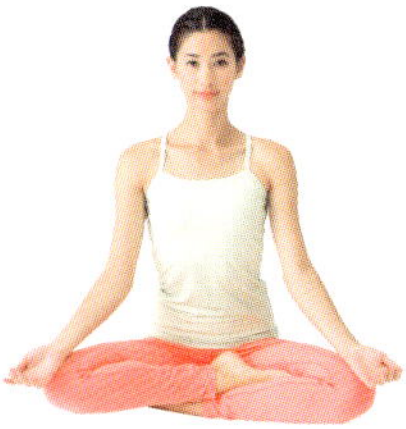

98 吉祥坐 P183

＊ バリエーションとして奇数ページに掲載しているポーズです。

ポーズの解説ページの見方

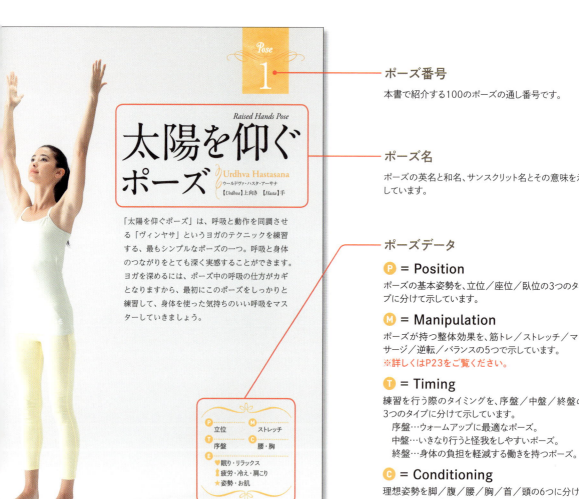

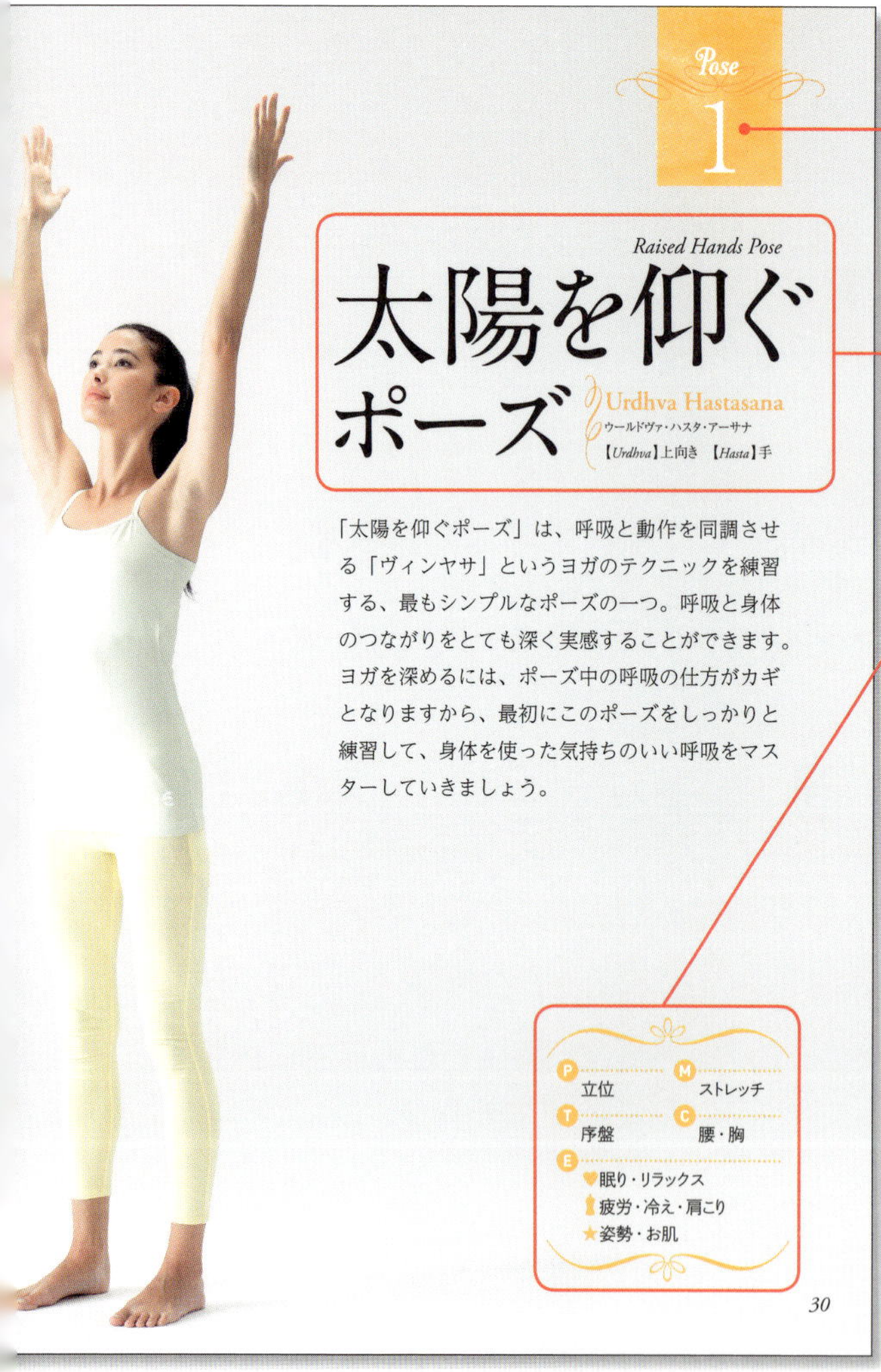
Pose
1

Raised Hands Pose
太陽を仰ぐ
ポーズ
Urdhva Hastasana
ウールドヴァ・ハスタ・アーサナ
【*Urdhva*】上向き　【*Hasta*】手

「太陽を仰ぐポーズ」は、呼吸と動作を同調させる「ヴィンヤサ」というヨガのテクニックを練習する、最もシンプルなポーズの一つ。呼吸と身体のつながりをとても深く実感することができます。ヨガを深めるには、ポーズ中の呼吸の仕方がカギとなりますから、最初にこのポーズをしっかりと練習して、身体を使った気持ちのいい呼吸をマスターしていきましょう。

P 立位
M ストレッチ
T 序盤
C 腰・胸
E
眠り・リラックス
疲労・冷え・肩こり
姿勢・お肌

30

ポーズ番号

本書で紹介する100のポーズの通し番号です。

ポーズ名

ポーズの英名と和名、サンスクリット名とその意味を示しています。

ポーズデータ

P = Position

ポーズの基本姿勢を、立位／座位／臥位の3つのタイプに分けて示しています。

M = Manipulation

ポーズが持つ整体効果を、筋トレ／ストレッチ／マッサージ／逆転／バランスの5つで示しています。
※詳しくはP23をご覧ください。

T = Timing

練習を行う際のタイミングを、序盤／中盤／終盤の3つのタイプに分けて示しています。
序盤…ウォームアップに最適なポーズ。
中盤…いきなり行うと怪我をしやすいポーズ。
終盤…身体の負担を軽減する働きを持つポーズ。

C = Conditioning

理想姿勢を脚／腹／腰／胸／首／頭の6つに分け、ポーズによって整えられる部位を示しています。
※詳しくはP18～19をご覧ください。

E = Effect

ポーズの効果を、メンタル ♥／フィジカル ／ビューティー ★の三項目に分けて紹介しています。
※詳しくはP24～25をご覧ください。

ポーズの行い方やポイント、注意事項などをわかりやすくまとめています。

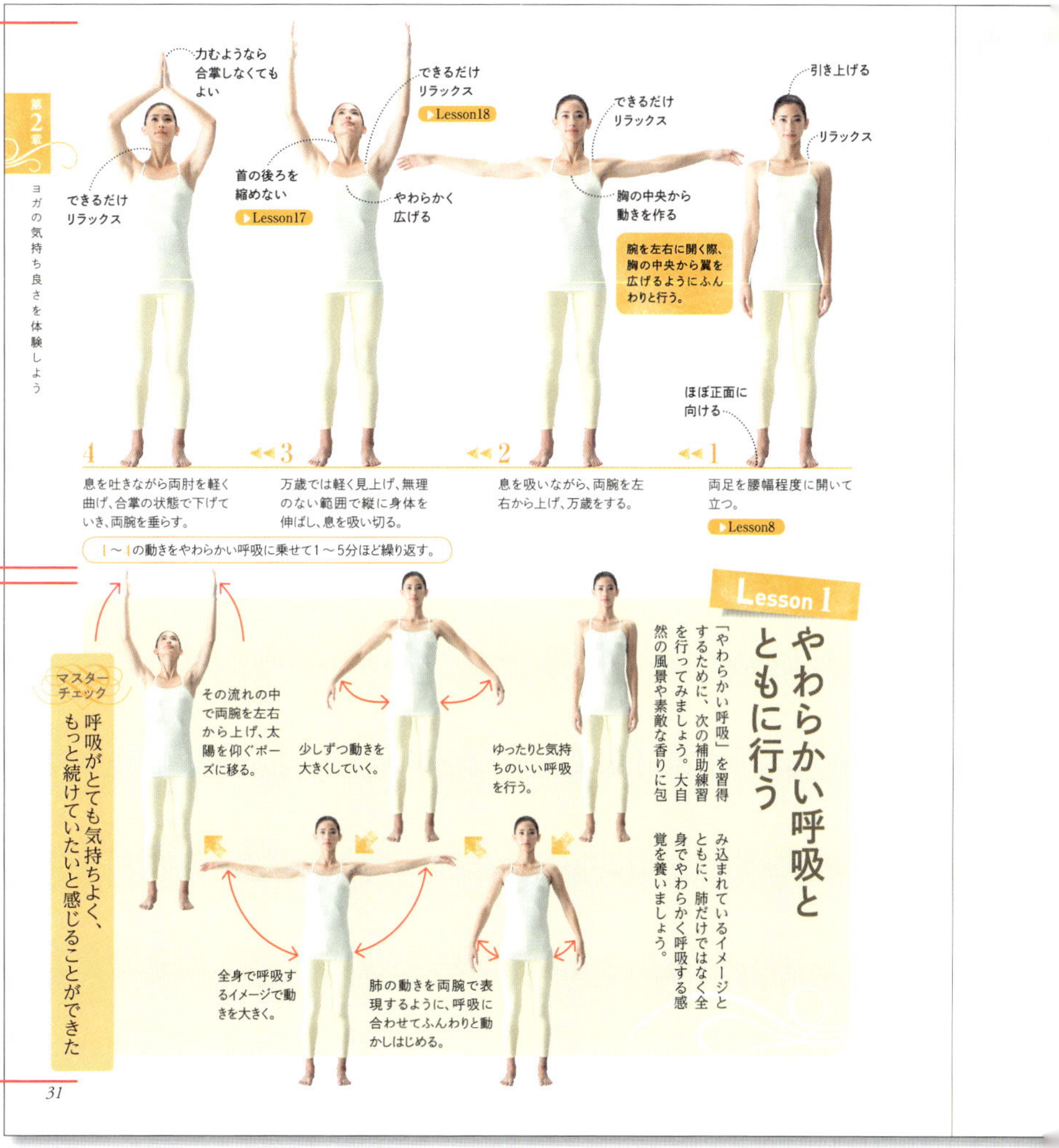

第2章

ヨガの気持ち良さを体験しよう

力むようなら合掌しなくてもよい

できるだけリラックス

首の後ろを縮めない

▶Lesson17

できるだけリラックス

▶Lesson18

やわらかく広げる

できるだけリラックス

胸の中央から動きを作る

腕を左右に開く際、胸の中央から翼を広げるようにふんわりと行う。

引き上げる

リラックス

ほぼ正面に向ける

4 息を吐きながら両肘を軽く曲げ、合掌の状態で下げていき、両腕を垂らす。

◀◀3 万歳では軽く見上げ、無理のない範囲で縦に身体を伸ばし、息を吸い切る。

◀◀2 息を吸いながら、両腕を左右から上げ、万歳をする。

◀◀1 両足を腰幅程度に開いて立つ。

▶Lesson8

1～4の動きをやわらかい呼吸に乗せて1～5分ほど繰り返す。

Lesson 1

やわらかい呼吸とともに行う

「やわらかい呼吸」を習得するために、次の補助練習を行ってみましょう。大自然の風景や素敵な香りに包み込まれているイメージとともに、肺だけではなく全身でやわらかく呼吸する感覚を養いましょう。

ゆったりと気持ちのいい呼吸を行う。

肺の動きを両腕で表現するように、呼吸に合わせてふんわりと動かしはじめる。

少しずつ動きを大きくしていく。

全身で呼吸するイメージで動きを大きく。

その流れの中で両腕を左右から上げ、太陽を仰ぐポーズに移る。

マスターチェック

呼吸がとても気持ちよく、もっと続けていたいと感じることができた

31

「Lesson」エリア。本書の特徴は、一つひとつのポーズをシンプルに行っていくだけでなく、そのポーズを使ってヨガを深めていくための「Lesson」がセットになっていること。合計70のレッスンを行っていくことで、ヨガのポーズを安全かつ効果的に深めて、ヨガのゴールへと近づいていくことができます。

ヨガレッスンの進め方

まずは第2章にチャレンジ

これからヨガを始める人も、指導者の方も、まずは第２章で紹介する７つのポーズを行ってみましょう。ポーズ練習の基本的な行い方を学ぶことができます。また、この７ポーズは、通して行うのに適したプログラムとなるようにセレクトしているので、順に行うことでヨガの心地よさを味わうことができます。

次は第3章がおすすめ

繰り返し第２章を練習するのもいいですが、他のポーズをやってみたくなったら、できれば次は第３章に進むことをおすすめします。第３章では、ポーズを行う際の基本的な身体の使い方を解説していますので、ベーシックなポーズを通して基礎を順に学ぶことができます。

最後は自由に好きなポーズを

第３章でポーズの基礎がわかったら、あとは気になるポーズをチョイスして、気の向くままにポーズにチャレンジしましょう。でも何かに迷ったり、わからなくなったら必ず第２章と第３章に戻り、最も大切なことを振り返りながら、日々のポーズ練習を楽しんでいきましょう。

第1章

ヨガのことを知ろう!

ヨガの全体像とゴール

ゴールを知れば、ポーズが変わる

これからヨガのポーズを詳しく学んでいくにあたり、はじめにヨガのゴールと全体像を確認しておきたいと思います。どこを目指し、何のためにポーズをとるのかを確かめることで、一つひとつのポーズが見違える程によくなっていくからです。

ヨガが目指すゴール。それは「穏やかで満たされた心を養うこと」にあります。

大好きな人に抱きしめられているとき、大きな仕事を成し遂げて達成感に浸っているとき、素敵な景色の中で大好きな香りに包み込まれているときに味わう、最高に満ち足りた状態へと心をいざなうこと。

そこがゴールだということを意識しないでポーズを行うと、多くの方はお手本通りにポーズを行おうと躍起になって身体を傷め、誰かと競うような気持ちでポーズを行って心が疲れ、時としてヨガのゴールとは正反対の方向へと迷走してしまうことになります。

そうならないために、今から私たちがどこに向かっていくのか。**ゴールをしっかり確認することが、様々なポーズを深めるうえで最も大切なポイントになります。**

心の手綱を握る呼吸

ヨガとは、穏やかで満たされた心を養うこと。そのカギを握るのが「呼吸」です。

心はとても不確かな存在。この皮膚の内側のどこにあって、どんな形をしているのか、誰一人として明快な答えが出せない、実にあいまいな代物です。

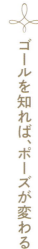

そしてそんな不確かな心と、少しのズレもなく同調しているのが「呼吸」なのです。心がゆるめば呼吸もゆるみ、心が凍れば呼吸も凍る。この関係をうまく利用すれば、つかみどころのない心もうまく制御することができると、ヨガの先人たちは考えたのです。

最高の気分でいるときの呼吸。それは**とてもやわらかく、ゆったりと大らかで自由に繰り返されている呼吸**です。そんな呼吸を追求することが、ヨガを深める上で最も大切なカギとなってきます。

呼吸の手綱を握る姿勢

気分のいいときに湧き起る「最高の呼吸」を手にするには「姿勢」がカギとなります。お腹の力が腑抜けて猫背になったり、逆に力づくで背筋を伸ばそうとしていては、最高の呼吸はつくれません。

背骨が凛と伸び、余分な力みが微塵もなく、呼吸がのびのびと行える理想的な姿勢。そんな姿勢をヨガでは「アーサナ」と呼ぶのですが、その理想姿勢こそが、すべてのヨガポーズに通じる最も大切なコンセプトになり、本書に設けた70のレッスンは、すべてそこに向けて用意されたものです。

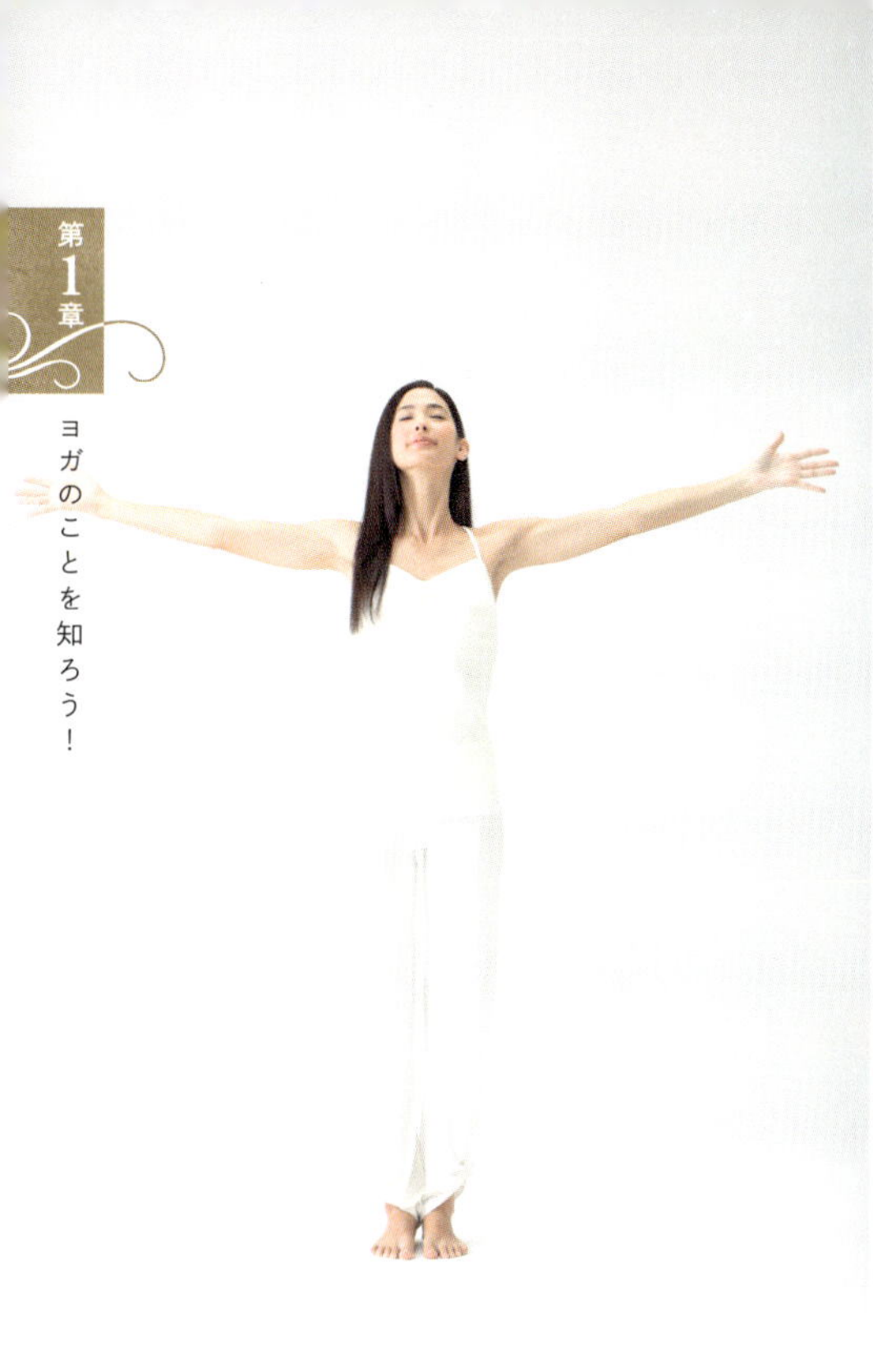

最高に満たされた心↔やわらかい呼吸↔理想的な姿勢

悪しきクセを取り除く様々なポーズ

理想的な姿勢をとってやわらかい呼吸を保ち、心を最高の状態へと導いていく。これがヨガの基本方針なのですが、多くの方にとって、最初のステップである理想的な姿勢をとることさえ難しいのが現実です。

理想的ではない心、呼吸、姿勢を長年続け、胸や肩甲骨まわりに緊張が蓄積し、運動不足で必要な筋力が弱り、理想姿勢とはほど遠い身体に…。そこで開発されたのが、様々なヨガポーズです。

理想姿勢を作るための筋力を養い、余分な力みを解きほぐしていくためにこそ、無数のポーズが開発されていったのです。

それなのに、ポーズを行う際に呼吸を押し殺し、必死になってお手本通りにポーズをとろうとするなら、それこそ本末転倒です。だからこそ、ヨガの全体像を理解すること。

どこを目指し、何のためにポーズをとるのかを踏まえたうえで練習することこそが、一つひとつのポーズを深め、ひいてはヨガそのものを深めていく最大のポイントになるのです。

理想的な姿勢「アーサナ」とは

最高に気分がいいときの、最高の呼吸が行える理想的な姿勢「アーサナ」。

ここでは、すべてのアーサナの基本となる、姿勢作りの基本について、身体のパーツごとにみていくことにしましょう

胸

他のどこよりも「最高の呼吸」を妨げるのが胸まわりの緊張です。ですから、どんなポーズでも**できる限り胸まわりをリラックスさせ、自由に肺が動ける環境をつくること**が、姿勢作りの最も大切な原則となります。また、胸まわりの筋肉（呼吸筋）は、**肯定的な気持ちでゆるみ、否定的な気持ちで緊張する**ので、ポーズをとる際の心の状態も大切な要素になってきます。

首

首には呼吸に関わる筋肉がたくさんついているので、やはり**この部分の緊張もできるだけ解消しておきたい**もの。

その首まわりの筋肉は、**心が身構えたときに緊張し、くつろいだときにゆるむ**性質を持っています。ですから、どんなポーズでも姿勢を安定させ安全な体勢を作ることが、首をゆるめる大切なポイントになります。

腰

背骨の下の方（腰）が重いと猫背になり、肺が圧迫されてのびのびとした呼吸が行えません。

とは言え、力で背骨を伸ばそうとしても、その力みが邪魔をして呼吸が抑制されてしまいます。

この部分は、**心が軽いとき（気分がいいとき）に自然と伸びる**部分。ですから、ポーズをとる際には、義務感ではなく**気分よくのびのびとポーズを行い、この部分を軽やかに伸ばす**ことが大切になります。

頭
詰まりがなく静か
首
力みがなくリラックス
胸
力みがなく
自由な呼吸
腰
軽やかに
伸びている
腹
活力に満ちている
脚
力みがなく
安定している

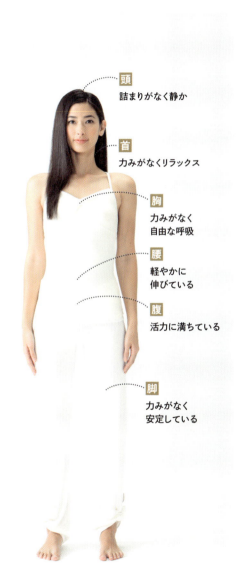

腹

腰の軽さを司っているのが腹部です。**心に活力があるとき、お腹に力が入って圧力が高まり自然と腰が軽くなります。**逆に活力がないときはお腹の力が抜けて腰が重くなり、猫背になってしまいます。**常にお腹の奥がやる気に満ちているときの状態を保っていること。**これもポーズ中に必要な要素のひとつです。

脚

脚全体、特に股関節が安定していないと、身体の中心部である骨盤が不安定になり、腰が十分に伸びなくなり、また首が力みやすくなります。**精神的に安定しているときは脚が安定し、不安定なときは脚がぶるぶる不安定になる**ので、心を落ち着かせ、**脚の安定感を意識してポーズをとることが大切**であることがわかります。

頭

上記のすべてのパーツが整ったとき、頭の中が軽く静かになります。なかなか意志の力で静かにできるものではありませんが、バランスなど一部のポーズでこの状態を導くことができます。

姿勢づくりの要「バンダ」

バンダでポーズが変わる！

身体の各パーツを調整して理想的な姿勢を作る際に欠かせない、とても優れたテクニックがあります。「バンダ」と呼ばれる古くから伝わるテクニックで、**骨盤底、お腹、喉の三カ所を軽く締めることで、身体の各パーツすべてが整って理想姿勢に近づき、すべてのポーズが深まる**という優れ技です。

休憩ポーズ以外のすべてのポーズで、このバンダを行うことでポーズの質ががらりと変ります。ほんの少し意識する程度でいいですから、頭の片隅に置いてポーズをとるようにしましょう。

ジャーランダラ・バンダ

ジャーランダラとは「網目」のことで、**腹部で湧き起こった上昇気流（力）を、喉の網目を通してクールダウンし、脳を鎮めるテクニックです。**

本来は、古典的な坐法（P182）で頭を前に傾け、喉が締まるくらい首を緩め、脳を深く休息させるのですが、通常のポーズでは、完全に首を緩めると首を傷めてしまうので、最低限の力で伸ばしておくようにします。Lesson17、Lesson18などと深く関わっています。

ウディヤナ・バンダ

ウディヤナとは「上昇」の意。**腹部を中央に向けて引き締めることで腹圧を高め、その圧力で上半身を持ち上げて軽くするテクニックです。**Lesson10、Lesson28などと深く関わっていて、すべてのポーズで腰を軽く伸ばす目的は、この「上昇」を引き出すことにあります。

力任せにお腹を引き締めても緊張しか生まれません。飛び上がるほど嬉しいときの、お腹の奥の充実した感覚を思い出しながら、こみ上げる感情とともに腹圧を高め、背骨を軽やかに伸ばす練習を様々なポーズを通して練習していきましょう。

ムーラ・バンダ

ムーラとは「根っこ」の意。**骨盤底を軽く締めて持ち上げることで、脚を下向きに伸ばして安定させ、骨盤を安定させるテクニック**。Lesson11、Lesson22などと深く関わっていて、すべてのポーズの土台を築きます。

肛門を締めたり、尿道を締めたりなど、様々な方法がありますが、会陰のあたりを掃除機で軽く吸い上げるようなイメージを描く程度がお勧めです。

これらのバンダに関連することは、様々なポーズやレッスンの随所で触れています。バンダを深めることが呼吸の質を高め、心を素敵な状態へと導くカギとなりますから、常に意識してポーズを行うようにしましょう。

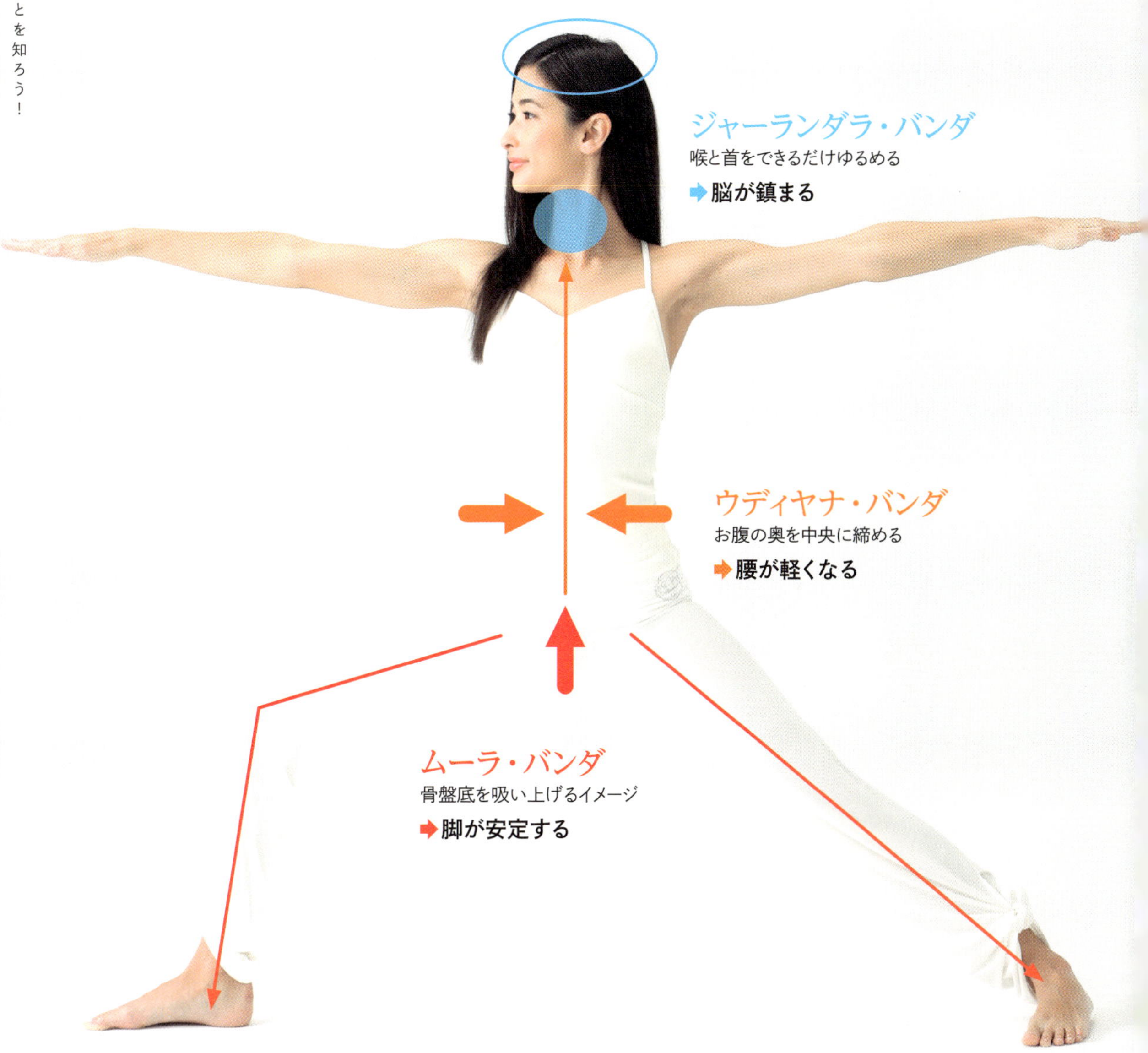
ジャーランダラ・バンダ
喉と首をできるだけゆるめる
➡脳が鎮まる
ウディヤナ・バンダ
お腹の奥を中央に締める
➡腰が軽くなる
ムーラ・バンダ
骨盤底を吸い上げるイメージ
➡脚が安定する

ポーズが果たす役割

ヨガの全体像が見えてきたところで、その見取図の中でポーズが果たす役割について改めてまとめておきましょう。

1 理想的な姿勢をつくる
2 負の蓄積を解消する
3 ヨガの深まりを確認する

この3つの役割について、順に見ていくことにしましょう。

理想的な姿勢を作る

最高に気分がいいときの呼吸が行えるような、理想的な姿勢を作ることが、ポーズ本来の役割でした。P19で確認したように、**首や胸まわりに力みがなく、それを支える背骨が最小限の力ですらりと伸びていて、さらにそれらを支える骨盤や脚がしっかりと安定している姿勢**。そのためにP21で紹介したバンダを行うこと。

これがポーズの最も大切な役割であり、そのときの姿勢を、理想的な心の状態＝瞑想的な心の状態を培うという意味で、本書では「瞑想的な姿勢」と呼ぶことにします。

負の蓄積を解消する

ストレスに満ちた私たち現代人にとって、理想的な姿勢を習得するのはとても難しいもの。そこでポーズに与えられた第二の役割が、**身体に蓄積した負の要素を解消し、整体（整った身体）へと調整する**ことでした。その際に、ヨガのポーズでは左ページの5つのテクニックを駆使して、私たちの身体を整体へと整えてくれます。

ヨガの深まりを確認する

身体に蓄積した負の要素を解消し、理想的な姿勢を作って呼吸をやわらかく保ち、最高の心の状態を取り戻していく。それがうまくできているかどうかを計る、バロメーターのような役割を果たすのが、ポーズが担う最も大切な役目の一つです。

息を押し殺し、ネガティブな気持ちでポーズを行っていると力みが生じ、ストレッチ系

❶ 筋トレ

弱った筋肉を鍛えると同時に、こり固まった筋肉をほぐし、理想的な姿勢を作る最も大きな役割を果たします。ただし、不必要に筋肉を緊張させる癖がつくと、理想的な姿勢から遠ざかってしまうため、そのポーズに必要な筋肉だけをしっかり収縮させることが大切です。

❷ ストレッチ

こり固まった筋肉を引き伸ばし、健康な状態に戻してくれるとても優れた整体テクニック。ただし、負荷をかけすぎると余計に筋肉は緊張するので、気持ちよく伸ばす程度に気をつけて行いましょう。

❸ マッサージ

様々な姿勢を通して身体の一部を圧迫し、マッサージ効果を引き出すのもポーズが持つ整体効果の一つ。どこが圧迫されているのかを意識することで、その効果を高めることができます。

❹ 逆転

身体の一部、または全部の位置を逆転させることで血行を促進し、細胞レベルでの整った身体を取り戻します。手軽に行えて、とても効果の高い整体テクニックの一つです。

❺ バランス

身体のバランスをとることで、体の中心線を整え、左右の歪みを解消してくれる、優れた自己整体法の一つです。

のポーズは深まらず、筋トレ系ポーズはすぐに疲れ、バランス系ポーズはふらついてしまいます。

ところが、改めて姿勢を整えて呼吸をやわらかく保ち、やさしい気持ちを作ると恐ろしいほどにポーズが深まり、姿勢が安定します。**明らかにポーズの質が変わったという感覚をもたらし、ヨガのゴールへと近づいていることを知らしめる、素晴らしいバロメーターとしてのポーズ。**そのことを理解したうえで、一つひとつのポーズにていねいに取り組んでいきましょう。

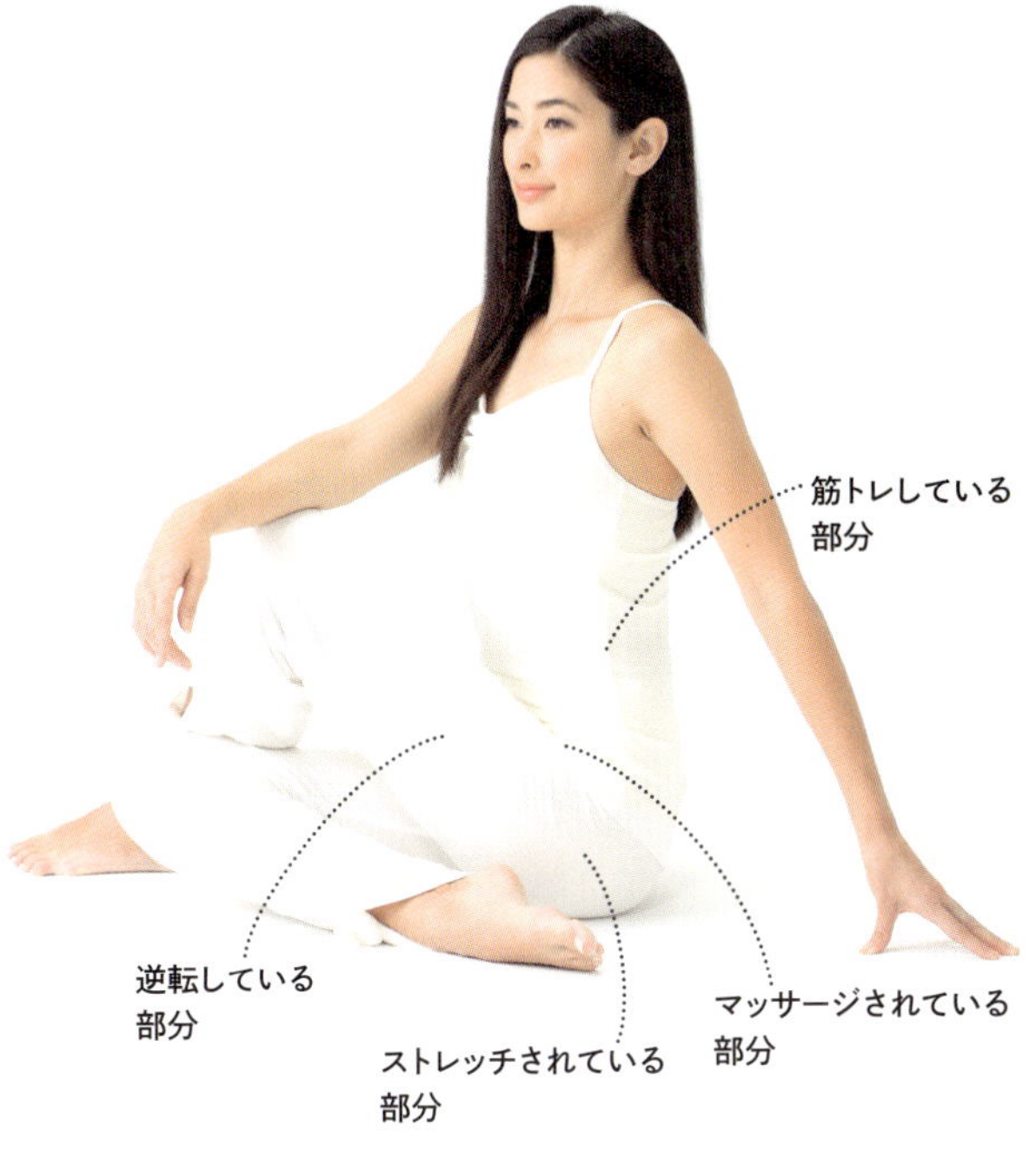
筋トレしている部分
逆転している部分
ストレッチされている部分
マッサージされている部分

ポーズの効果

ヨガのポーズを練習していると、メンタル（精神面）、フィジカル（身体面）、ビューティー（美容面）の、様々な効果が得られます。

ヨガポーズの メンタル効果

ヨガが最も得意とするのがメンタル調整の分野です。ヨガのポーズは身体の普段使わない部位を刺激し、これが脳の普段使わない部分を刺激して活性化、リフレッシュします。

また、身体的な緊張をほぐすことで精神的なリラックスを得たり、イライラを解消したり、疲れを取り除くことで活力や集中力をアップしたりすることもできます。

さらに、ポーズ中に行うやわらかい呼吸は、**心を穏やかで満たされた状態**へと導いてくれるので、ヨガを行ったあとは、心がすっきりしてベストなコンディションに整えられています。

ヨガポーズの フィジカル効果

ヨガのポーズが持つ様々な整体効果（P22）によって、運動不足だった筋肉が鍛えられ、不要な緊張が取り除かれ、またバランスのいい身体が取り戻されるので、様々な身体的な不調が解消します。血行がよくなって体温が上がり、免疫力が上がって病気になりにくい体質になり、自律神経が整って内臓機能が回復してきます。

身体的な健康を保つうえで根本的な部分を、ヨガを行うことで底上げすることが可能になるのです。

ヨガポーズの
ビューティー効果

ヨガを行っていると、様々な美容面での効果を得ることができます。余分なお肉がなくなったり、身体がきゅっと引き締まってきたり、美しいボディラインが戻ってきたり、お肌がきれいになったり…。

その最も大きな要因が、実はすでに触れたヨガが持つメンタル調整効果によるものです。美容の崩れはメンタルの崩れ。心が満たされていなければ食べる量も増えやすく、運動不足にもなり、姿勢も悪くなります。さらに内臓機能が落ちてお肌も荒れ放題。そんな美容のベースとなる部分ををヨガで整えることができるほか、ポーズによって身体を美しくボディメイクしていくことができます。

通常の筋トレで鍛えられるのは主にアウターマッスル、身体の表面についている筋肉ですが、ヨガで主に鍛えられるのはインナーマッスル。身体の奥についている筋肉です。ポーズをとればとるほど、身体の表面がごつごつするのではなく、内側から引き締められていく。そんな素敵なボディを手にすることができるのも、ヨガならではの魅力です。

毎日少しずつヨガの練習を

素晴らしい効果を得られるヨガですが、過ぎたるは及ばざるがごとし。効果を求めすぎて力まかせにポーズを行ったり、同じポーズばかりを繰り返し行うのは間違いです。第2章で紹介する基本原則を守りながら、身体を傷めないように注意しながら、素晴らしい効果を引き出していくように心がけましょう。

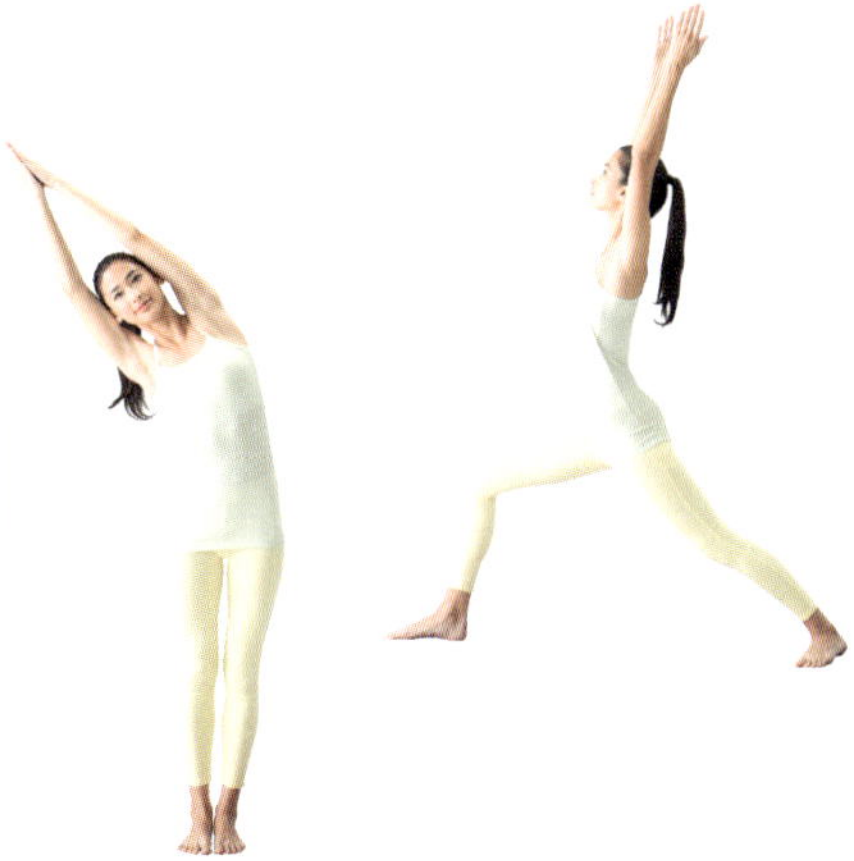

Column ❶

ヨガを始める準備

ヨガの基礎知識を身につけたところで、いよいよヨガの練習をスタート。準備すべきものをここでご紹介しておきましょう。

*

ヨガを行うにあたって不可欠なもの。

ズバリそれは…ご自分の身体だけ。

基本的な知識と身体があれば、いつでもどこでも始められるのがヨガの最大の魅力です。

とはいえ、膝立ちすると膝が痛かったり、足を開いて立つとつるつる滑って危なかったりすることもあるので、最低限ヨガマットがあれば、快適にヨガを行うことができます。

この他、手が床につかないときはブロック、両手が背後で届かないときはストラップ、背中が丸くなるときはお尻の下にクッションなど、それぞれポーズのページで紹介しているアイテムがありますから、必要だと思うときには、ぜひ用意しましょう。

*

より快適なヨガライフのためにヨガウェアや道具をそろえるのも、楽しみの一つになるかも知れませんね。

第2章

ヨガの気持ちよさを体験しよう

「気持ちいい！」と出会える7つのポーズ

気持ちいいことは長続きする

ヨガを深め、その素晴らしい恩恵を最大限に引き出すには、何よりも長く続けることが大切。そして、長く続けるための秘訣は、**できるだけ早いタイミングでヨガの気持ちよさと出会うことです**。何ごとも義務感だけでは長続きしません。またやりたいと自然に思えるには、それなりの理由が必要なのです。

気持ちよくポーズを行う7つの原則

そんなわけで本書では、気持ちよくポーズを行うための原則を7つに絞り込み、7つのポーズを行いながら確認していくことにしました。

1 **やわらかい呼吸とともに行う**

2 **ポーズの完成形で30秒キープする**

3 **痛《いた》気《き》持《も》ちのいい姿勢を見つける**

4 **真剣になる程度の負荷をかける**

5 首と腰のフォローを怠らない

6 身体の感覚をただ味わう

7 心の静寂を定着させる

この7原則を確認する第2章の7つのポーズは、順番に行いたい一つのプログラムになっているので、ぜひ順番に続けて行っていきましょう。また、このプログラムは、他のポーズを行う前のウォームアップとしても使えるので、何度も繰り返し行って習得しておくと便利です。

ポーズを行うときの注意

ヨガのポーズを行うときは、次の注意事項を守りながら、無理のない範囲で、気持ちよく行っていきましょう。

- **ベストは朝、それ以外でも食後2時間以内を避けて行う。できれば決まった時間帯、またはタイミングで行ってルーティン（習慣）にするといいでしょう。**
- **病気、発熱、体調がすぐれないとき、出血、痛みがあるとき、妊娠中などは避けましょう。**
- **血圧に問題がある方は、心臓よりも頭を低くしないようにしましょう。**
- **入浴の前後はのぼせや立ちくらみの可能性があるので避ける、または注意して行いましょう。**
- **できるだけヨガマット、必要に応じてブロック、ストラップ、クッション、毛布、ボルスターなどを用意して行いましょう。**
- **ポーズ中に痛み、めまい、吐き気などの不調が起きた場合はただちに中断して安静にしましょう。**

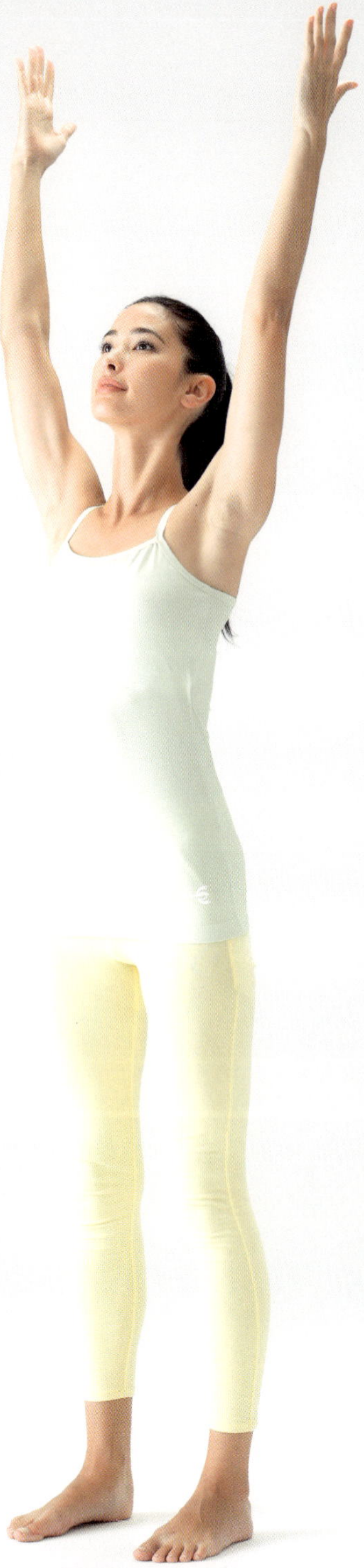

Pose
1

Raised Hands Pose

太陽を仰ぐポーズ

Urdhva Hastasana
ウールドヴァ・ハスタ・アーサナ
【*Urdhva*】上向き　【*Hasta*】手

「太陽を仰ぐポーズ」は、呼吸と動作を同調させる「ヴィンヤサ」というヨガのテクニックを練習する、最もシンプルなポーズの一つ。呼吸と身体のつながりをとても深く実感することができます。ヨガを深めるには、ポーズ中の呼吸の仕方がカギとなりますから、最初にこのポーズをしっかりと練習して、身体を使った気持ちのいい呼吸をマスターしていきましょう。

P 立位
M ストレッチ
T 序盤
C 腰・胸
E
♥眠り・リラックス
疲労・冷え・肩こり
★姿勢・お肌

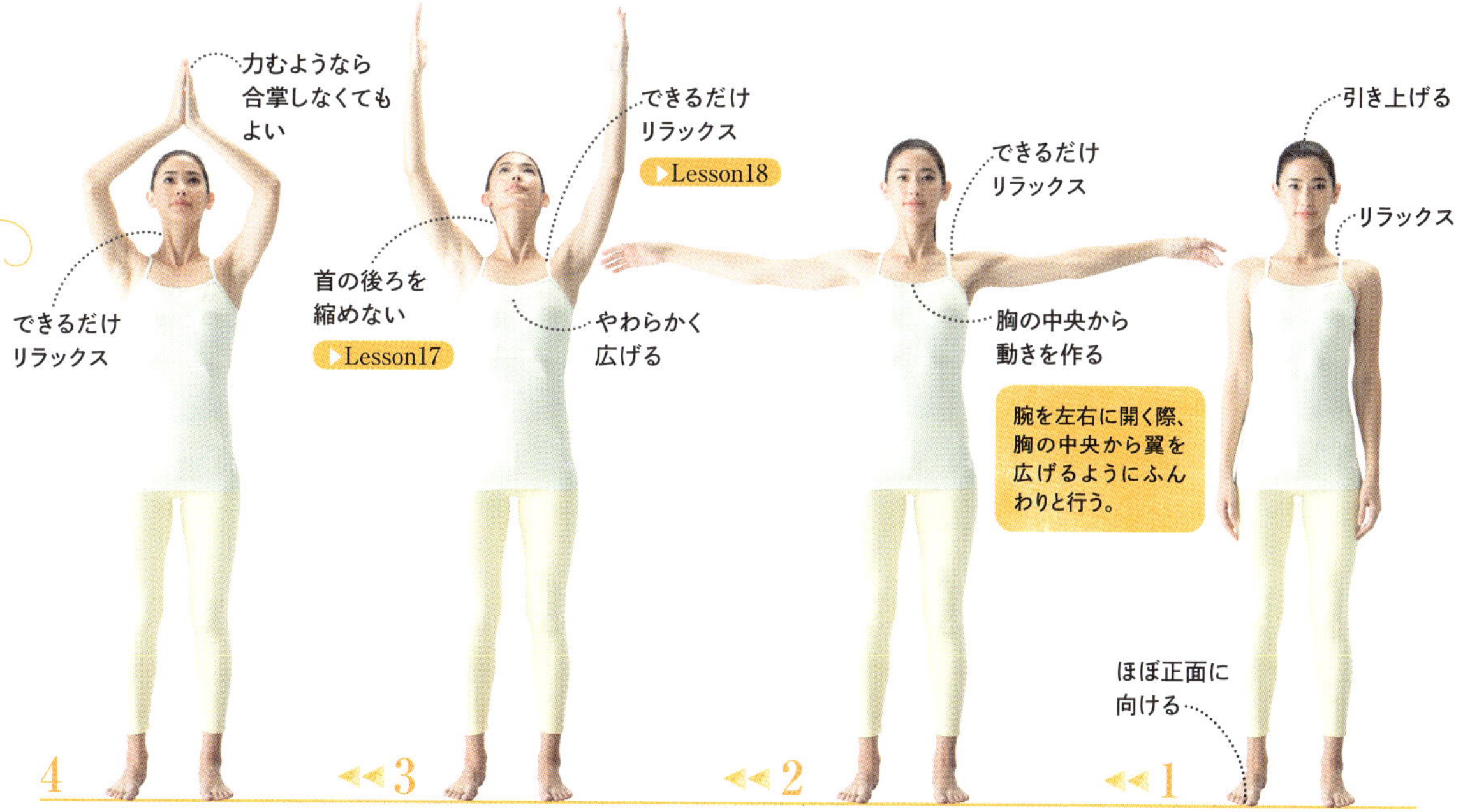
引き上げる
リラックス
ほぼ正面に向ける
できるだけリラックス
胸の中央から動きを作る
腕を左右に開く際、胸の中央から翼を広げるようにふんわりと行う。
できるだけリラックス
▶Lesson18
首の後ろを縮めない
▶Lesson17
やわらかく広げる
力むようなら合掌しなくてもよい
できるだけリラックス

1 両足を腰幅程度に開いて立つ。

▶Lesson8

2 息を吸いながら、両腕を左右から上げ、万歳をする。

3 万歳では軽く見上げ、無理のない範囲で縦に身体を伸ばし、息を吸い切る。

4 息を吐きながら両肘を軽く曲げ、合掌の状態で下げていき、両腕を垂らす。

1～4の動きをやわらかい呼吸に乗せて1～5分ほど繰り返す。

Lesson 1

やわらかい呼吸とともに行う

「やわらかい呼吸」を習得するために、次の補助練習を行ってみましょう。大自然の風景や素敵な香りに包み込まれているイメージとともに、肺だけではなく全身でやわらかく呼吸する感覚を養いましょう。

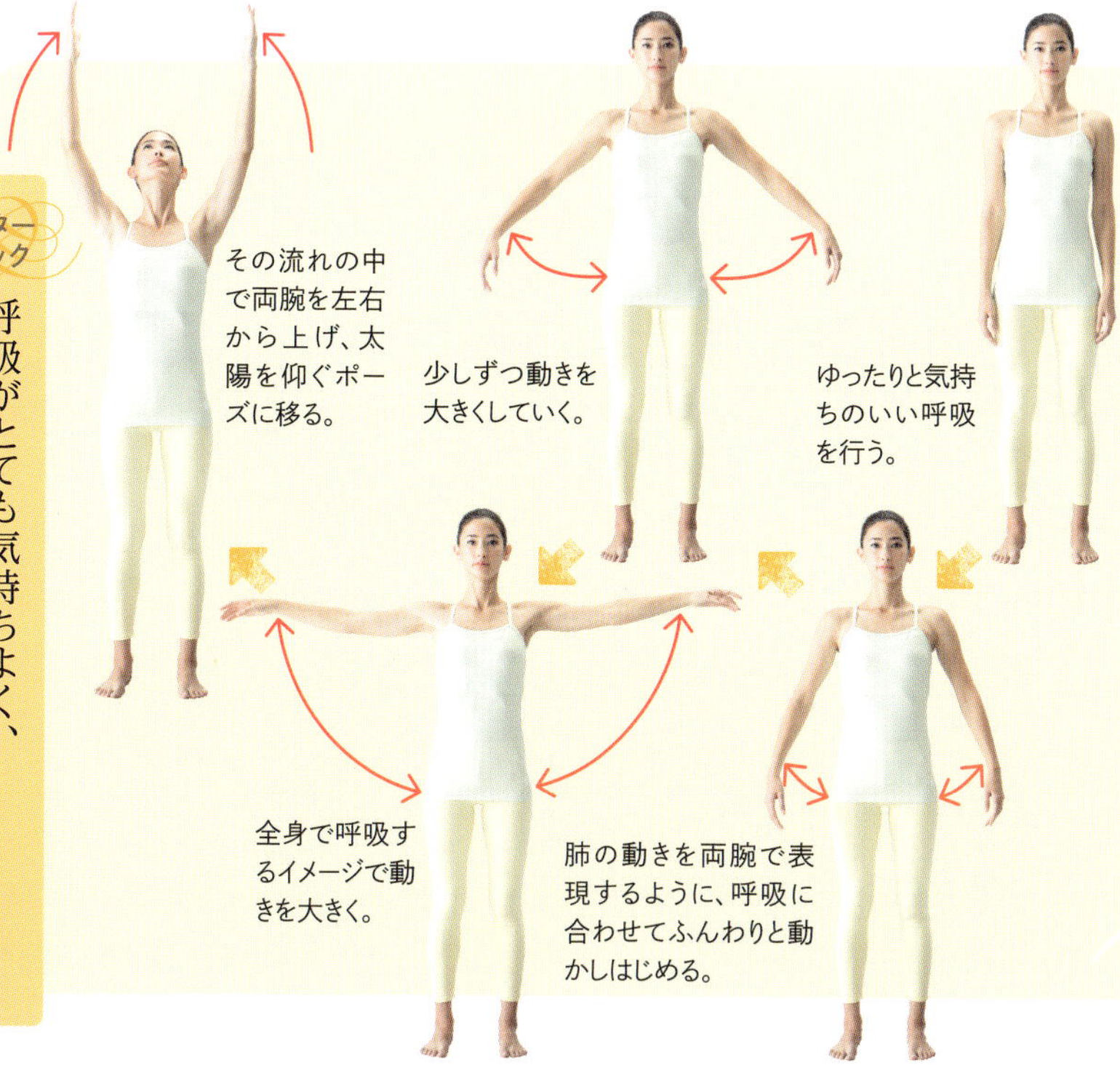

ゆったりと気持ちのいい呼吸を行う。

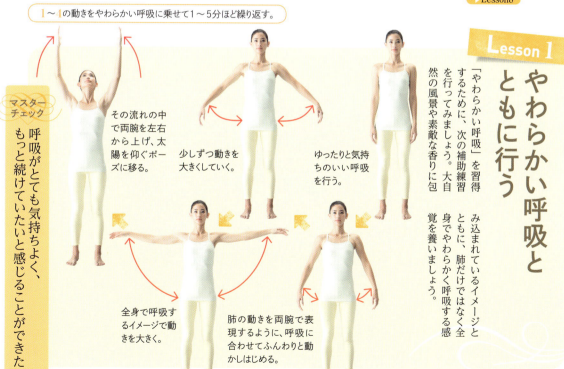

肺の動きを両腕で表現するように、呼吸に合わせてふんわりと動かしはじめる。

少しずつ動きを大きくしていく。

全身で呼吸するイメージで動きを大きく。

その流れの中で両腕を左右から上げ、太陽を仰ぐポーズに移る。

マスターチェック

呼吸がとても気持ちよく、もっと続けていたいと感じることができた

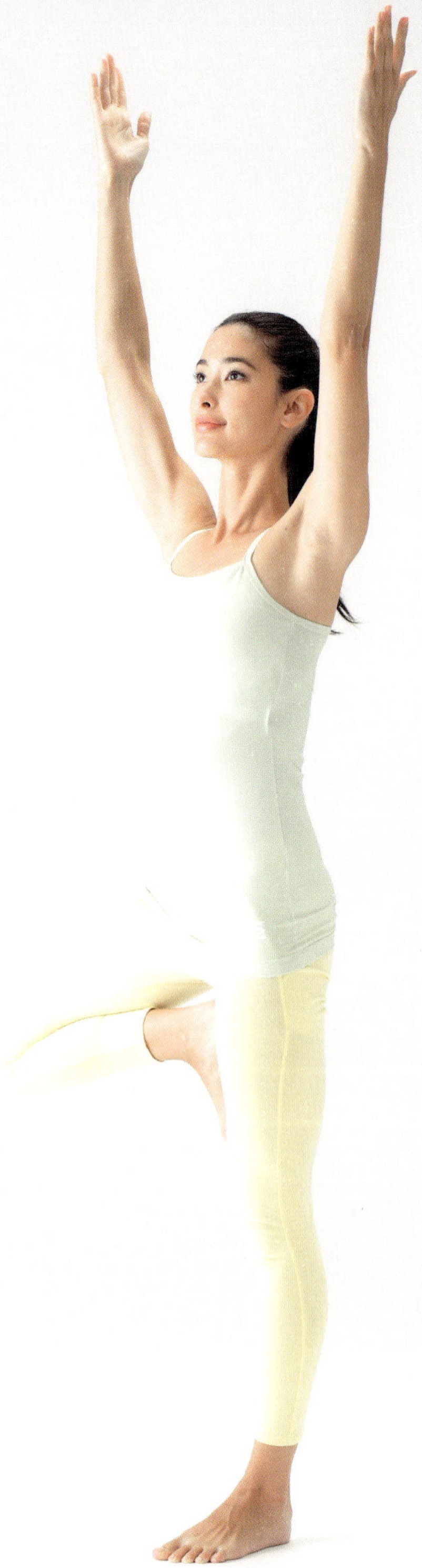

Pose

2

立ち木のポーズ

Tree Pose

Vrksasana
ヴリクシャ・アーサナ
【*Vrksa*】木

最もシンプルな立位のバランス系ポーズ。基本をしっかり押さえないまま、次々に難しいポーズにチャレンジしても、力任せのやり方を助長するだけで少しもヨガは深まりません。先を急ぐ気持ちを抑え、シンプルなポーズを使ってしっかりと身体の使い方やポーズの深め方、優先すべきことを学んでいきましょう。

P 立位
M バランス
T 序盤
C 脚・腰
E
♥ 集中・リフレッシュ
冷え・むくみ・便秘
★ 脚・ヒップ・姿勢

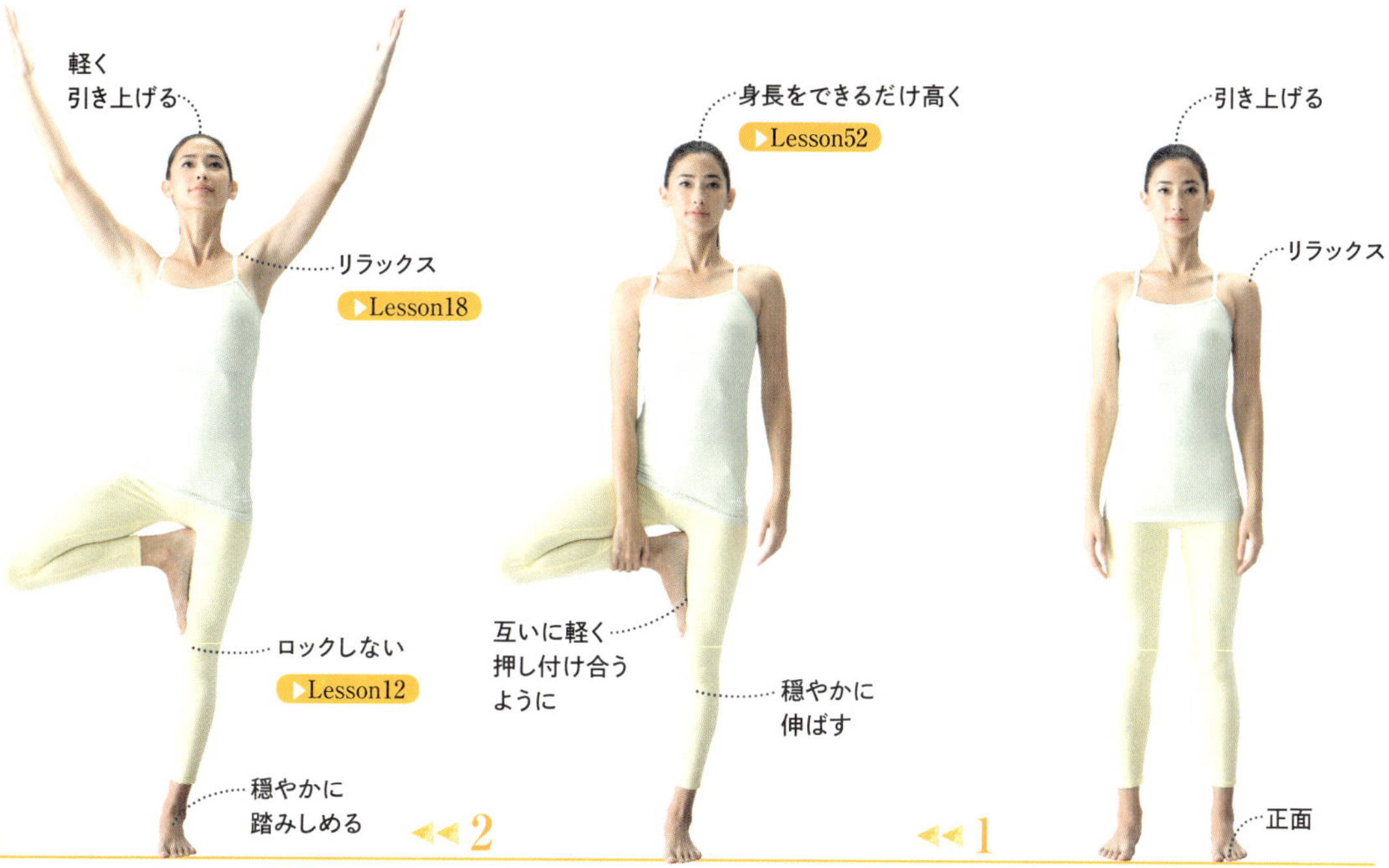
軽く
引き上げる
リラックス
▶Lesson18
ロックしない
▶Lesson12
穏やかに
踏みしめる
身長をできるだけ高く
▶Lesson52
互いに軽く
押し付け合う
ように
穏やかに
伸ばす
引き上げる
リラックス
正面

1 両足を腰幅程度に開いて立つ。

2 右足を持ち上げ、足裏を左脚の太ももの内側につける。

3 息を吸いながら万歳し、30秒ほど深呼吸を行う。

息を吐きながら手を下げ1に戻り、逆も同様に行う。

Lesson 2

ポーズの完成形で30秒キープする

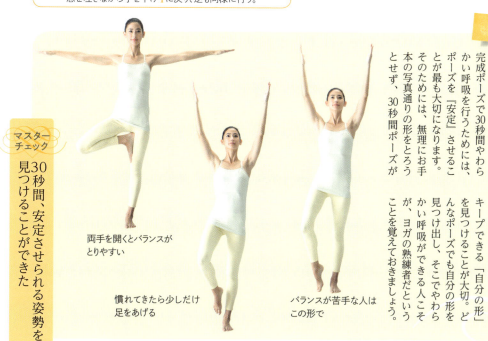

完成ポーズで30秒間やわらかい呼吸を行うためには、ポーズを『安定』させることが最も大切になります。そのためには、無理にお手本の写真通りの形をとろうとせず、30秒間ポーズがキープできる「自分の形」を見つけることが大切。どんなポーズでも自分の形を見つけ出し、そこでやわらかい呼吸ができる人こそが、ヨガの熟練者だということを覚えておきましょう。

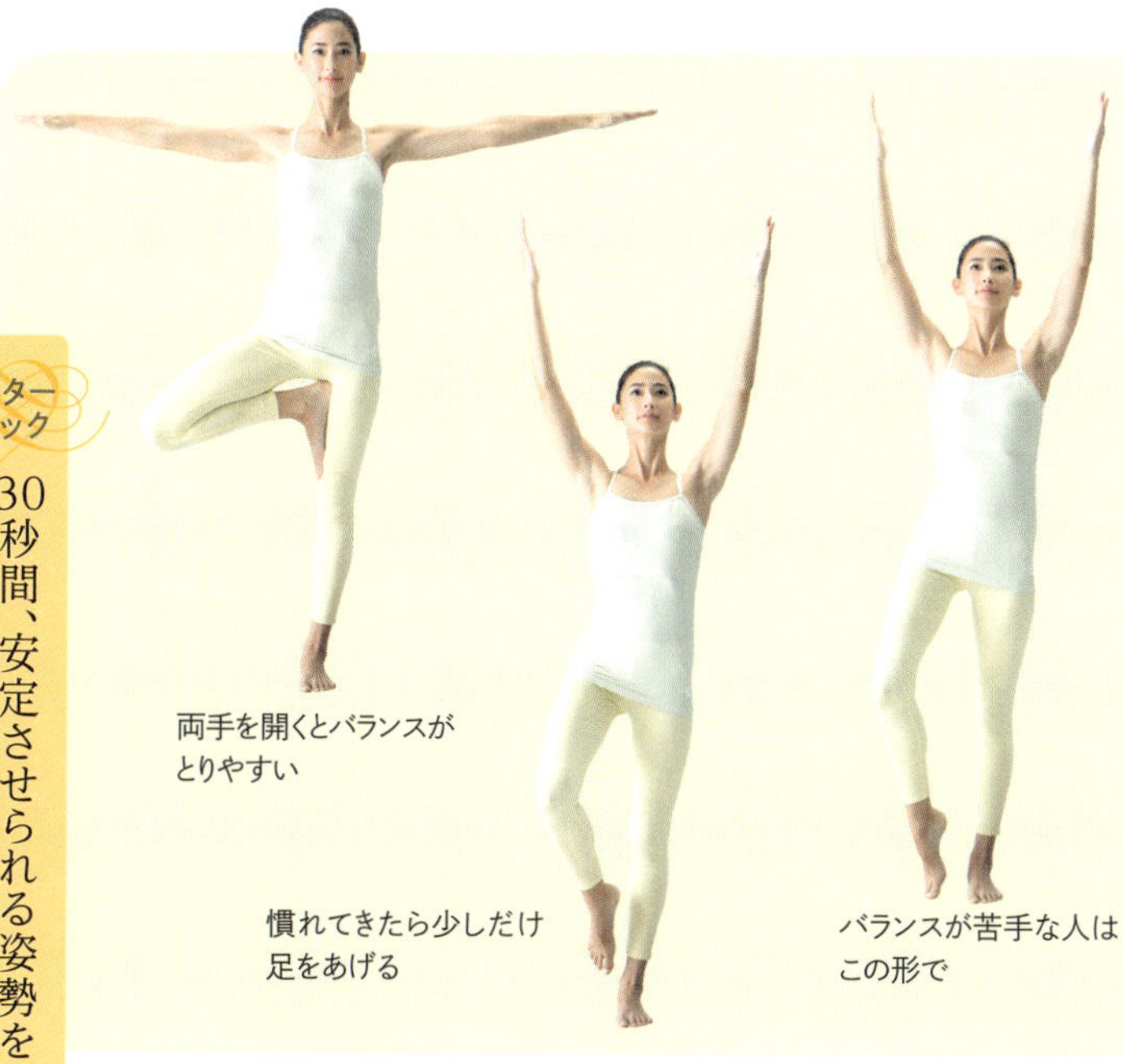
両手を開くとバランスがとりやすい
慣れてきたら少しだけ足をあげる
バランスが苦手な人はこの形で

マスターチェック

30秒間、安定させられる姿勢を見つけることができた

Pose
3

Moon Pose

月のポーズ

Chandrasana
チャンドラ・アーサナ
【*Chandra*】光り輝くもの

バランス系でも、ストレッチ系でも、筋力強化系でも、あらゆるポーズでまず大切になってくるのが、自分に最も適した形でポーズをキープすること。この「月のポーズ」は、誰でも簡単にポーズの深さを加減できる、代表的なストレッチ系のポーズ。このポーズを使い、どの程度ポーズを深めるべきか、ご自身の身体でしっかり確認しておきましょう。

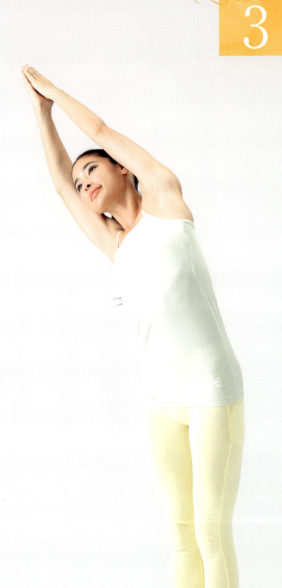

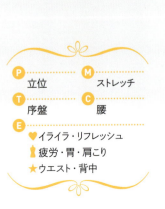

P 立位
M ストレッチ
T 序盤
C 腰
E
♥イライラ・リフレッシュ
疲労・胃・肩こり
★ウエスト・背中

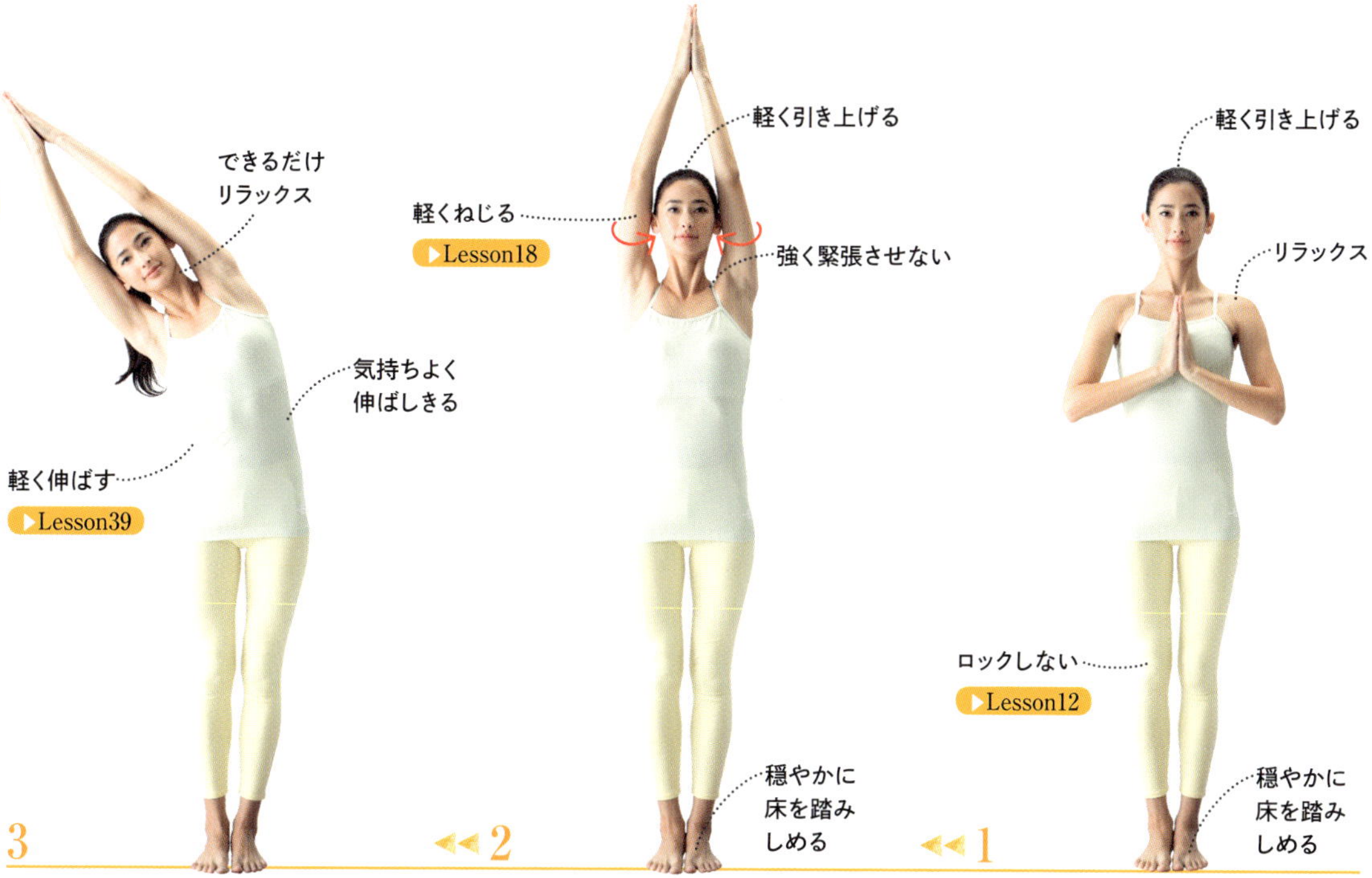
軽く引き上げる
リラックス
ロックしない
▶Lesson12
穏やかに
床を踏み
しめる
軽く引き上げる
軽くねじる
▶Lesson18
強く緊張させない
穏やかに
床を踏み
しめる
できるだけ
リラックス
気持ちよく
伸ばしきる
軽く伸ばす
▶Lesson39

1
足を閉じて立ち、胸の前で合掌して親指をクロスする。

2
息を吸いながら、両手を頭上に持ち上げる。

3
息を吐きながら上体を右に傾け、30秒ほど深呼吸を繰り返す。

息を吸いながら身体を中央に戻し、逆も同様に行った後、1に戻る。

Lesson 3

痛《いた》気《き》持《も》ちのいい姿勢を見つける

ストレッチ系ポーズは「刺激が強ければ強いほど効果的」と勘違いされがちですが、ポーズをただ深めることよりも、「痛気持ちいい」ところを見つけ、自分に最適な形で30秒間やわらかい呼吸を行うことの方が大切です。楽すぎず、痛すぎず、程よく『快適』な姿勢が見つけられるよう、常に心を静かに保っておきましょう。

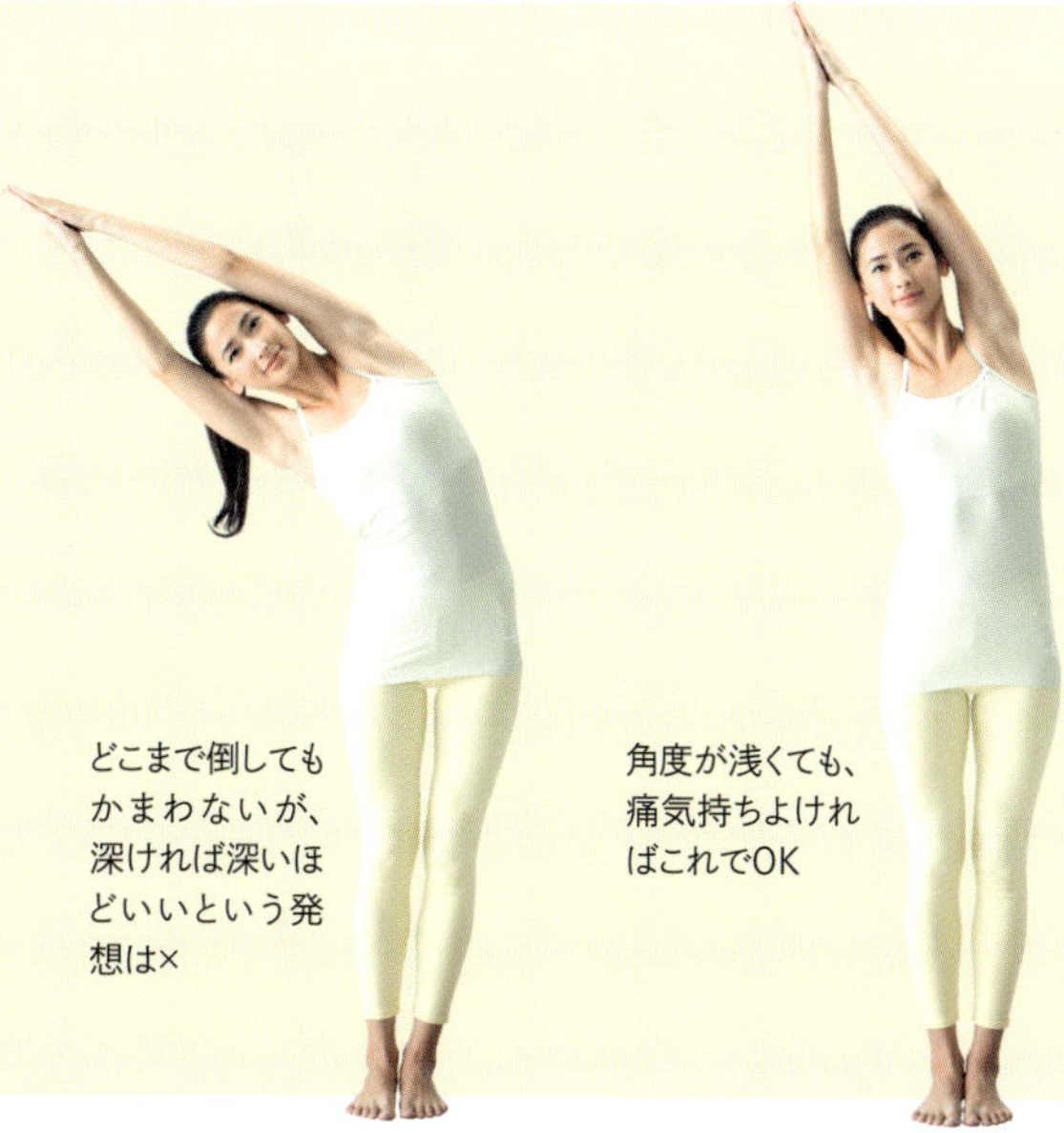
角度が浅くても、痛気持ちよければこれでOK
どこまで倒してもかまわないが、深ければ深いほどいいという発想は×

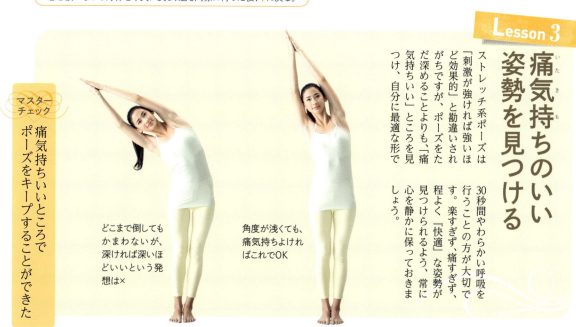

マスターチェック
痛気持ちいいところでポーズをキープすることができた

Pose 4

Warrior Pose I

英雄のポーズ1

Virabhadrasana I

ヴィーラバドラ・アーサナI

【*Virabhadra*】荒々しい戦士の名前（シヴァの化身）

「英雄のポーズ１」は、中腰で下半身の筋力を強化する最も代表的なポーズの一つです。このポーズも、足の配置によって負荷の強さを調整しやすいので、自分の姿勢を見つけるのに最適です。ただし、後屈ストレッチの要素も入っているため、無理をしないよう注意深く行いましょう。最適の姿勢で30秒キープできれば、たった１ポーズで深い爽快感を味わうことができます。

P 立位

M 筋トレ

T 中盤

C 脚・腹

E
♥活力・リフレッシュ
疲労・冷え・むくみ
★脚・ヒップ・背中

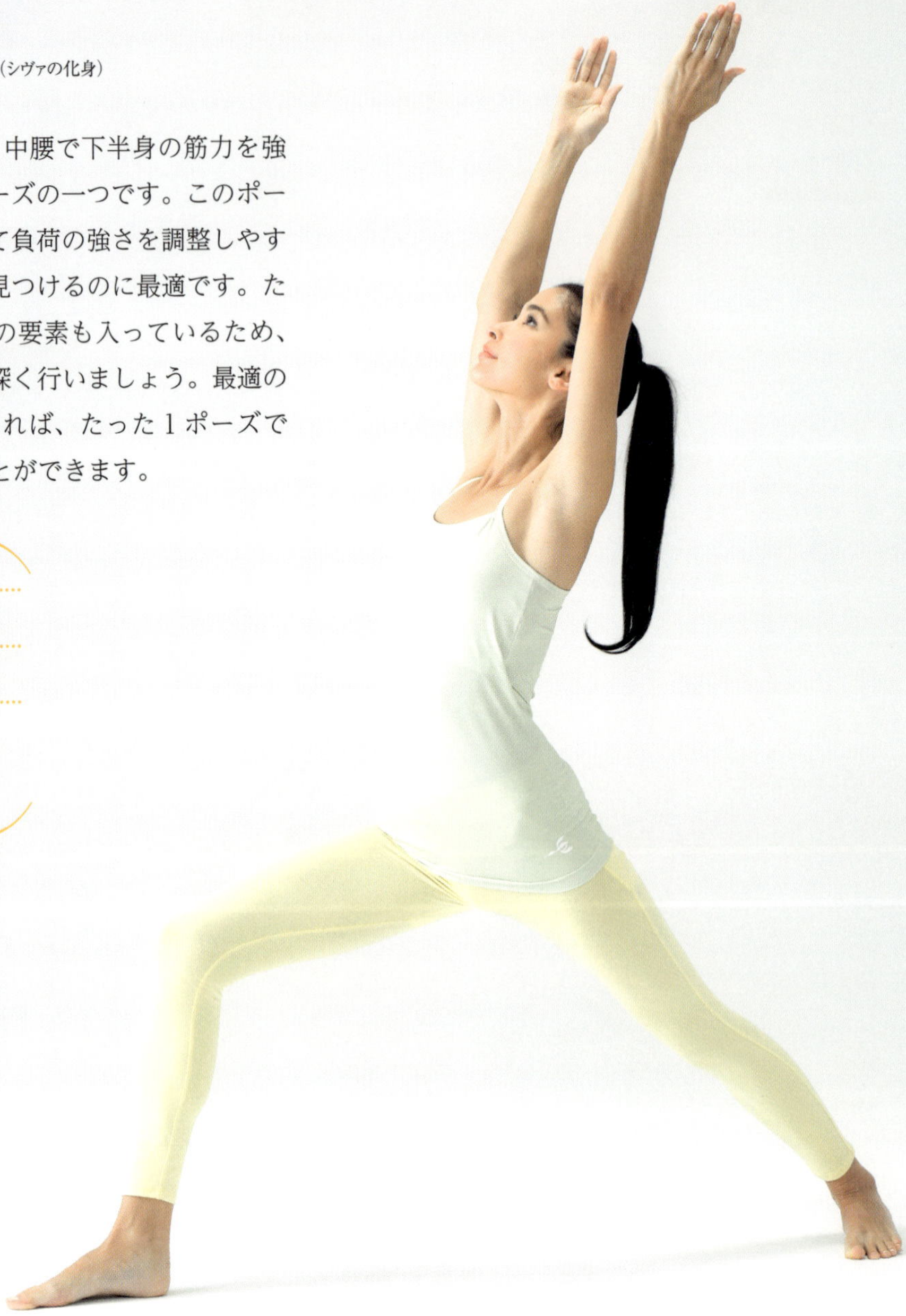

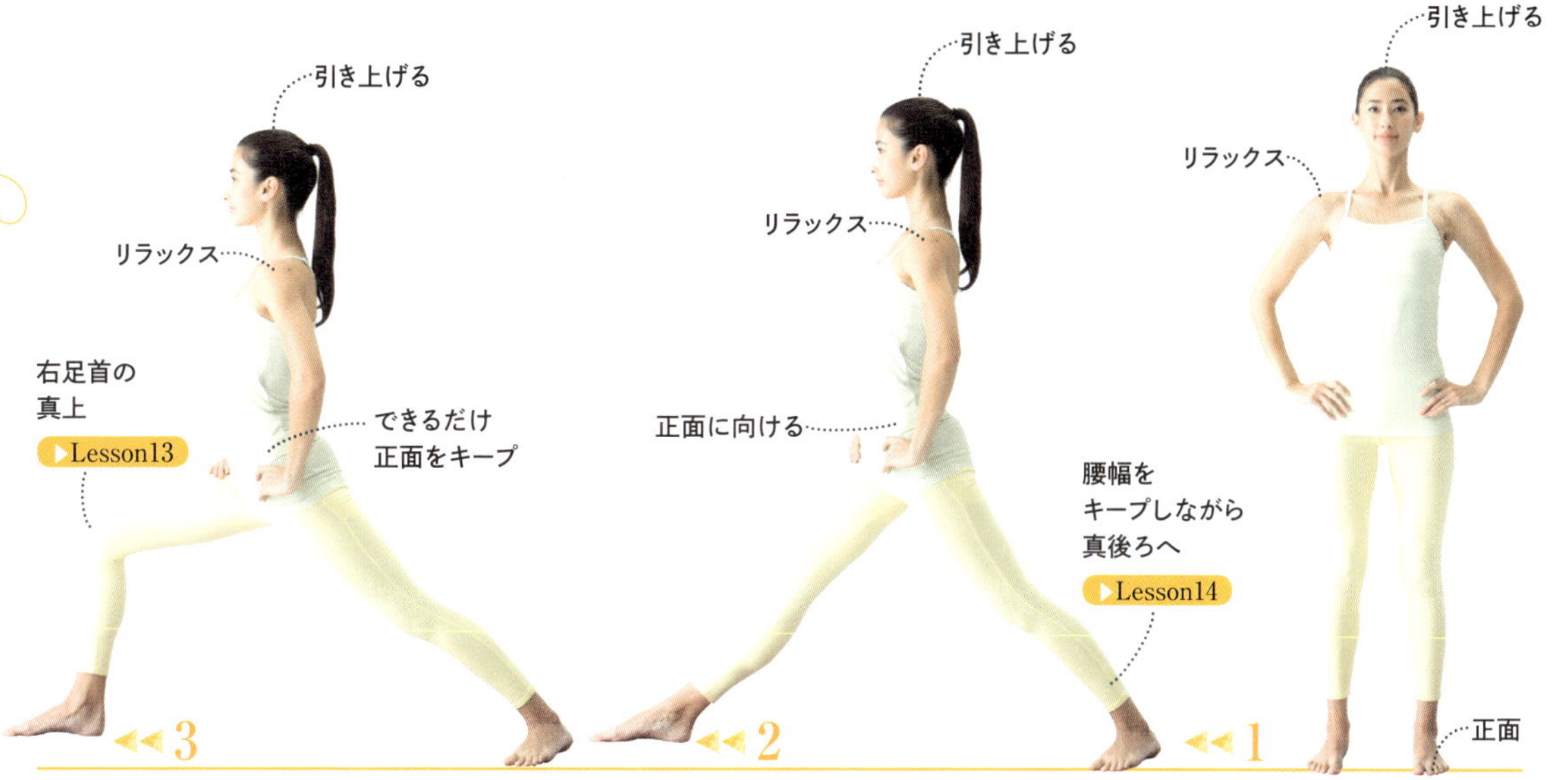
引き上げる
リラックス
正面
腰幅を
キープしながら
真後ろへ
Lesson14
1
引き上げる
リラックス
正面に向ける
2
引き上げる
リラックス
右足首の
真上
Lesson13
できるだけ
正面をキープ
3

1 両足を腰幅程度に開いて立つ。

2 左足を大きく一歩後ろに引いて、ひと息吸いこむ。

3 息を吐きながら、右膝を曲げる。

Lesson 4

真剣になる程度の負荷をかける

筋トレ系ポーズでは、少し呼吸が緊張してしまうかも知れませんが、30秒キープが精一杯というくらいの負荷がベストです。嫌なことが頭から離れ、心を空っぽにする働きが高まるからです。

ただし、ポーズ後に膝や腰、首などが痛むようであればやり過ぎ。練習を繰り返しながら、『真剣』さを引き出すことができる、ちょうどいい加減を見つけられるようにしていきましょう。

マスターチェック
身体を傷めることなく、真剣になれる程度の形を見つけることができた

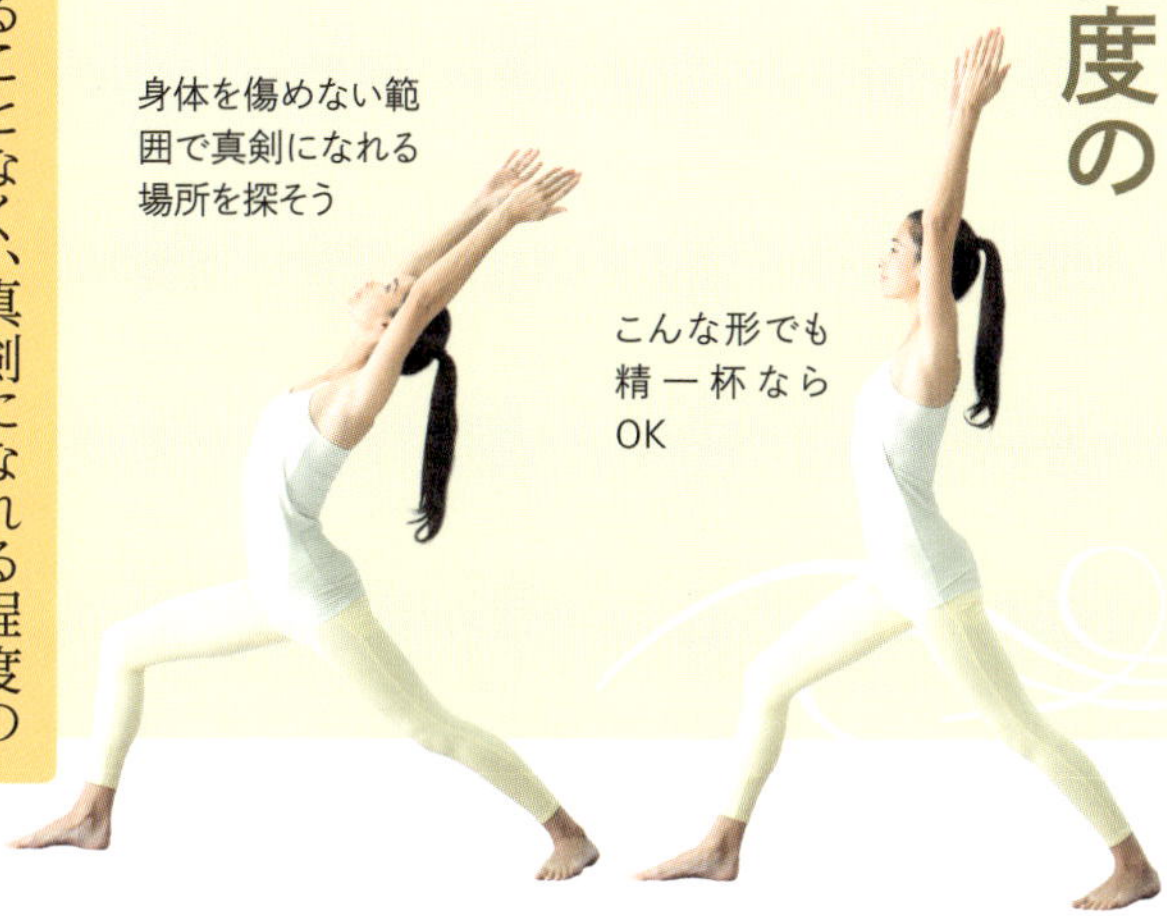
身体を傷めない範囲で真剣になれる場所を探そう
こんな形でも精一杯ならOK

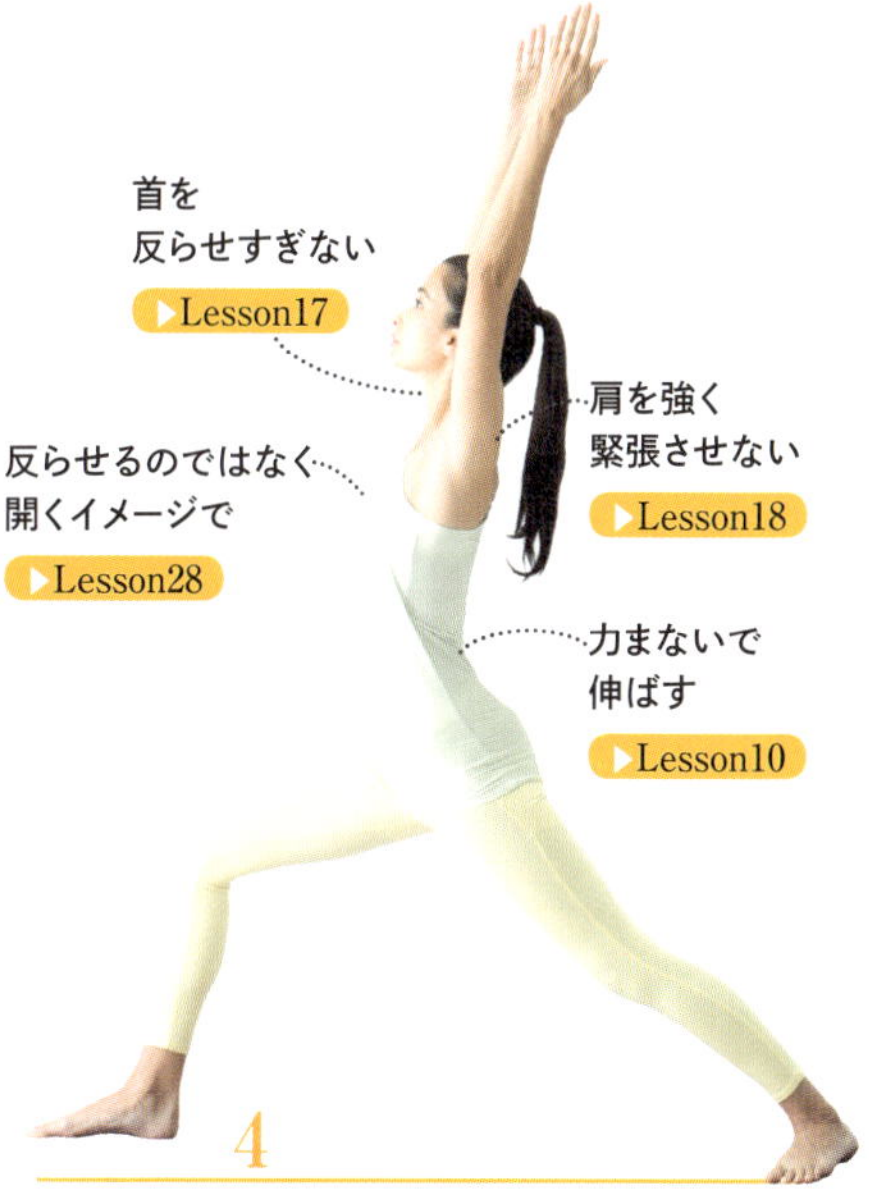
首を
反らせすぎない
Lesson17
反らせるのではなく
開くイメージで
Lesson28
肩を強く
緊張させない
Lesson18
力まないで
伸ばす
Lesson10
4

4 息を吸いながら、胸を斜め上に向けて開くように万歳。

30秒ほど深呼吸を行い、吐きながら3、吸いながら1に戻って逆も同様に行う。

Pose 5

Supine Boat Pose

仰向けのVのポーズ

Supta Navasana

スプタ・ナーヴァ・アーサナ

【*Supta*】仰向けの【*Nava*】舟

このポーズは、代表的な座位のバランスポーズである「Vのポーズ」(Navasana) の変形で、首と腰の負担を軽減する非常に優れたポーズです。ヨガのポーズには、疲れや違和感を軽減するポーズがいくつかあり、ここではそういったポーズを効果的に行うポイントを確認していくことにしましょう。

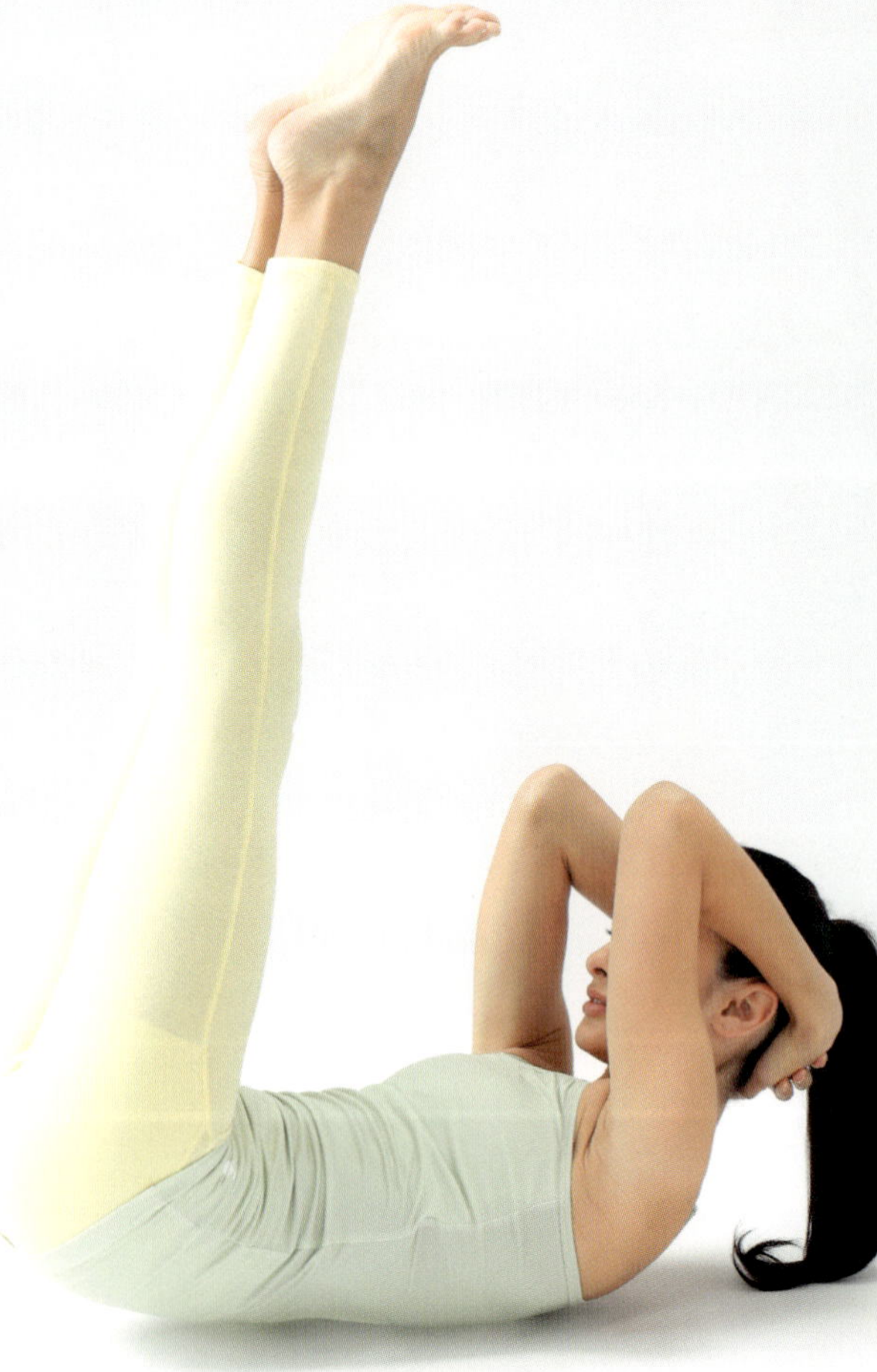

P 臥位

M マッサージ

T 序盤・終盤

C 腹

E

♥眠り・イライラ・リラックス

冷え・便秘・腰

★お腹・お肌

Lesson 5

首と腰のフォローを怠らない

左右非対称のポーズや後屈ポーズの後、または首や腰に疲れを感じたときには、「穏やかな前屈ポーズ」で腰をフォローすることが大切です。その際のポイントは、できるだけリラックスすること。過剰に緊張した部位がゆるみ、疲れや違和感が解消されやすくなります。この「仰向けのVのポーズ」は、積極的にお腹の圧力を使い、腰の椎間板を保護する働きを加えていますが、首と腰のフォローが目的なので、必死さよりも首や腰の心地よさが感じられる形で行いましょう。

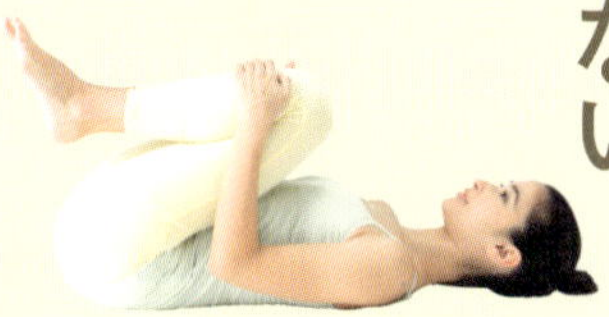
この姿勢でもOK

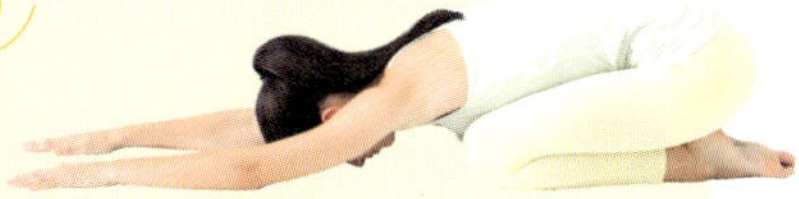
好みでこちらでもOK

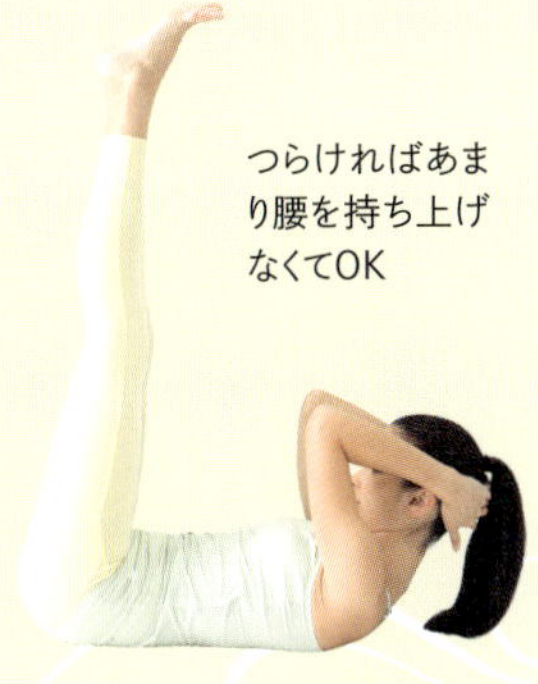
つらければあまり腰を持ち上げなくてOK

マスターチェック
穏やかな前屈によって、首と腰の違和感を緩和することができた

1 仰向けになって両ひざを曲げ、両手を後頭部へまわす。

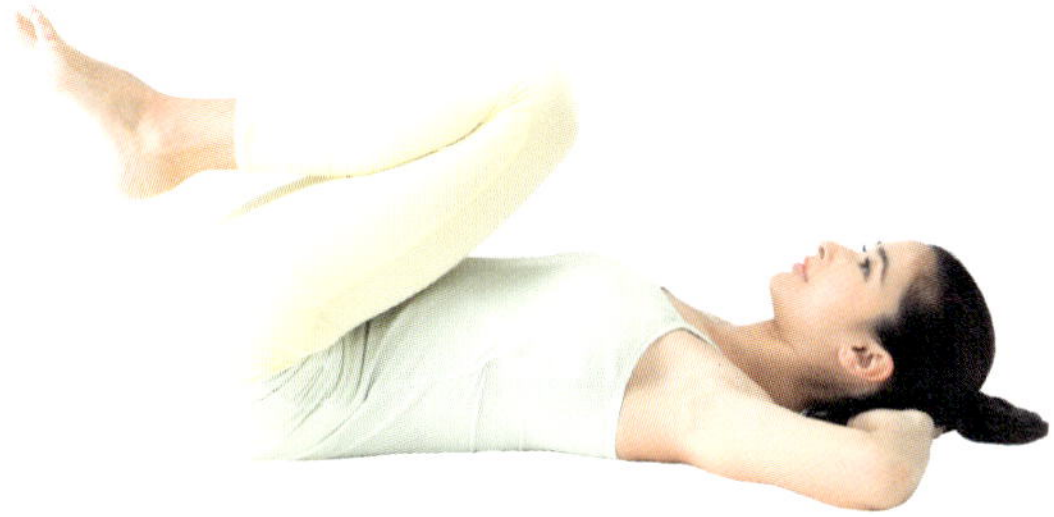

2 息を吐きながら、両腕の力を使って頭を持ち上げ、数呼吸保つ。

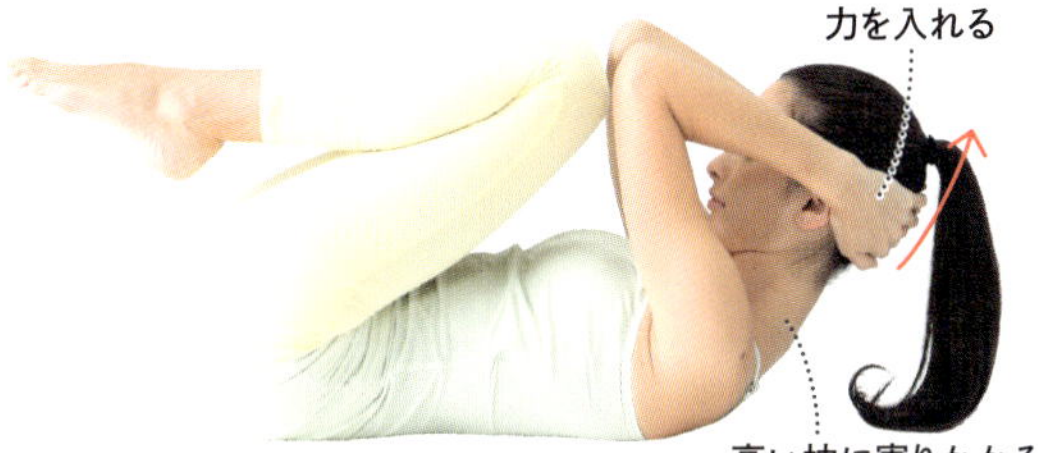
真上ではなく首を伸ばす方向に力を入れる
高い枕に寄りかかるようにリラックス

3 息を吐きながら、天井を蹴り上げるように両脚を伸ばし、頭とお尻を高く持ち上げた状態で30秒ほど深呼吸する。

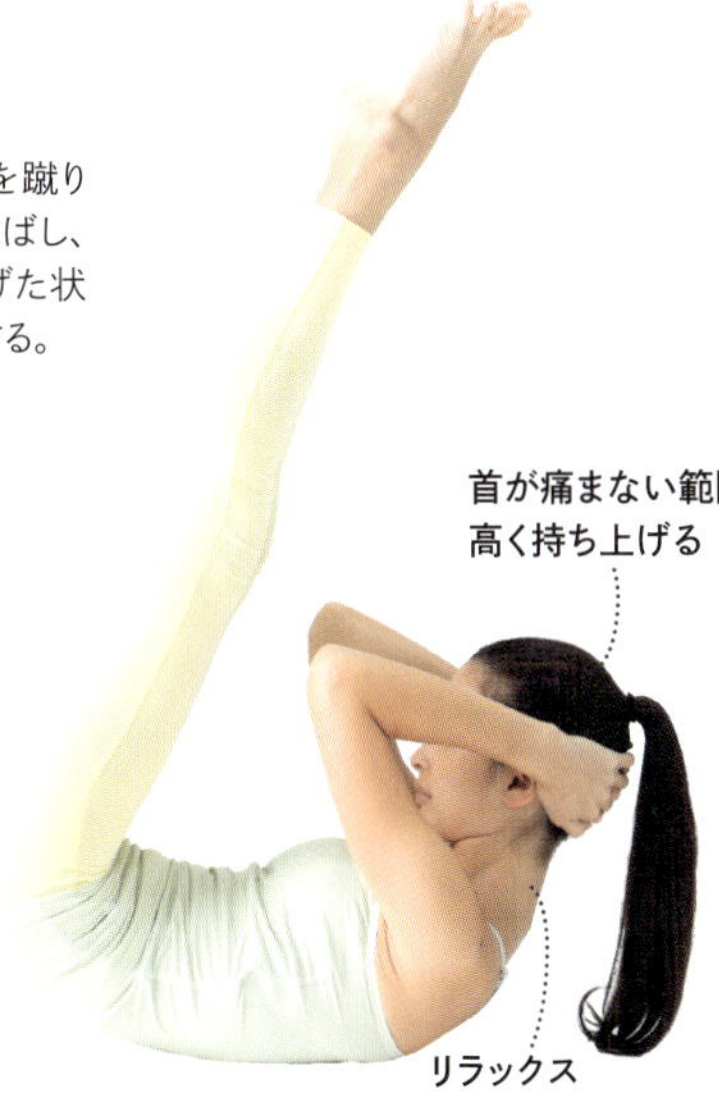
首が痛まない範囲で高く持ち上げる
腰が痛まない範囲で持ち上げる
リラックス

吸う息で後頭部、吐く息でお尻を下げて1の姿勢に戻り、数呼吸リラックスする。

Pose
6

P 臥位
M ストレッチ
T 終盤
C 胸・頭
E
♥眠り・リラックス
便秘・腰・肩こり
★ウエスト・背中・首筋

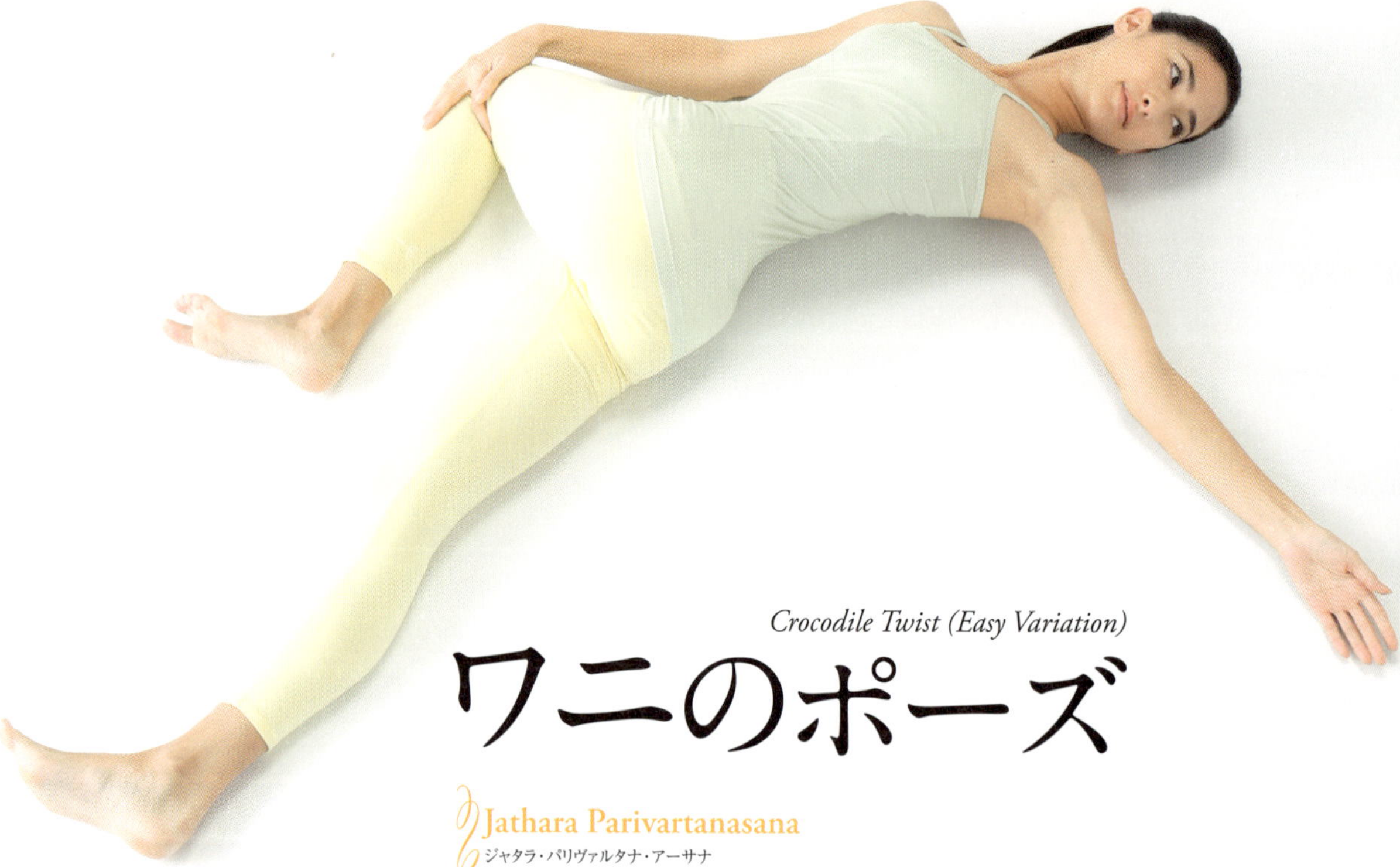

Crocodile Twist (Easy Variation)

ワニのポーズ

Jathara Parivartanasana
ジャタラ・パリヴァルタナ・アーサナ
【*Jathara*】腹、胃【*Parivartana*】ねじる

ポーズの真価を最大限に引き出すには、自分の身体にあった姿勢を見つけ、そこで30秒間やわらかい呼吸を行う際に、心静かに身体の感覚や呼吸を味わうことが最も大切になります。この「ワニのポーズ」は、長時間キープしても疲れにくいため、全身が気持ちよくストレッチされる感覚をただ味わうには最適のポーズです。ゆったりと呼吸を行いながら、のんびりと心が鎮まっていく体験をしてみましょう。

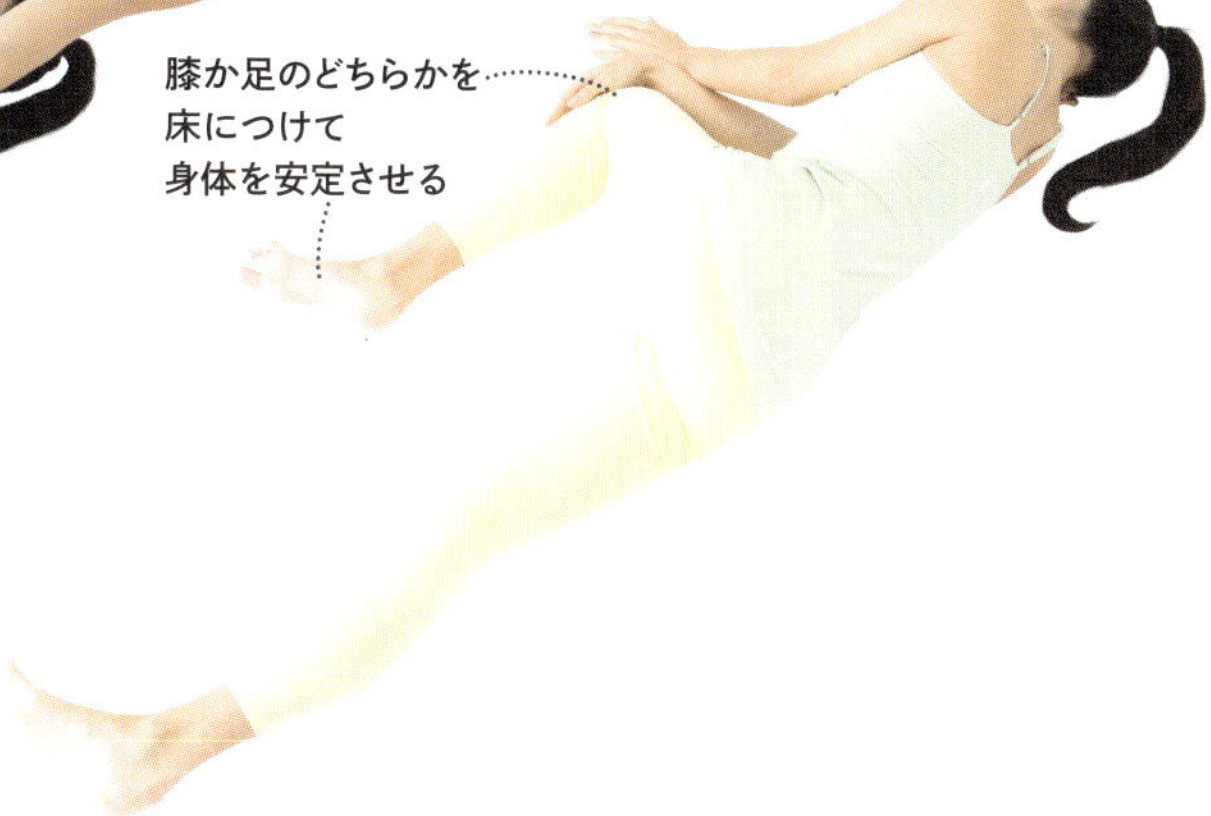
膝か足のどちらかを
床につけて
身体を安定させる

1

右側を下にして横になり、左膝を曲げて身体を安定させる。

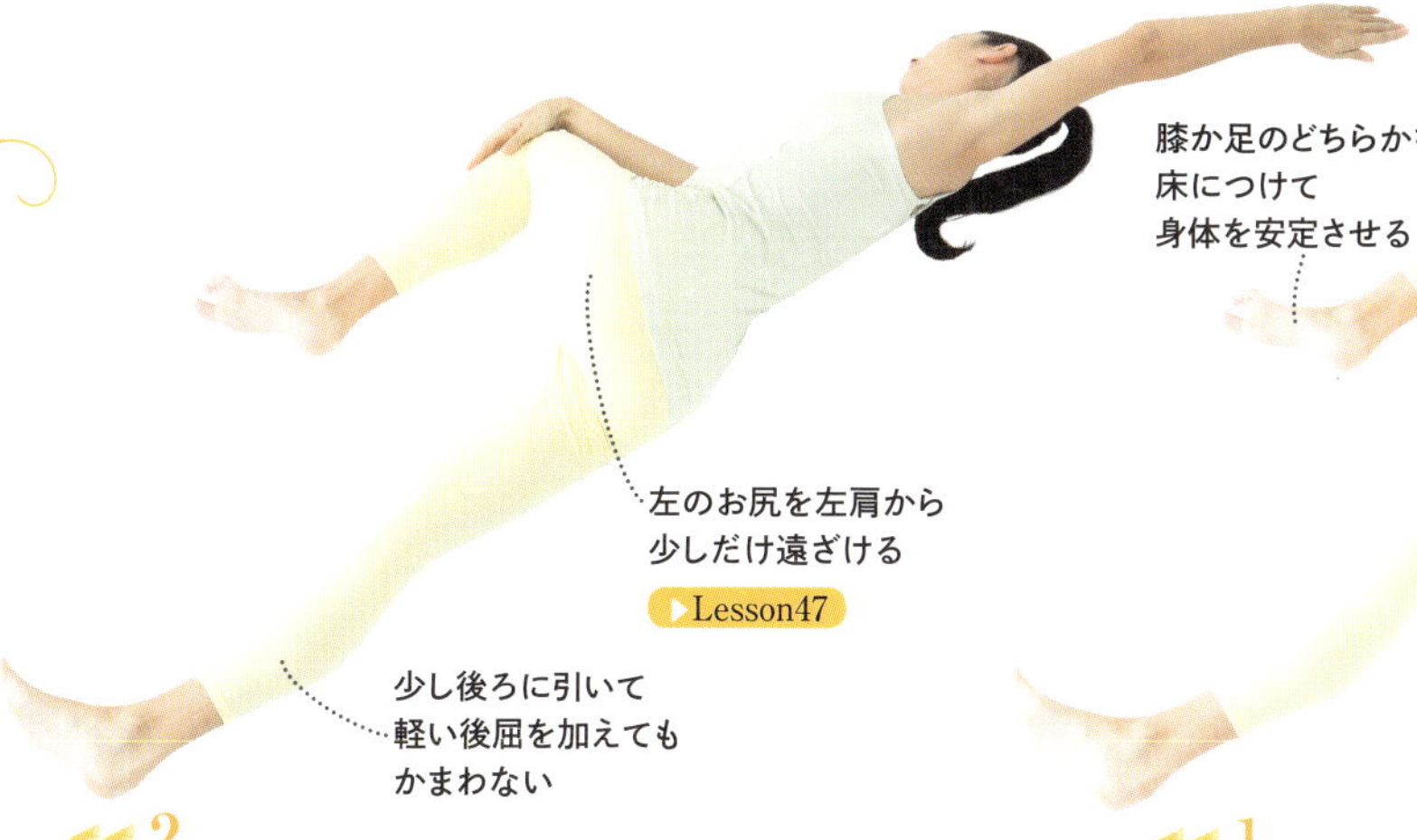
左のお尻を左肩から
少しだけ遠ざける
▶Lesson47
少し後ろに引いて
軽い後屈を加えても
かまわない

2

息を吸いながら左手を伸ばし、同時に右脚を突っ張って身体を縦に伸ばす。

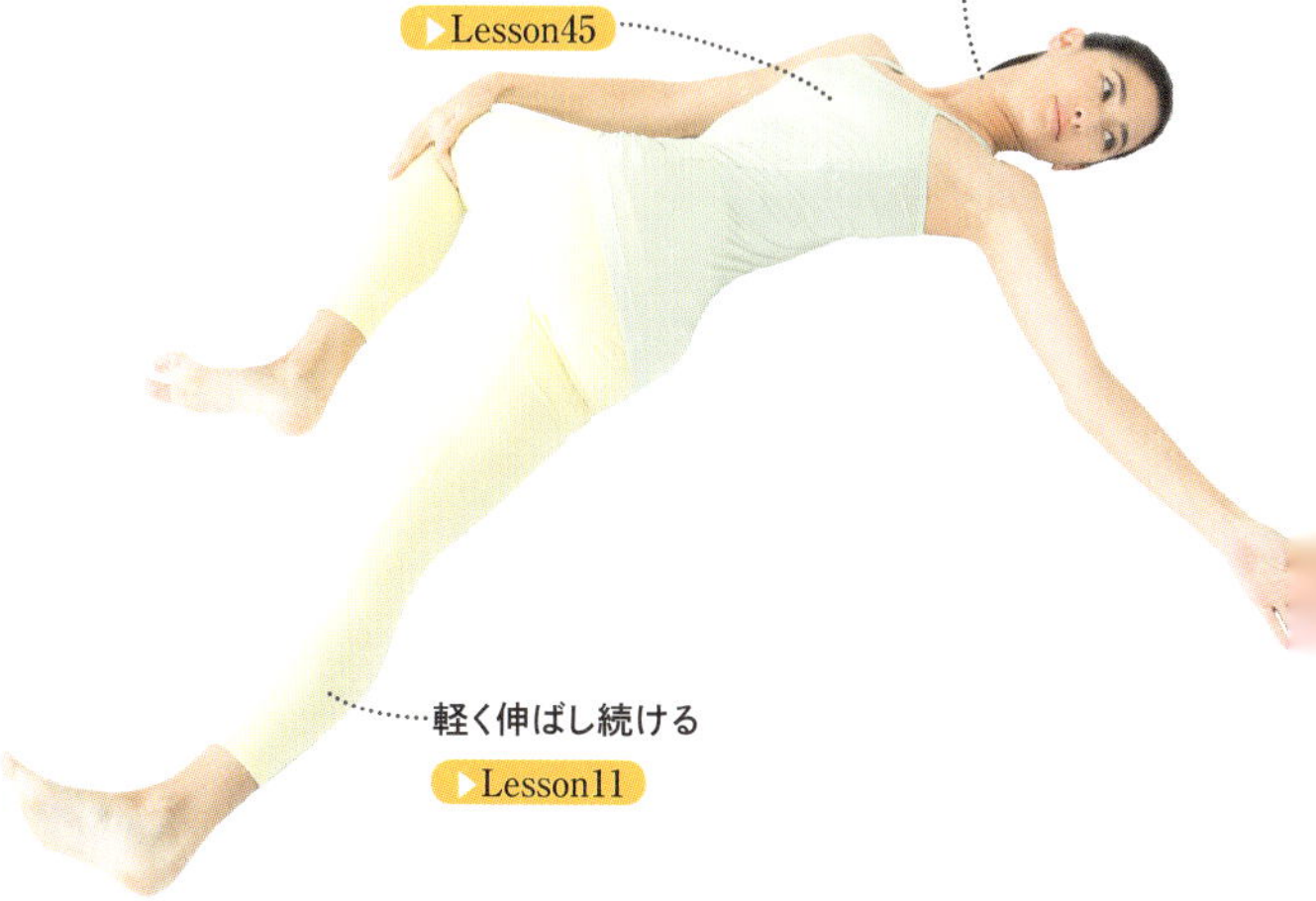
胸の中央から
開いていく
イメージで
▶Lesson45
痛ければねじる必要はなく、
リラックスさせておくこと
軽く伸ばし続ける
▶Lesson11

3

息を吐きながら上体を左にねじり、左手を左へ、顔も軽く左に向けてリラックス。この姿勢で1分ほど深呼吸を行う。

吸いながら2の姿勢、吐きながら1の姿勢に戻って逆も同様に行う。

Lesson 6

身体の感覚をただ味わう

何も考えないで身体の感覚や呼吸を「ただ味わう」には、完全に『無防備』な状態を作ることが大切です。そのためには姿勢を『安定』させたうえで、程よく痛気持ちいい『快適』な姿勢を作ることが不可欠。このポーズでも姿勢を丁寧に模索しながら、安定して快適な「自分の形」を見つけ出し、そこで重力にすべてを委ねるような気持ちでリラックスしましょう。

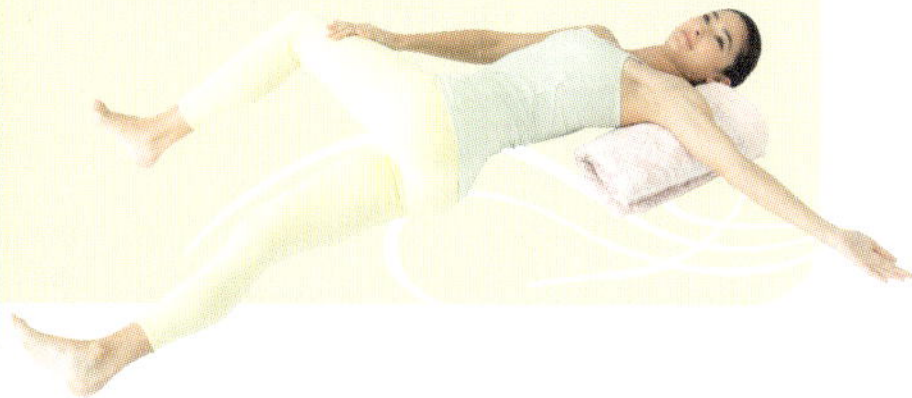

上の脚を軽く伸ばし、肩の下に毛布をしくと身体が安定する

マスターチェック
何も考えないで、ただ呼吸や身体を味わうことができた

Pose 7

無《なき》空《がら》のポーズ

Corpse Pose

Savasana
シャヴァ・アーサナ
【*Sava*】死体

いくつかポーズを行って身体がほぐれ、心が落ち着いてゆったりしてきたら、そのまますぐに普段の生活に戻ってしまうのではなく、その状態を心と身体に染みこませて定着させる時間をとることが大切です。この「無空のポーズ」は、そんなヨガ的な心身の状態を定着させるのに最適ポーズ。ポーズの後に味わう、心身ともにリセットされた極上の心地よさを体験し、ぜひ次の練習に結び付けていきましょう。

P 臥位
M ——
T 終盤
C 首・頭
E
- ♥眠り・リラックス
- 疲労
- ★姿勢

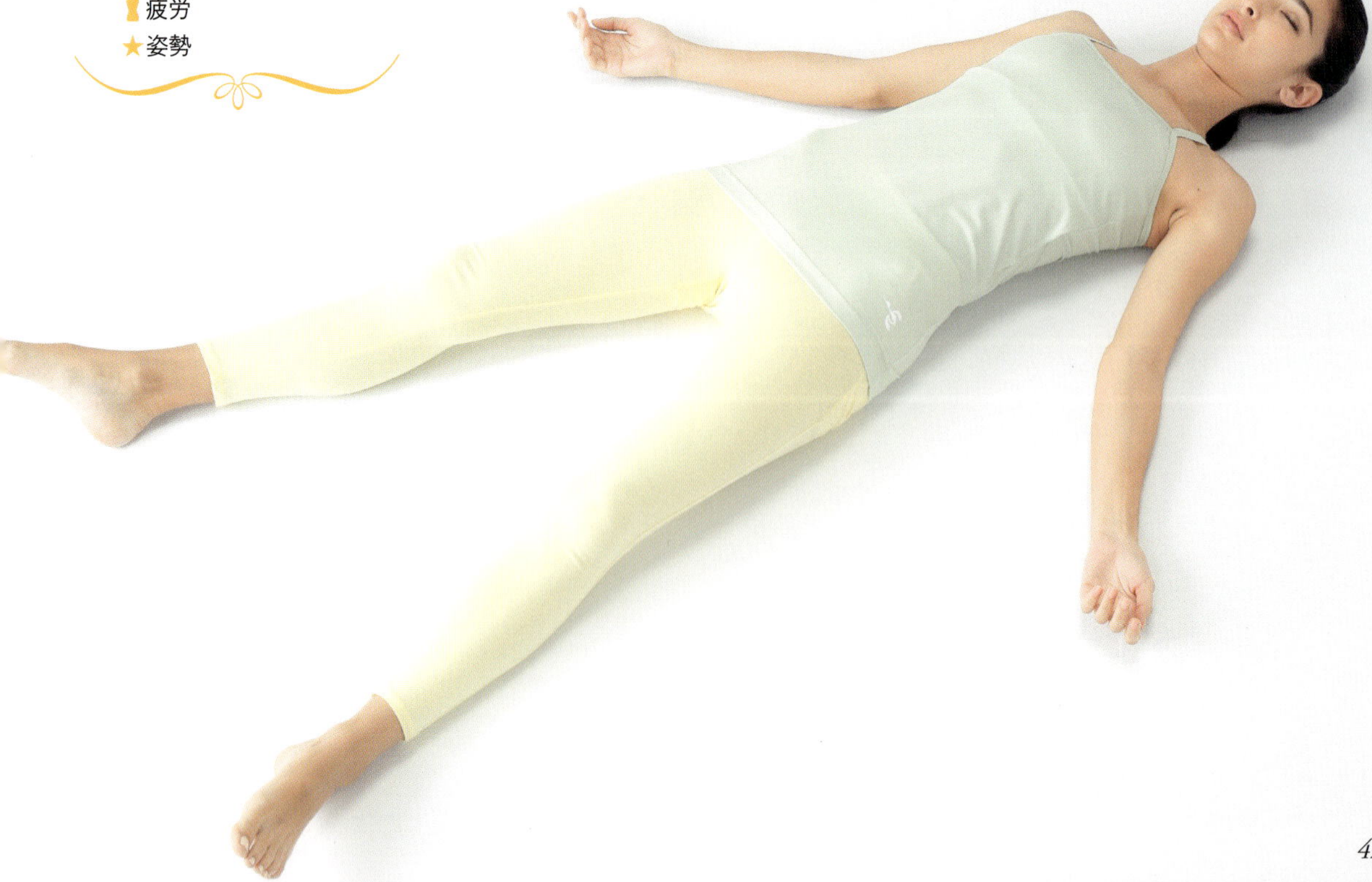

仰向けになって両足を肩幅程度に開き、両手を身体から少し離して床に投げ出す。

ゆったりとした呼吸を行い、ただ無防備に1〜15分程度、そのままの状態を保つ。

起きる際には必ず伸びをして、身体の感覚をしっかりと取り戻してから、ゆっくりと起きるようにする。

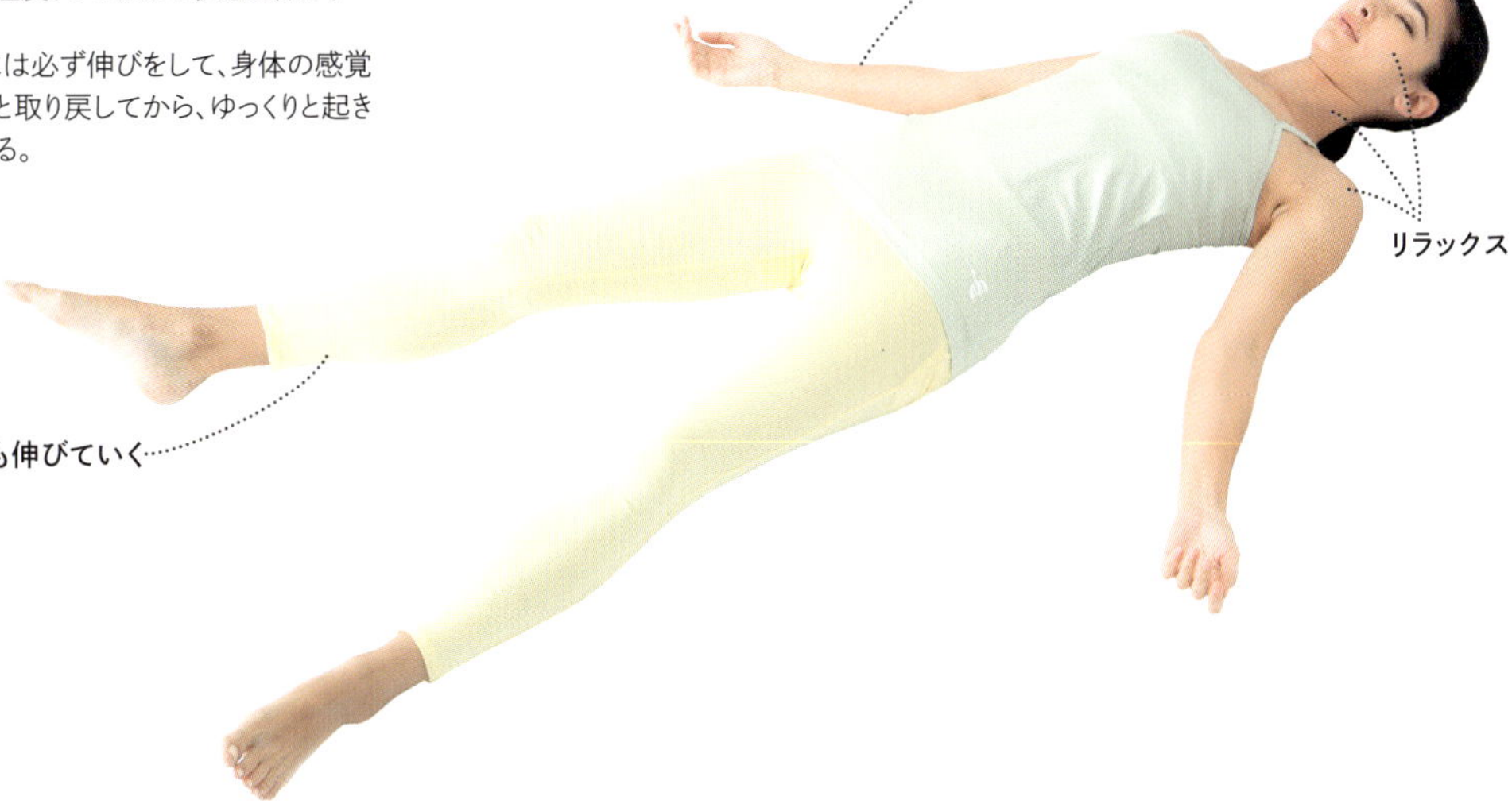
どこまでも伸びていくイメージ
リラックス
どこまでも伸びていくイメージ

Lesson 7

心の静寂を定着させる

このポーズも、心が完全に無防備な状態となるために、身体の安定感と快適さが大切になってきます。呼吸を深めようとか、リラックスしようとか、感じ取ろうとか一切の努力をやめること。汚れた水が時間の経過とともに、自然に澄み切った綺麗な水に戻っていくように、ただ心の静寂が深まっていくのを待ちます。できればポーズに使った時間の5分の1（30分ポーズをしたら6分ほど）は「無空のポーズ」をとりましょう。

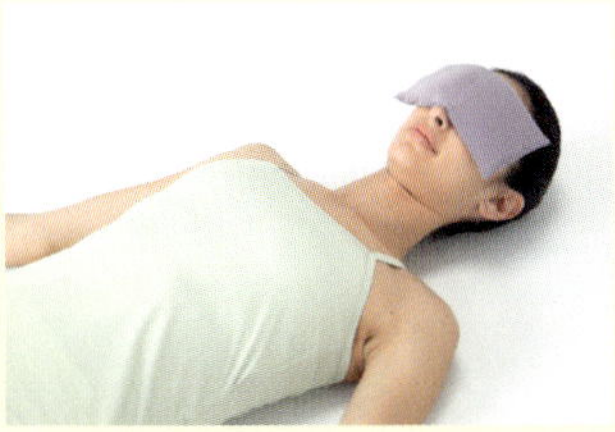
疲れ目や雑念が多いときなどはアイピローを使うのもいい

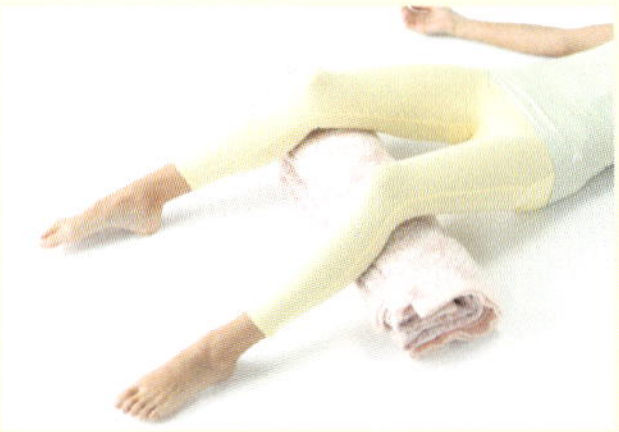
腰が痛い人は両膝の下に丸めた毛布などを置く

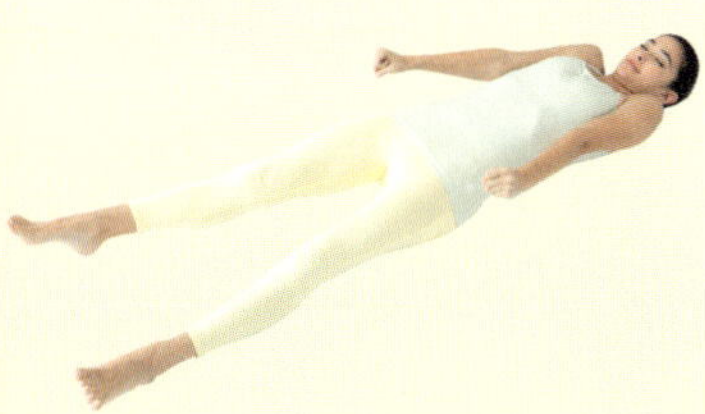
力が抜けない場合は、一度全身を緊張させるといい

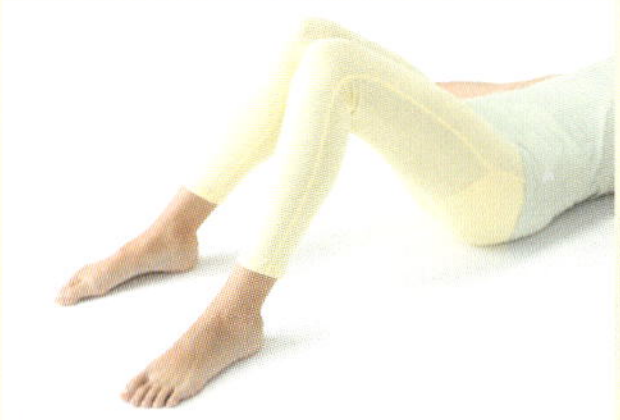
毛布がなければ両膝を合わせて立て膝でもOK

マスターチェック

心が澄み切った状態が、起き上がってからもしばらくキープできていた

Column ❷

古典文献に見るヨガの原則

第2章ではポーズを行う際の7つの原則についてみてきましたが、その原則のルーツは現存する最古のヨガの教科書「ヨガスートラ」にあります。

＊

ヨガスートラでは、ヨガのポーズとは安定感（Lesson 2）があり、快適なもの（Lesson 3）であると定義付けをしています。

また、そのような姿勢作りの練習を経て呼吸を最適な状態に保ち（Lesson 1）、最終的に心を瞑想と呼ばれる最高の状態にすること（Lesson 7）がヨガの王道であると示しています。

その際、それらの取り組みには大いなる真剣さ（Lesson 4）が不可欠で、その後にすべてを手放すこと（Lesson 6）こそがヨガのエッセンスであると教えます。

＊

古典的なヨガの教えを忠実にプログラム化した第2章。ぜひ繰り返し練習し、ヨガの本質を習得していきましょう。

第3章

12の原則で身体の使い方をマスターしよう

「レッスン」で身体の使い方を確認＆マスターする

身体の使い方にはルールがある

第2章では「ポーズを行う際の大原則」についてみてきましたが、この第3章では本格的なポーズ練習を行ううえで欠かせない「身体の使い方の大原則」についてみていくことにしましょう。

ヨガの本や DVD、レッスン・クラスの中などで必ず出くわす「膝下を垂直に保って」「胸を吊り上げて」「肩を下げて」などの原則です。

でも、**多くの本や先生はそれらのポイントは教えてくれるのに、その理由を説明してくれることはほとんどありません。**理由を知らなくても、ルールさえ守ればポーズをとることができ、効果を得ることができるので、時としてインストラクターでさえその理由を知らずにポイントの誘導をしていることがあります。

ルールには理由がある

ヨガの身体の使い方にルールがある理由は主に3つあります。

1 身体を傷めないため

2　瞑想的な姿勢をとるため
3　整体的な効果を深めるため

これらの理由は必ずしも知る必要のない知識ではありますが、**理解することでより自分の身体に合った形でルールを取り入れたり、誤解や間違った身体の使い方を防いだりしやすくなります。**

本書では、その理由込みのルールを「レッスン」と言う形で紹介し、より深くヨガを実践し、その効果を引き出しやすくしています。

最も大切な12のルール

数ある「身体の使い方のルール」の中でも、多くのポーズにとって必要で、また危険を回避する上で欠かせないルールを12ほどピックアップしました。どれも大切な原則なので、第4章に進む前に必ずひと通り確認し、その感覚をマスターしておくことにしましょう。

1　安定の大原則　垂直原則
2　手に体重を載せる際のルール
3　流れを意識する
4　脚の伸びを促す足の使い方
5　脚に体重を載せる際のルール①
6　脚に体重を載せる際のルール②
7　脚を前後に開く際のルール
8　脚を左右に開く際のルール
9　前屈での膝の伸ばし方
10　安全な首の反らせ方
11　肩にやさしい腕の上げ方
12　万歳した手に体重を載せる際のルール

Pose 8

Mountain Pose

山のポーズ

Tadasana

ターダ・アーサナ

【*Tada*】山

一見ただ立っているだけのポーズですが、「すべてのポーズは、山のポーズのバリエーションである」といわれるように、様々なポイントが盛り込まれている究極のポーズ。P18で紹介した理想姿勢のポイントすべてを、このポーズ中に調整することができれば、日常生活をとても豊かにすることができます。まずはこの基本ポーズを使い、身体の使い方の大原則を確認していくことにしましょう。

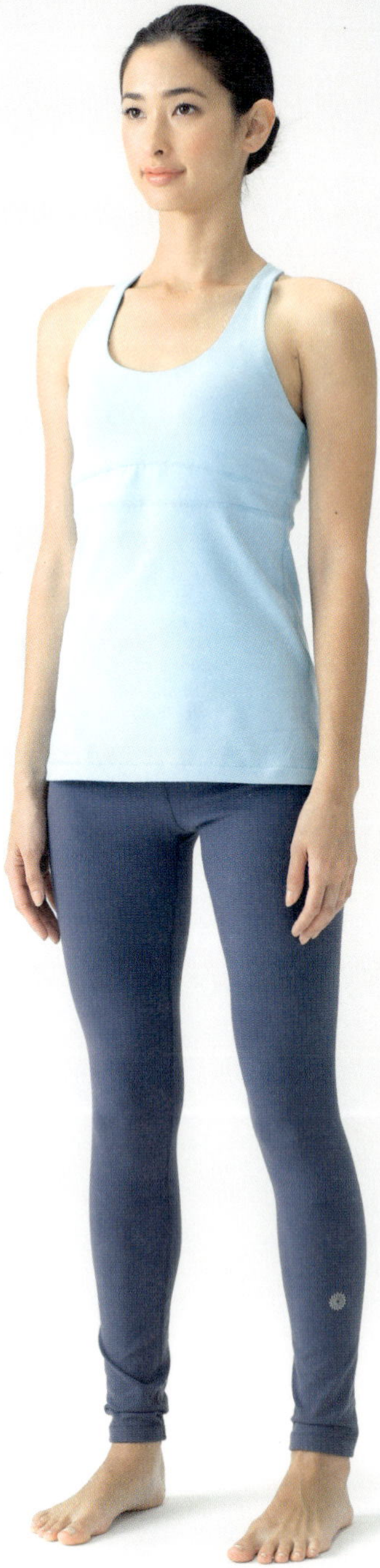

P 立位

M ——

T 序盤

C 腰

E
- 集中
- 冷え
- 姿勢

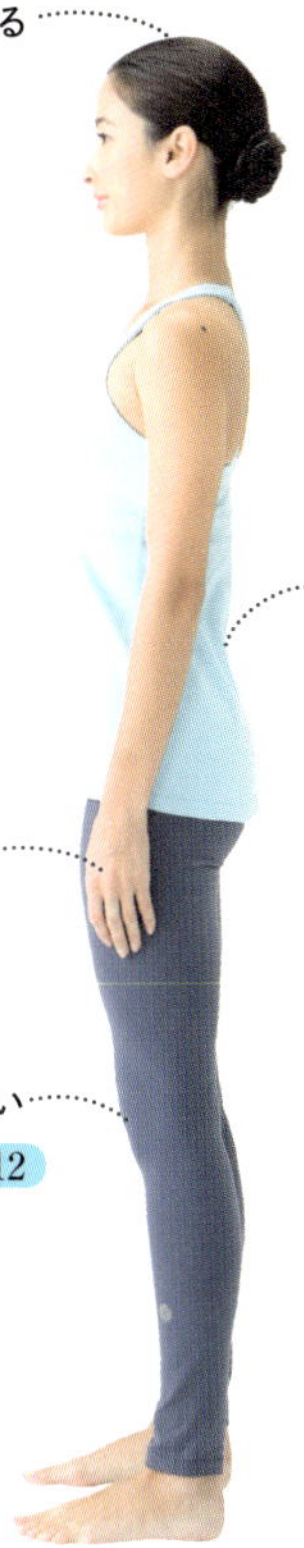
引き上げる
最も緊張が少ない
自然なカーブ
リラックス
ロックしない
▶Lesson12

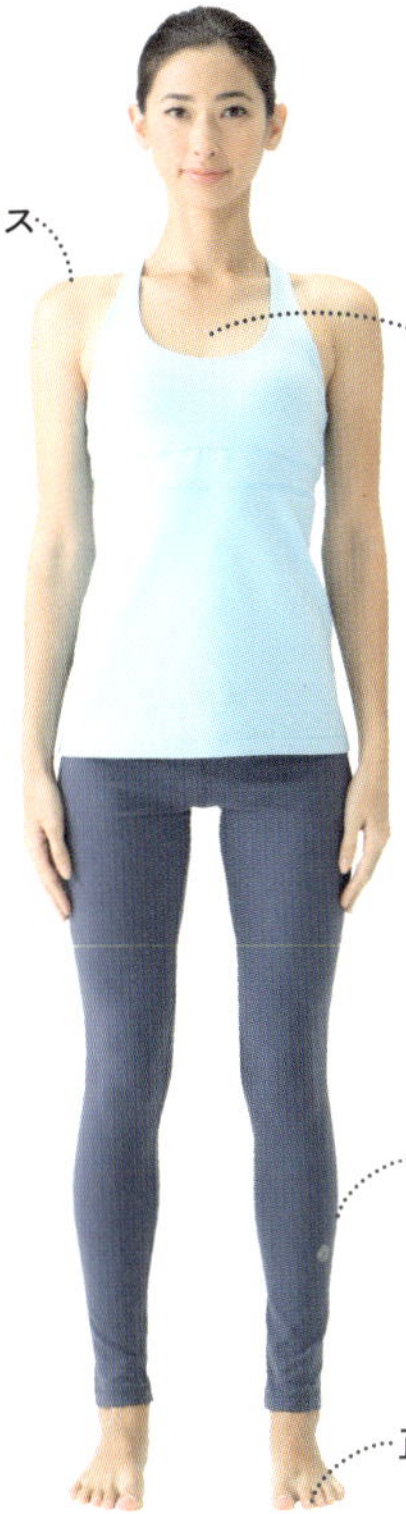
リラックス
開く
地面に対して
垂直に保つ
▶Lesson8
正面に向ける

両足を腰幅程度に
開いて立つ。

Lesson 8

安定の大原則 垂直原則

▶Lesson2 と ▶Lesson6 で確認したように、ポーズ中の姿勢を安定させることは、心をベストな状態に保つ最大のカギ。そのための大原則が、床に接している部分を垂直に保つ『垂直原則』です。安定した姿勢とはすなわち、揺れに強く、長時間疲れない姿勢。そのためには、脚を床に対して垂直に保つのが最適です。この原則は脚に限らず、床に接しているすべての部位についての原則なので、しっかり覚えておきましょう。

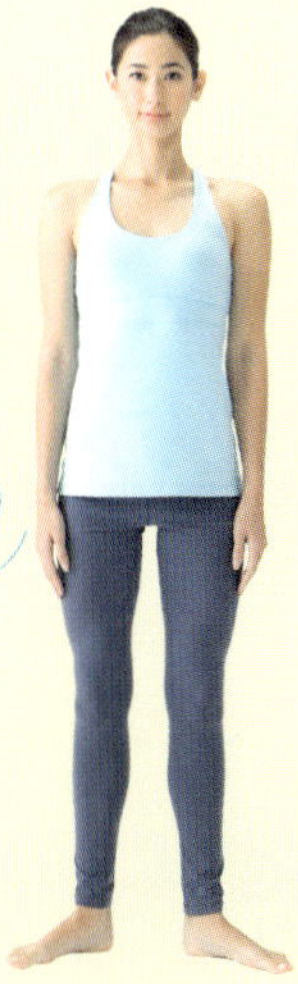
不必要なねじれは
安定を損ねる

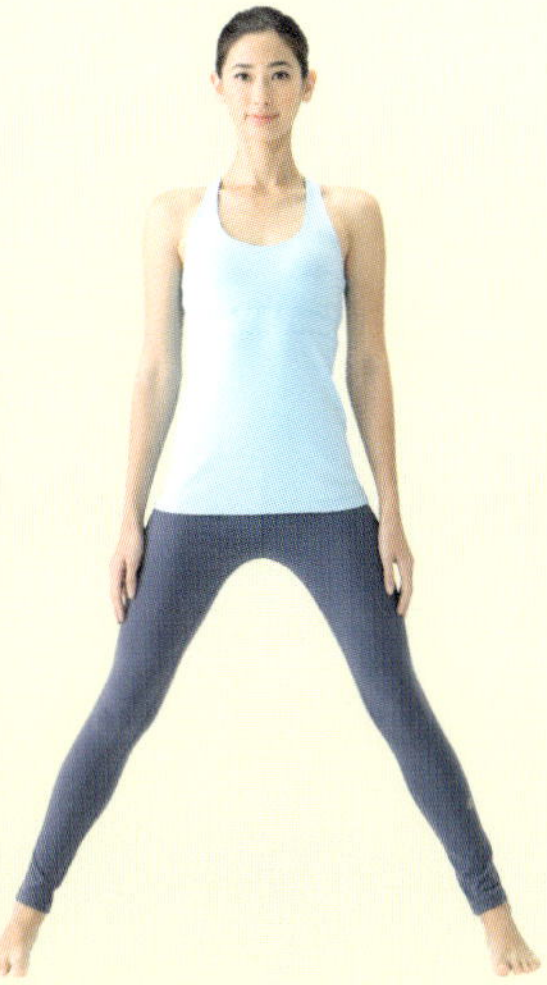
揺れに強いが長時間
は疲れる

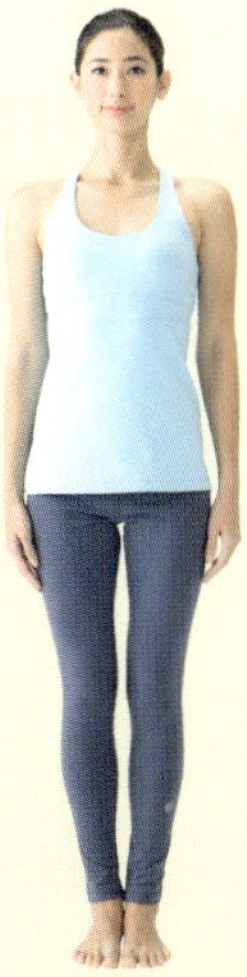
縦に伸びる力は強
いが揺れに弱い

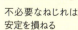

マスターチェック
最小限の力で
疲れない立ち方ができた

Pose 9

Cat&Cow Pose

ネコのポーズ

Marjarasana
マールジャーラ・アーサナ
【*Marjara*】猫

P 座位
M マッサージ
T 序盤・終盤
C 胸
E
♥集中
冷え・腰
★背中・腕・首筋

身体と呼吸のウォームアップに最適なポーズで、背中を丸くする猫（Marjara）と背中を軽く反らせる牛（Bidala）の２つを交互に行います。Lesson1にならってやわらかい呼吸とともに動くことが基本ですが、ここでは手に体重を載せるポーズの代表として取り上げていきます。

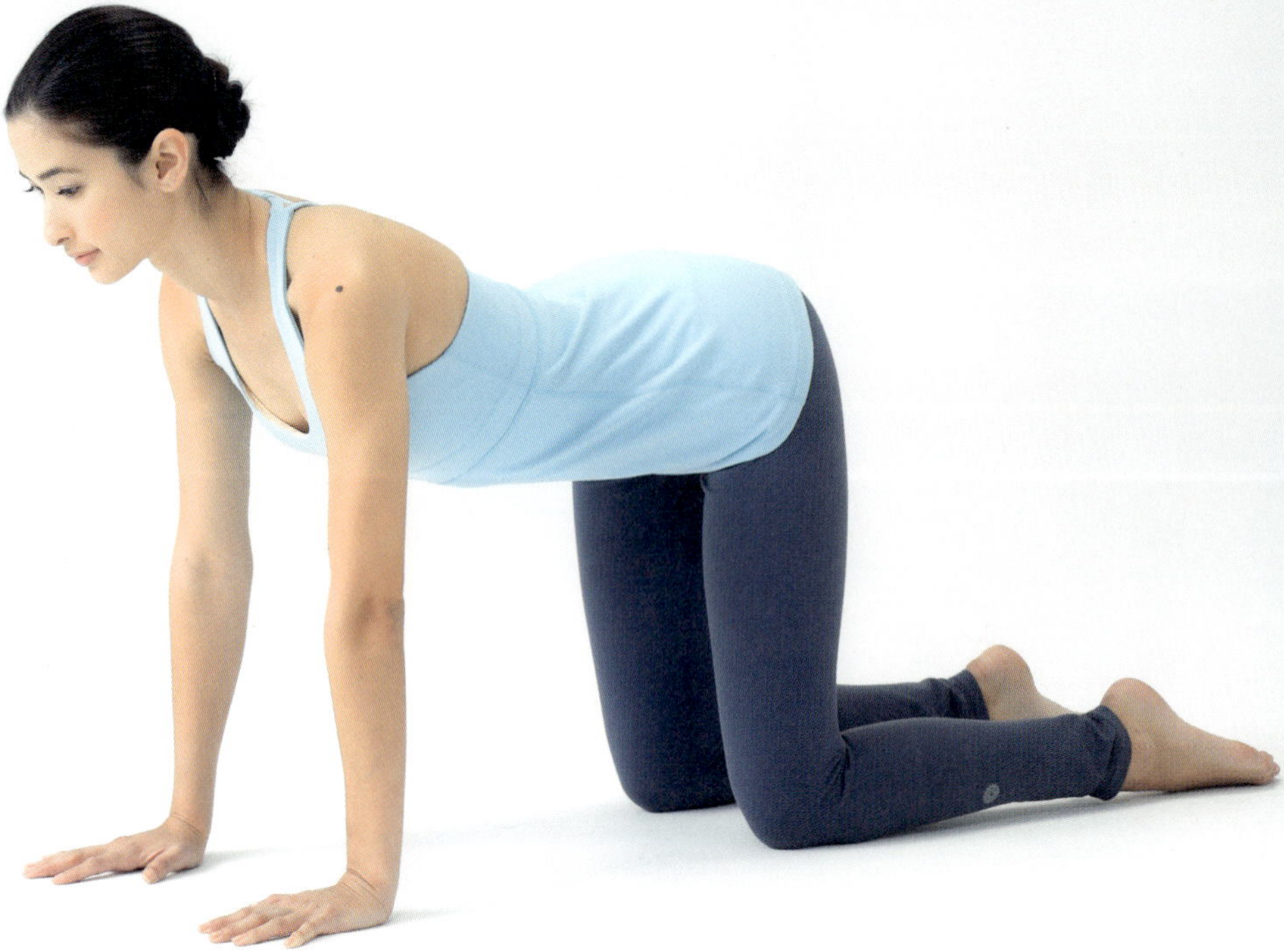

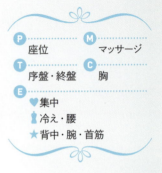

1 四つんばいになり、腕と太ももをほぼ垂直に保つ。

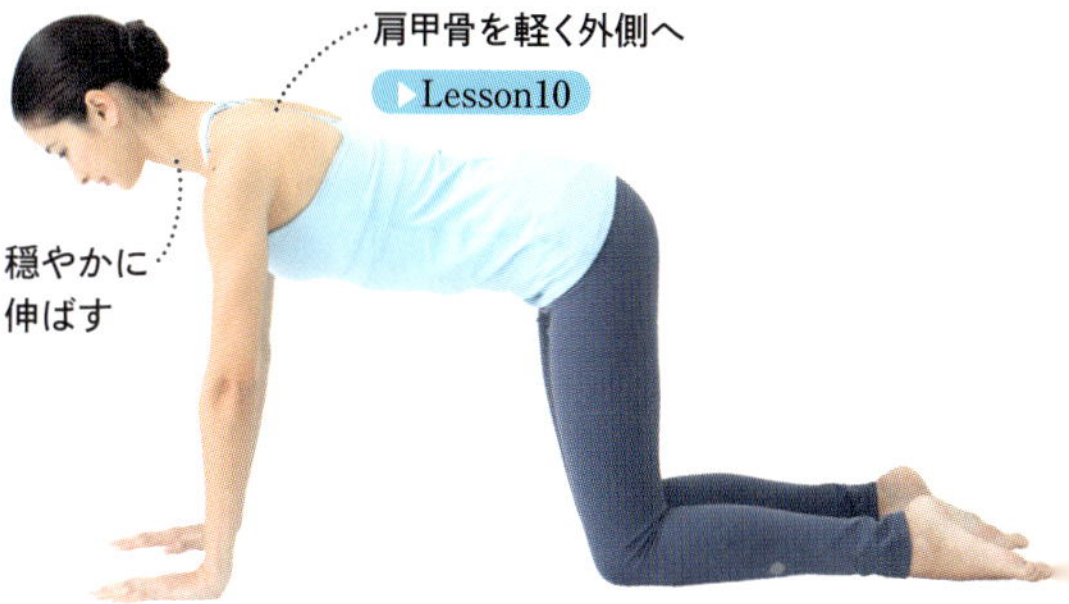
肩甲骨を軽く外側へ
▶Lesson10
穏やかに
伸ばす

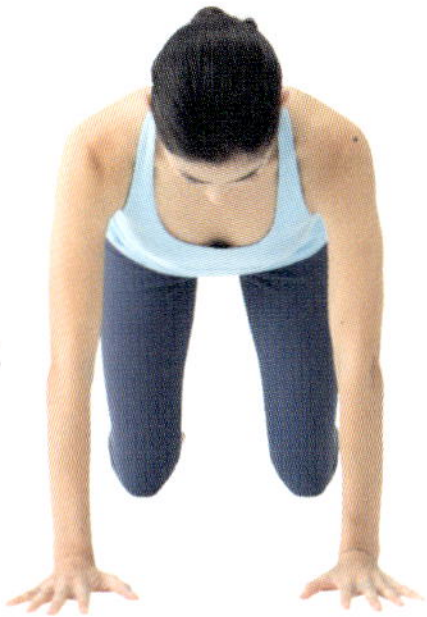
前から見ても
腕、太ももは垂直に
▶Lesson8

2 息を吐きながら背中を丸くする。

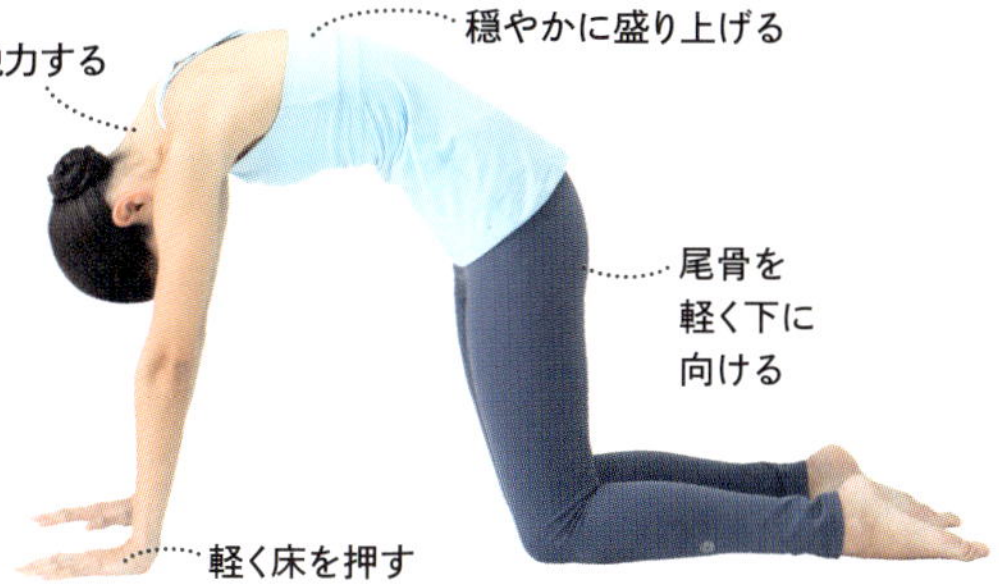
脱力する
穏やかに盛り上げる
尾骨を
軽く下に
向ける
軽く床を押す

3 息を吸いながら背中を軽く反らせる。

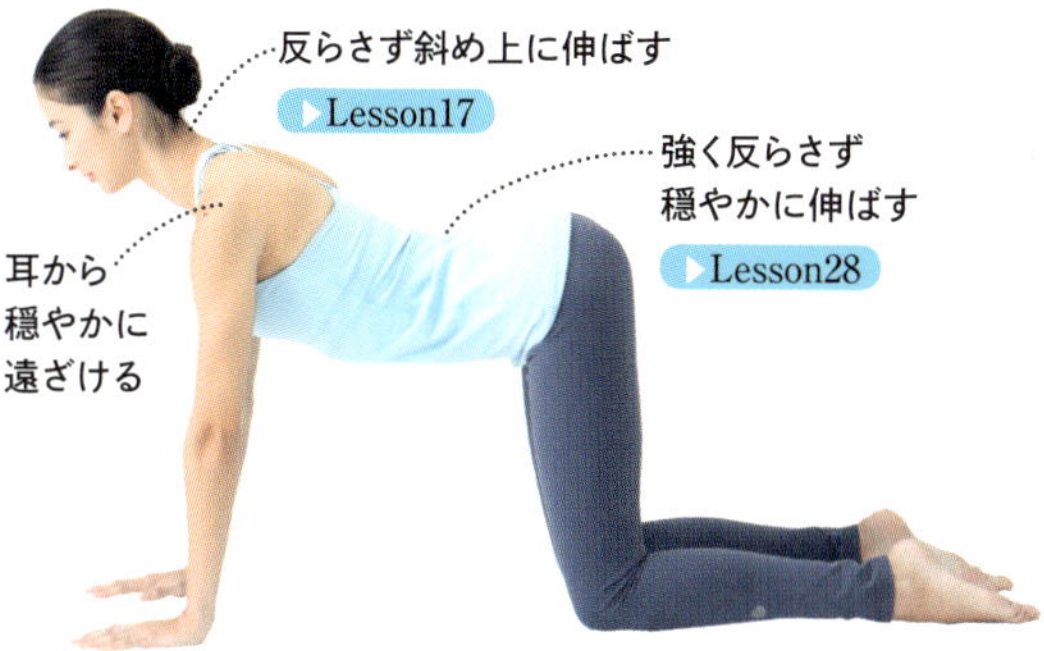
反らさず斜め上に伸ばす
▶Lesson17
強く反らさず
穏やかに伸ばす
▶Lesson28
耳から
穏やかに
遠ざける

やわらかく繰り返す呼吸のリズムで2と3を30秒から2分程度繰り返す。

Lesson 9

手に体重を載せる際のルール

手には本来体重を支える機能が備わっていないので、傷めないために以下の3つのポイントをしっかり守って行うことが大切です。

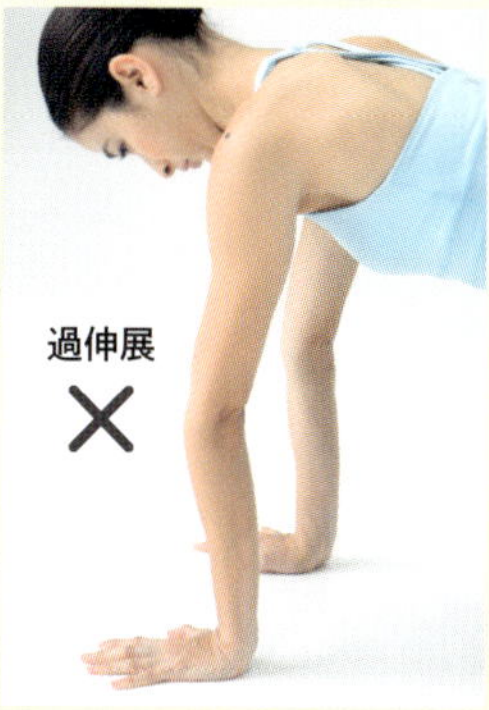
過伸展
✕

❶過伸展（ロック）すると危険なので、見た目をまっすぐ保つことが大切。

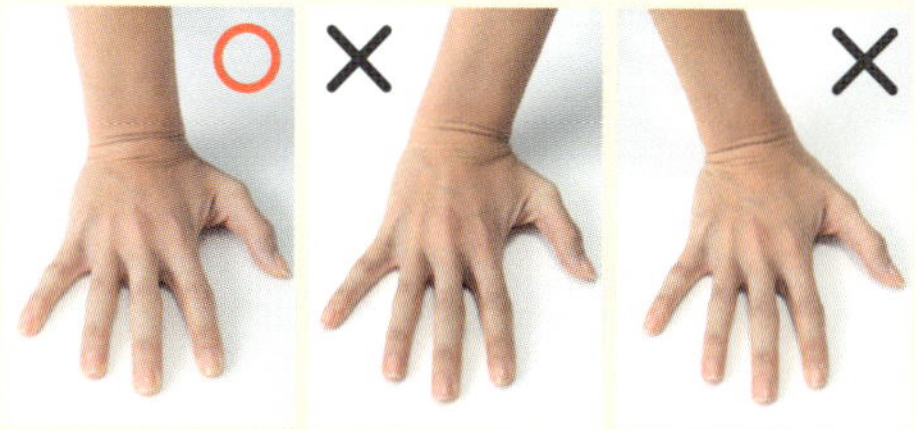
○
✕
✕

❷手首のシワの深さが内と外で異なると、手首の負担が強くなるので均等に保つこと。

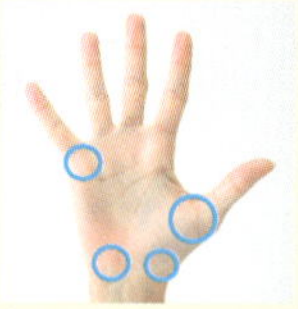

❸親指と小指の付け根、手首の内と外に均等に体重を載せ、床を握るようにすると手首が安定して傷めにくい。ただし人差し指の付け根を床から離さないように注意。

マスターチェック

長時間、手首に体重を乗せた後も違和感が残らない

Pose 10

FourLimbed Staff Pose / Plank Pose

四つの手のポーズ

Kumbhakasana
クンバカ・アーサナ
【*Kumbhaka*】息のホールド

P 座位
M 筋トレ
T 中盤
C 腰
E
♥イライラ
冷え・肩こり
★お腹・背中・腕

「太陽礼拝のポーズ」に含まれる基本ポーズの一つ。特に腕力のない方には大変なポーズですが、実は流れ（伸び）の感覚をつかむと、さほど腕力に頼らず楽に行えるポーズでもあります。ヨガ的な身体の使い方ができているかどうかをはかる大切なバロメーター（P22）にもなるポーズなので、ぜひ早々にこの流れ（伸び）の感覚をマスターしておきましょう。

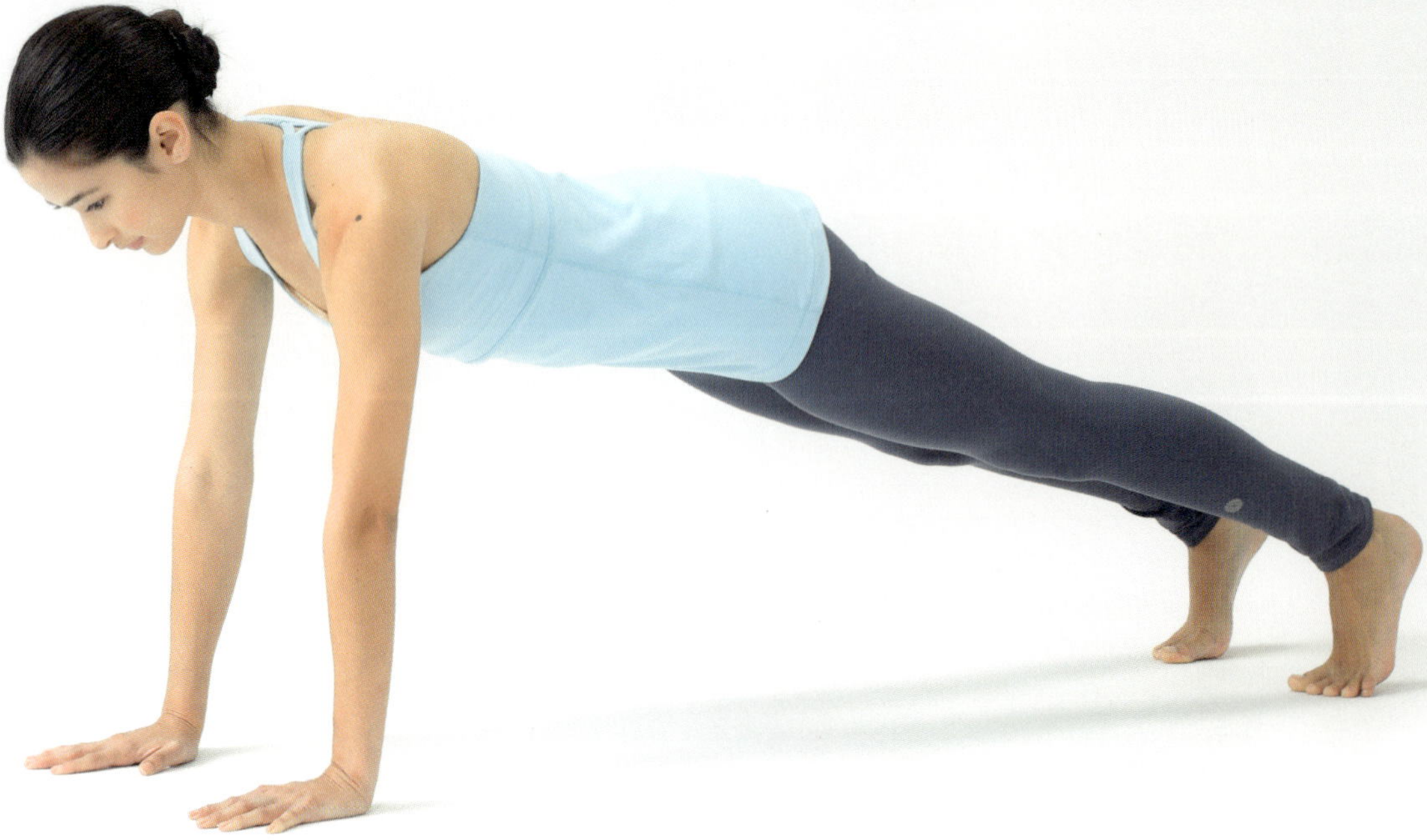

1 四つんばいから、手のひら一枚分ほど手を前方に移動する。

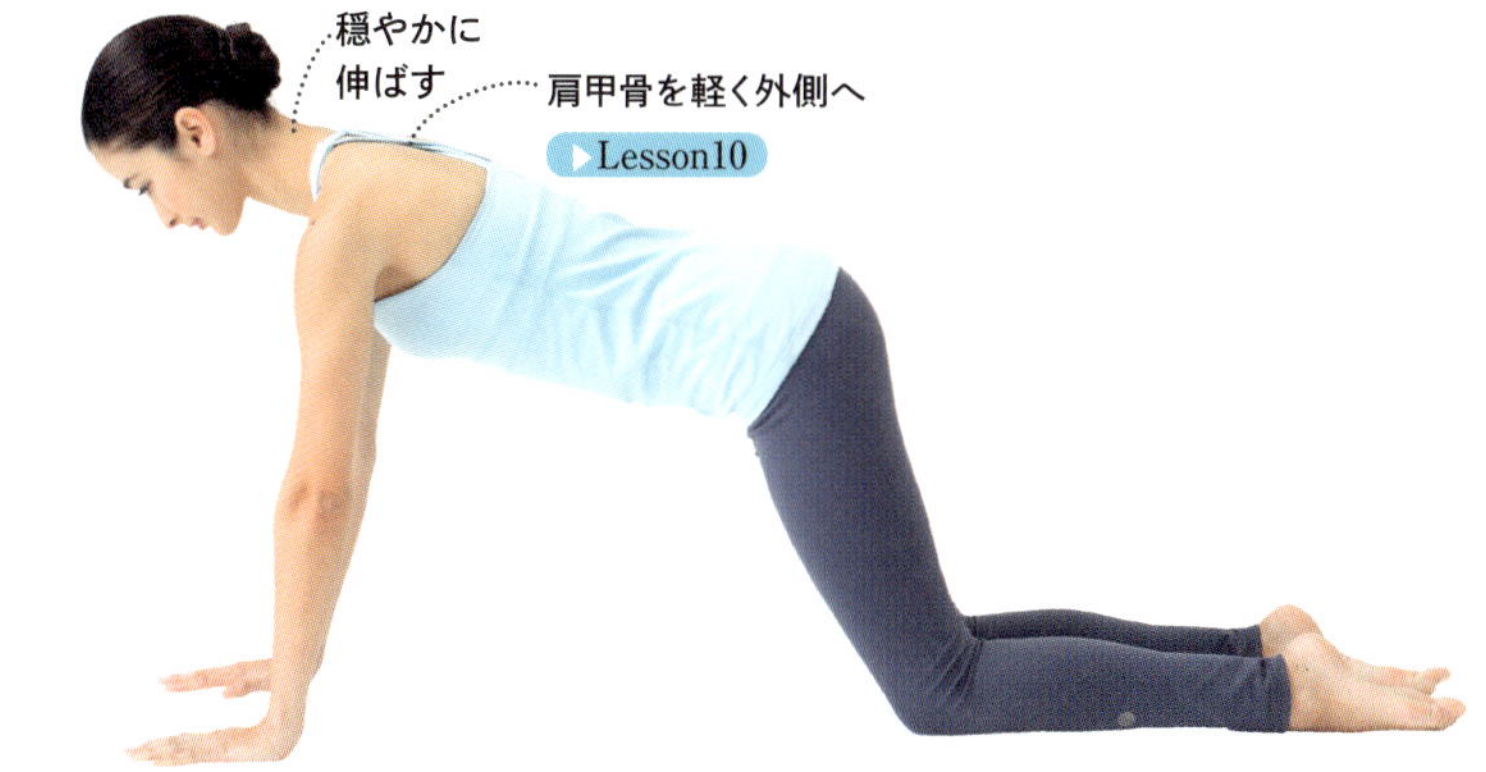
穏やかに伸ばす
肩甲骨を軽く外側へ
Lesson10

2 自然な呼吸で膝を持ち上げ、全身をピンと伸ばして30秒ほど深呼吸を行った後、吐きながら1に戻る。

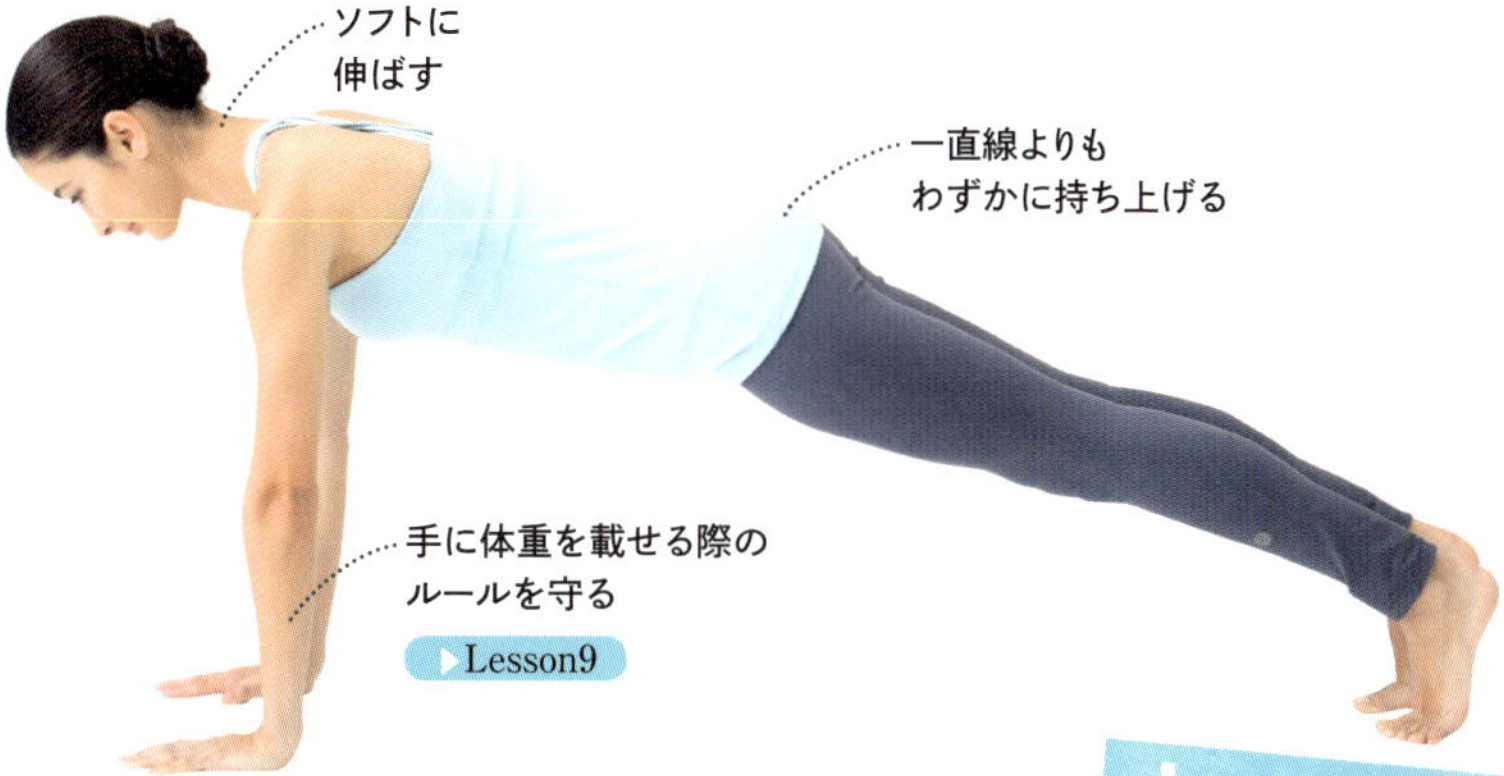
ソフトに伸ばす
一直線よりもわずかに持ち上げる
手に体重を載せる際のルールを守る
Lesson9

Lesson 10

流れを意識する

ヨガのポーズを通して習得したいのは、力づくで形を作る強引な心ではなく、気分のいいときのやわらかい心とそのときに生じる自然な身体の伸び。重力に逆らってお尻を持ち上げようとするのではなく、最小限の力で前後に突っ張るイメージで、手のひらに抜ける一連の流れを感じていきましょう。肩甲骨が寄ったり上がったりすると、背骨の伸びが腕に伝わりにくいので、穏やかに外側に開き、腰の方に下げるような意識も大切です。

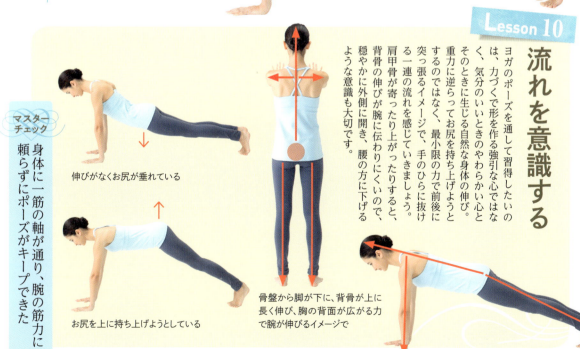

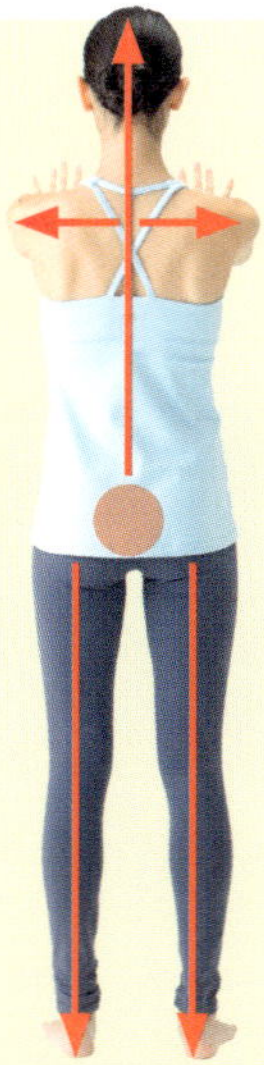

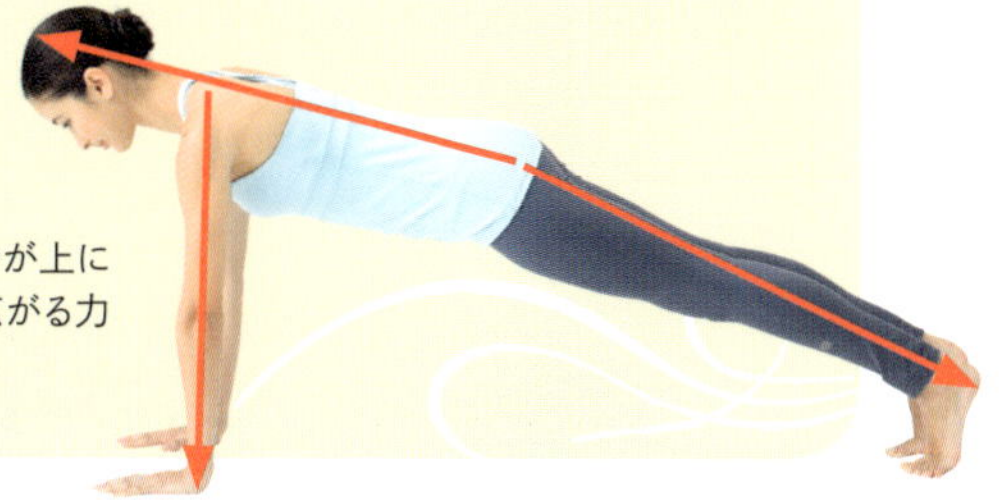

骨盤から脚が下に、背骨が上に長く伸び、胸の背面が広がる力で腕が伸びるイメージで

マスターチェック

身体に一筋の軸が通り、腕の筋力に頼らずにポーズがキープできた

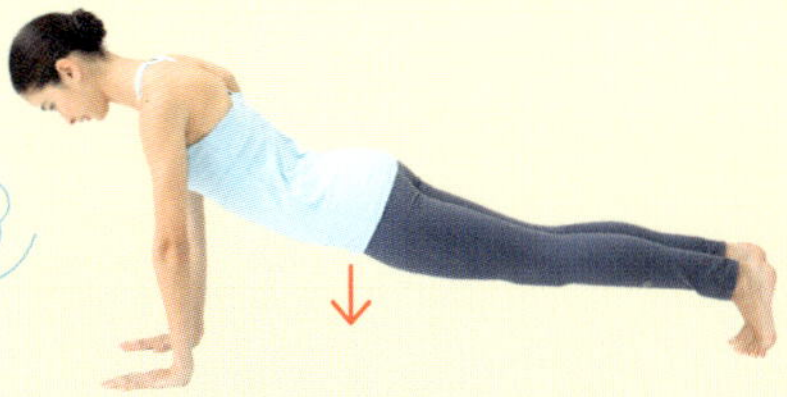

伸びがなくお尻が垂れている

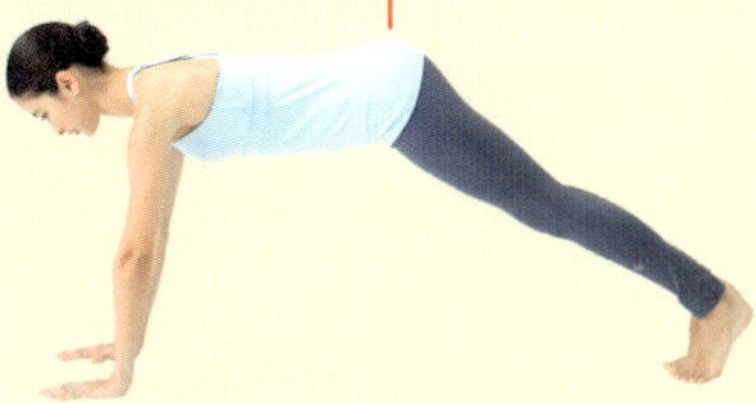

お尻を上に持ち上げようとしている

Pose 11

足を開くポーズ

WideAngle Seated Forward Bend

Upavistha Konasana

ウパヴィシュタ・コーナ・アーサナ

【*Upavistha*】座って 【*Kona*】（ある角度に））曲げる、角度

ヨガを愛する多くの方が憧れるポーズの一つである「足を開くポーズ」。こういったストレッチ系のポーズを行う際も、余分な力を抜くだけではなく、流れ（伸び）を促す最小限の力を入れることが、ポーズを深める大きなカギとなります。身体の使い方の基本をしっかりと押さえ、毎日のストレッチでポーズを少しずつ深めていきましょう。

P 座位
M ストレッチ
T 終盤
C 脚
E
♥リラックス
疲労・むくみ・便秘
★脚・ヒップ・お肌

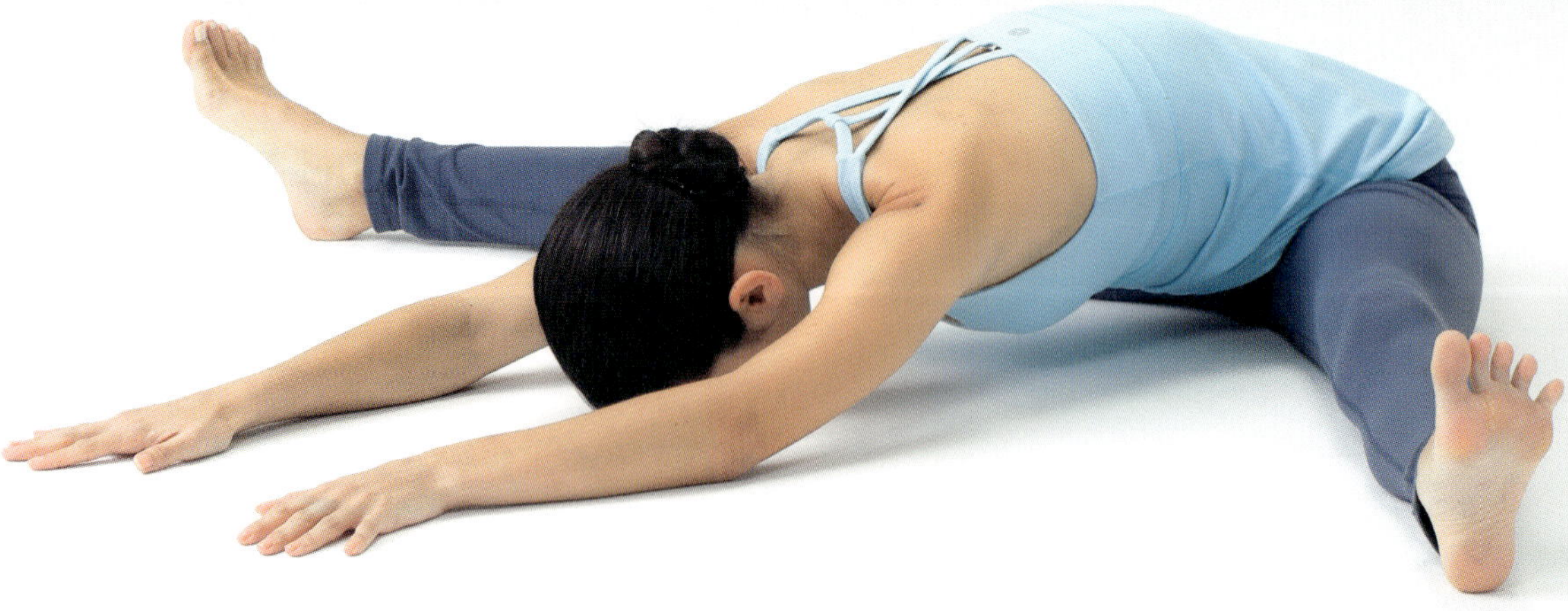

1 両足を開いて座り、手をお尻の横について背筋を軽く伸ばす。

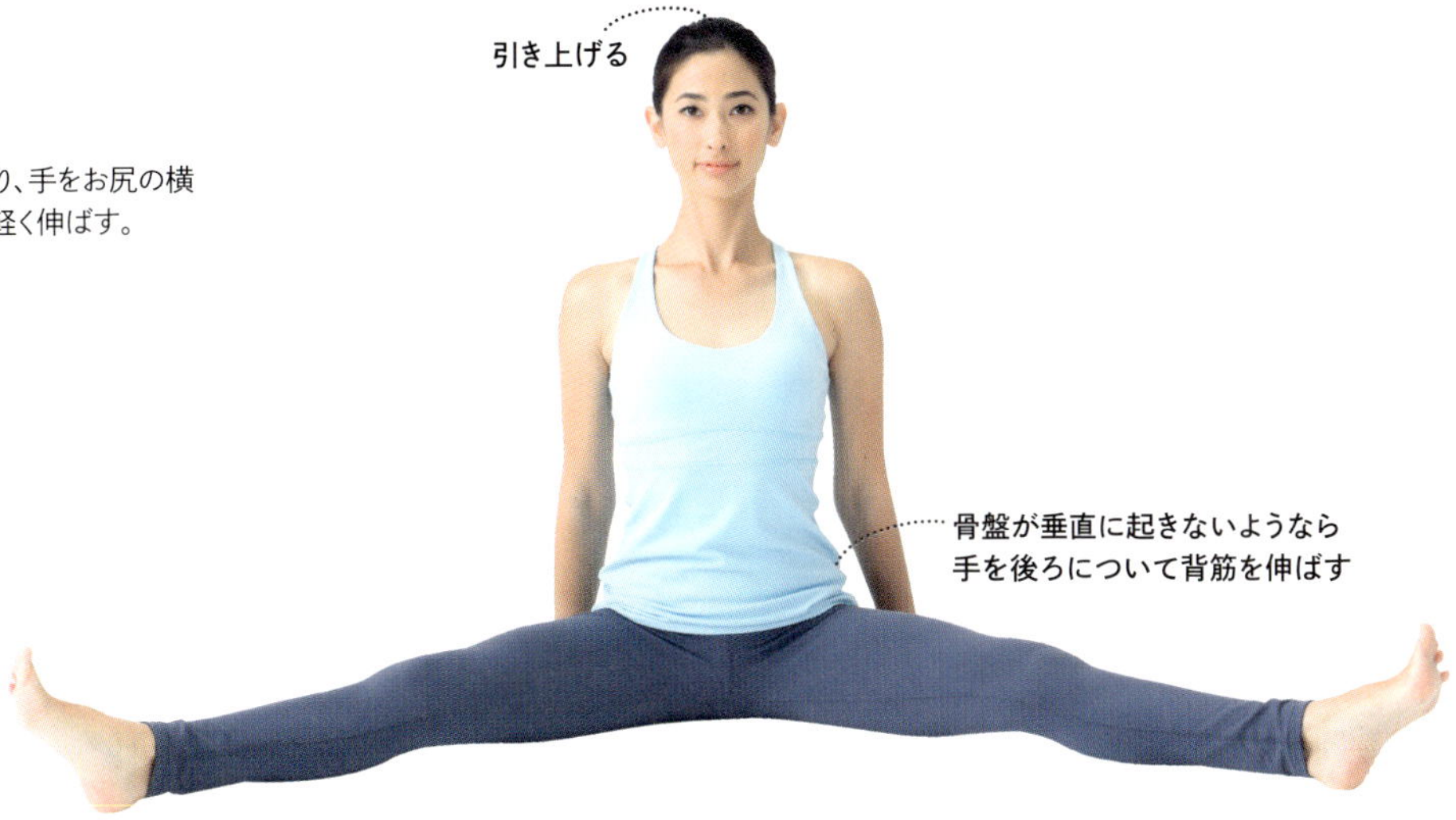
引き上げる
骨盤が垂直に起きないようなら
手を後ろについて背筋を伸ばす

2 ゆったり呼吸を行いながら、骨盤から前に倒れて前屈する。

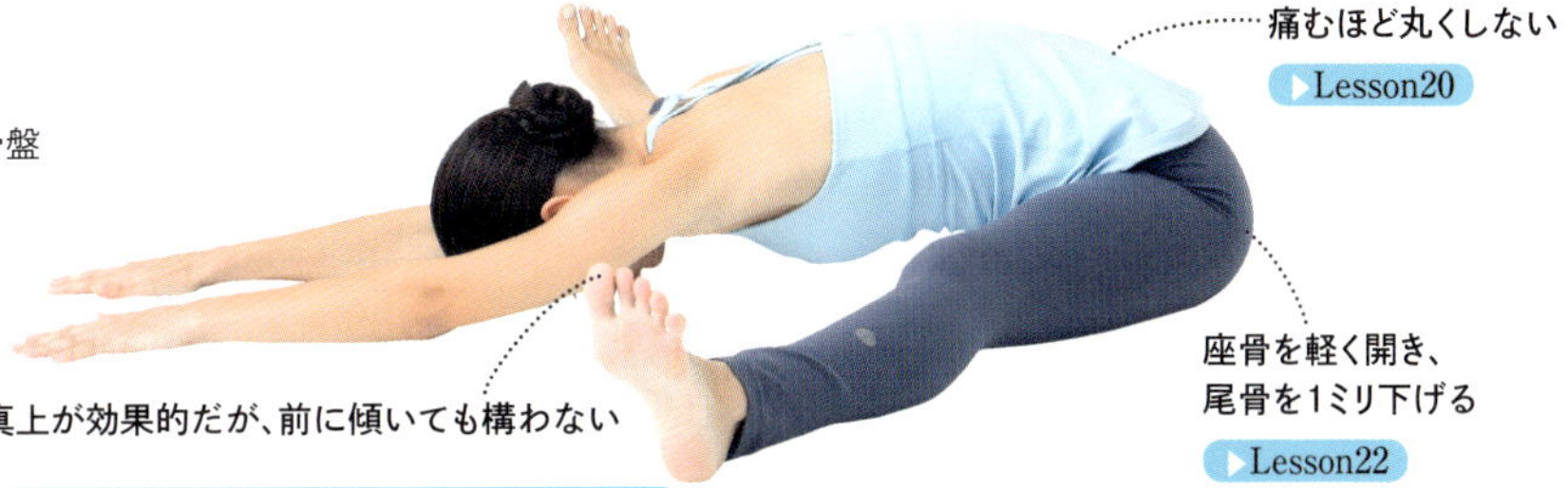
痛むほど丸くしない
▶Lesson20
座骨を軽く開き、
尾骨を1ミリ下げる
▶Lesson22
足先は真上が効果的だが、前に傾いても構わない

この姿勢で30秒ほど深呼吸を行い、吸う息でゆっくりと1に戻る。

Lesson 11

脚の伸びを促す足の使い方

脚全体に穏やかな伸びを作ることで、膝と股関節が安定して保護され、より深いポーズに耐えられる、しなやかで強い脚になります。そのために足の親指と小指の付け根、かかとの3点で穏やかに蹴る力を作り出すこと。またすべての足指を穏やかに開いて軽く手前に引き、土踏まずを引き上げることで、脚全体に穏やかな伸びが生まれます。

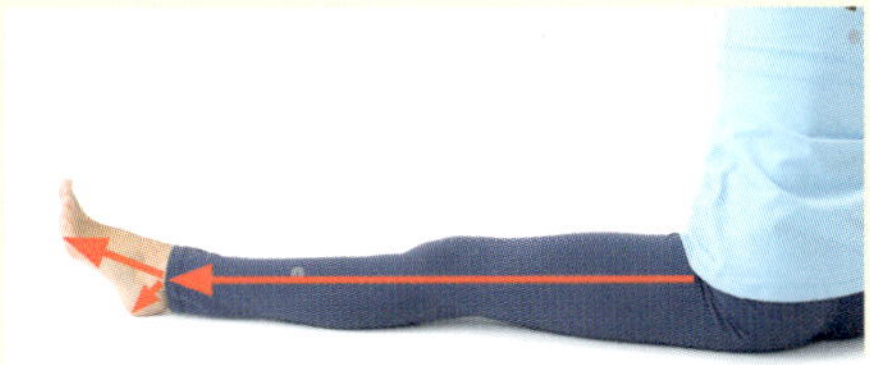

太ももの付け根から足裏への伸びを作ることが大切

マスターチェック

足を上手に使うことで脚に伸びが生まれ、前屈が深まった

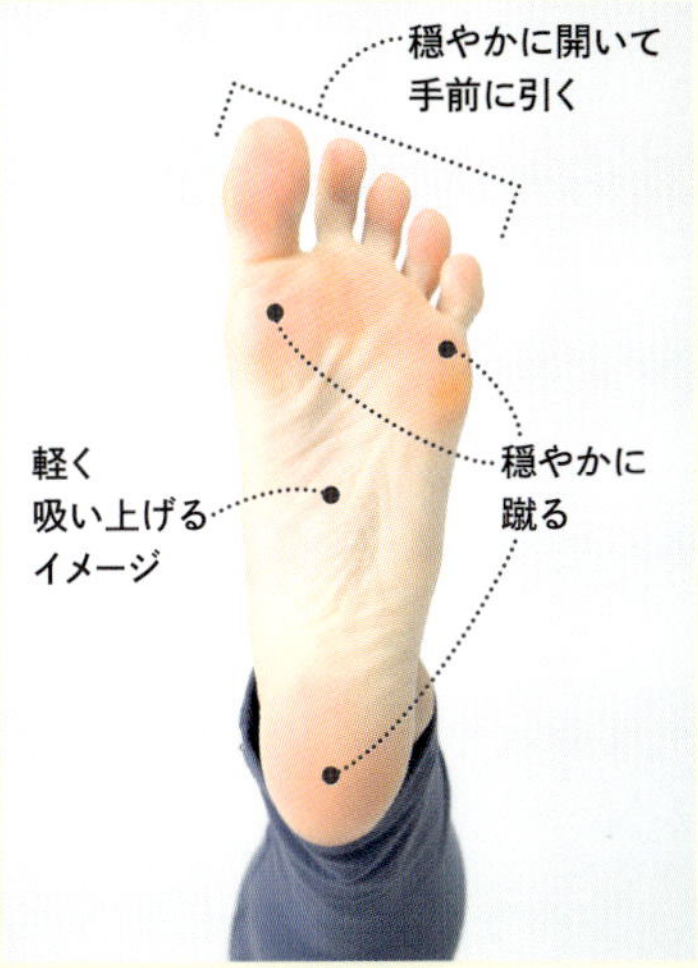
穏やかに開いて
手前に引く
穏やかに
蹴る
軽く
吸い上げる
イメージ

Wide Legged Standing Forward Bend

Pose 12

ピラミッドのポーズ

Prasarita Padottanasana

プラサーリタ・パードッターナ・アーサナ

【*Prasarita*】広げた【*Pada*】脚（足）【*Uttana*】強烈に伸ばす

「足を開くポーズ」（P54）を立位で行うと「ピラミッド」のポーズになります。立った時点で脚に伸びがあるので、足を開くポーズほどには身体を傷めにくいですが、一方で脚に体重を載せるポーズ特有のトラブルをケアする必要が出てきます。ここではそのルールの一つをご紹介していきましょう。

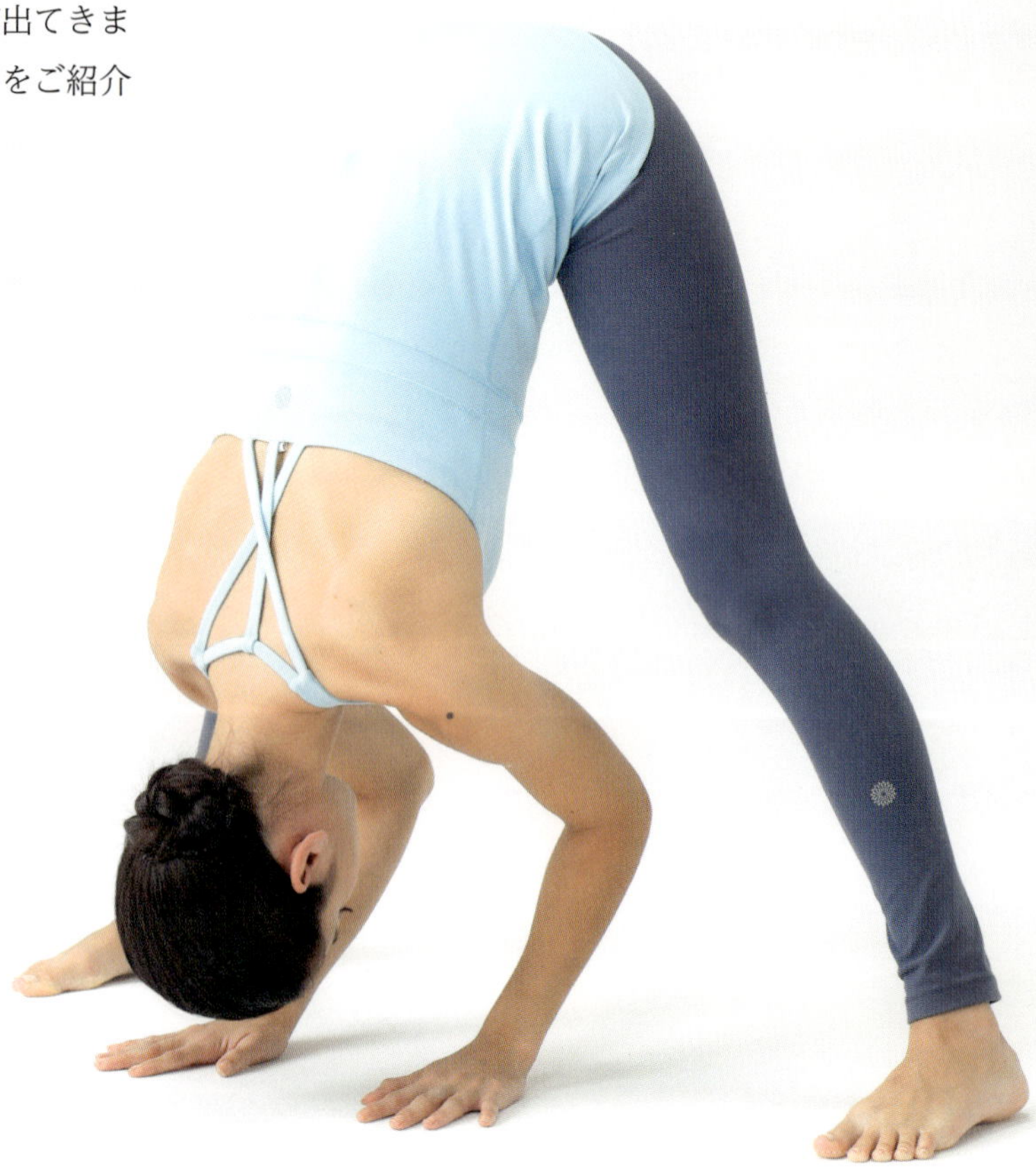

P 立位

M ストレッチ

T 中盤

C 脚・腰

E

♥リラックス

疲労・むくみ・髪

★脚・ヒップ・首筋

Lesson 12

脚に体重を載せる際のルール ❶

脚を伸ばす立位ポーズでは、肘（▶Lesson9）と同じように、膝を過伸展（ロック）させないよう注意が必要です。特に前屈ポーズでは過伸展が起こりやすいので、できるだけ見た目をまっすぐに保ち、かつ1ミリでも膝に余裕を作ることが大切です。最初は力が入りにくいかも知れませんが、▶Lesson11で紹介した足使いで脚に流れを作ると、ロックせずに脚を安定させることができるようになります。

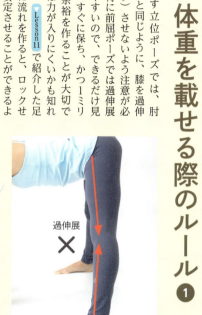

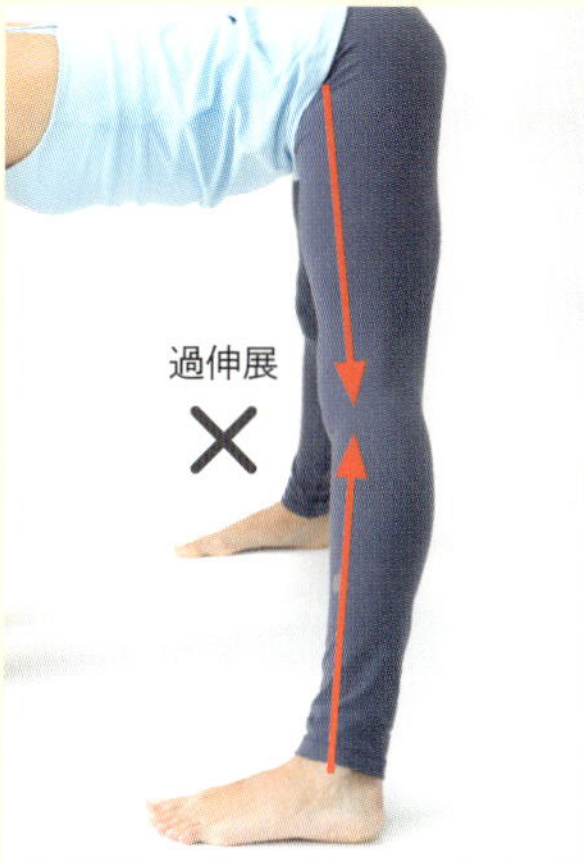
過伸展
×

マスターチェック
膝をロックせず、脚にしっかり体重を載せることができた

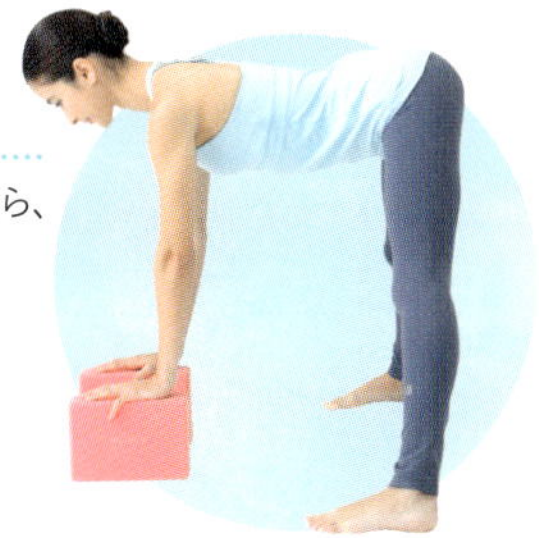

膝がロックしたり、腰が丸くなるようなら、手の下にブロックを置く。

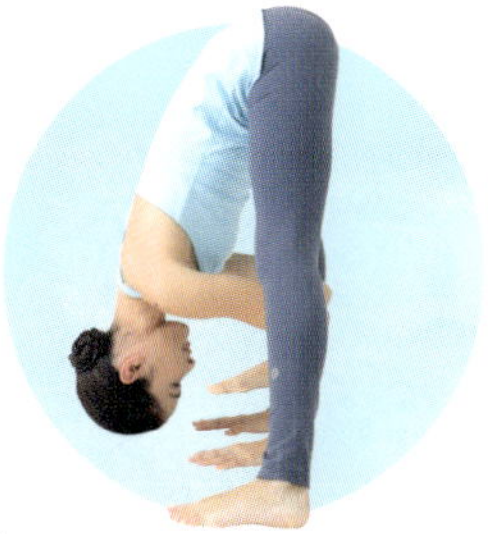

余裕があればさらに前屈を深め、30秒ほど深呼吸を行う。

1 両足を大きく開いて立ち、腰骨を持って背筋を伸ばす。

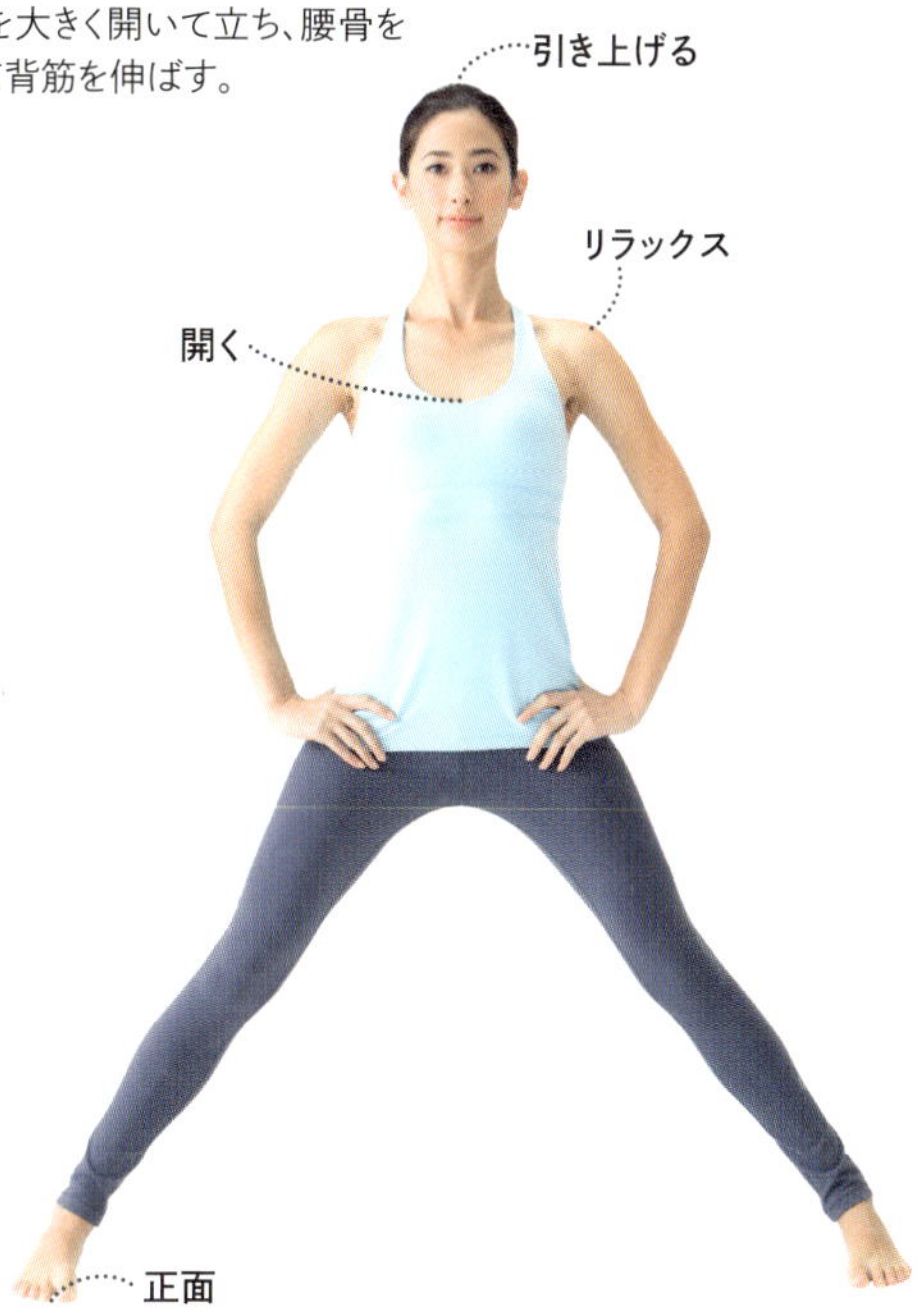
引き上げる
リラックス
開く
正面

2 息を吐きながら、背筋を伸ばしたまま前屈し、手指を床につける。

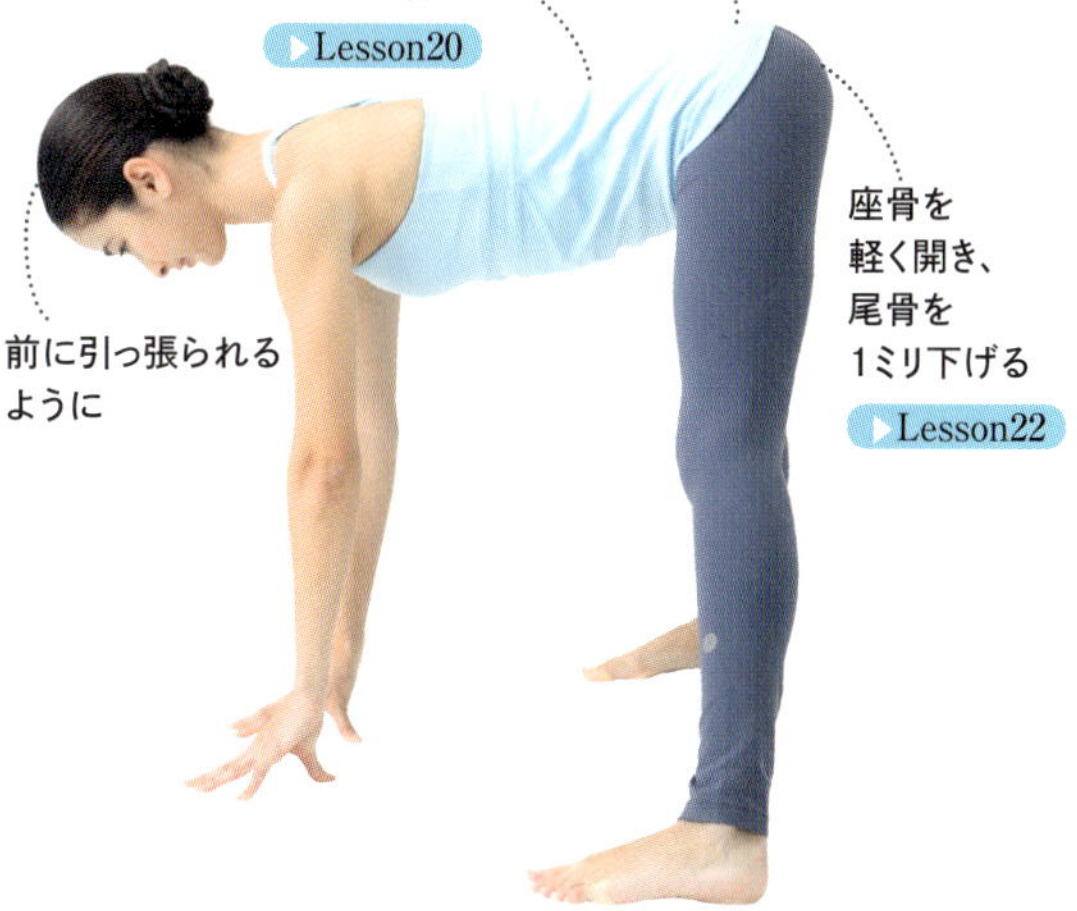
上におもりを載せているイメージ
力まずに伸ばす
▶Lesson20
座骨を軽く開き、尾骨を1ミリ下げる
▶Lesson22
前に引っ張られるように

この姿勢で30秒ほど深呼吸を行う。息を吸いながらお腹に力を入れ、背筋を伸ばしたまま1の姿勢に戻る。

Pose 13

ランジのポーズ

Lunge Pose

古典的には正式な名前のないポーズですが、呼吸とともに動き続けるヴィンヤサと呼ばれるタイプのヨガでは、最も頻繁に行われるポーズの一つ。立位ポーズと「下を向いた犬のポーズ」(P70) のつなぎ的な役割を果たし、一瞬で通り過ぎていくことが多いポーズですが、繰り返し行うことが多いため、しっかりとポイントを押さえておくことにしましょう。

P 立位・座位
M 筋トレ
T 序盤
C 脚・腰
E
♥集中・イライラ
冷え・便秘
★脚・お腹・お肌

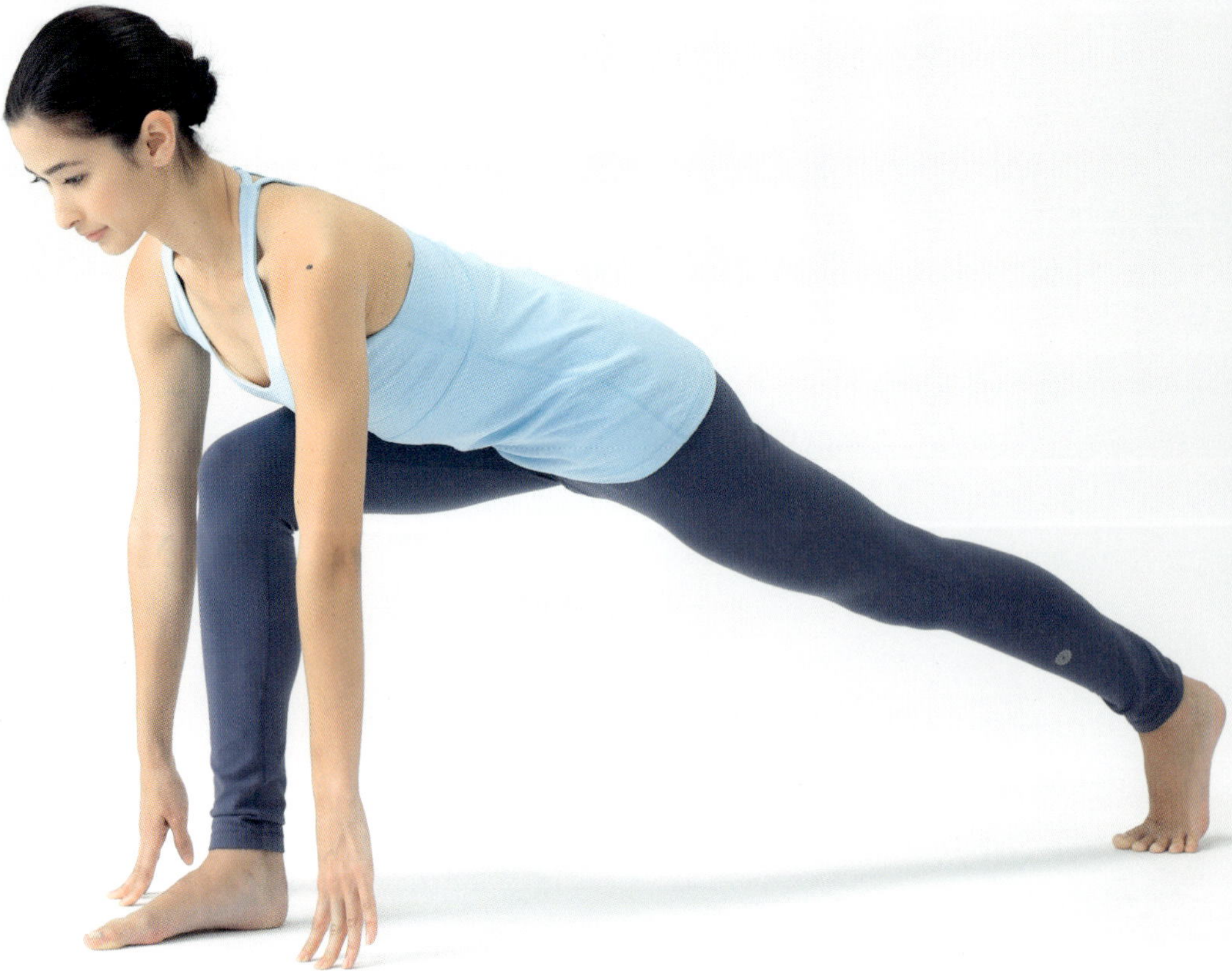

Lesson 13
脚に体重を載せる際のルール ❷

膝を曲げた脚に体重を載せる際、膝を直角よりも鋭角にしないことが大切。写真は鋭角にした例。このポーズでは、大して体重が載らないので問題は少ないですが、手を床から持ち上げる際にはとても強い負荷が膝にかかり、膝を傷める可能性が高くなります。できるだけ膝下は床に対して垂直に保ち、膝の曲げ角は直角かそれより大きく保つよう心掛けましょう。

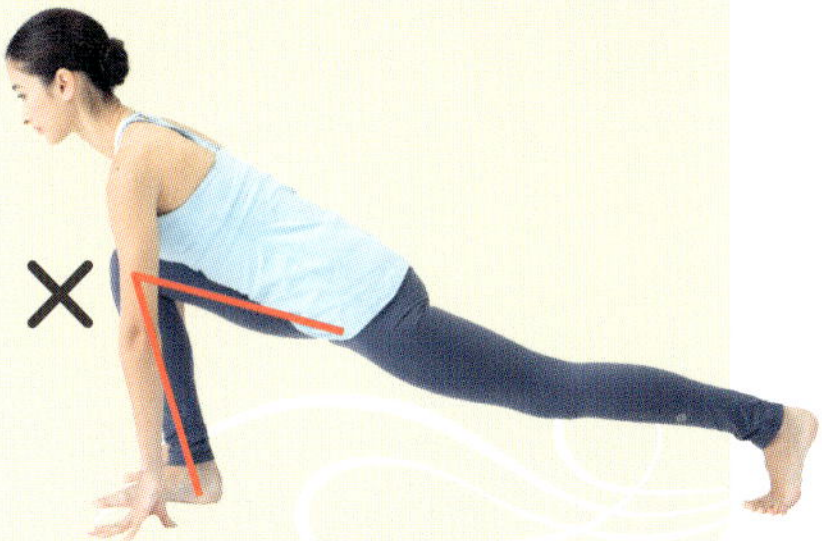
×

マスターチェック
曲げた膝に負担をかけず、足をしっかり踏みしめることができた

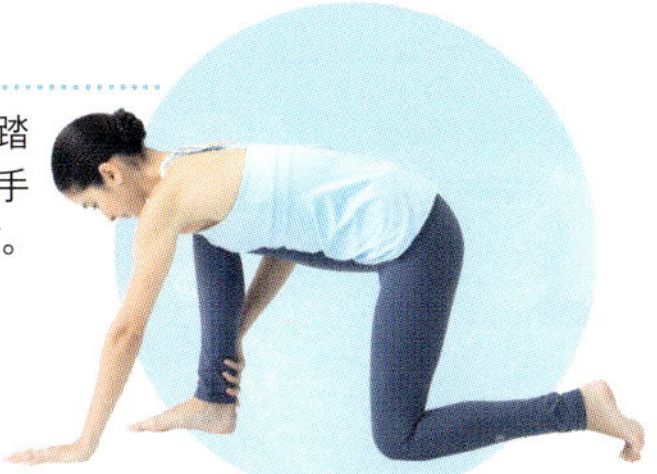

足を両手の間まで踏み出せない場合は、手を使って足を動かす。

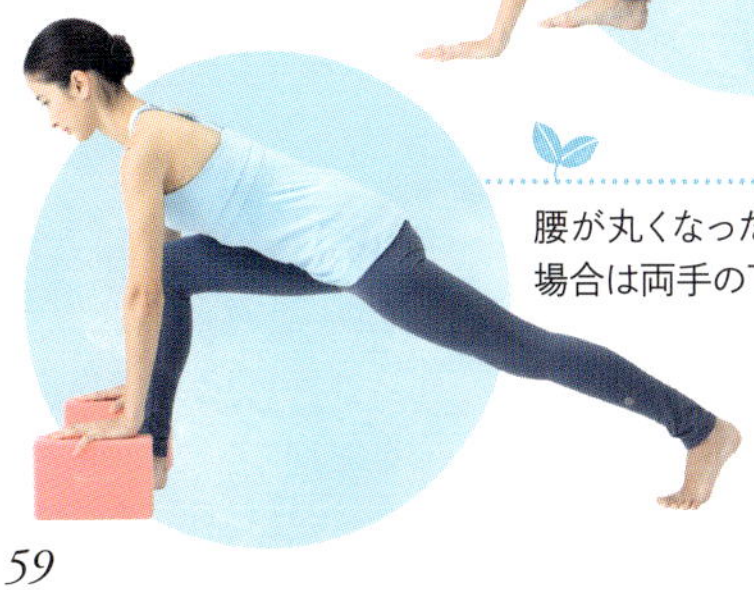

腰が丸くなったり、股関節が痛む場合は両手の下にブロックを敷く。

1 四つんばいから、手のひら一枚分ほど手を前方に移動する。

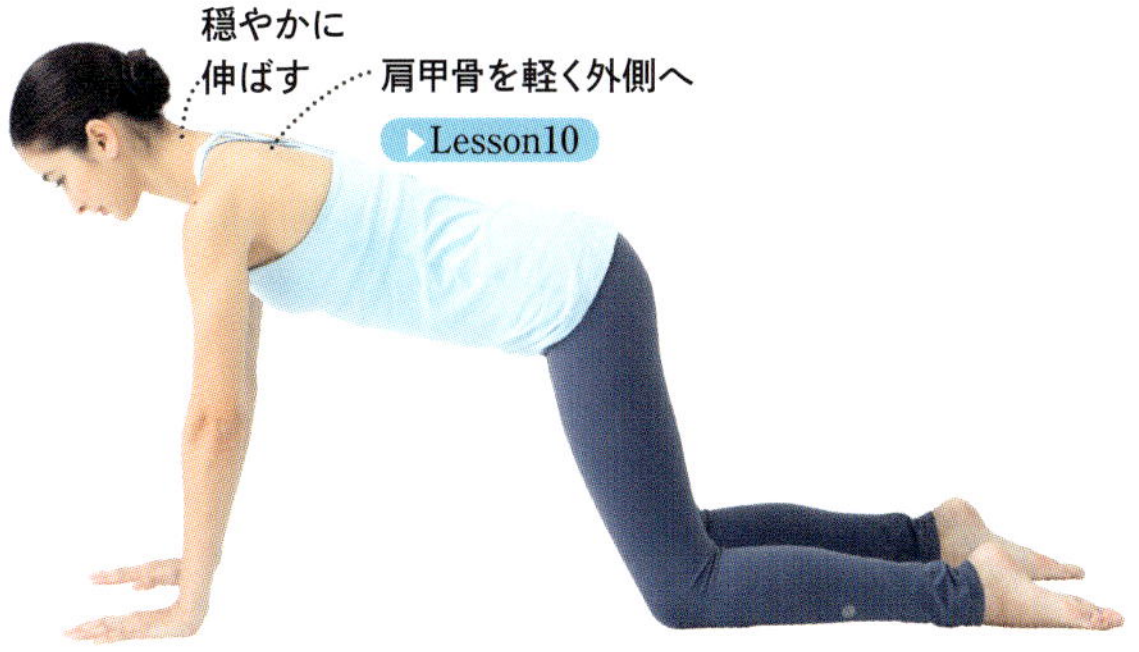
穏やかに
伸ばす
肩甲骨を軽く外側へ
▶Lesson10

2 手首を持ち上げ、息を吐きながら右足を一歩前に踏み出し、左足のつま先を立てる。

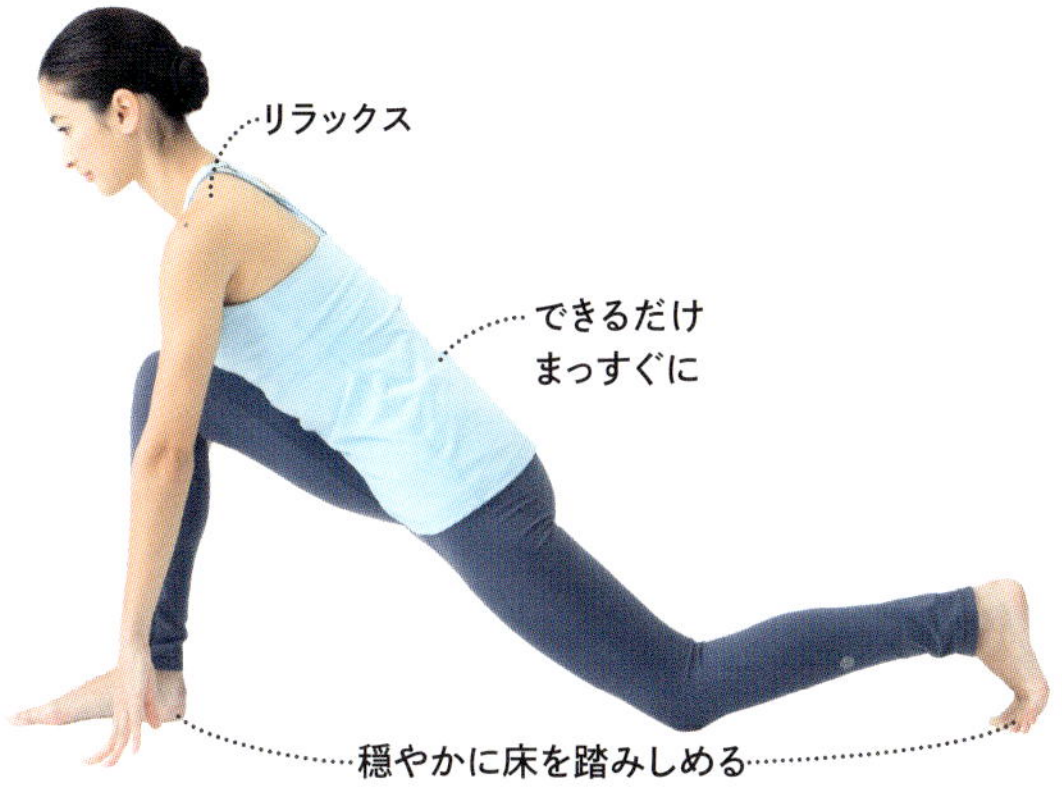
リラックス
できるだけ
まっすぐに
穏やかに床を踏みしめる

3 息を吸いながら、左膝を持ち上げて伸ばす。

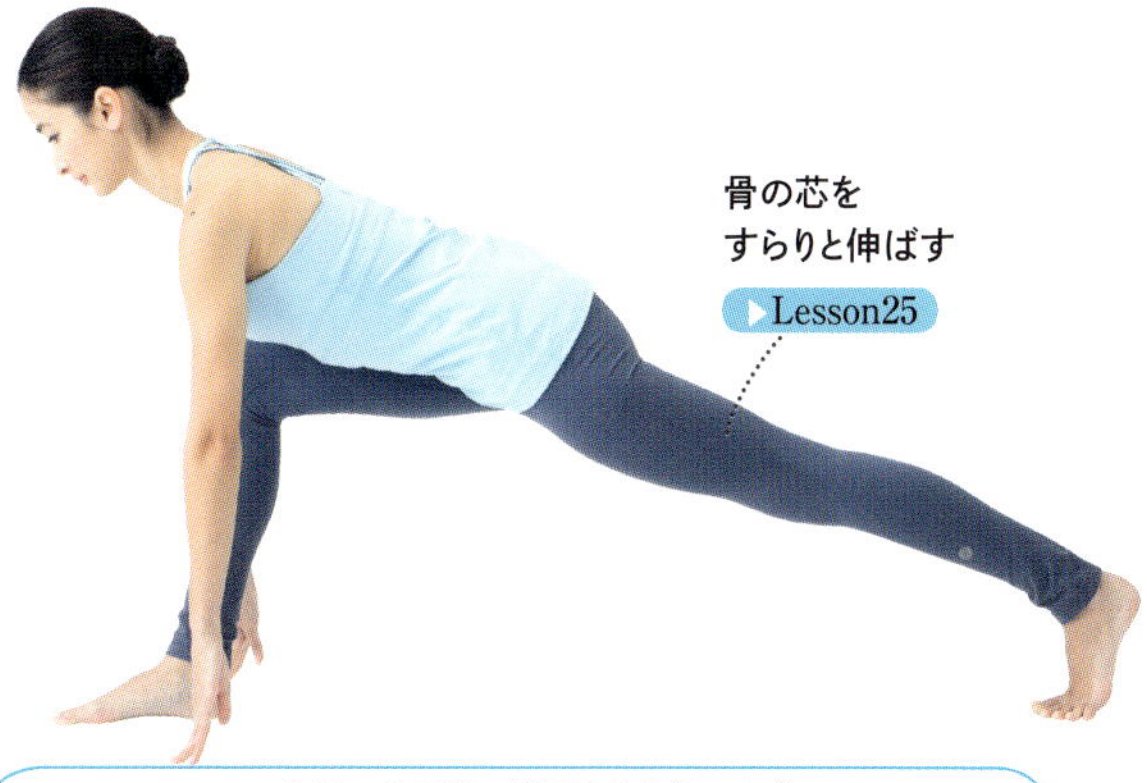
骨の芯を
すらりと伸ばす
▶Lesson25

この姿勢で30秒ほど深呼吸を行った後、
吐く息で2、吸う息で1に戻り、逆も同様に行う。

Pose 14

三日月のポーズ

Crescent Moon Pose

Anjaneyasana

アンジャネーヤ・アーサナ

【*Anjaneya*】礼拝、賛美、サルの勇者ハヌマーンの別名

前後開脚のポーズ（ハヌマーン・アーサナ）を簡単にしたバリエーションポーズ。前の脚を曲げているとはいえ、かなり負荷の高いストレッチです。姿勢を安定させることが怪我を防止し、呼吸をやわらかくするカギとなります。そのための脚の使い方のルールを確認しておくことにしましょう。

P 座位

M ストレッチ

T 中盤

C 脚・腹

E
- ♥活力・集中・リフレッシュ
- 冷え・むくみ・便秘
- ★脚・姿勢・お肌

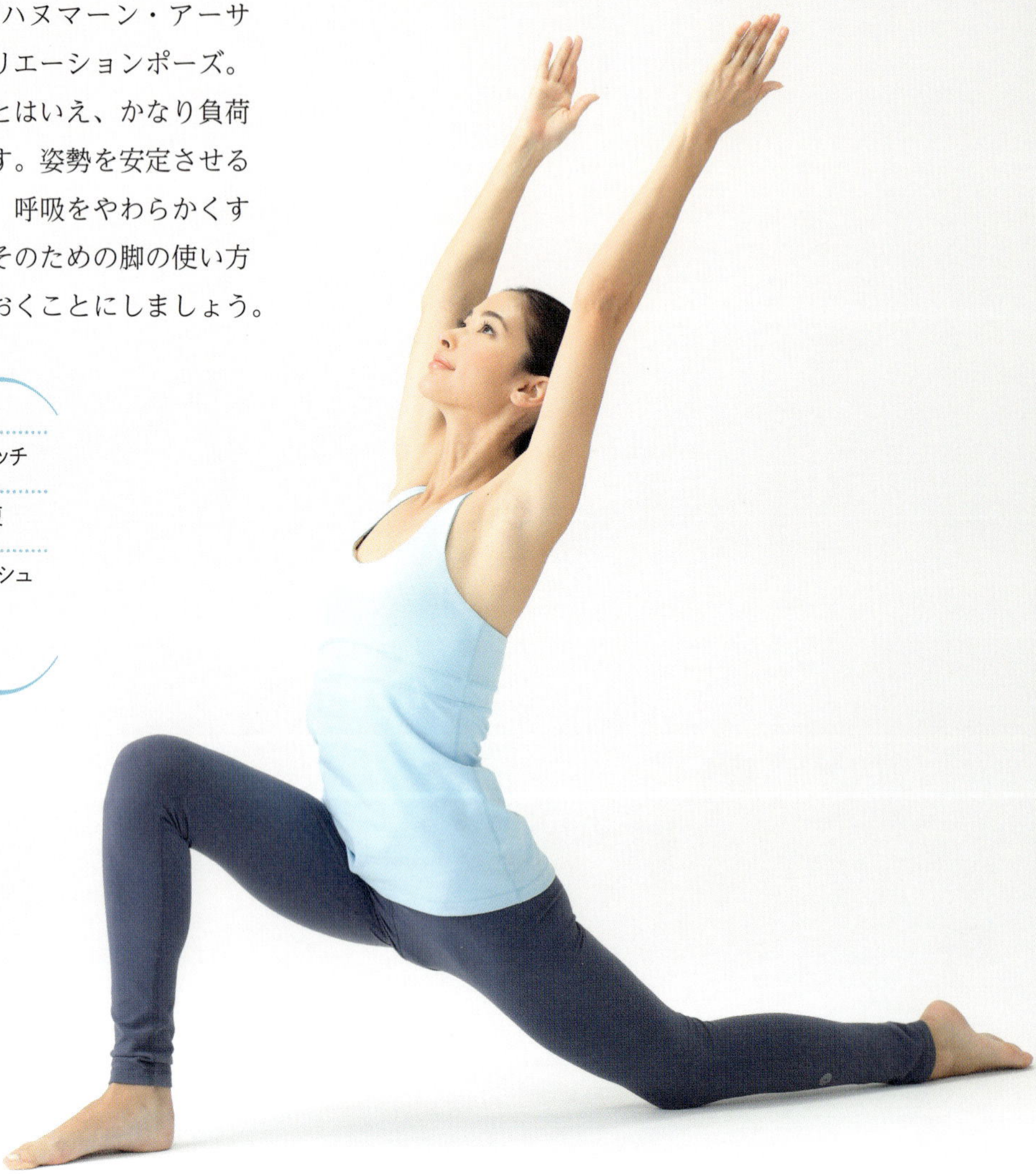

1 四つんばいから、手のひら一枚分ほど手を前方に移動する。

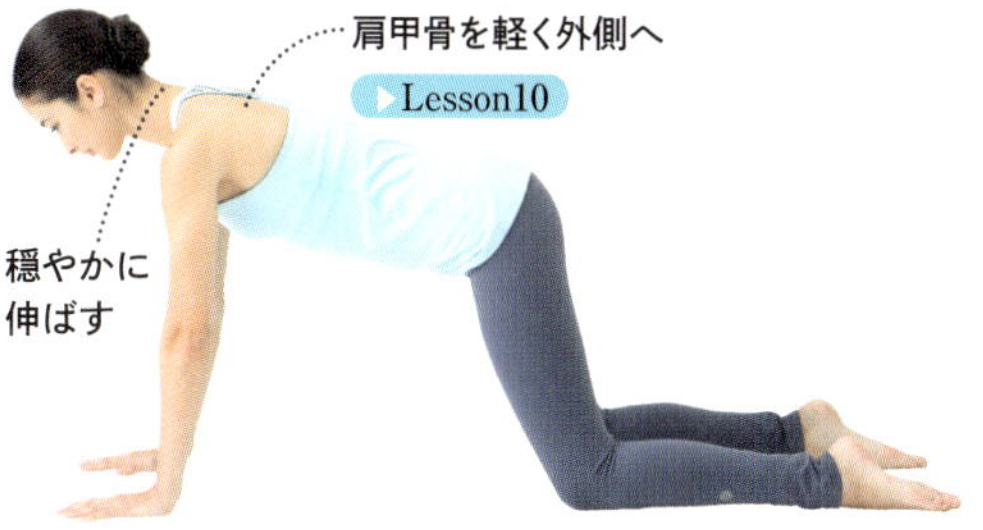
肩甲骨を軽く外側へ
Lesson10
穏やかに
伸ばす

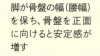

2 手首を持ち上げ、息を吐きながら右足を一歩前に踏み出す。

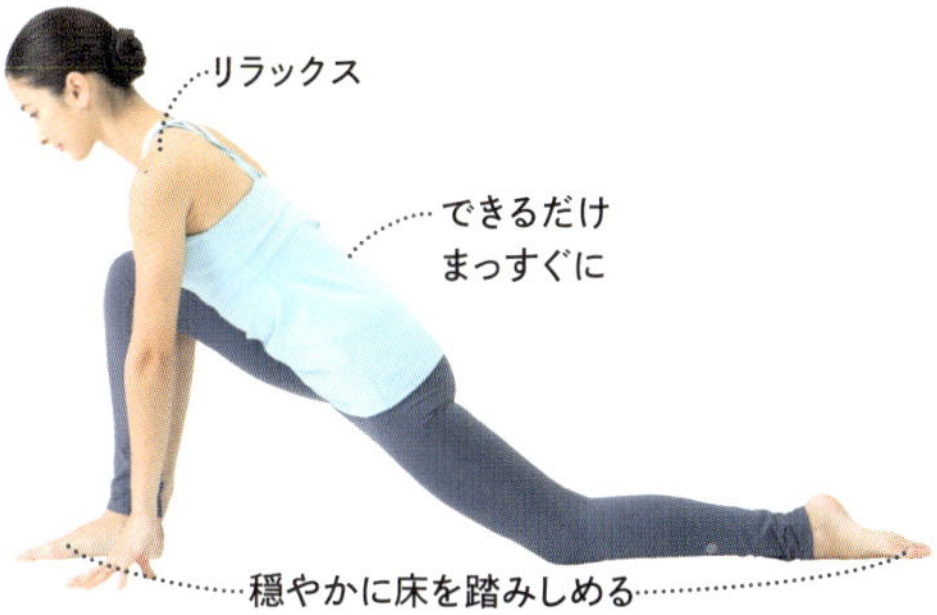
リラックス
できるだけ
まっすぐに
穏やかに床を踏みしめる

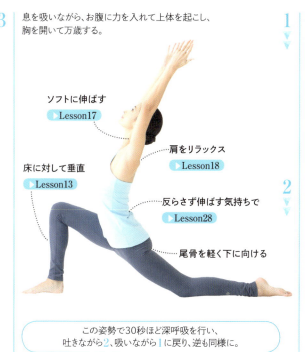

3 息を吸いながら、お腹に力を入れて上体を起こし、胸を開いて万歳する。

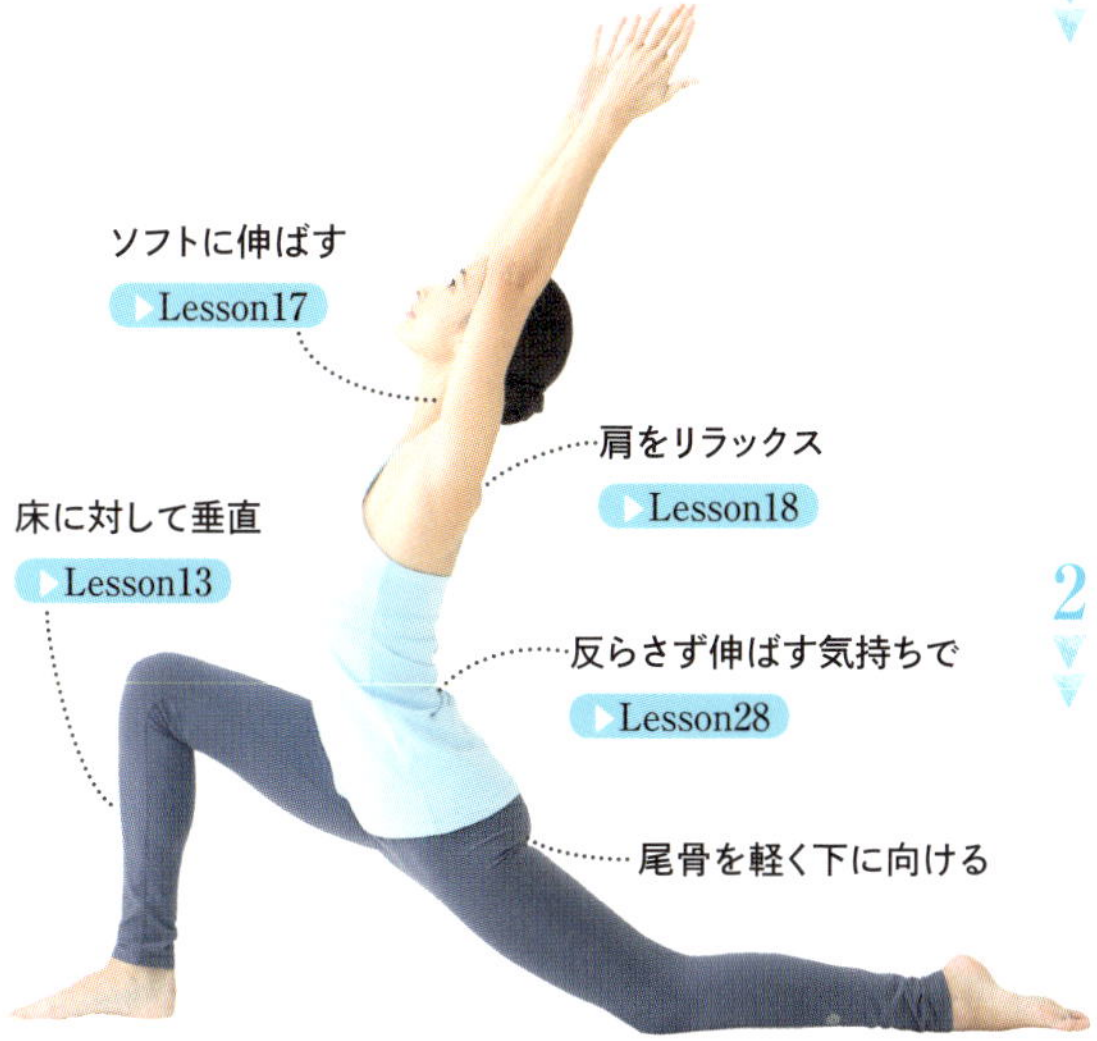
ソフトに伸ばす
Lesson17
肩をリラックス
Lesson18
床に対して垂直
Lesson13
反らさず伸ばす気持ちで
Lesson28
尾骨を軽く下に向ける

この姿勢で30秒ほど深呼吸を行い、
吐きながら2、吸いながら1に戻り、逆も同様に。

Lesson 14

脚を前後に開く際のルール

立位で脚を前後に開くポーズでは、骨盤の幅を考慮し、左右の股関節の前と後ろにそれぞれの足を配置すると、脚と骨盤がとても安定します。「英雄のポーズ1」（P36）の場合は、後ろ足先が外側を向いているので、足首の位置をそれぞれ腰幅に保つと安定感が増します。ヨガ講師の多くは「前足の真後ろに後足を配置させる」と教えますが、脚を交差させる動きが加わって安定感が低下するので、腰幅を保つアライメントがおすすめです。

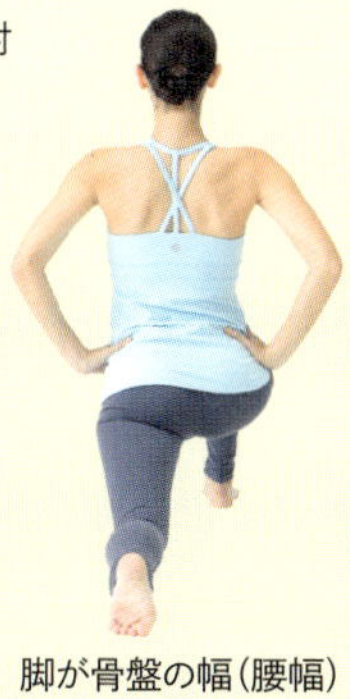

脚が骨盤の幅（腰幅）を保ち、骨盤を正面に向けると安定感が増す

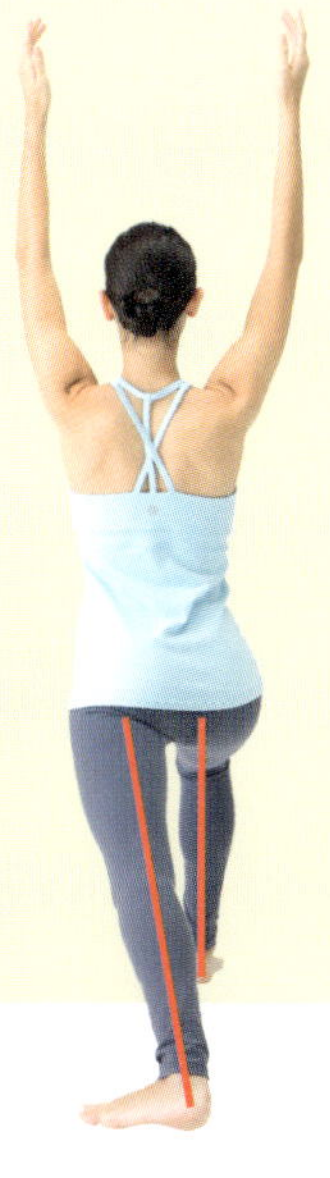

両足を一直線にすると、後ろ脚が内側に入り込んでしまう=不安定

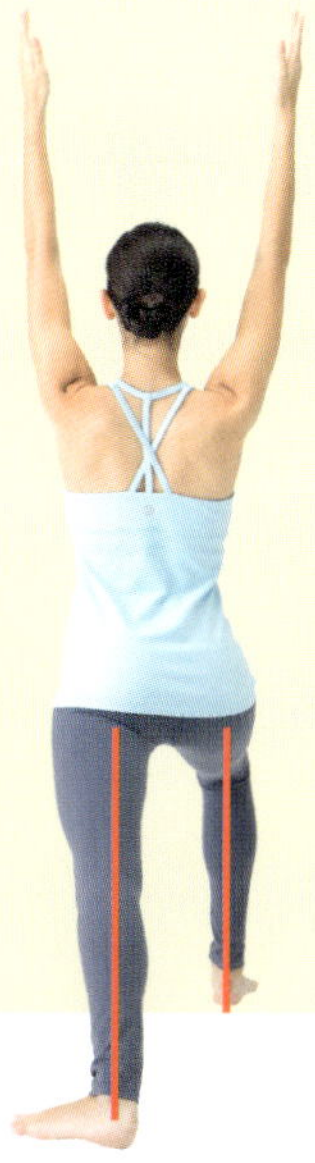

脚が腰幅のまま床に対してともに垂直=安定

マスターチェック

前後に開いた両足でしっかり大地を踏みしめ、安定感が得られた

Pose
15

英雄のポーズ2

Warrior Pose II

Virabhadrasana II

ヴィーラバドラ・アーサナII

【*Virabhadra*】荒々しい戦士の名前(シヴァの化身)

立位の最も代表的なポーズの一つで、安定感と開放感が同時に得られる優れたポーズ。Lesson4にならって、真剣さが引き出されるくらいの足幅にセットすることが、ポーズの効果を最大限に引き出すポイントです。無理をすると膝や腰を傷める可能性もあるので、それを防ぐためのルールについて確認していくことにしましょう。

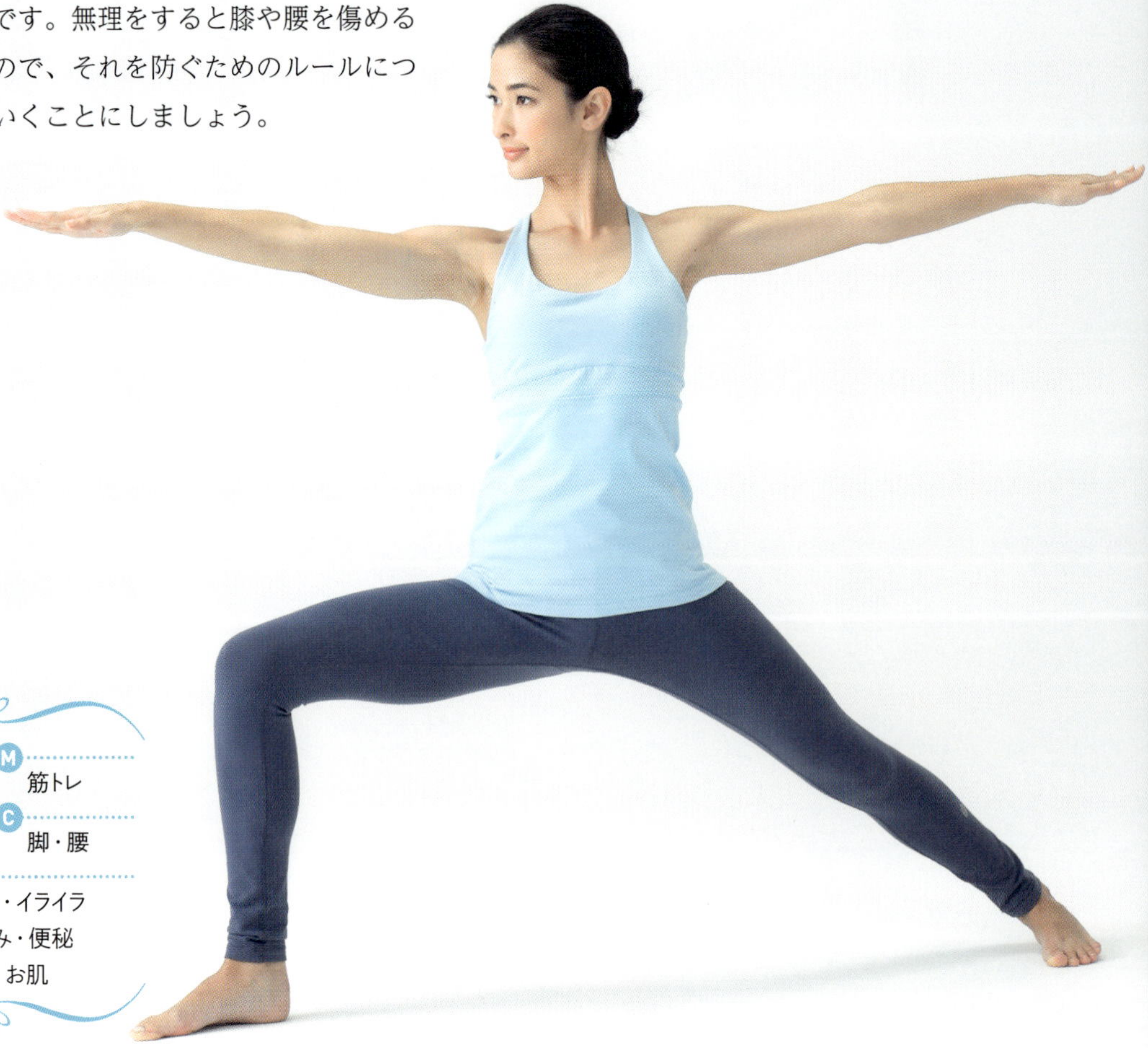

P 立位

M 筋トレ

T 中盤

C 脚・腰

E
- ♥活力・集中・イライラ
- 冷え・むくみ・便秘
- ★脚・ヒップ・お肌

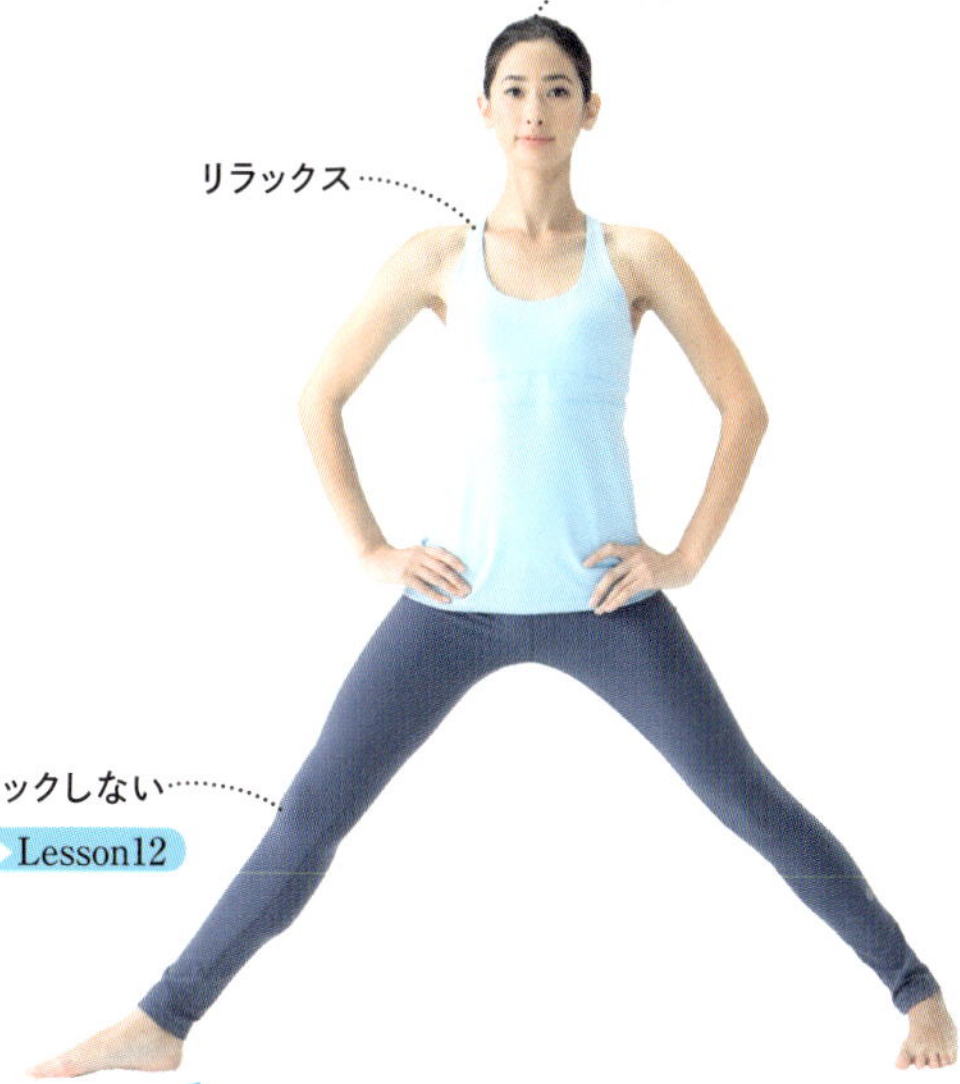
引き上げる
リラックス
ロックしない
Lesson12

1

足を大きく開いて立ち、右つま先を右に、左つま先を少しだけ内側に向けて腰を持つ。

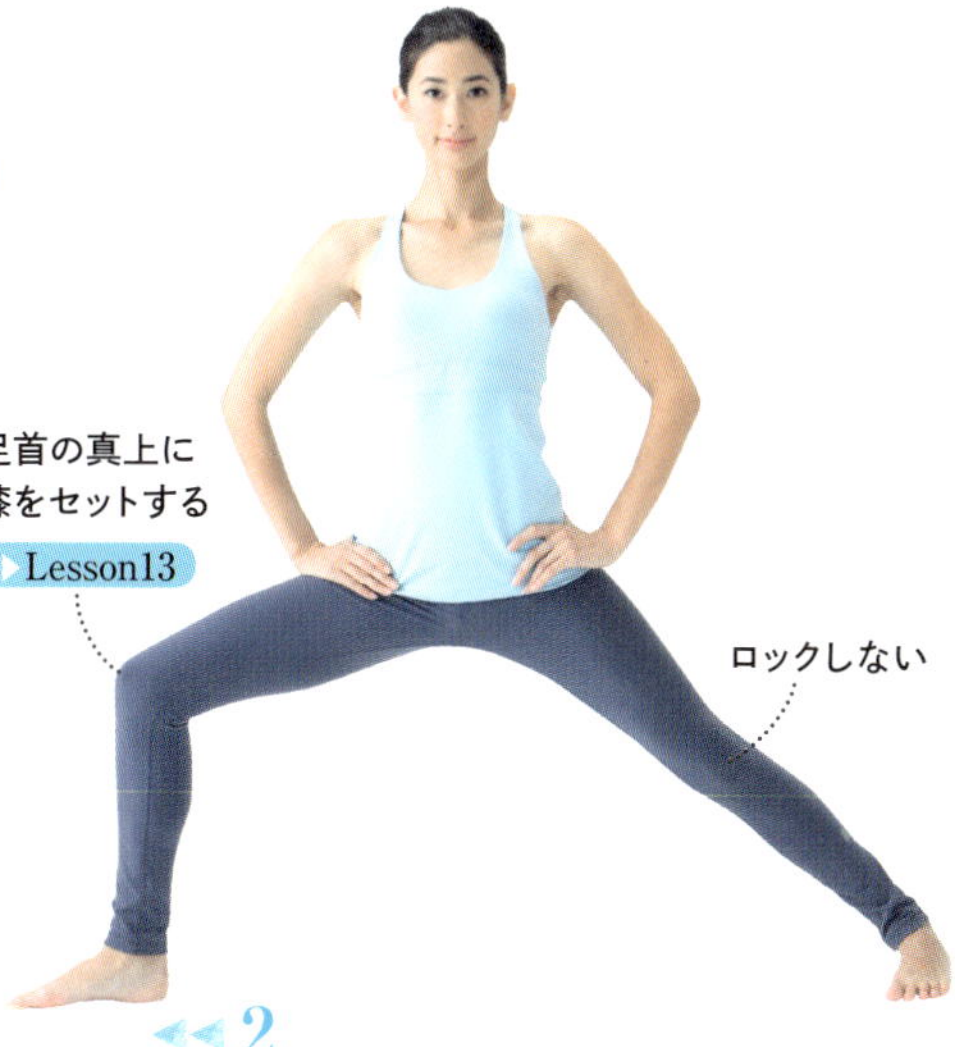
足首の真上に
膝をセットする
Lesson13
ロックしない

2

息を吐きながら、右膝を曲げる。

Lesson 15

脚を左右に開く際のルール

立位で脚を左右に開くポーズでは、前後に開くときのように骨盤の幅を考慮しなくていいため、両脚を一直線に保つと足腰が安定します。ただし、多くの方は開脚が完璧ではないため、曲げた膝が内側に引っ張られ、膝の負担が強くなって傷めることにつながってしまいます。この場合は、後ろ脚を少しだけ足先方向に踏み出すことで、前の膝下を垂直にして膝の負担を軽減し、安定感を育みやすくなります。

マスターチェック

左右に開いた足を、無理なく安定させられる足の配置が見つかった

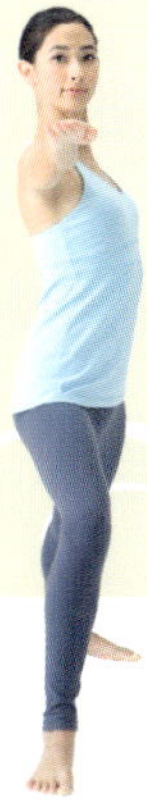

両足を一直線にすると、曲げた膝が内側に入りやすい

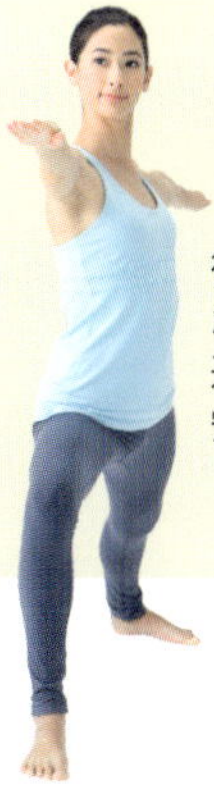

後ろ足を少しだけ前に踏み込むと、足が安定しやすい

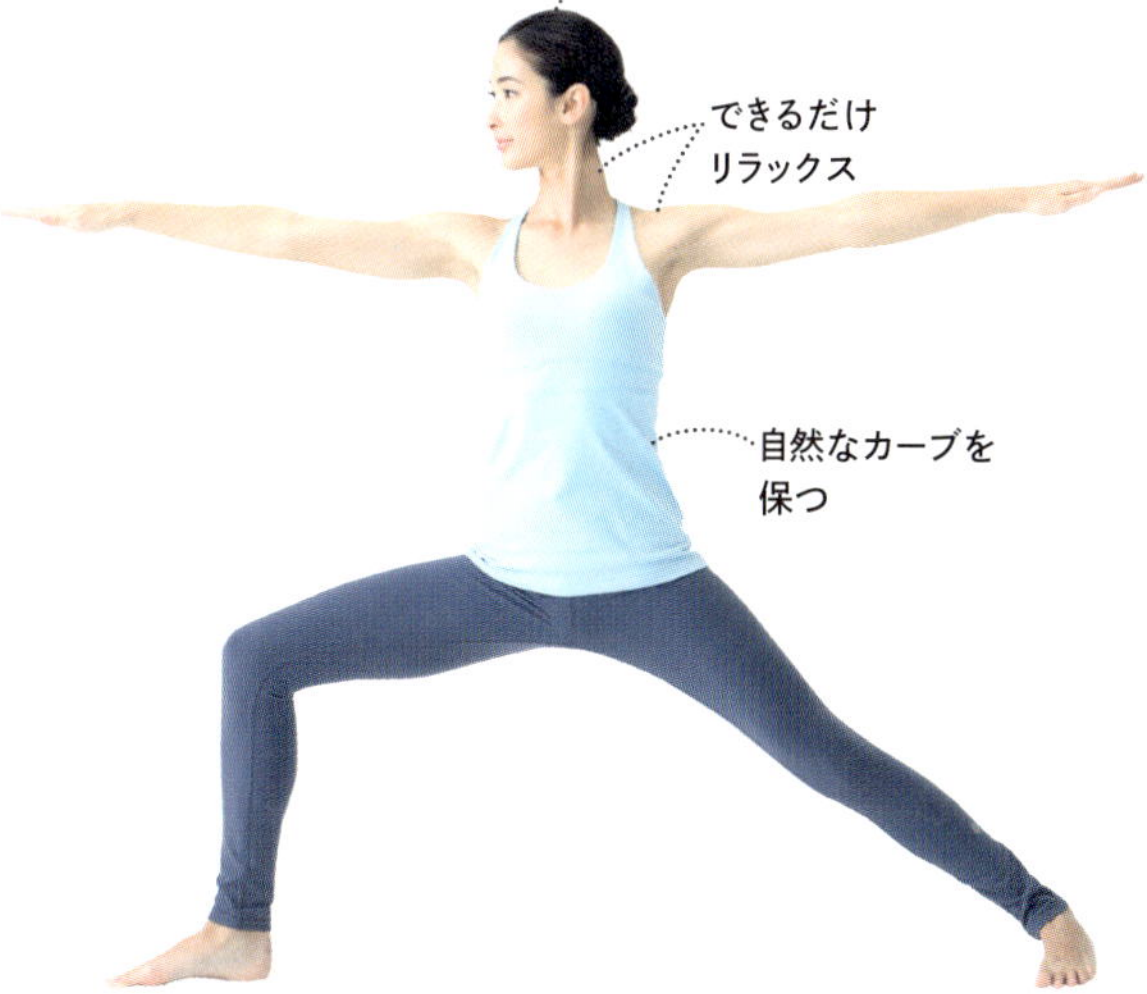
引き上げる
できるだけ
リラックス
自然なカーブを
保つ

3

息を吸いながら、両腕を左右に広げ、右手指先の先を見る。

この姿勢で30秒ほど深呼吸を行い、
吐きながら2、吸いながら1に戻って逆も同様に行う。

Pose
16

Standing Forward Bend

足と手のポーズ

Uttanasana
ウッターナ・アーサナ
【*Ut*】強烈な【*tan*】伸ばす

柔軟性をはかる指標として使われることが多い、オーソドックスな立位前屈のポーズ。シンプルかつ効果的なポーズですが、いい加減に行うと腰を傷めることが多いため、しっかりとポイントを押さえ、丁寧に行っていきましょう。

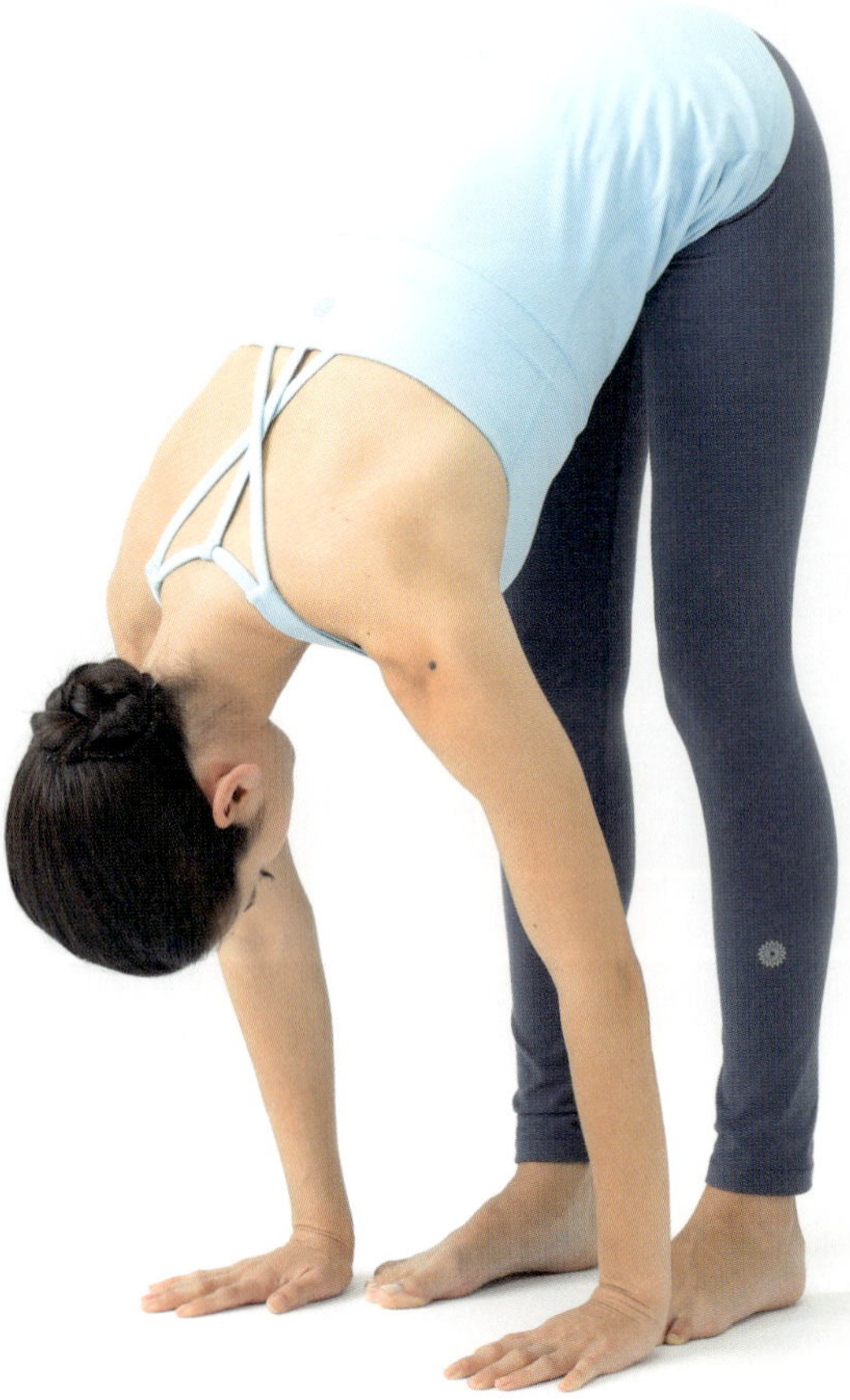

P 立位
M ストレッチ
T 序盤
C 首
E
♥リラックス
疲労・目・髪
★脚・首筋

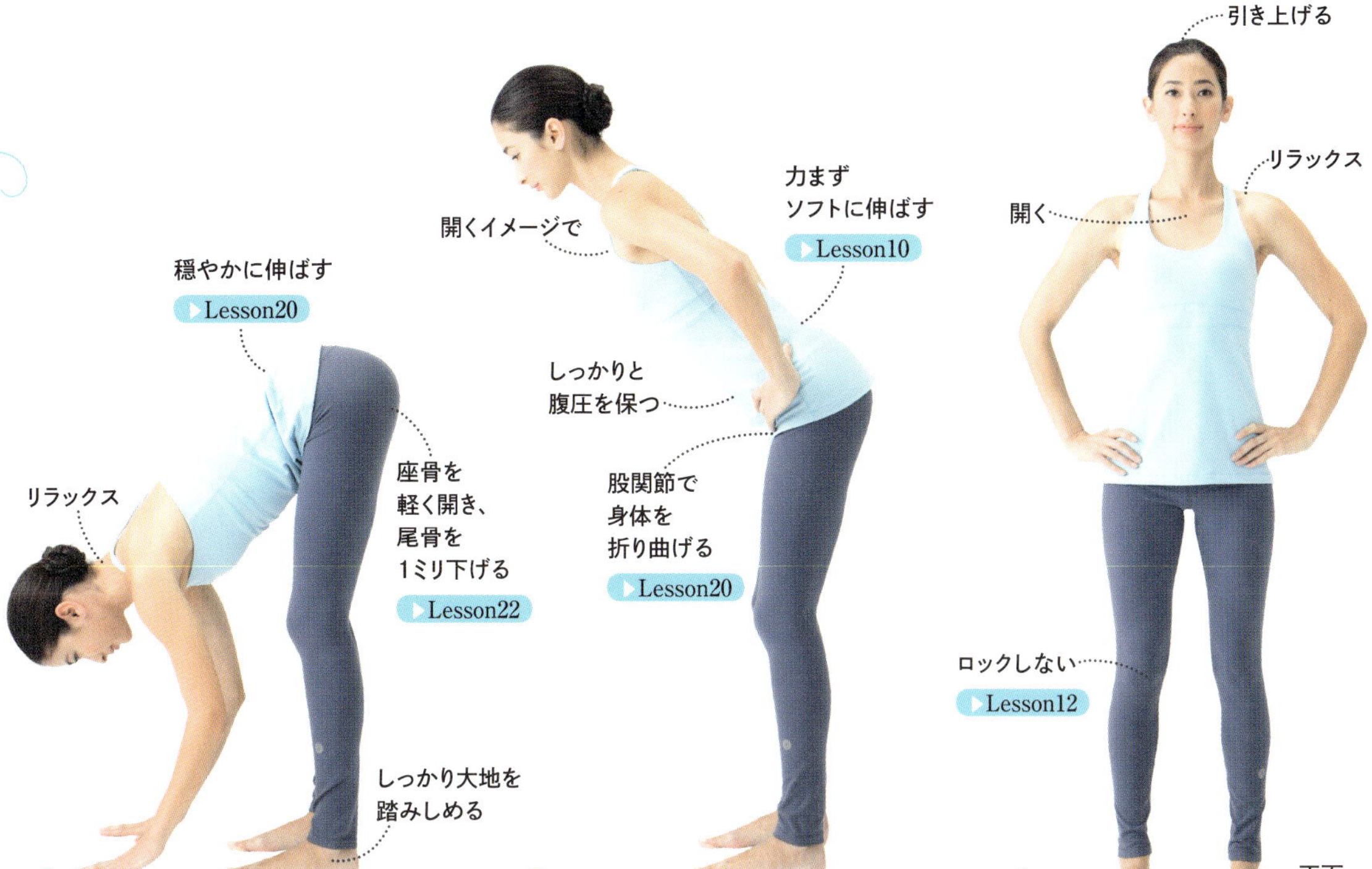
引き上げる
リラックス
開く
ロックしない
▶Lesson12
正面
力まず
ソフトに伸ばす
▶Lesson10
開くイメージで
しっかりと
腹圧を保つ
股関節で
身体を
折り曲げる
▶Lesson20
穏やかに伸ばす
▶Lesson20
リラックス
座骨を
軽く開き、
尾骨を
1ミリ下げる
▶Lesson22
しっかり大地を
踏みしめる

1 両足を腰幅に開いて立ち、腰骨を持って背筋を伸ばす。

2 息を吐きながら、軽く膝を曲げて上体を前に傾けていく。

3 そのままの吐く息で、前傾を深めて手を床につき、この姿勢で30秒ほど深呼吸。

息を吸いながら、お腹に力を入れながら上体を2、1の順に戻す。

Lesson 16

前屈での膝の伸ばし方

上では背中を伸ばすタイプの前屈▶Lesson20を紹介していますが、背中を丸める前屈▶Lesson21も間違ったアライメントではありません。ただし、膝を伸ばしたままだと、上半身の体重で腰を傷める可能性があります。膝を曲げることで上半身の体重をお腹から太ももに逃がし、腰の負荷を減らすことが望ましいです。前屈で腰への負担が強いときは、迷わず膝を曲げる。大切な原則なので、ぜひ覚えておきましょう。

マスターチェック

腰に強い負担をかけず、立位前屈を深めることができた

○

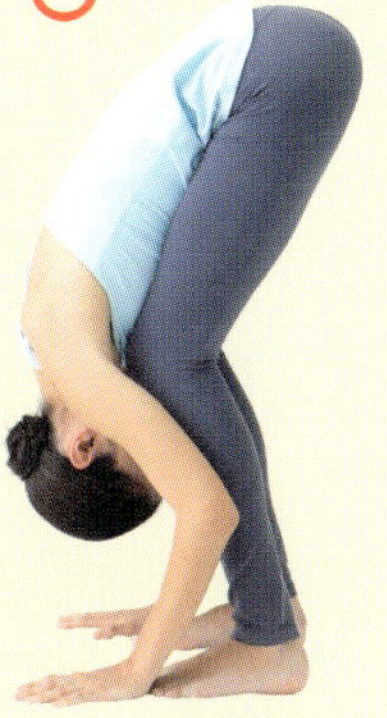

腰への負担が少ない

×

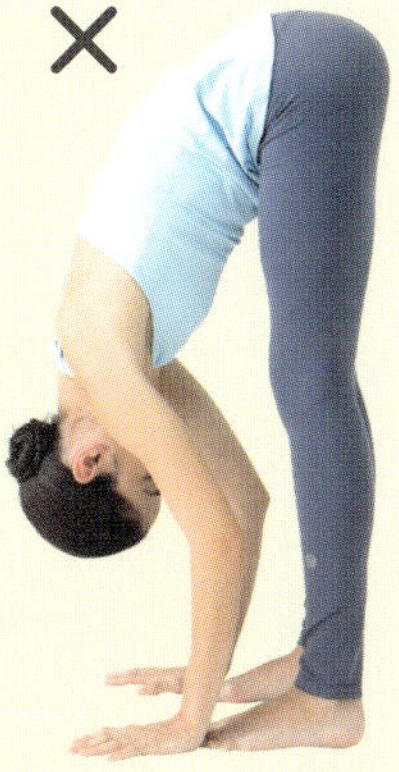

腰に負担がかかりやすい

Pose 17

半分起きた足と手のポーズ

Standing Half Forward Bend

Ardha Uttanasana

アルダ・ウッターナ・アーサナ

【*Ardha*】半分【*Ut*】強烈な【*tan*】伸ばす

立位前屈から腰を伸ばして胸を開く、とても気持ちのいいポーズです。ただ膝を伸ばすことにこだわり過ぎて、腰が丸まって胸が詰まり、首の後ろをつぶしてしまっている人をよく見かけます。すべてのポーズは、自分の身体に合った形でカスタマイズすれば、とても気持ちのいいものとなります。一つひとつポイントを押さえて、すべてのポーズを好きになっていきましょう。

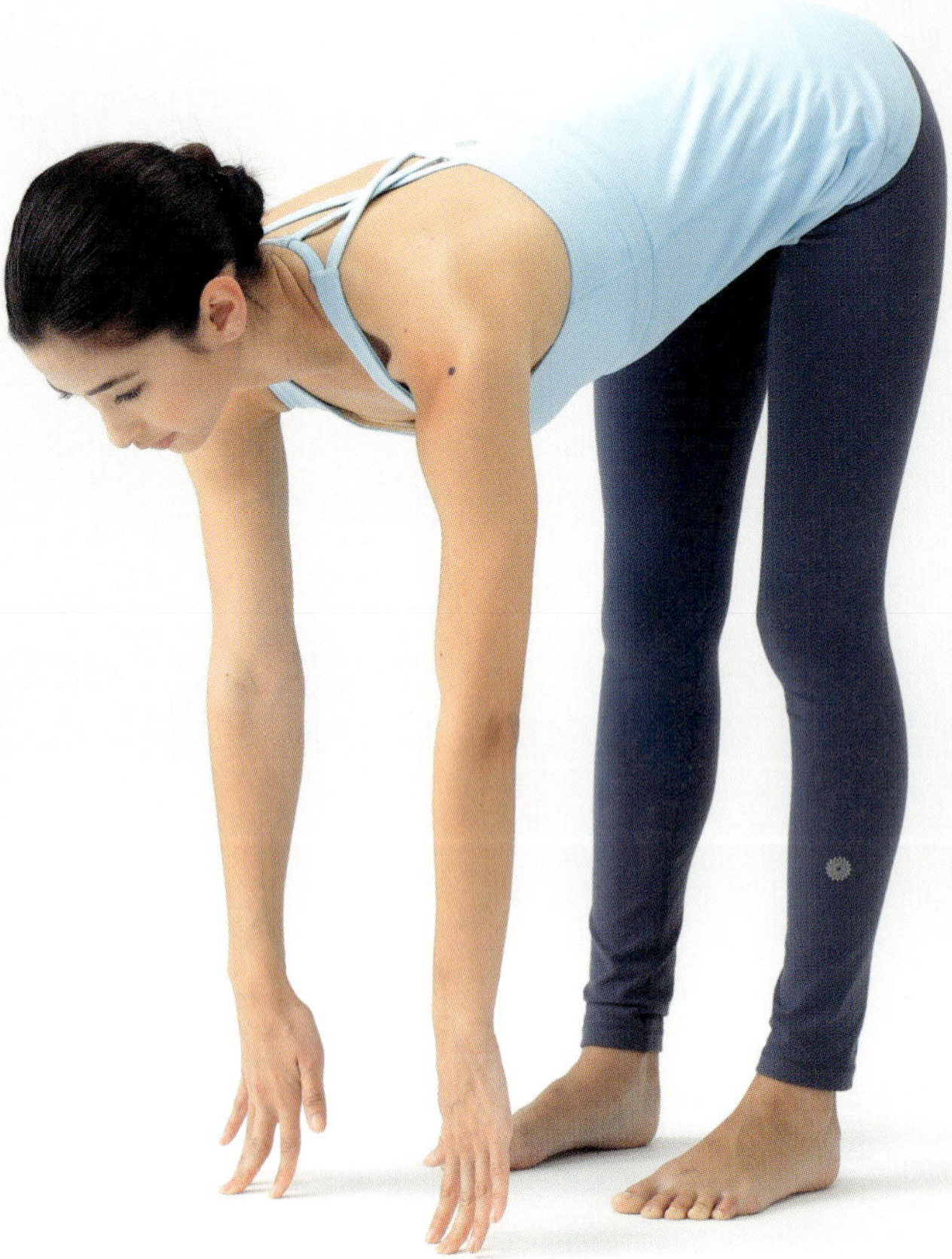

P 立位
M ストレッチ
T 序盤
C 腰・胸
E
♥集中
疲労・腰
★背中・首筋

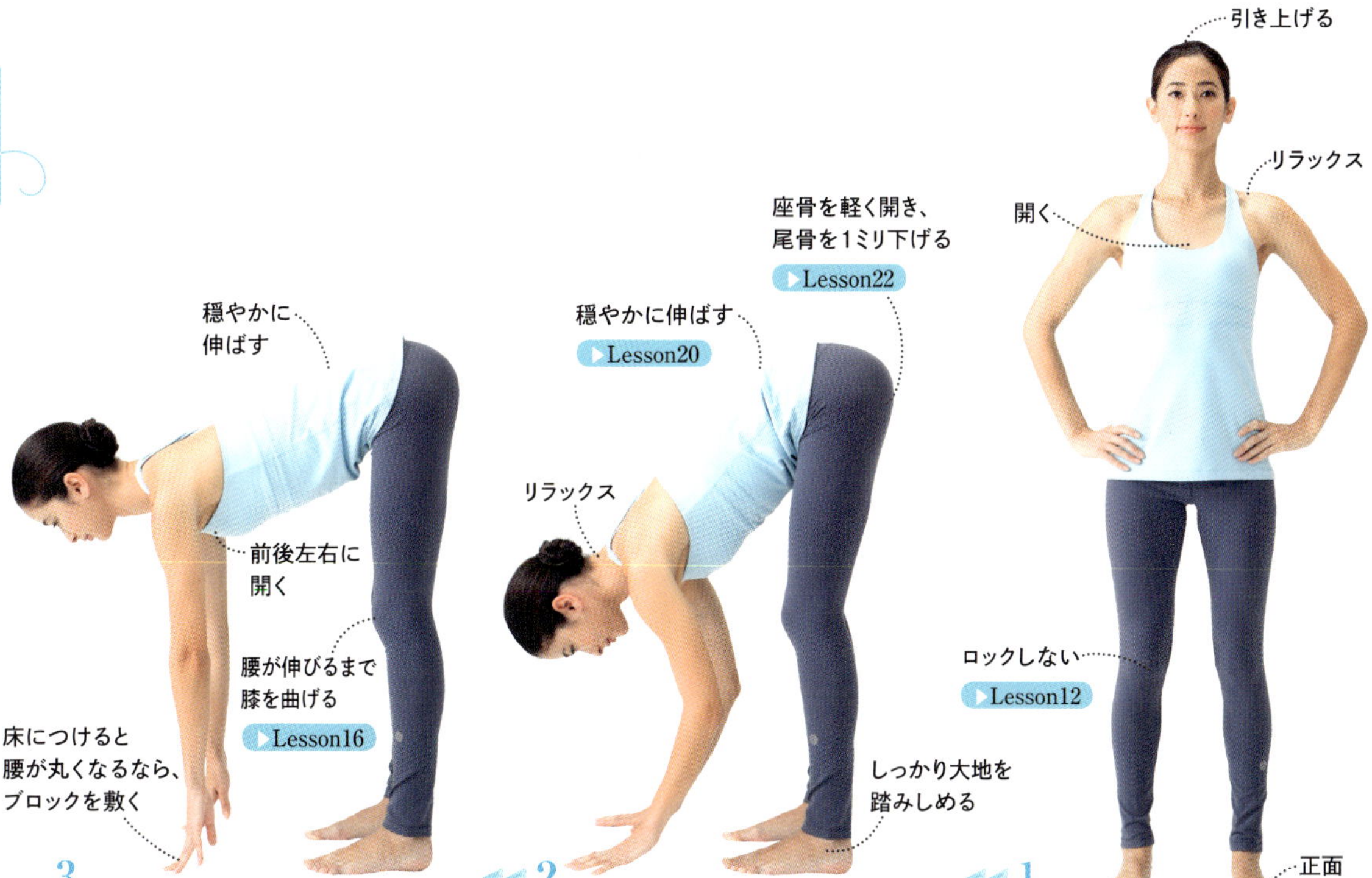
引き上げる
リラックス
開く
ロックしない
▶Lesson12
正面
座骨を軽く開き、
尾骨を1ミリ下げる
▶Lesson22
穏やかに伸ばす
▶Lesson20
リラックス
しっかり大地を
踏みしめる
穏やかに
伸ばす
前後左右に
開く
腰が伸びるまで
膝を曲げる
▶Lesson16
床につけると
腰が丸くなるなら、
ブロックを敷く

1
両足を腰幅に開いて立ち、腰骨を持って背筋を伸ばす。

◀◀2
息を吐きながら、骨盤から上体を前に倒し、腰が痛まない範囲で前屈する。

◀◀3
息を吸いながら、手先を床に残したまま上体を起こし、胸を開く。

この姿勢で30秒ほど深呼吸を繰り返した後、吐く息で2、吸う息で1に戻る。

Lesson 17

安全な首の反らせ方

上体を起こしたり、反らせたりするとき、首の後ろをつぶすストレスをかけて傷めてしまうことがよくあります。首はとてもデリケートな部分なので、反らせるときはうなじをつぶさないよう十分に注意し、穏やかに伸ばすような気持ちで反りのカーブを描くようにします。首の力みは心の力みとつながっていますから、力まずやわらかく弧を描くような気持ちで行いましょう。

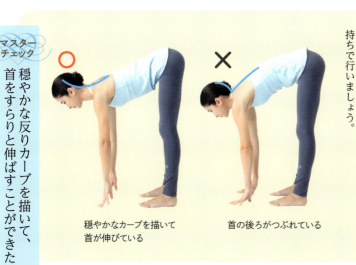

マスターチェック
穏やかな反りカーブを描いて、首をすらりと伸ばすことができた

○
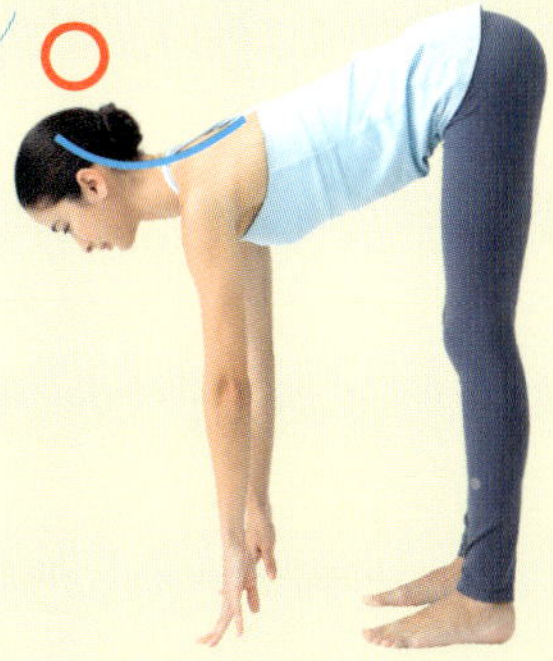
穏やかなカーブを描いて
首が伸びている

×
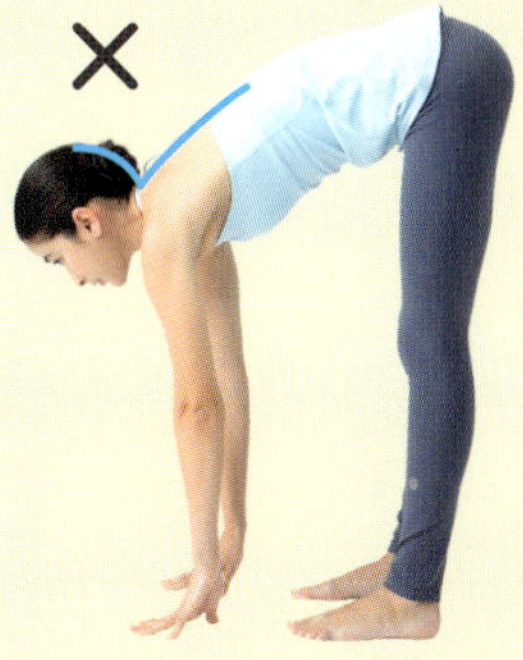
首の後ろがつぶれている

Pose

18

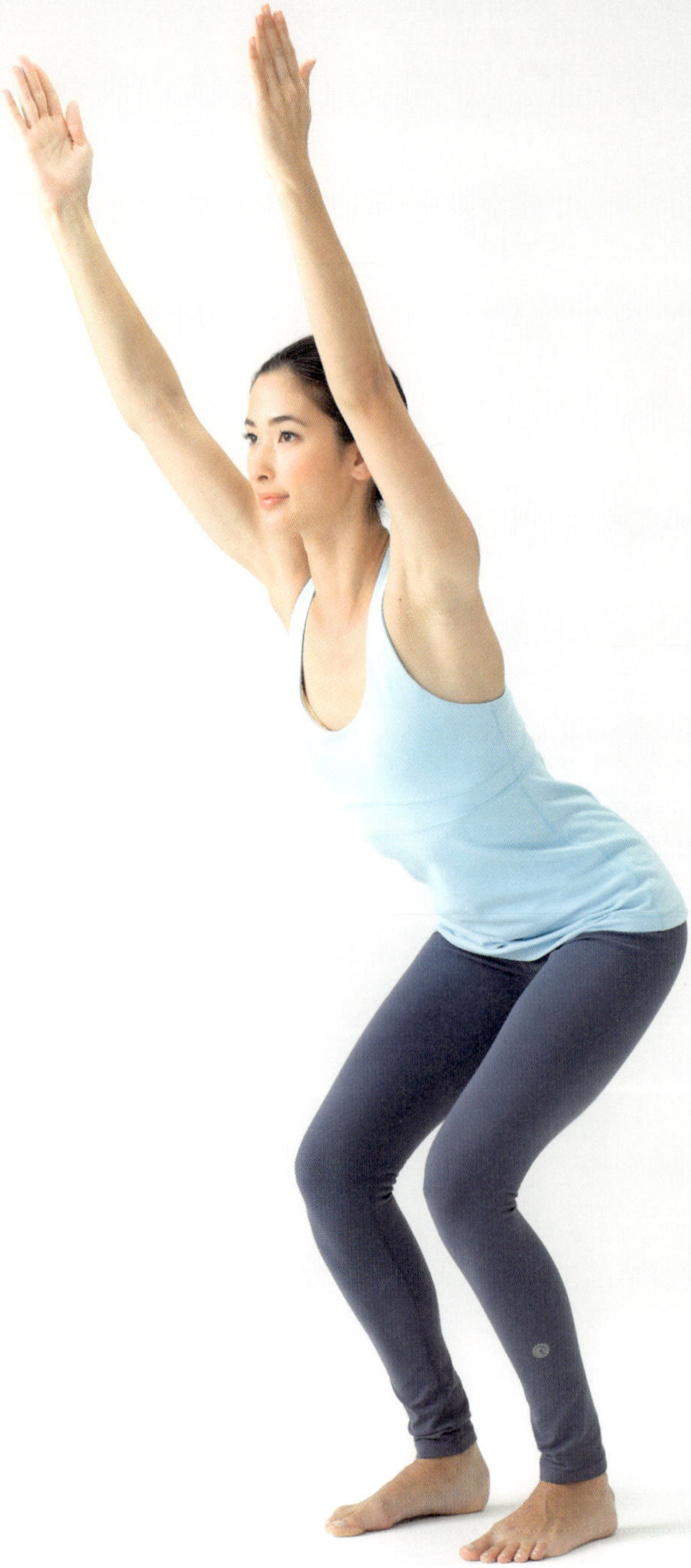

Chair Pose

腰掛けのポーズ

Utkatasana

ウットゥカータ・アーサナ

【*Utkata*】力強い

ヒンズースクワットのルーツとなった、とてもシンプルで力強いポーズ。だからといって、無理なやり方をすると、膝や肩を傷めてしまうこともあります。シンプルなポーズだからこそ丁寧にポイントを確認し、身体の声に耳を傾けながら練習していきましょう。しんどいだけだと思っていたこのポーズの良さが見えてくるはずです。

P 立位

M 筋トレ

T 序盤

C 脚・腹

E
- ♥活力・集中・イライラ
- 冷え・むくみ・便秘
- ★脚・ヒップ・お肌

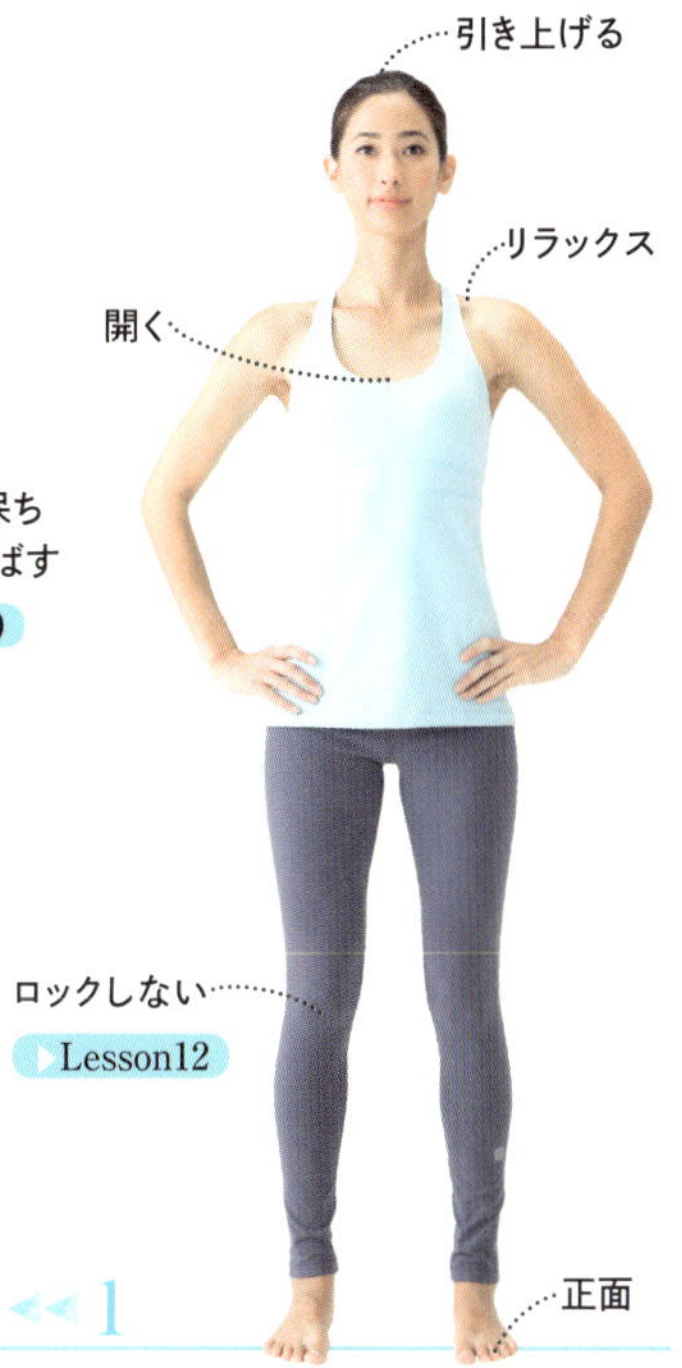
引き上げる
リラックス
開く
ロックしない
Lesson12
正面
1

1 両足を腰幅に開いて立ち、腰骨を持って背筋を伸ばす。

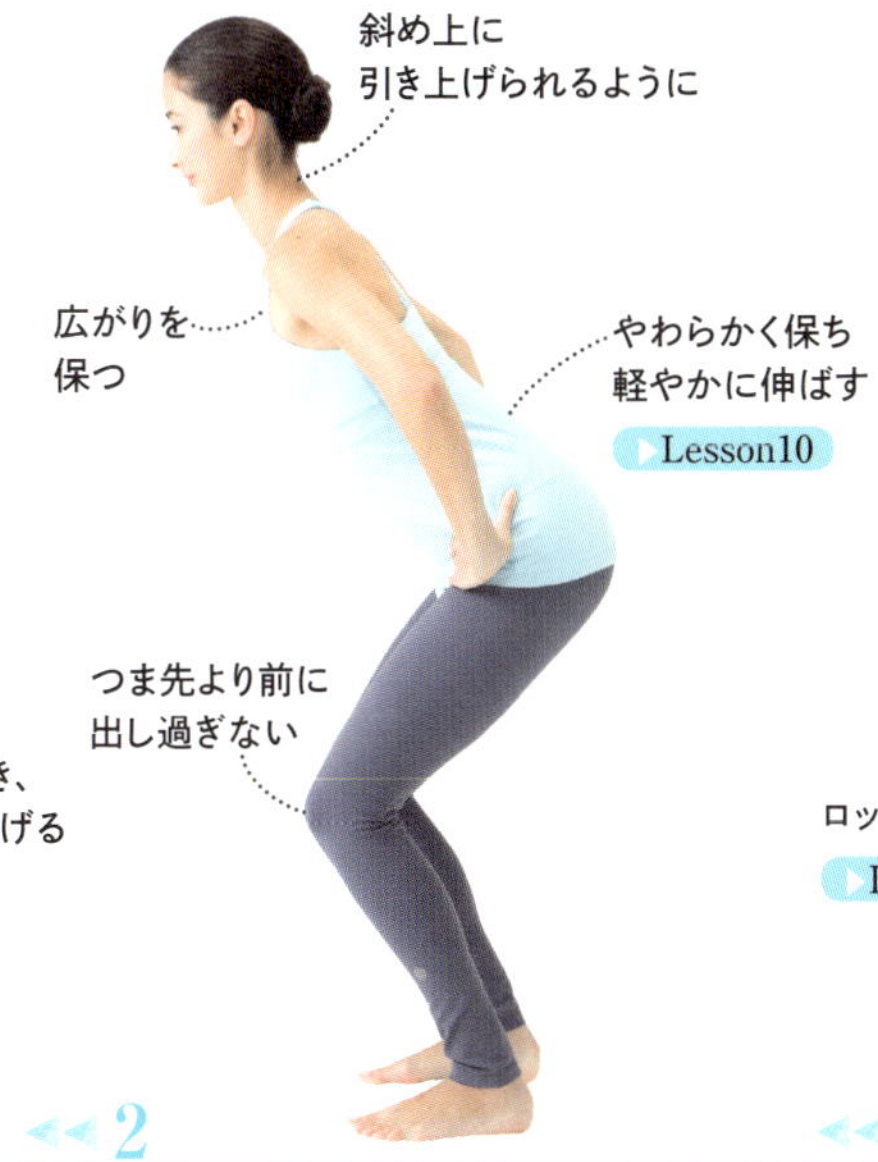
斜め上に
引き上げられるように
広がりを
保つ
やわらかく保ち
軽やかに伸ばす
Lesson10
つま先より前に
出し過ぎない
2

2 息を吐きながら、両膝を軽く曲げて腰を沈める。

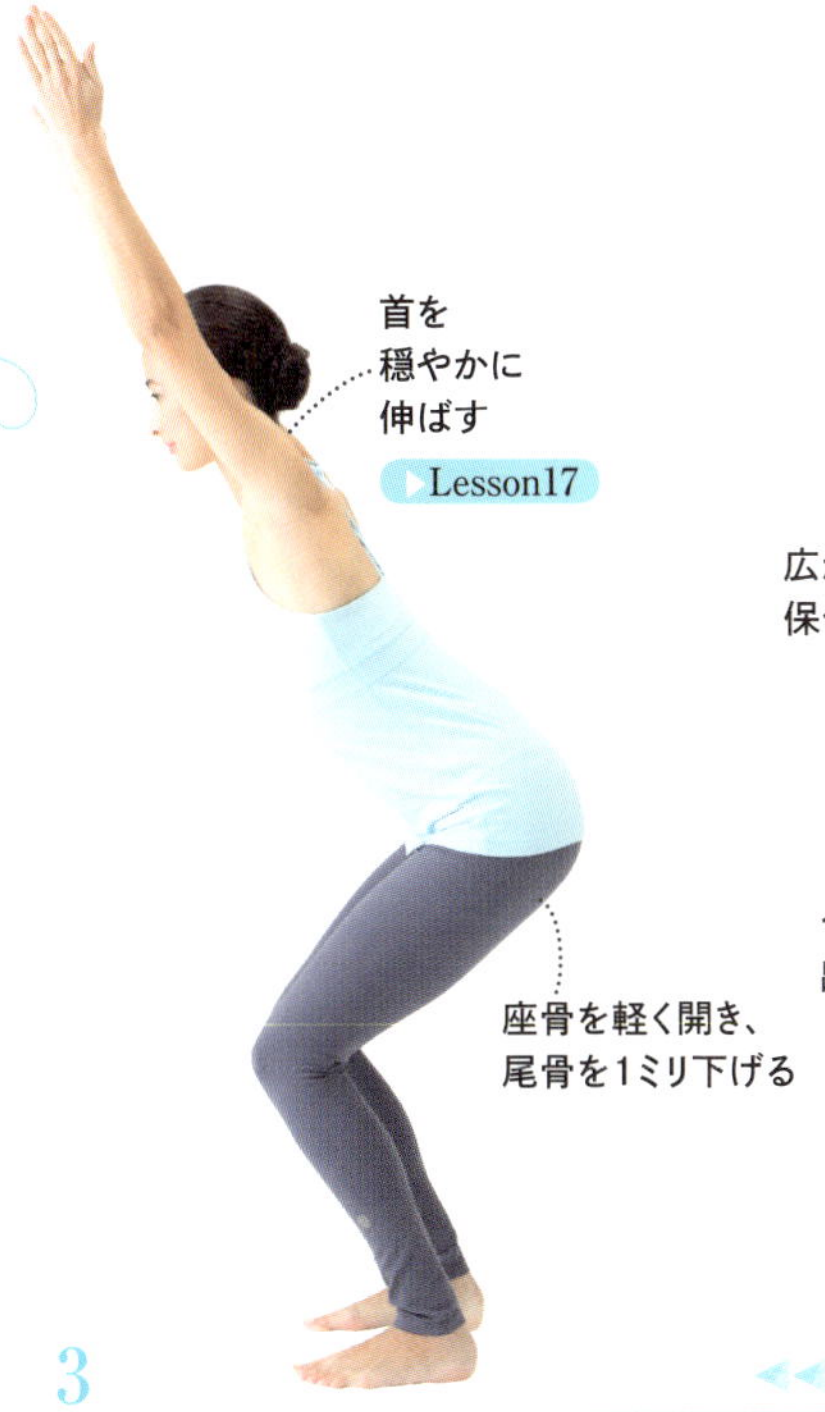
首を
穏やかに
伸ばす
Lesson17
座骨を軽く開き、
尾骨を1ミリ下げる
3

3 息を吸いながら、万歳をした姿勢で30秒ほど深呼吸した後、息を吐きながら1に戻る。

Lesson 18

肩にやさしい腕の上げ方

腕を上げる際、肩を敢えて緊張させるやり方▶Lesson41もありますが、第1章で紹介した心との関係を考えると、程よくくつろがせ、やわらかく万歳したいもの。そのためにも、肩関節だけを使うのではなく、腕の付け根である肩甲骨から動かす意識でやわらかく腕をあげてみましょう。また、肘を外に向けるのではなく、少しだけ前に向かうように腕をねじると、肩の緊張が解消して肩の高さが少し下がり、首まわりがすっきりします。それでも肩が硬くて緊張がとれない場合は、ゆったりと呼吸ができるようになるまで両腕を開いて万歳するか、斜め上に向けて万歳することで肩の圧迫を回避しましょう。

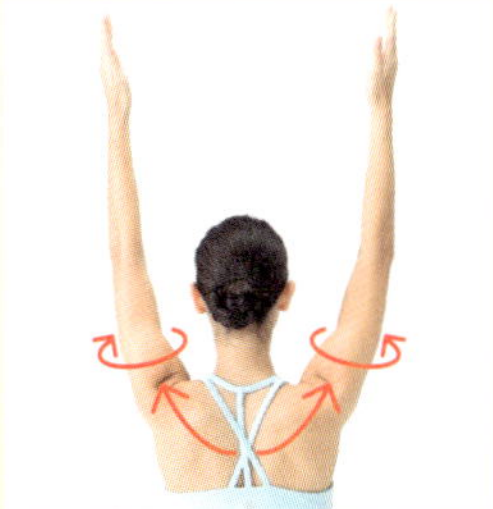
肩甲骨から腕を動かし、腕をわずかに矢印の方向にねじる

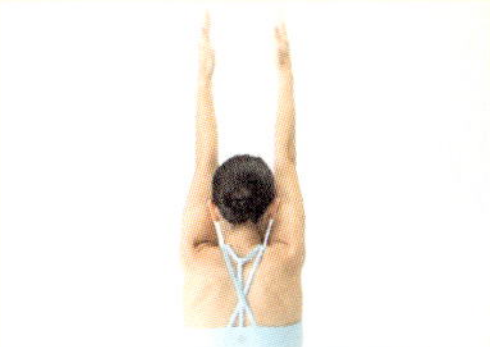
肩の緊張がとれないときは

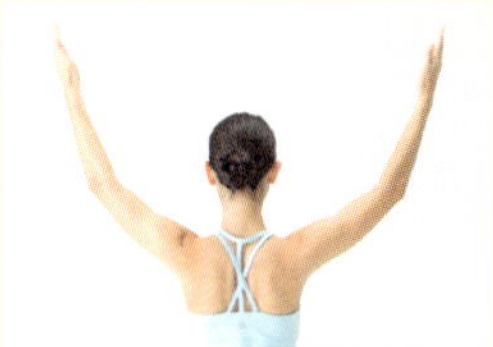
横に広げることで肩がゆるむ

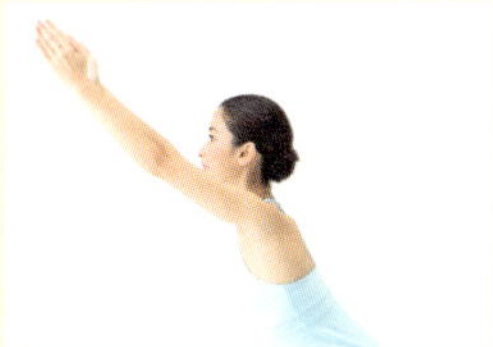
前方で万歳しても肩がゆるむ

マスターチェック
首や肩を力ませず、やわらかく万歳することができた

Pose
19

下を向いた犬のポーズ

Downward Facing Dog Pose

Adho Mukha Svanasana

アド・ムカ・シュヴァーナ・アーサナ

【*Adho*】下方向【*Mukha*】向かう【*Svana*】犬

ヨガのレッスン・クラスなどで「休憩ポーズ」として頻繁に行われるポーズ。でも、このポーズを休憩として楽に行うには、本章で紹介した多くのノウハウを習得していることが不可欠です。このポーズを味わい深く楽に行うことができれば、基本的な身体の使い方が習得できてきた証拠。ぜひこれまでのLessonを繰り返し練習し、初級卒業後の中級・上級への登竜門として定期的にチャレンジしていきましょう。

P 座位
M ストレッチ
T 序盤
C 腰・頭
E
♥集中・イライラ・リフレッシュ
冷え・肩こり・目
★腕

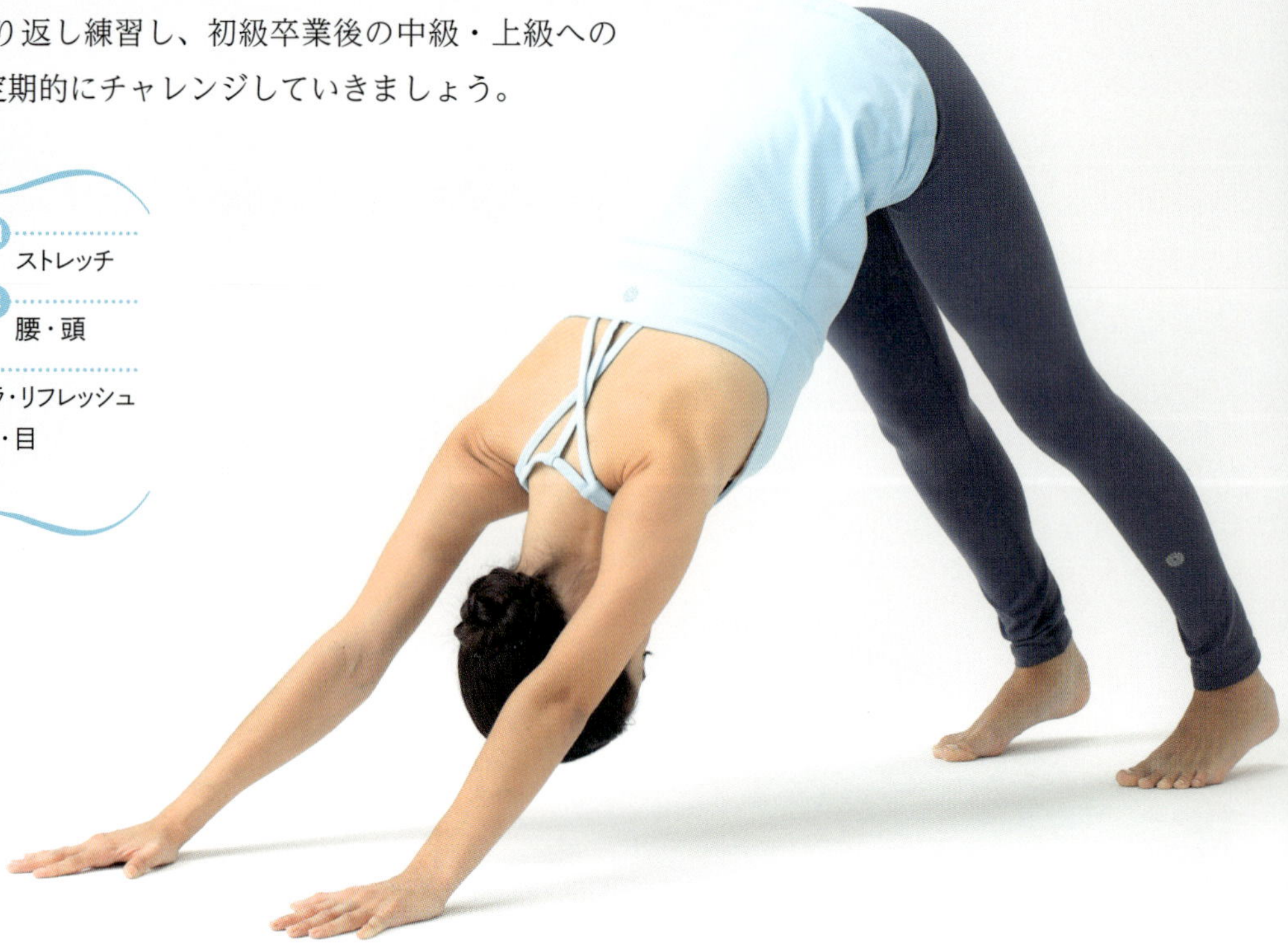

Lesson 19

万歳した手に体重を載せる際のルール

「肩にやさしい腕の上げ方」▶Lesson18にならって肩甲骨から腕を上げ、腕を付け根から穏やかにねじって首周りにスペースを作ります。それでも肩が窮屈な場合は肩を傷めかねないので、肩を上に逃がすか、手幅を広くしてこれを避けましょう。両手の人差し指の付け根にしっかり体重が載らない場合は、手幅をさらに広くして手先を少しだけ外側に向け、手のひらをしっかりと安定させます▶Lesson9。アライメントが決まったら、身体の中心からの流れ（伸び）を感じ、腕の力に頼らずに身体を安定させるように心がけましょう▶Lesson10。

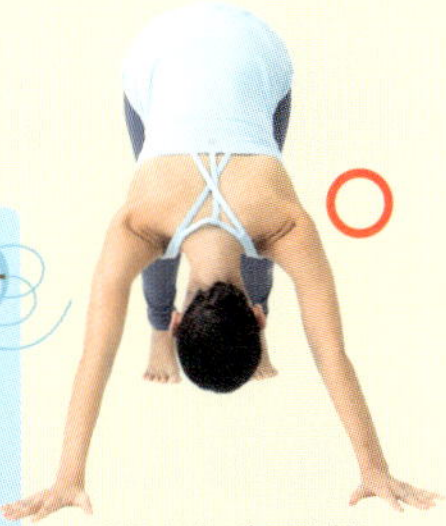
○
手幅を広げた状態

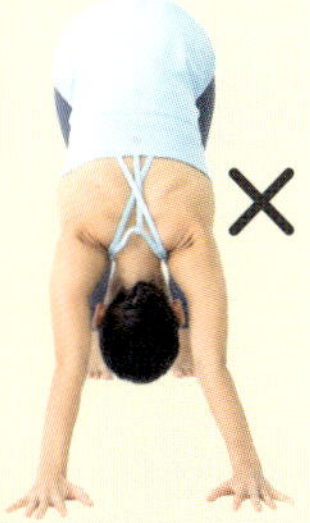
×
肩が窮屈なまま腕に体重を載せると、肩を傷めることも

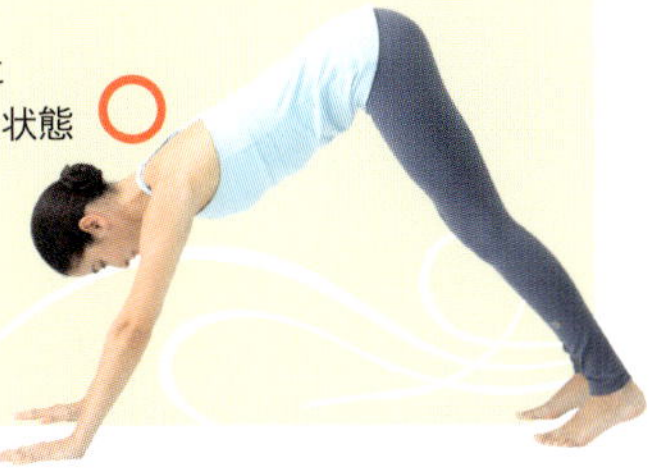
○
肩を上に逃がした状態

マスターチェック
手首や肩に負担をかけず、背筋の伸びを味わうことができた

1 四つんばいでつま先を立て、手のひら一枚分ほど手を前方に移動する。

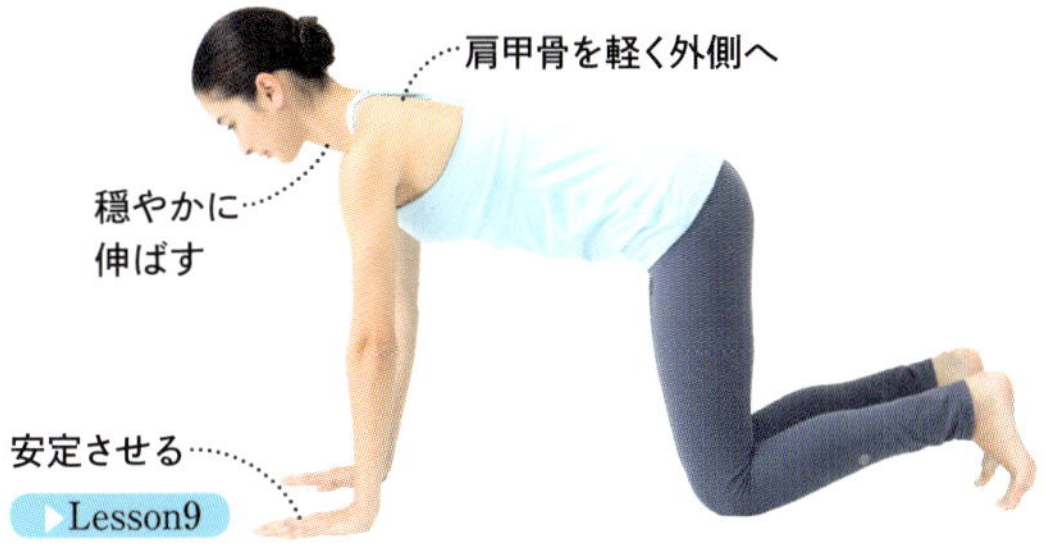
肩甲骨を軽く外側へ
穏やかに伸ばす
安定させる
▶Lesson9

2 手に体重を載せ、背筋を軽く伸ばしたまま両膝をゆっくりと持ち上げる。

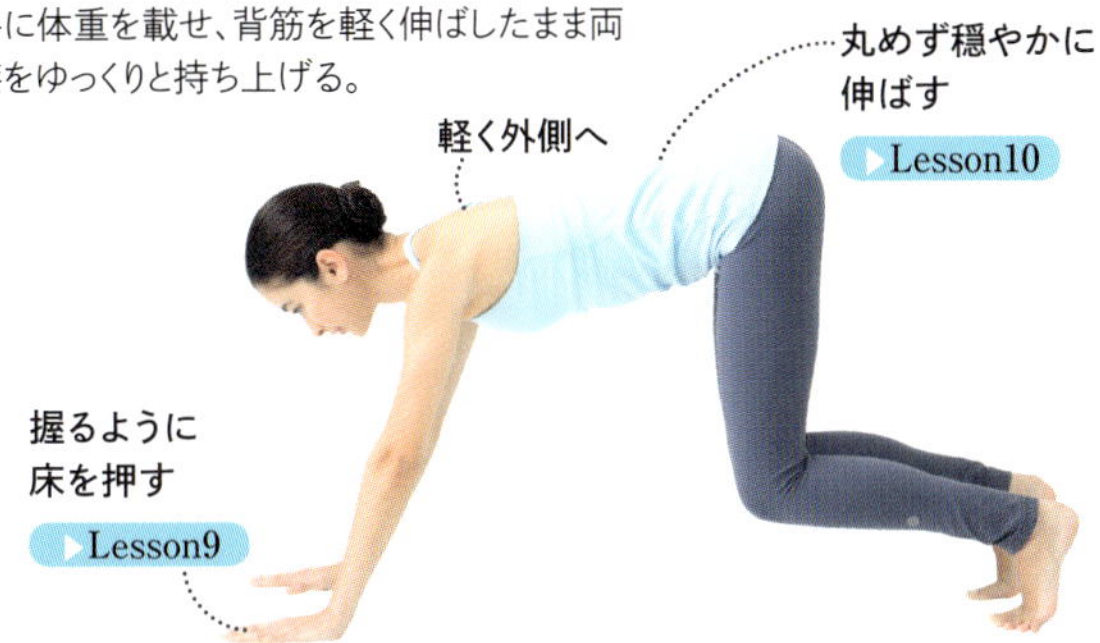
丸めず穏やかに伸ばす
▶Lesson10
軽く外側へ
握るように床を押す
▶Lesson9

3 余裕があれば、膝を伸ばしてかかとを床に押し付ける。

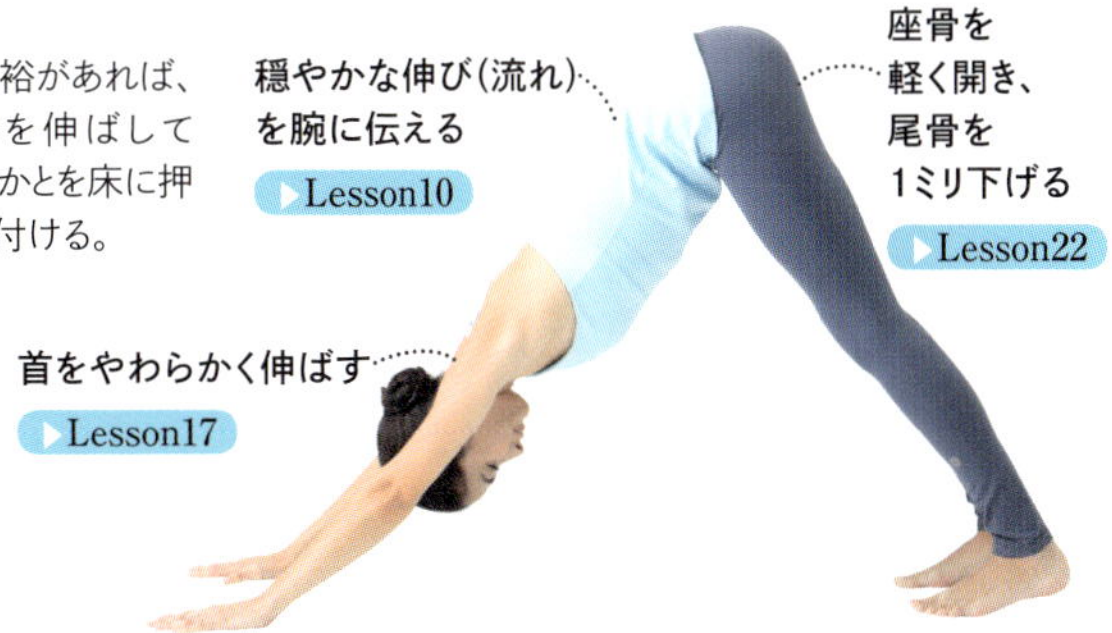
穏やかな伸び（流れ）を腕に伝える
▶Lesson10
座骨を軽く開き、尾骨を1ミリ下げる
▶Lesson22
首をやわらかく伸ばす
▶Lesson17

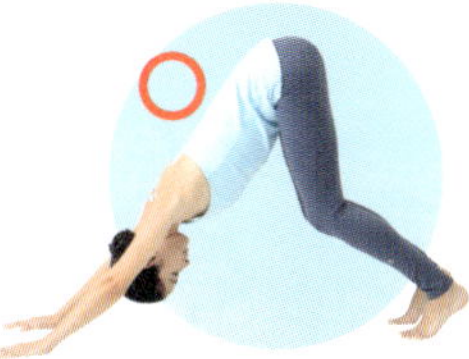
○
膝を曲げても腰を伸ばすことを優先
▶Lesson16

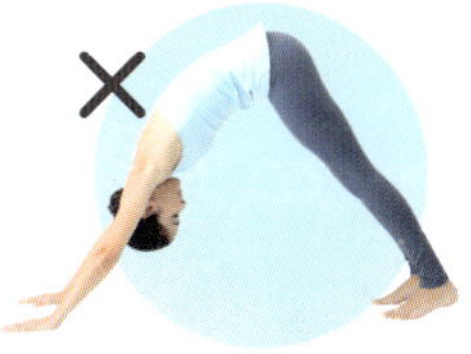
×
膝を伸ばすことを優先して、背中が丸くなる悪い例

この姿勢で30秒ほど深呼吸を行った後、息を吐きながら1に戻る。

Column ❸

非対称ポーズ、右から？
それとも左から？

いくつかポーズを行ってみて、少し疑問に感じた方がいらっしゃるかも知れません。左右非対称のポーズを行うときに、右から行うのか、左から行うのかという疑問です。

＊

いくつかの考え方やルールがありますが、原則的には「排泄を促す順番」にやるといいでしょう。私たちの大腸は正面から見ると「の」の字の形をしていますから、先に自分からみてお腹の右側を圧迫し、次に左側を圧迫することで排泄が促されます。

ただ、原則的にはそうなのですが、毎回同じ側からポーズをとっていると、その蓄積で身体が歪む可能性があるため、日によって先に行うほうを変え、かたよりなく行うのがいいのも確かです。本書もその考えにもとづいて、左右をあまり意識せず、ポーズが見やすい形でご紹介しています。

＊

その日の気分次第。結局は身体に聞くのがいちばんの方法かも知れないですね。

第4章

ヨガの基本ポーズ

Pose
20

Seated Forward Bend 1

背中を伸ばすポーズ1

Paschimottanasana
パシュチモッターナ・アーサナ
【*Pashima*】西【*uttana*】強烈に伸ばす

最もシンプルな座位前屈のポーズ。両脚を同時にストレッチするため膝裏や腿裏を伸ばし過ぎて傷めることが少なく、また立位前屈ほど体重を載せないので腰を傷めることも少ない、前屈の練習には最適のポーズです。シンプルな分、丁寧に身体と向き合っていきましょう。

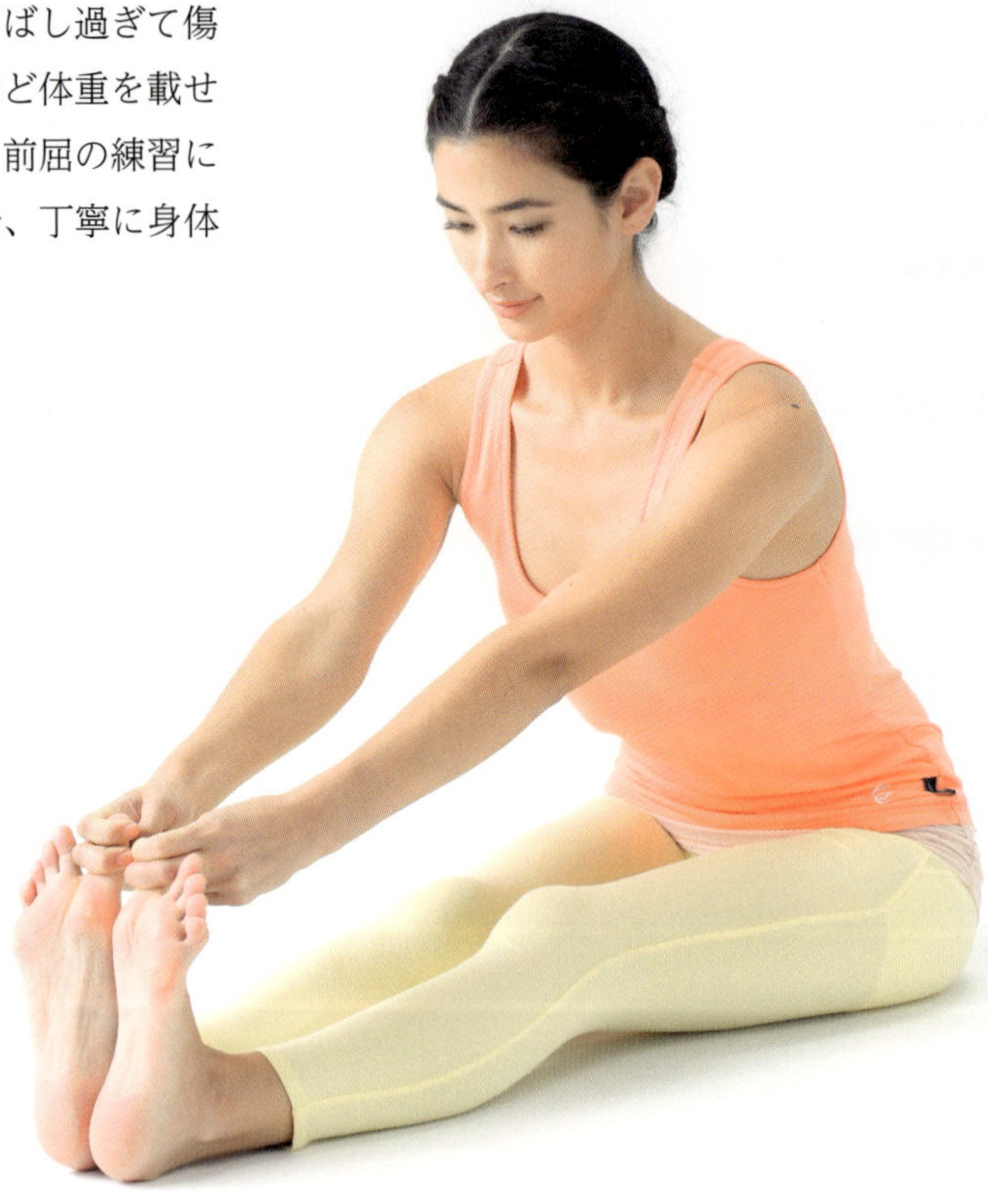

P 座位
M ストレッチ
T 終盤
C 腰・頭
E
♥集中・リラックス
疲労・腰
★背中・首筋

Lesson 20

前屈ポーズの基本 ❶

前屈のポーズは主に二種類のやり方があり、その一つ目が「骨盤から上半身をまっすぐに保ったまま、股関節を使って身体を前に倒すやり方」です。背骨を最小限の力で伸ばしておくので、瞑想的な心の状態を作りやすく、腰が悪い方も行いやすい方法です。もし、どうしても腰が後ろに倒れて丸くなりそうなら、膝を曲げて太ももとお腹を軽く押し付け合うことで、無理なく背骨の伸び（流れ）を感じることができます。

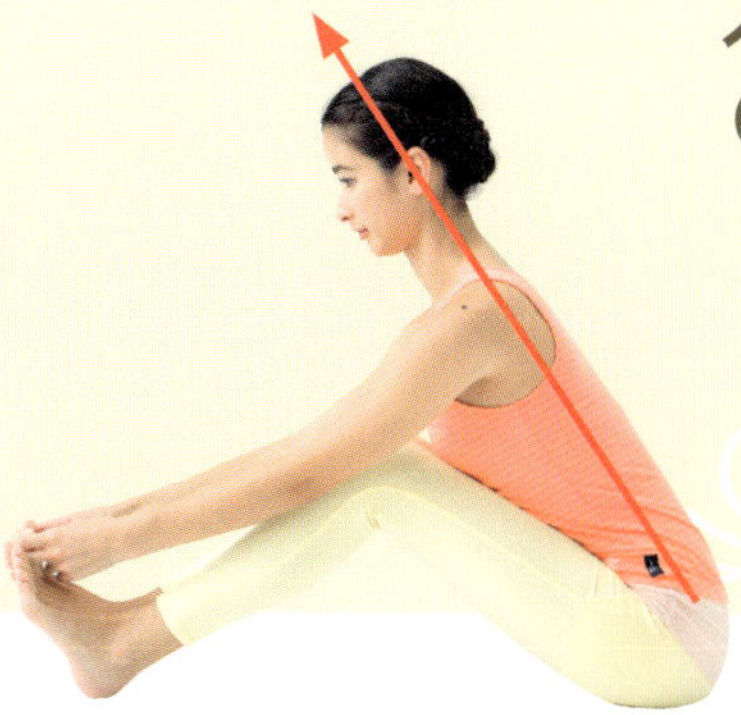

マスターチェック

股関節で前屈を行い、気持ちよく背骨を伸ばすことができた

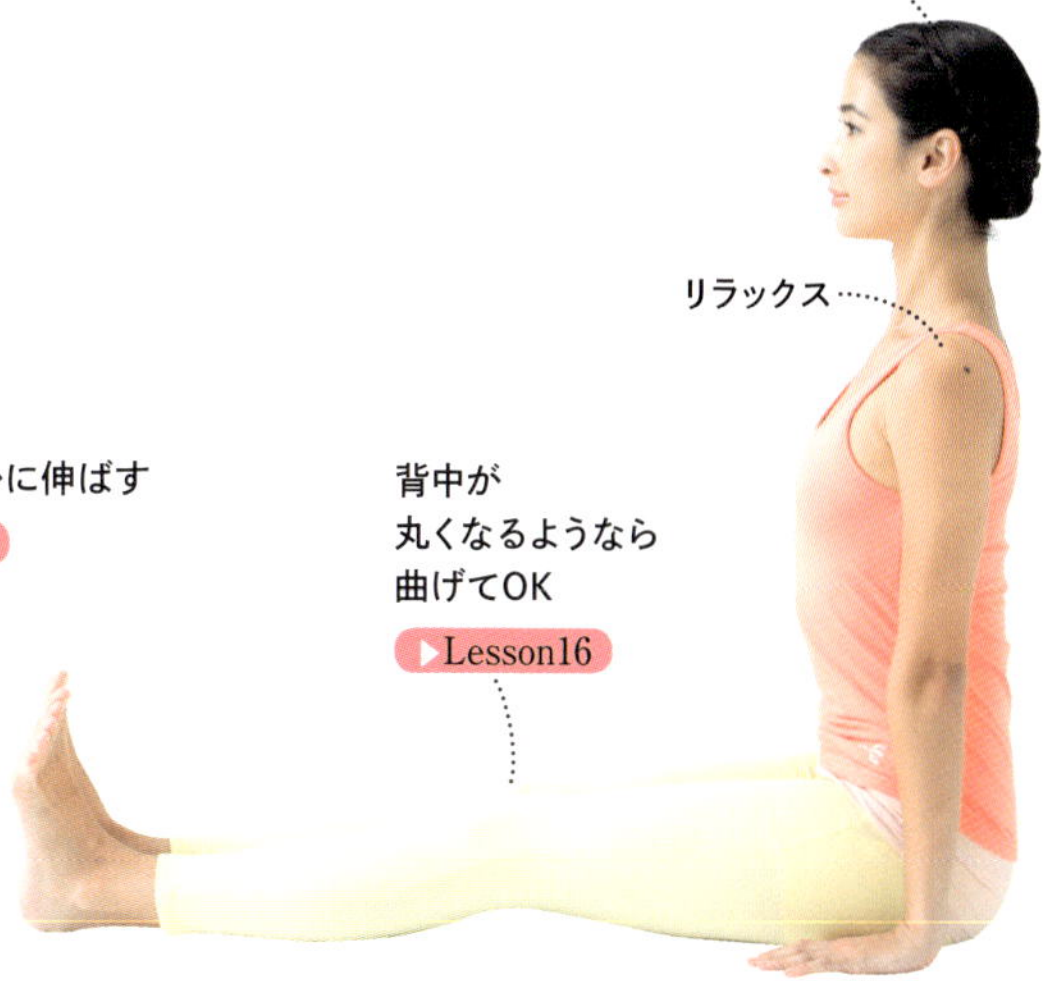

1

両脚を前に伸ばして座り、両手を楽な位置について背筋を伸ばす。

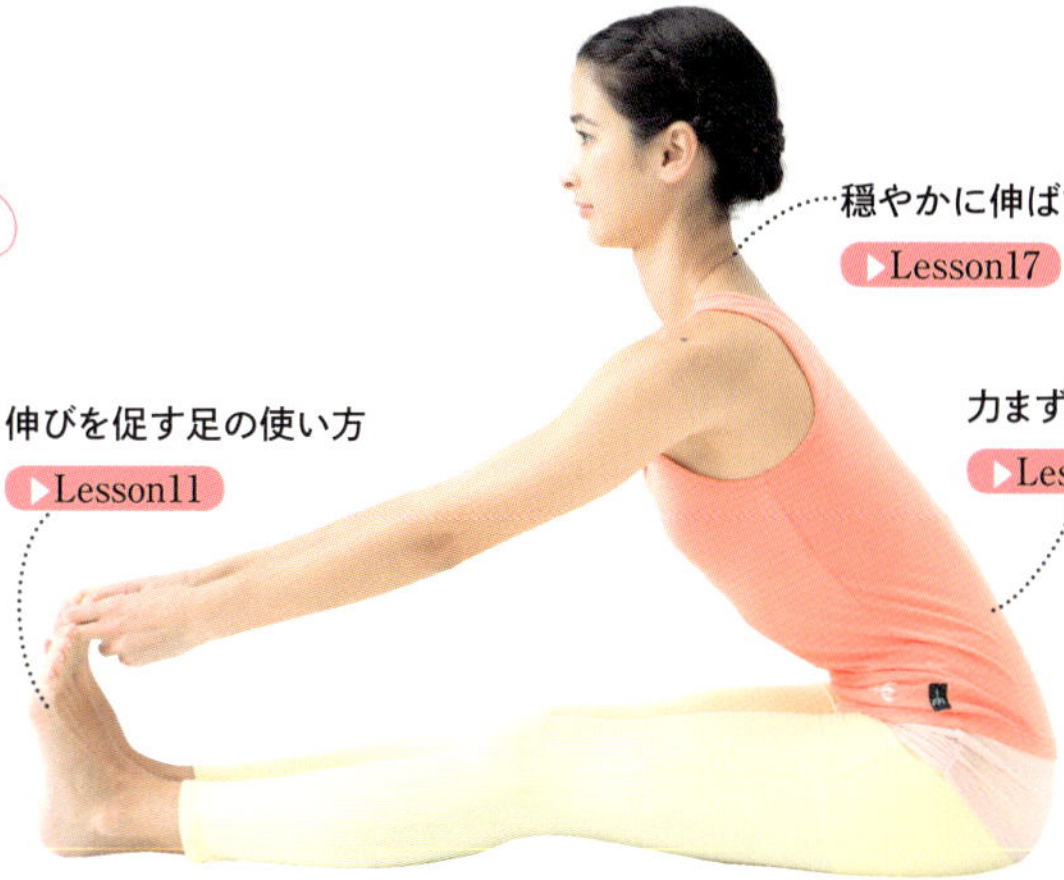

2

両手で足の親指をつかむ。手指全体で、足指を反り返すように持ってもいい。

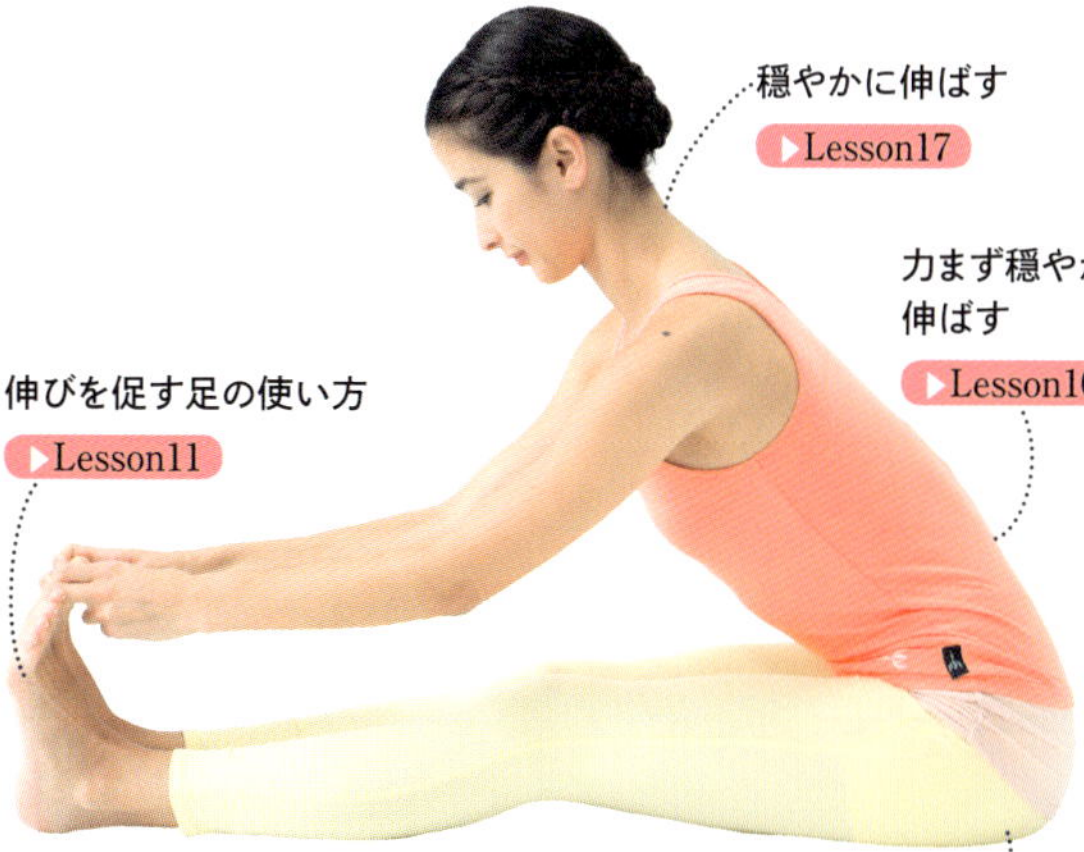

3

息を吐きながら、骨盤から上体を前に傾ける。

この姿勢で30秒ほど深呼吸を行い、吸う息で1に戻る。

Pose
21

Seated Forward Bend 2

背中を伸ばすポーズ2

Paschimottanasana
パシュチモッターナ・アーサナ
【*Pashima*】西【*uttana*】強烈に伸ばす

「背中を伸ばすポーズ1」(P74) のバリエーションで、背中を丸くするタイプの前屈ポーズ。多くのヨガ講師が禁忌とするこの姿勢ですが、負荷の程度を加減することによって、背中の筋肉をストレッチする素晴らしいポーズとなります。左の注意点をよく読んで、ぜひ二通りの前屈を使い分けられるようにしましょう。

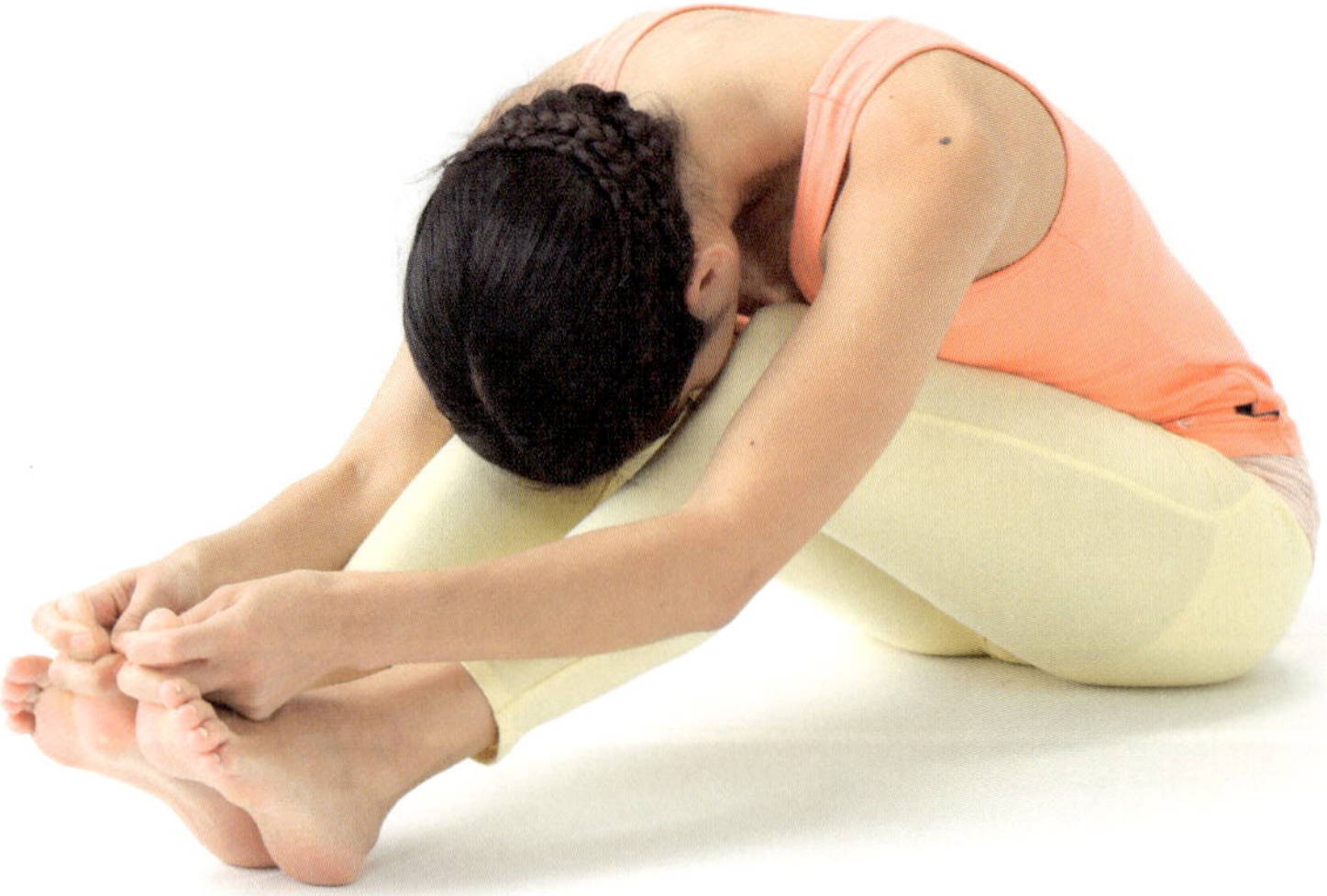

P 座位
M ストレッチ
T 終盤
C 首・頭
E
♥眠り・リラックス
腰・目・髪
★首筋・お肌

Lesson 21

前屈ポーズの基本❷

二つ目の前屈の行い方は、「背中を丸めて背中の筋肉をストレッチするやり方」です。背中を伸ばす前屈だけを行っていると、背中の筋肉が緊張するばかりで、引き伸ばされる機会がありません。そこで、時おり背中を丸くするタイプの前屈を行うことで、緊張した背中の筋肉をストレッチしてあげることができます。

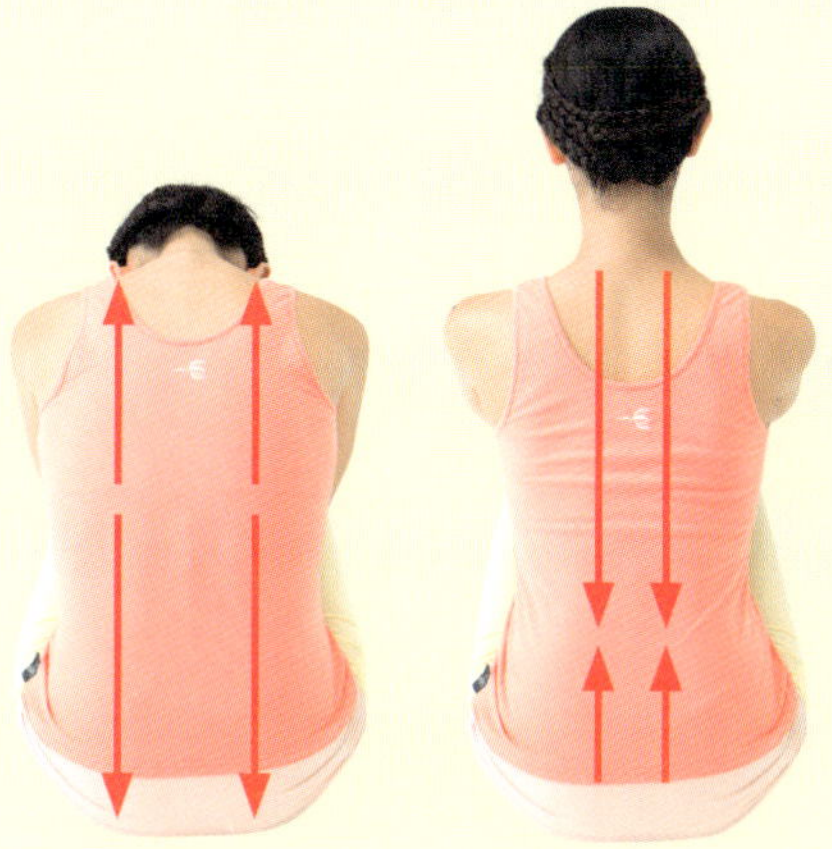

背筋《せすじ》を丸くすると、
背筋《はいきん》が伸ばされる

背筋《せすじ》を伸ばすと、
背筋《はいきん》が緊張する

ただし、膝を伸ばした状態で背中を丸めると、上半身の全体重で腰に負担がかかりすぎて、腰を傷める可能性があるので、必ず膝を曲げ、脚に体重を載せる形で行っていきましょう。

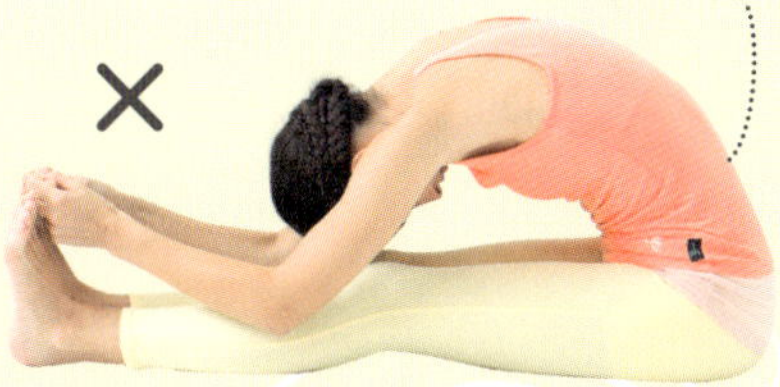
×
負担がかかり
過ぎる可能性

マスターチェック

背中を丸くすることで背中の筋肉を伸ばすことができた

1 両脚を前に伸ばして座り、両膝を軽く曲げ、両手を楽な位置について背筋を伸ばす。

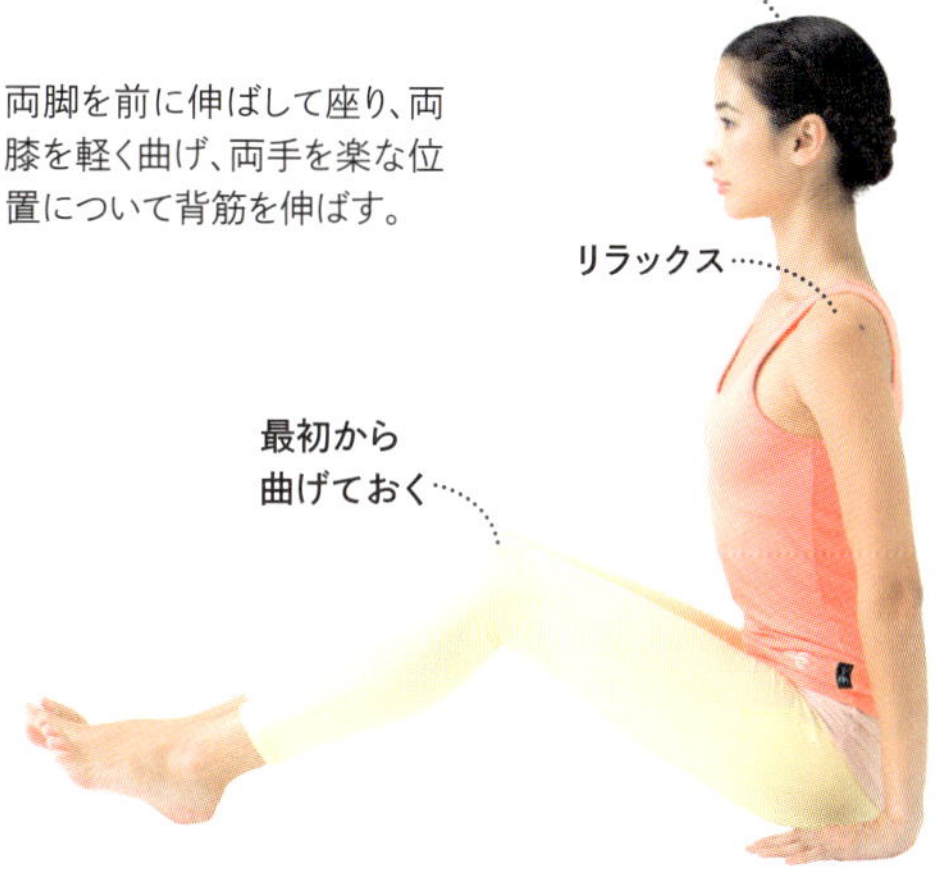
引き上げる
リラックス
最初から
曲げておく

2 両手で足の親指をつかむ。手指全体で、足指を反り返すように持ってもいい。

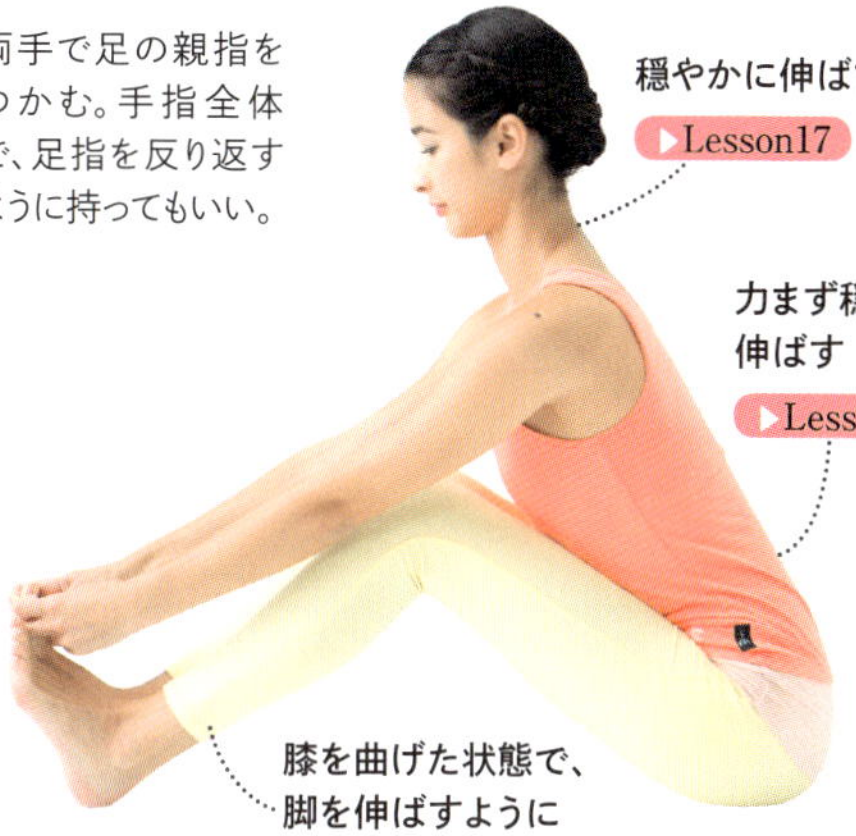
穏やかに伸ばす
▶Lesson17
力まず穏やかに
伸ばす
▶Lesson10
膝を曲げた状態で、
脚を伸ばすように
軽く力を入れる

3 息を吐きながら、両脚に覆いかぶさるように前屈する。

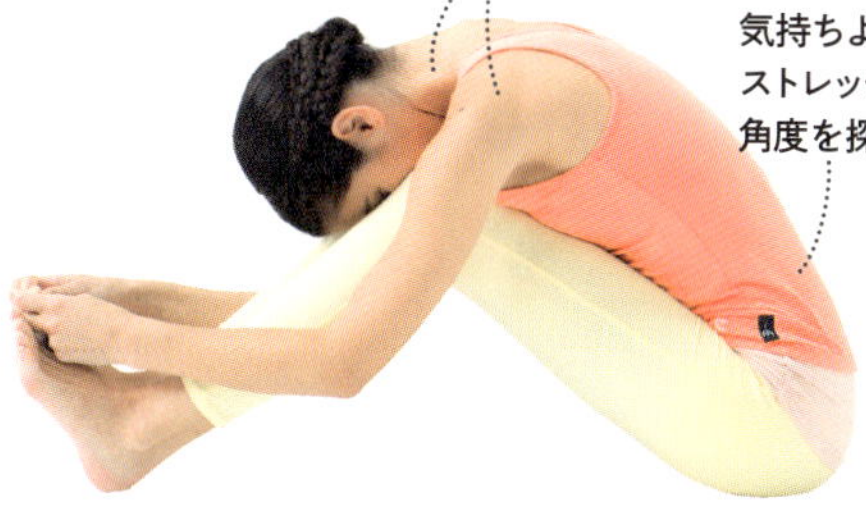
完全にリラックスする
気持ちよく
ストレッチされる
角度を探す

この姿勢で30秒ほど深呼吸を行い、吸う息で1に戻る。

Pose
22

Head-to-Knee Pose

脚に顔をつけるポーズ

Janu Sirsasana
ジャヌ・シールシャ・アーサナ
【*Janu*】膝【*Sirsa*】頭

片脚をあぐらにして「背中を伸ばすポーズ1」(P74) を行うと、「脚に顔をつけるポーズ」になります。片脚ずつ膝裏や腿裏をストレッチしていくため、より繊細に、より深く前屈を行うことができます。ただし、片脚だけに負荷がかかるため、より丁寧にポイントを押さえながら無理のないようにポーズを深めていきましょう。

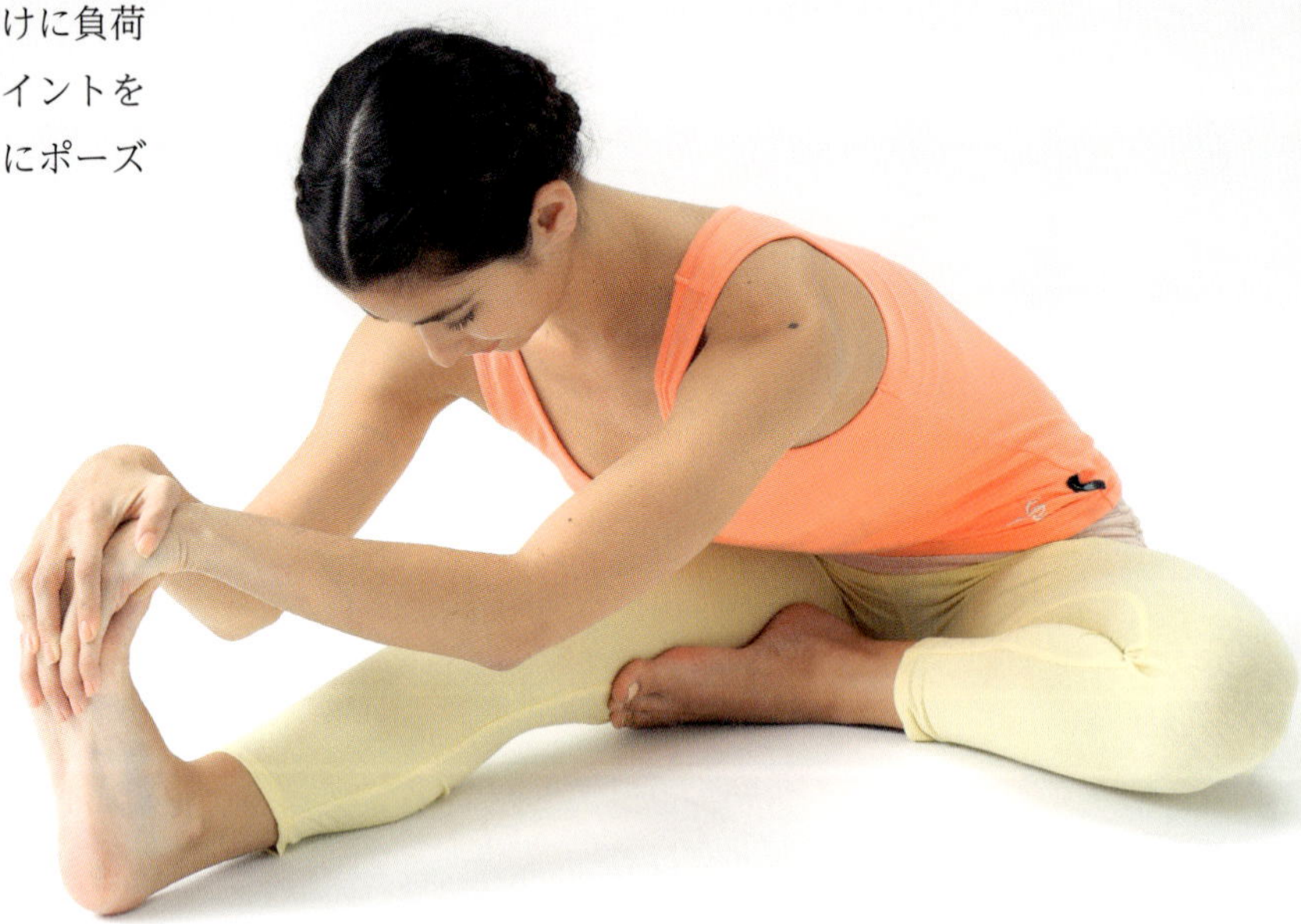

P 座位
M ストレッチ
T 終盤
C 脚・腰
E
♥集中・リラックス
疲労・便秘・腰
★脚・背中・お肌

Lesson 22

前屈時の座骨と尾骨の使い方

股関節から前に倒すタイプの前屈 ▶Lesson20 では、座骨をわずかに外側に広げながら、後ろに突き出すと前屈が深まりやすくなります。座骨とは、お尻の下に手を敷くと触れられる突起した骨で、お尻を交互に持ち上げながら、手を使ってお尻の肉をかき出すようにすると広げやすくなります。その後、尾骨（尾てい骨）の先を1ミリだけ下げるようにすると、腰に負担をかけずに背筋を伸ばすことができ、前屈を深めやすくなります。

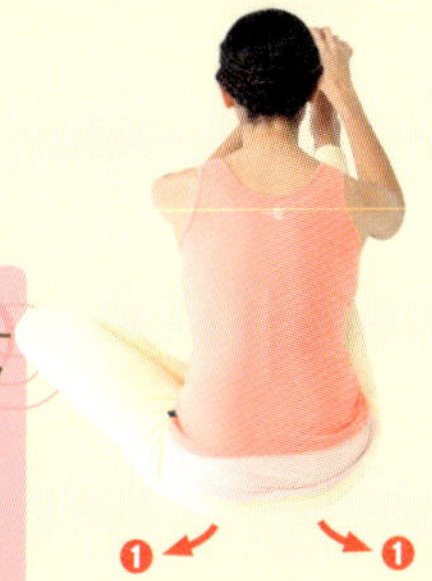
1
1

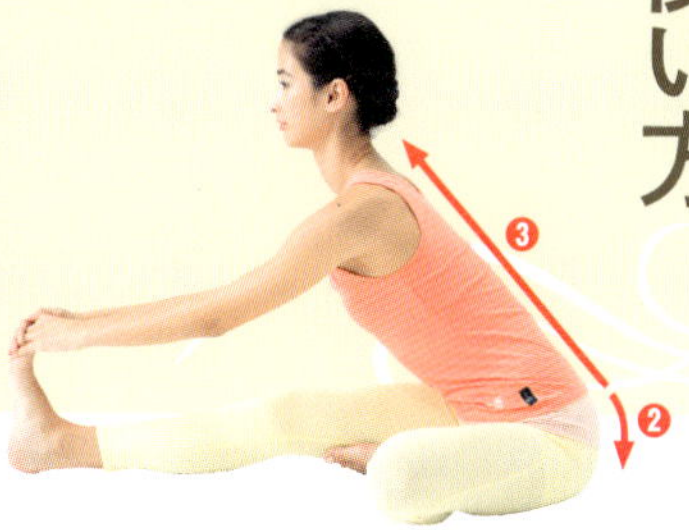
3
2

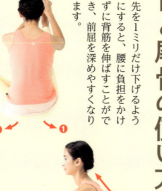

マスターチェック
座骨を意識することで前屈が無理なく深まった

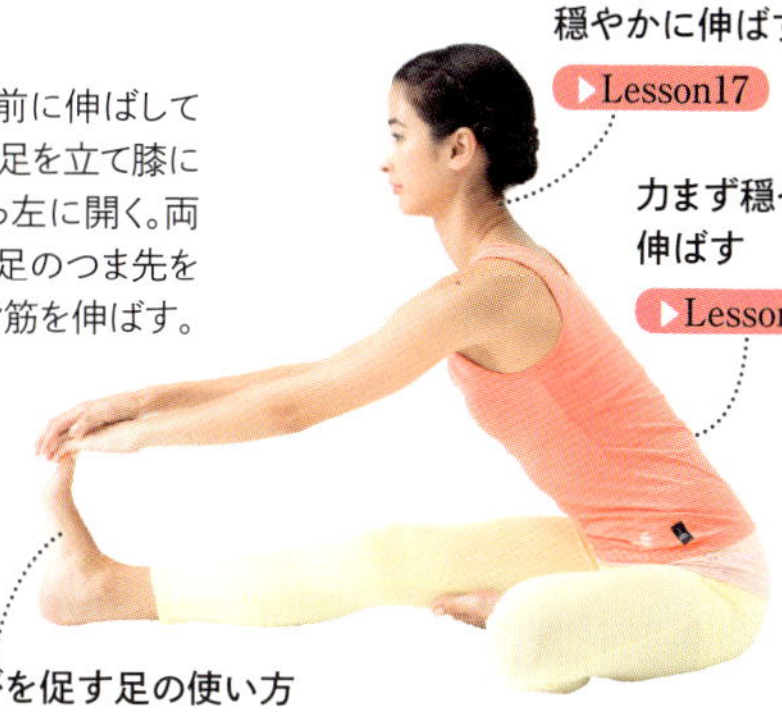
穏やかに伸ばす
▶Lesson17
力まず穏やかに伸ばす
▶Lesson10
伸びを促す足の使い方
▶Lesson11

1 両脚を前に伸ばして座り、左足を立て膝にしてから左に開く。両手で右足のつま先を持ち、背筋を伸ばす。

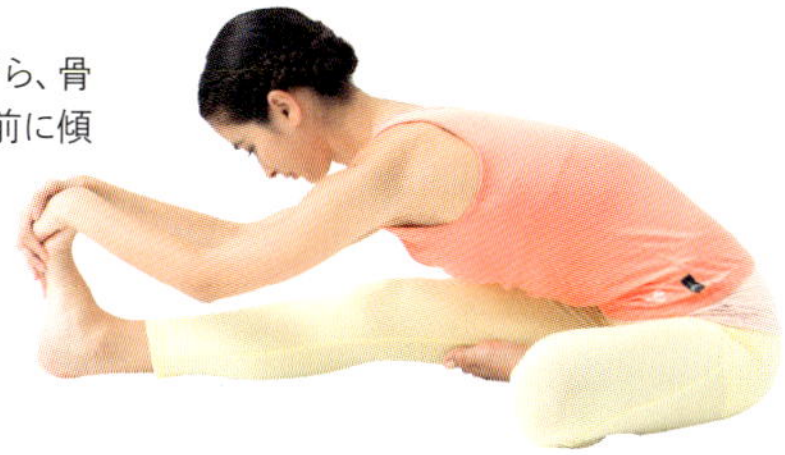

2 息を吐きながら、骨盤から上体を前に傾ける。

この姿勢で30秒ほど深呼吸を行い、吸う息で1に戻り、逆も同様に行う。

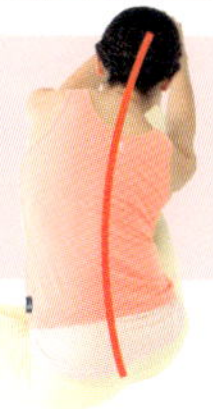

✕ 右脚に対して骨盤が斜めになっていると、背骨が曲がり腰への負担が強くなる。

Pose 23

三肢の背面を伸ばすポーズ

Trianga Mukhaikapada Paschimottanasana

片脚をあぐらの形ではなく、英雄坐で行うとこのポーズになります。曲げた膝を傷めないよう、負担が大きければお尻の下にクッションを敷きましょう。

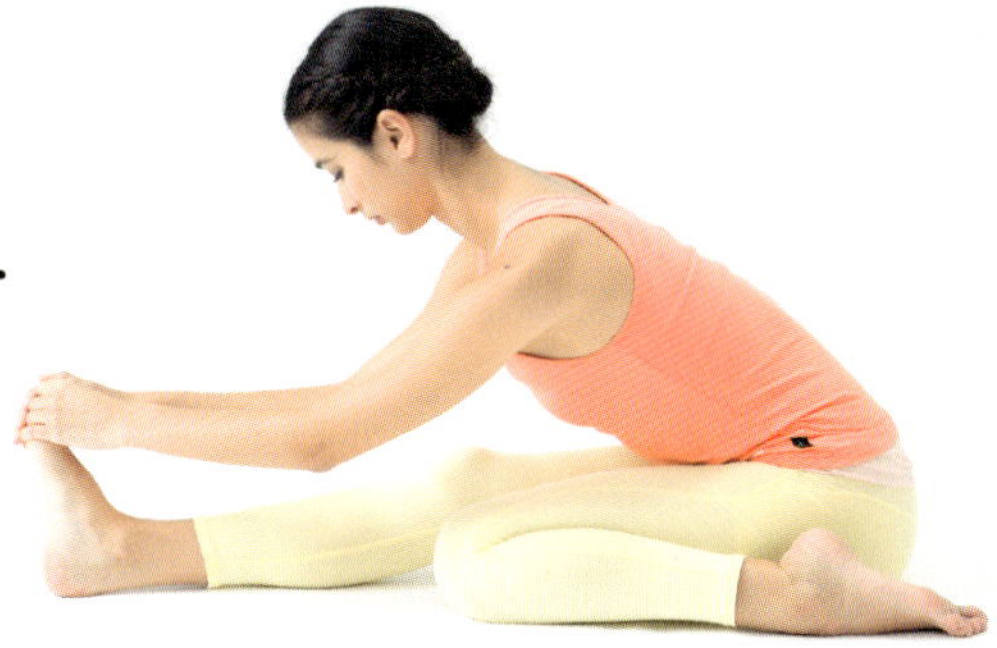

Pose

24

Pose Dedicated to the Sage Marichi

賢者の前屈ポーズ

Marichyasana

マリーチ・アーサナ

【*Marich*】ヨガの賢人（太陽や月の光線という意）

とても難易度が高い前屈系ポーズ「賢者の前屈ポーズ」。脚を深く寄せないと両手が届かず、深く寄せると腰が丸くなってしまうため、背筋を伸ばした前屈が難しいポーズです。極端に背中を丸めてしまうと腰に大きな負担がかかりますから、身体を傷めないようにポイントをしっかりと押さえ、自分の形を見つけていきましょう。

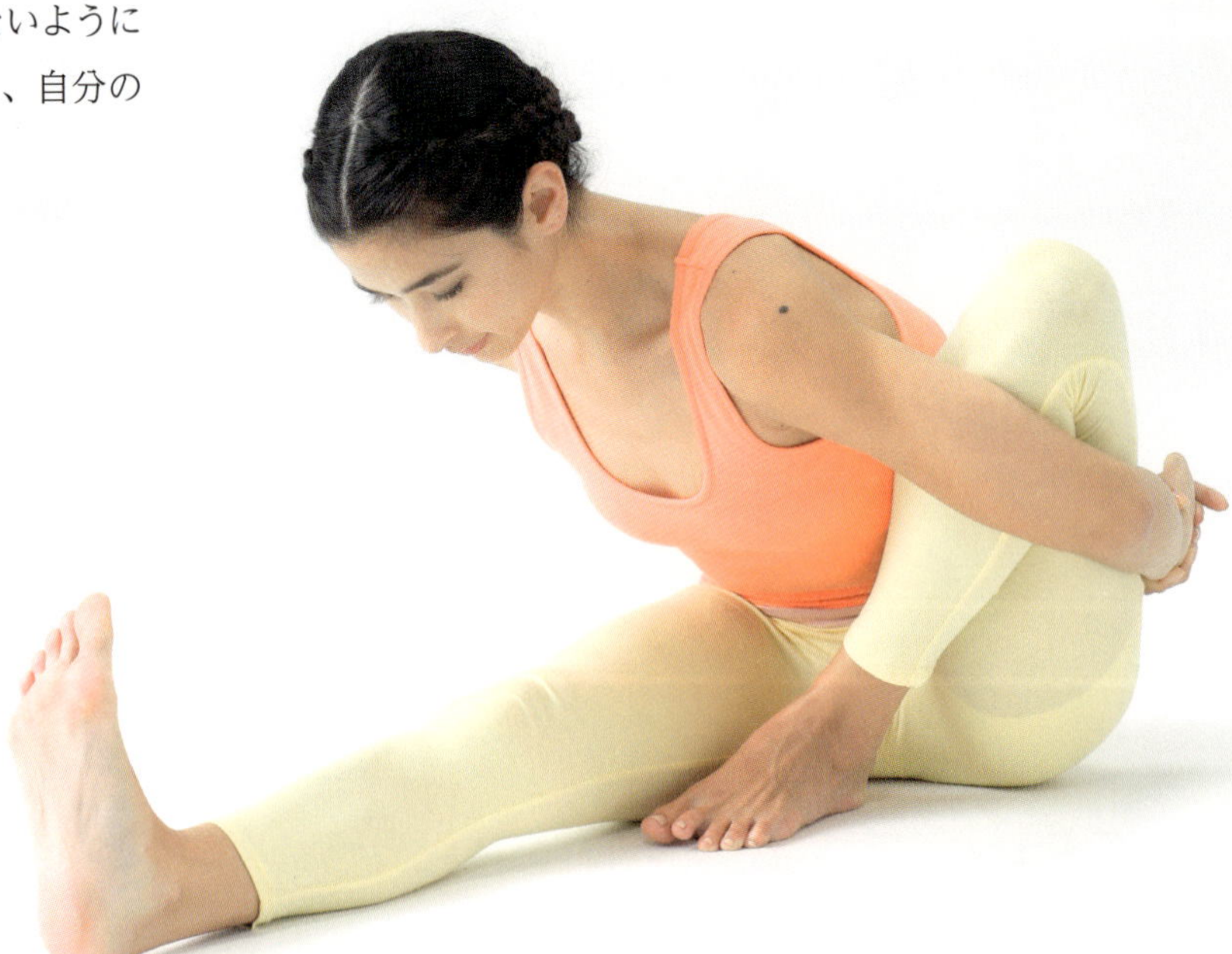

P 座位

M マッサージ

T 終盤

C 脚・腹

E

♥リラックス

むくみ・便秘・肩こり

★脚・腕・お肌

Lesson 23

関節のスペースを意識する

ストレッチ系のポーズ、特に「賢者の前屈ポーズ」のような関節が窮屈になるポーズでは、関節のスペースを意識することで身体がやわらかくなります。右のポーズでは、特に左股関節のスペースが潰れた状態にあるので、周辺の過剰な力をゆるめ、骨盤と太ももの骨の間にあるスペースを少しだけ広げるようにイメージすると、不思議と関節がやわらかくなって前屈が深まります。股関節に限らず、ポーズをとっている際はすべての関節にスペースを作り、流れ ▶Lesson10 を感じるよう心掛けましょう。

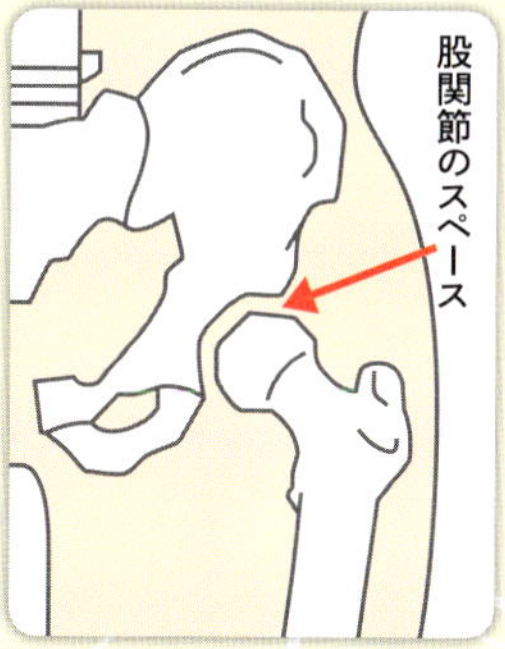
股関節のスペース

マスターチェック

関節のスペースを意識したら、前屈が少し深まった

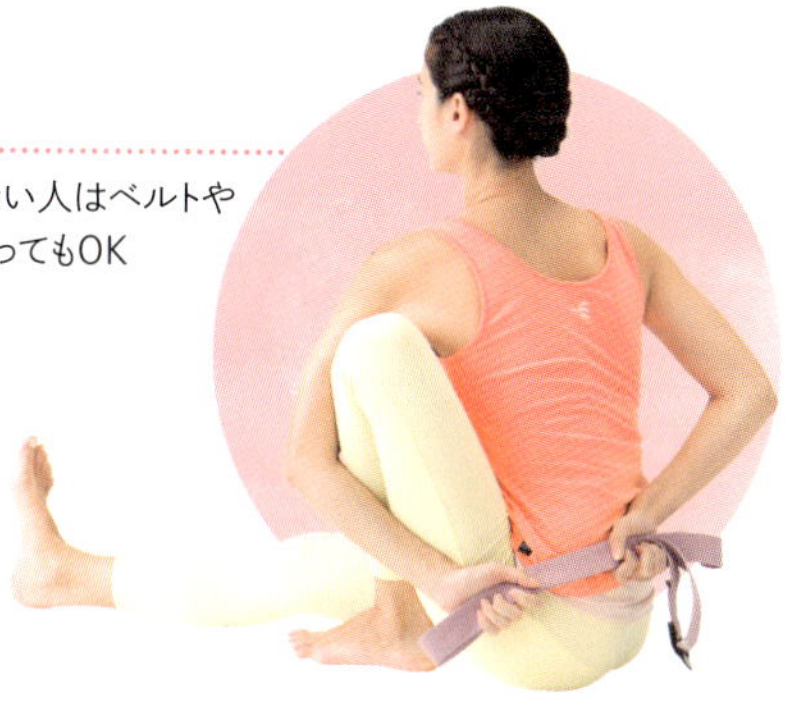

手が届かない人はベルトやタオルを使ってもOK

1 両脚を前に伸ばして座り、左脚を両手で引き寄せて立てる。

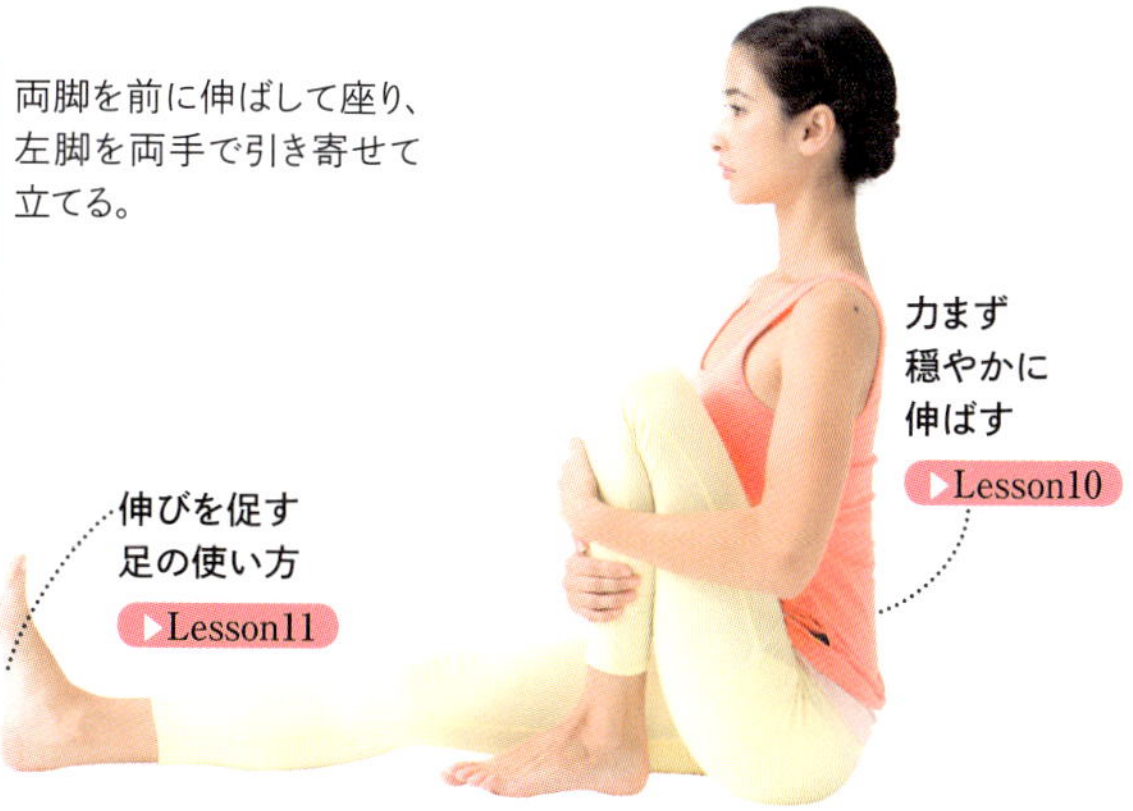
力まず
穏やかに
伸ばす
▶Lesson10
伸びを促す
足の使い方
▶Lesson11

2 左腕を左膝の内側から後ろにまわし、右手を後ろからまわして手を組む。手が届かない場合はタオルやベルトを使う。

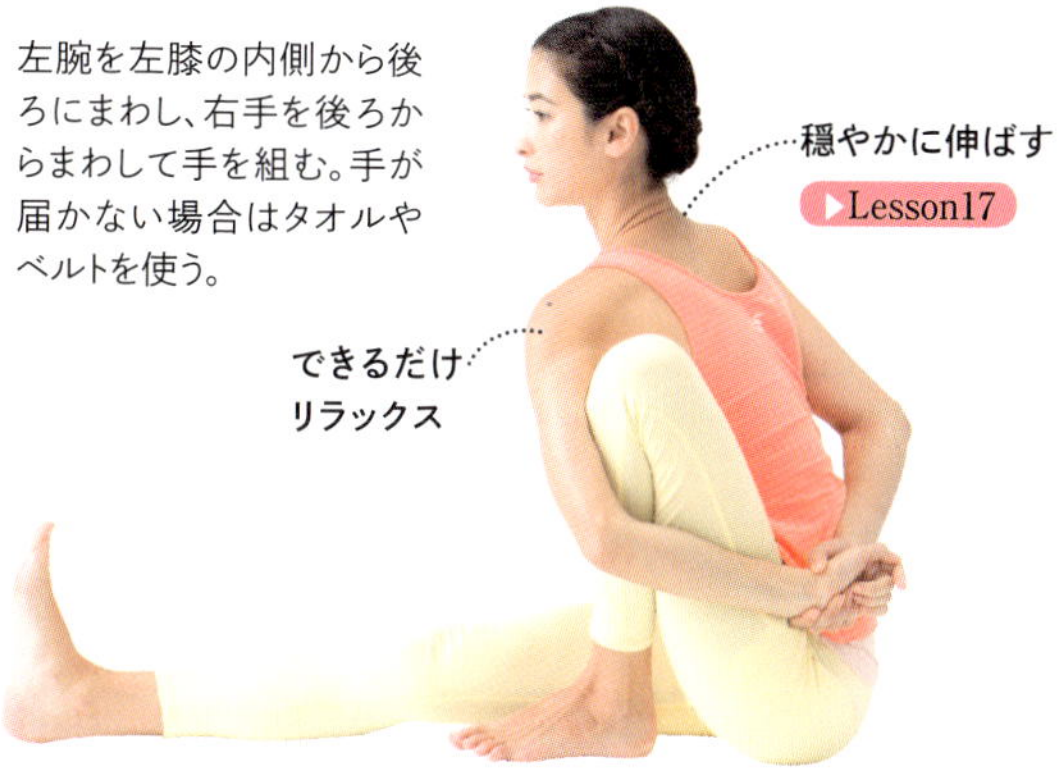
穏やかに伸ばす
▶Lesson17
できるだけ
リラックス

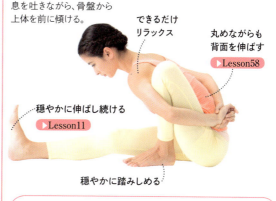

3 息を吐きながら、骨盤から上体を前に傾ける。

できるだけ
リラックス
丸めながらも
背面を伸ばす
▶Lesson58
穏やかに伸ばし続ける
▶Lesson11
穏やかに踏みしめる

この姿勢で30秒ほど深呼吸を行い、吸う息で2に戻し、吐く息で手をほどく。逆も同様に行う。

Pose
25

わき腹を強く伸ばすポーズ

Intense Side Stretch Pose

Parsvottanasana
パールシュヴォッターナ・アーサナ
【*Parsva*】横腹【*Uttana*】強烈に伸ばす

立位を代表する前屈ポーズ。立位で前屈を行う際は、上半身の体重がそのまま脚や腰への負担となるため身体を傷めやすく、それだけにしっかりとポイントを押さえてポーズを行いたいもの。ここでは安全の土台となる、足腰の安定感に重点を置いて見ていくことにしましょう。

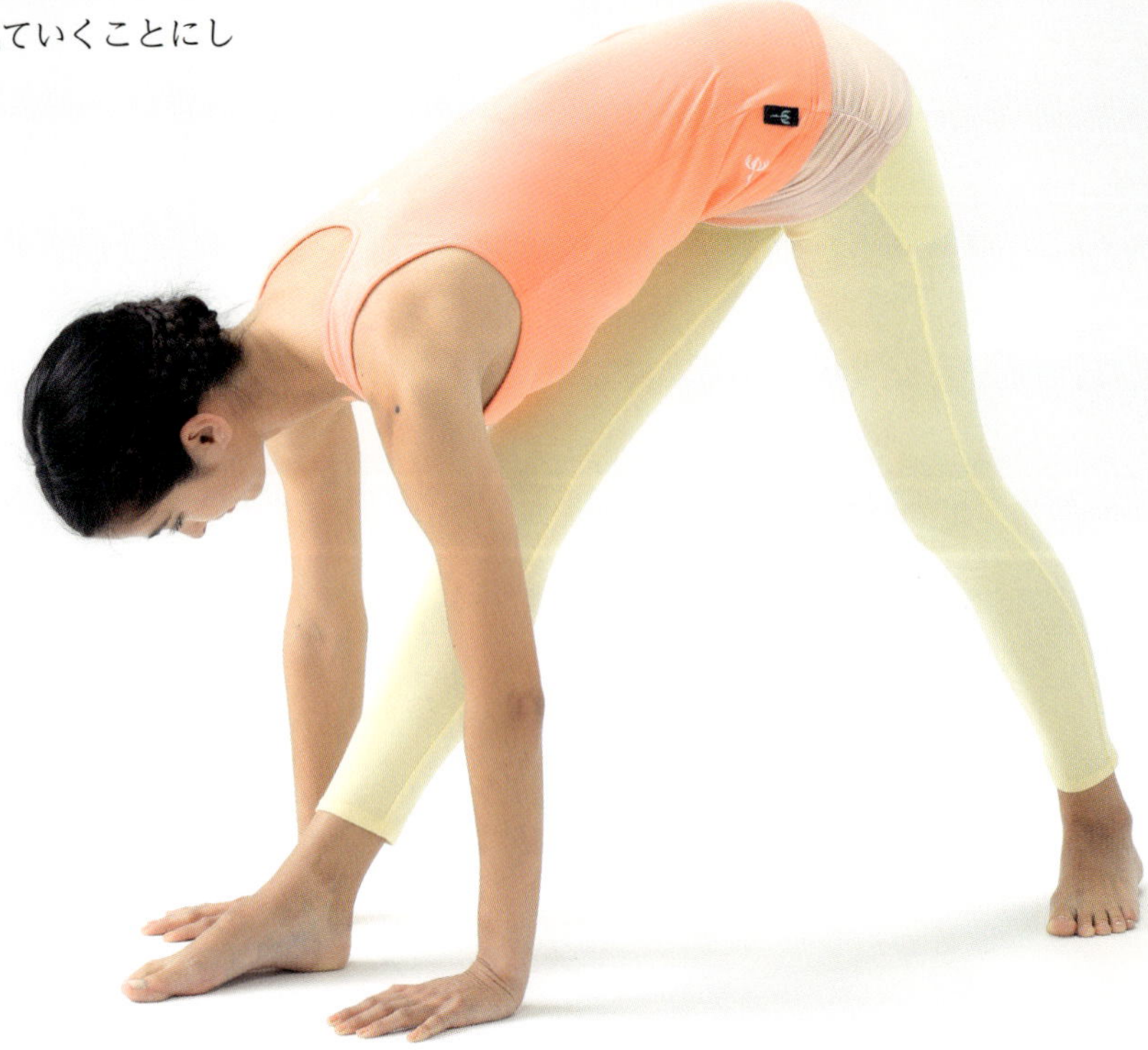

P 立位
M ストレッチ
T 中盤
C 脚
E
♥集中・リラックス
冷え・むくみ・便秘
★脚・首筋・お肌

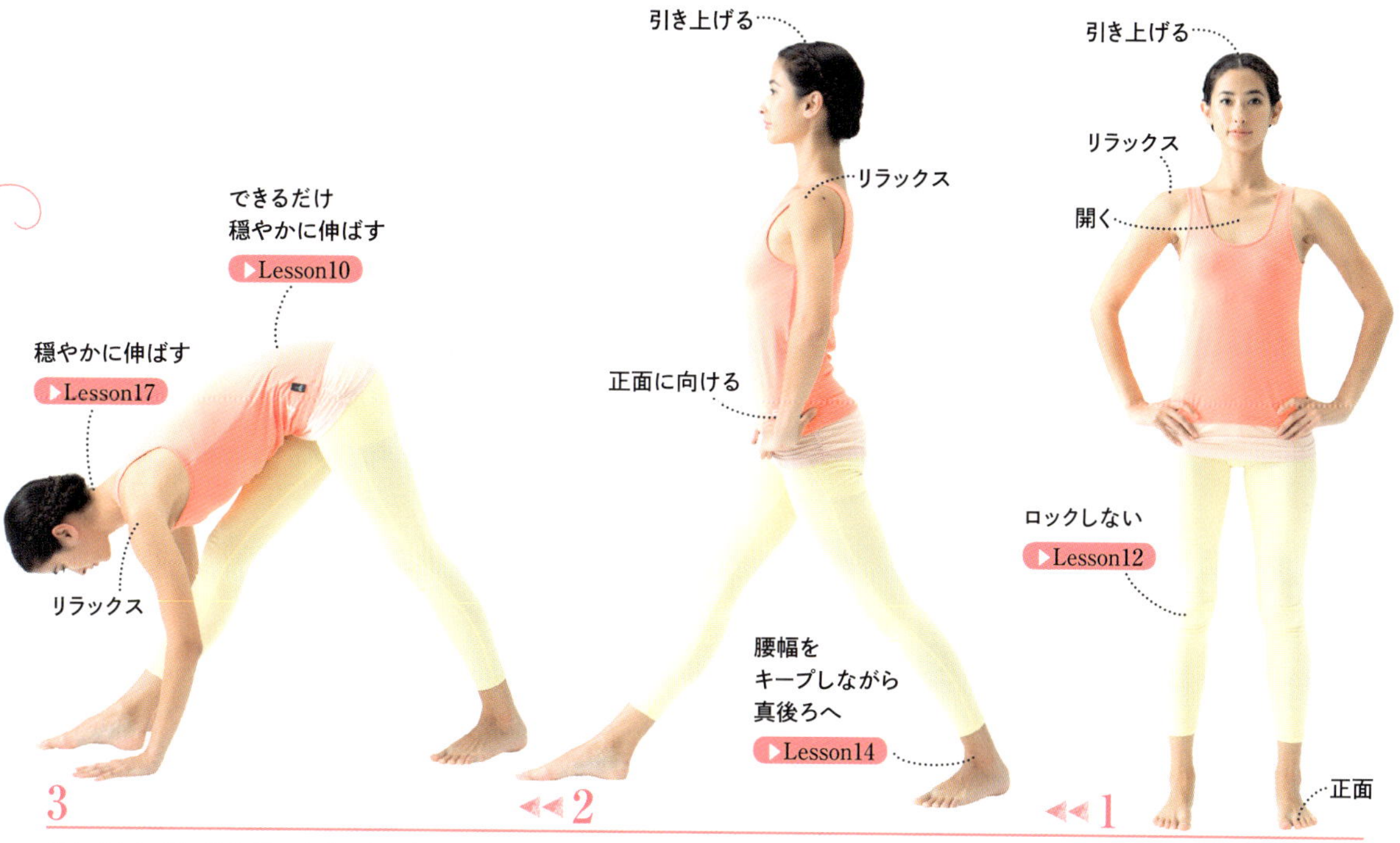
引き上げる
リラックス
開く
ロックしない
▶Lesson12
正面
引き上げる
リラックス
正面に向ける
腰幅を
キープしながら
真後ろへ
▶Lesson14
できるだけ
穏やかに伸ばす
▶Lesson10
穏やかに伸ばす
▶Lesson17
リラックス

1 両足を腰幅に開いて立ち、腰骨を持って背筋を伸ばす。

2 左足を大きく一歩後ろに引いて、ひと息吸いこむ。

3 息を吐きながら、股関節で身体を折り曲げ、骨盤から上体を前に傾けて前屈する。

余裕があれば手を床につけ、30秒ほど深呼吸を行い、吸う息で1に戻し、逆も同様に。

Lesson 24 両脚のバランスをとる

下の写真のように、骨盤が前に行きすぎて右脚にばかり体重が載り、左足の踏みしめが甘くなると、左側が不安定になり、精神的にも安定感が築きにくくなります。このようなときは、骨盤を少し後ろに引いて左足でしっかりと床を踏みしめ、左右の脚のバランスをとることが大切です。左右非対称のポーズでは、左右の脚の役割が変わってくることが多いので、できるだけ安定感や力強さなどのバランスをとるよう心掛けましょう。

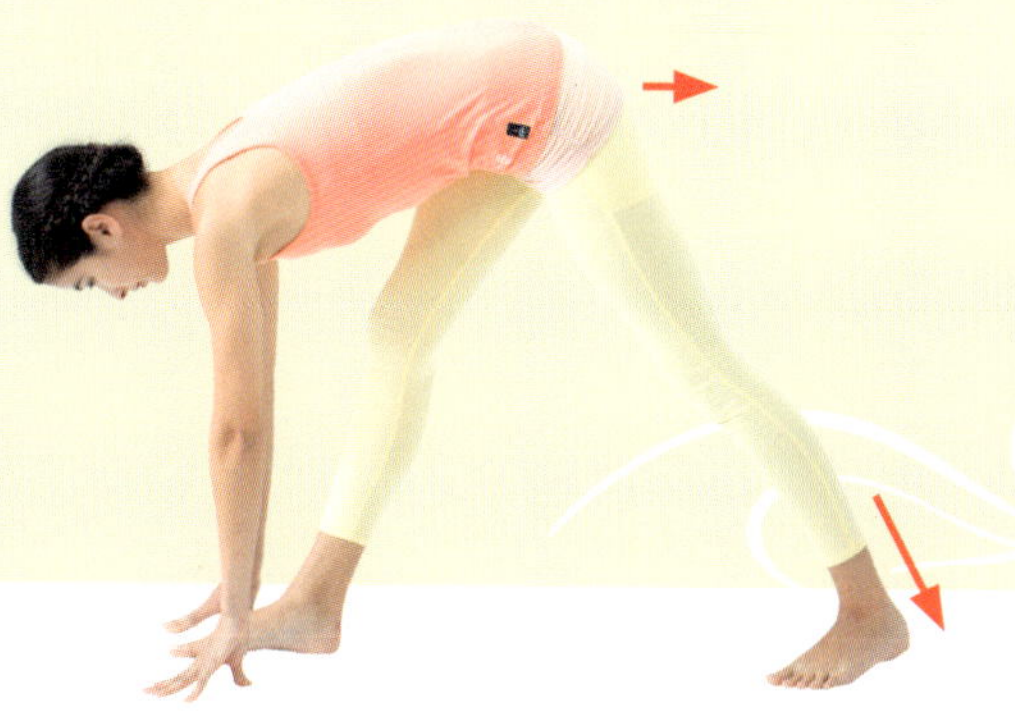

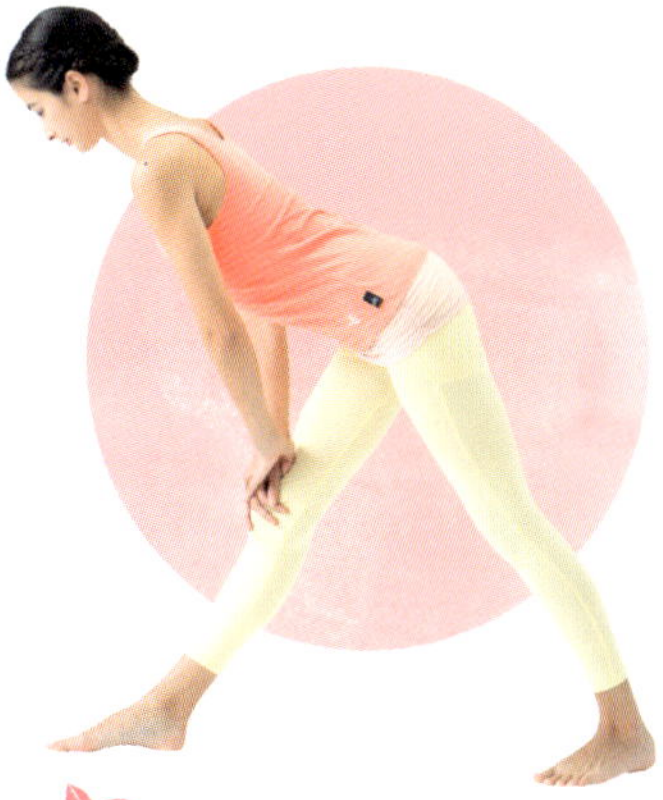

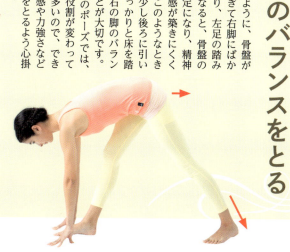

背中が極端に丸くなるようなら、手を膝や腿に当ててもOK。ただし膝をロックさせないよう注意 ▶Lesson12。ブロックを手の下に敷いてもOK。

マスターチェック
両足でしっかりと床を踏みしめ、安定感を作ることができた

Pose
26

Reclining Big Toe Pose

片脚伸ばしのポーズ

Supta Padangusthasana
スプタ・パーダーングシュタ・アーサナ
【*Supta*】仰向けの 【*Pada*】脚（足） 【*Angustha*】足の親指

前屈ポーズというよりは、股関節を深く前屈方向に曲げるポーズ。完全な前後開脚までポーズを深めることができる難易度の高いポーズで、力任せにポーズを深めようとするとすぐに太ももや膝裏を傷めてしまいます。これまで学んだ身体の使い方を総動員して、無理のない範囲でポーズを味わっていきましょう。

P 臥位
M ストレッチ
T 終盤
C 脚・首
E
♥集中・リラックス
疲労・むくみ
★脚・ヒップ

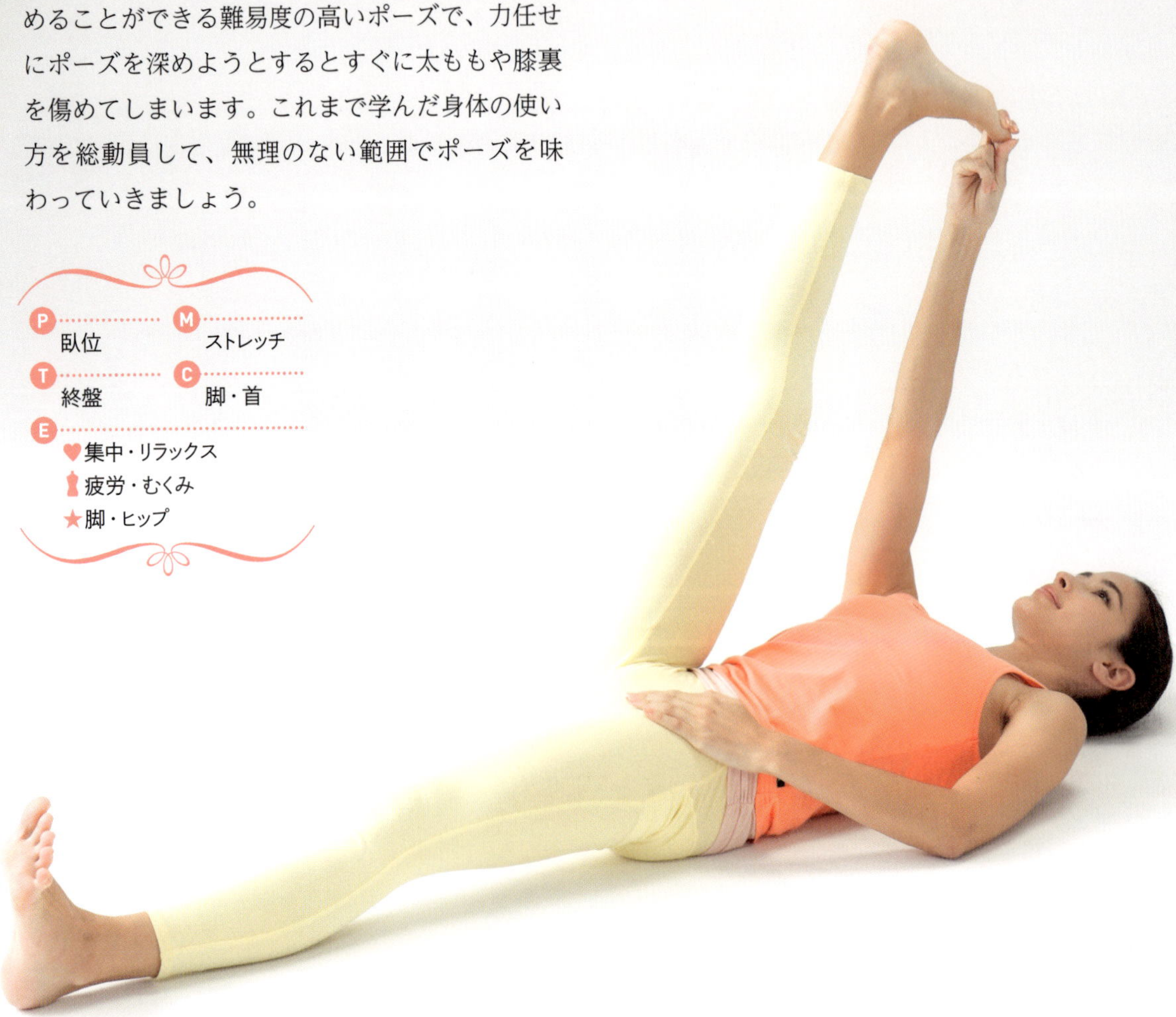

Lesson 25

骨の芯を感じる

▶Lesson11で「脚の伸びを促す足の使い方」を紹介しましたが、ここではさらに詳しく「脚の伸ばし方」について見ていきましょう。原則として脚も腕も力で伸ばすのではなく、皮膚に近い筋肉をできるだけゆるめ、「骨の芯を何かが流れていく」イメージで伸ばします。余分な力みがまったくなく、流れによって四肢が伸び、関節にスペースが生まれる。この感覚はすべてのポーズに大切な原則なので、ぜひマスターしてみましょう。

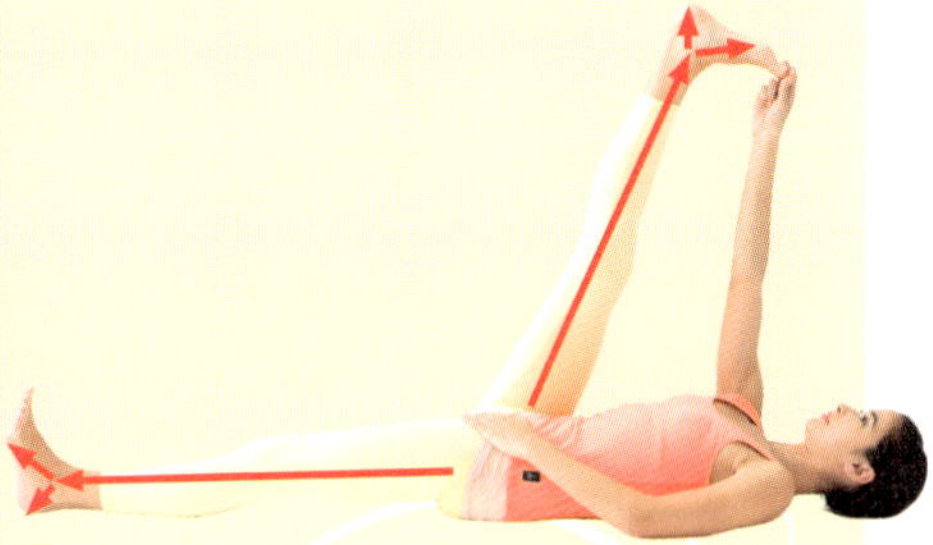

マスターチェック
骨の芯の伸びを意識できたら、急に身体がやわらかくなった

1 両脚を伸ばして仰向けになり、右膝を折り曲げて、右手で右足の親指を握る。

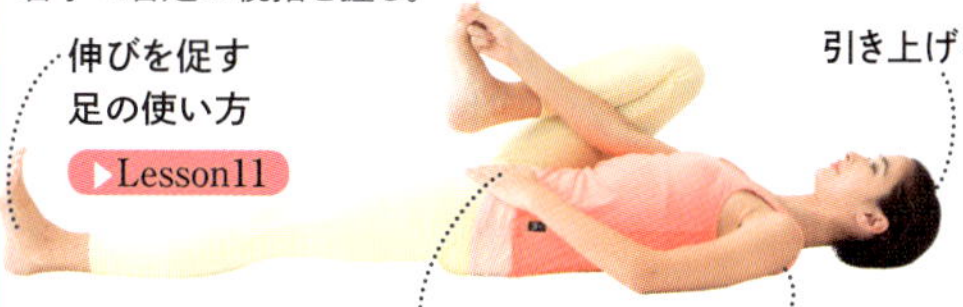
伸びを促す
足の使い方
▶Lesson11
引き上げる
左の腰骨をしっかりと
押さえつける
穏やかに床に押し
付けてリラックス
▶Lesson67

2 深呼吸しながら、ゆっくりと右膝を伸ばす。

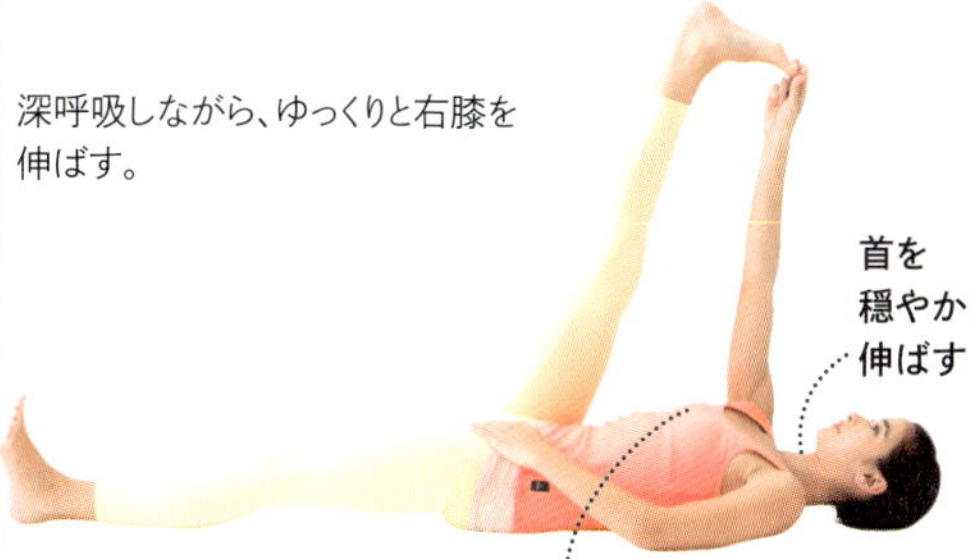
首を
穏やかに
伸ばす
放射状に開く

この姿勢で30秒ほど深呼吸。息を吐きながら1に戻り、逆も同様に。

右脚が少しも伸びない場合は、左膝を立てる（ベルトやタオルを右足にかけ、右手で持ってもOK）。

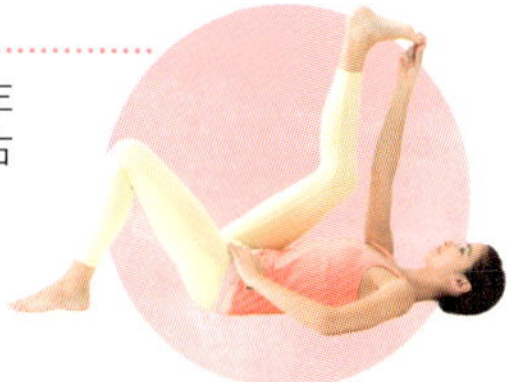

Pose 27

片脚伸ばしのポーズ2

Supta Padangusthasana 2

上の2の姿勢から、右脚を開脚すると、「片脚伸ばしのポーズ」の上級バリエーションになります。

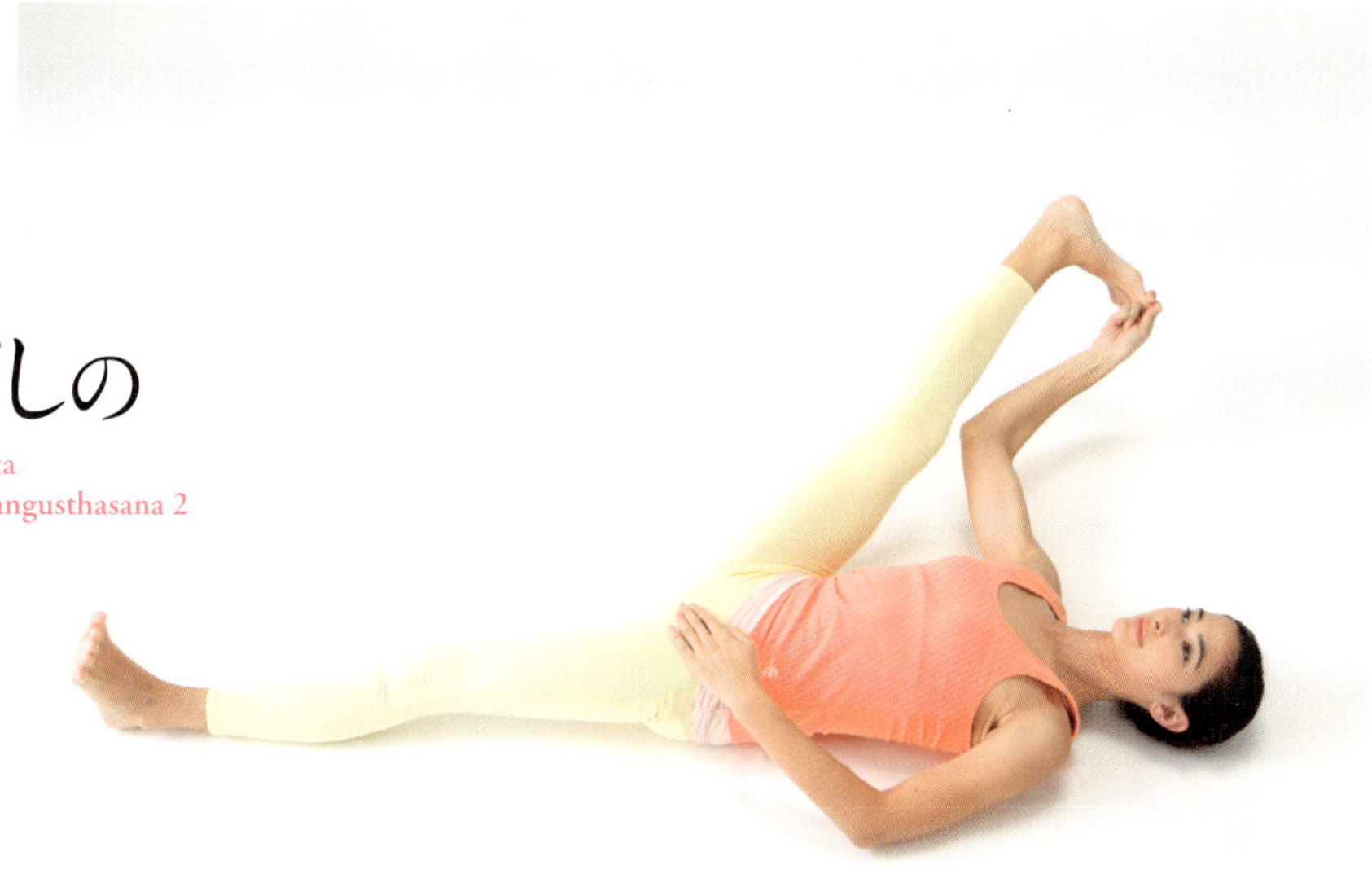

Pose
28

Bound Angle Pose

合《がっ》蹠《せき》のポーズ

Baddha Konasana

バッダ・コーナ・アーサナ

【*Baddha*】縛られた【*Kona*】(ある角度に)曲げる、角度

開脚（足を開くポーズ）とともに、ヨガを代表する股関節の調整ポーズで、股関節を外側にねじるストレッチではヨガのポーズの中で最高峰。手で膝を下向きに押したり、無理に前屈したりするとすぐに身体を傷めてしまうため、苦手な方は必ずお尻の下にクッションなどを敷き、無理のない範囲でポーズを深めていきましょう。

P 座位
M ストレッチ
T 終盤
C 首・頭
E
♥眠り・リラックス
疲労・腰・目
★ヒップ・首筋

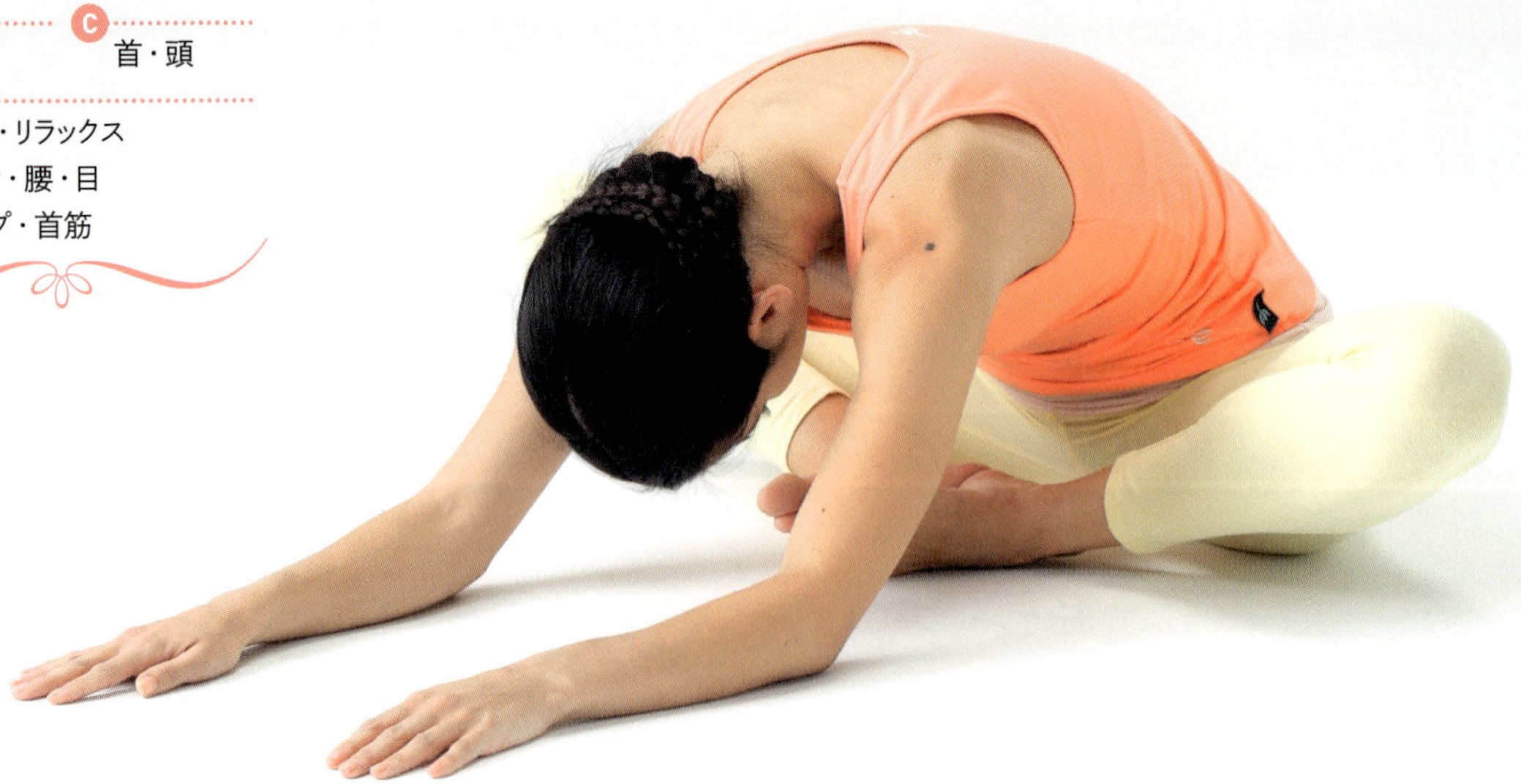

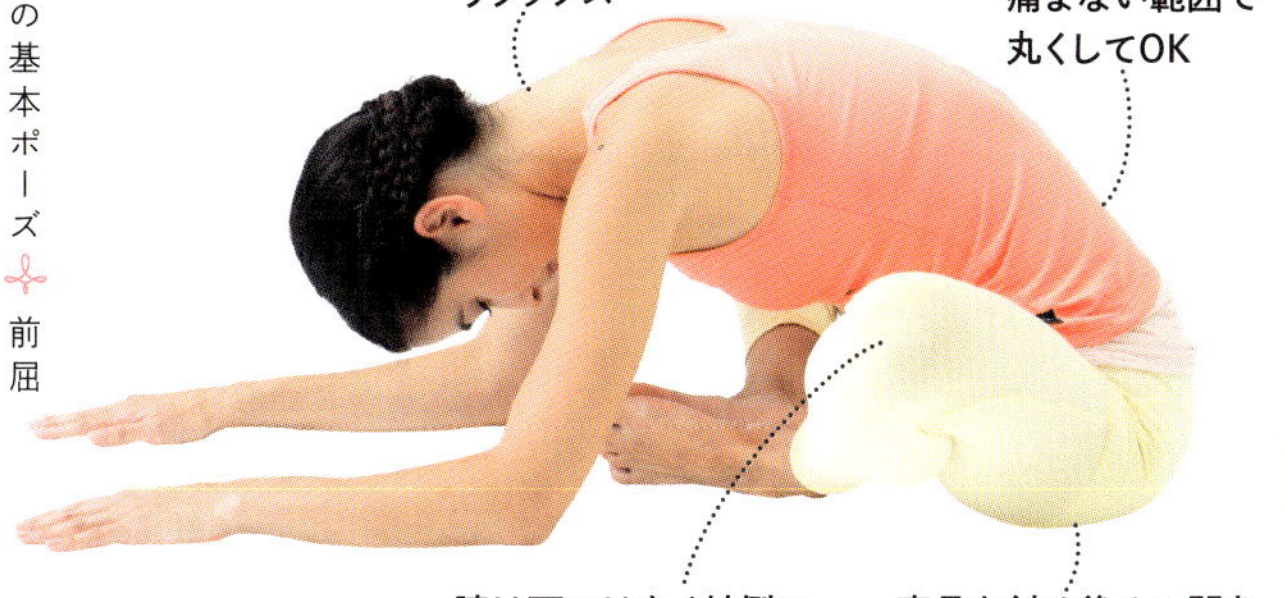
リラックス
痛まない範囲で
丸くしてOK
膝は下ではなく外側に
移動させるイメージで
座骨を斜め後ろへ開き、
尾骨を1ミリ下げる

▶Lesson22

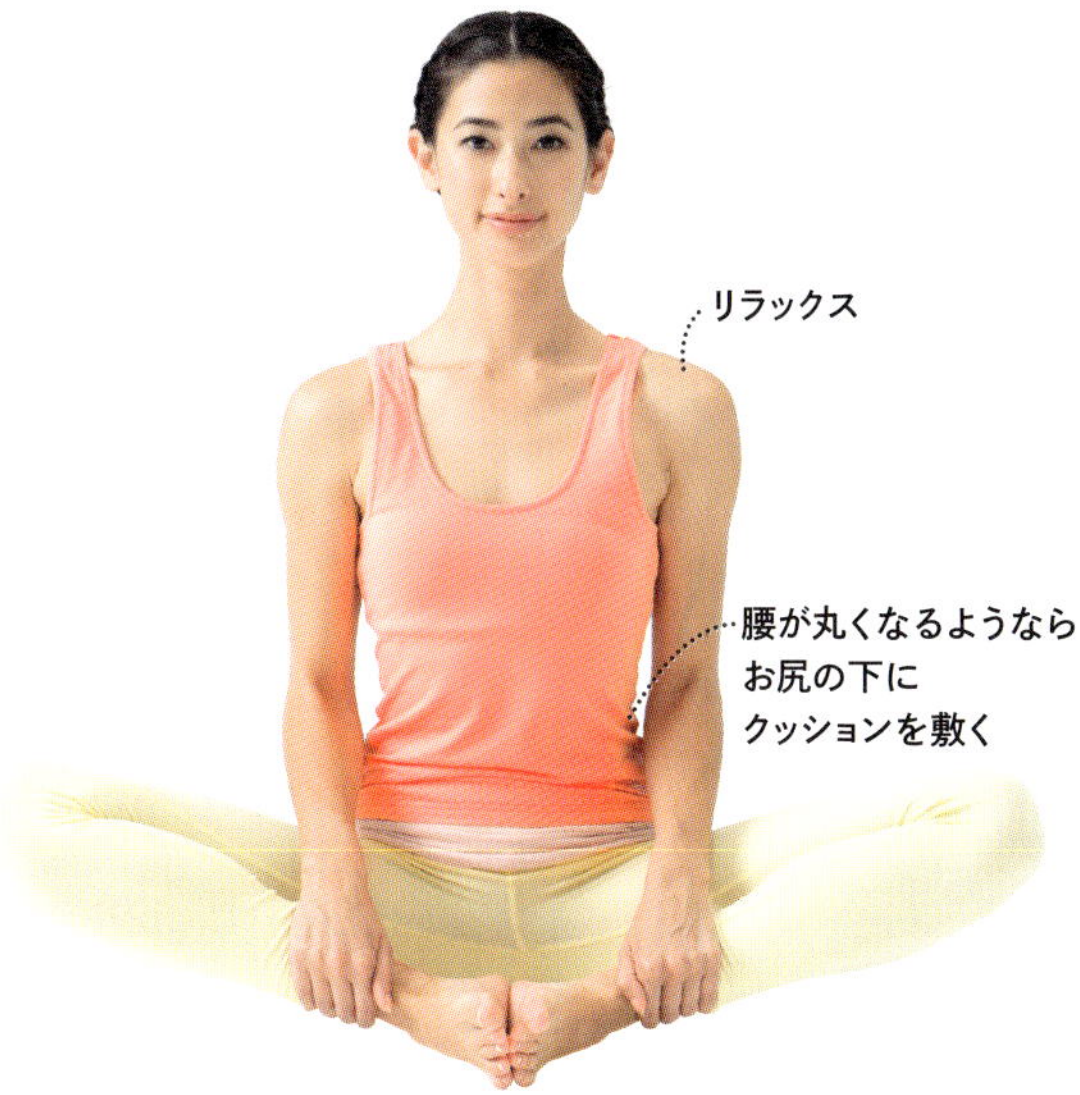
リラックス
腰が丸くなるようなら
お尻の下に
クッションを敷く

◀◀1

両脚を前に伸ばして座り、立て膝をしてから左右に開き、互いの足裏を合わせる。

2

息を吐きながら、股関節で身体を折り曲げ、骨盤から上体を前に傾けて前屈する。

手を楽な位置について、この姿勢で30秒ほど深呼吸。吸いながら1の姿勢に戻る。

Lesson 26

抵抗を意識する

ストレッチ系のポーズを行うとき、その深まりを妨げる筋肉をただ感じている▶Lesson6と、急に身体がやわらかくなることがあります。合蹠のポーズでは、内ももとお尻の外側についている筋肉がそれで、ポーズの深まりとともにこの部位が緊張（抵抗）してくる様子を、やわらかい呼吸とともにただ感じておくことが大切です。

また、写真のように手と膝で比較的強く押し合いをすると、それらの筋肉が緊張する様子を感じることができます。この状態を6秒間続けた後にゆるめると、一時的にそれらの筋肉がゆるむので、ぜひこのテクニックも覚えておきましょう。

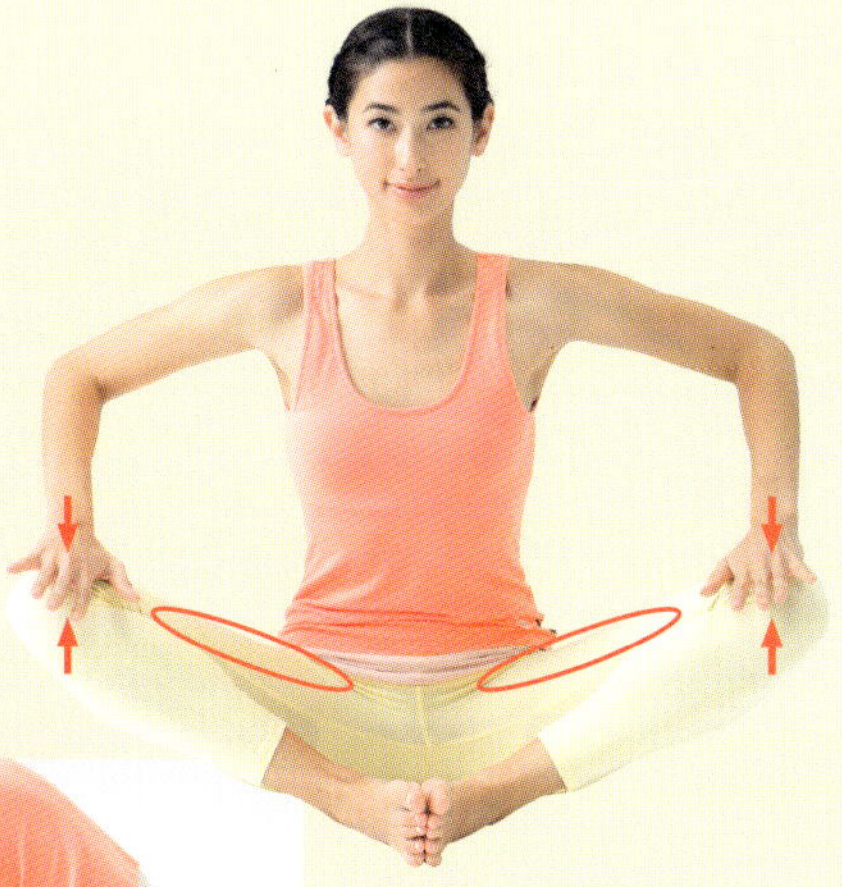

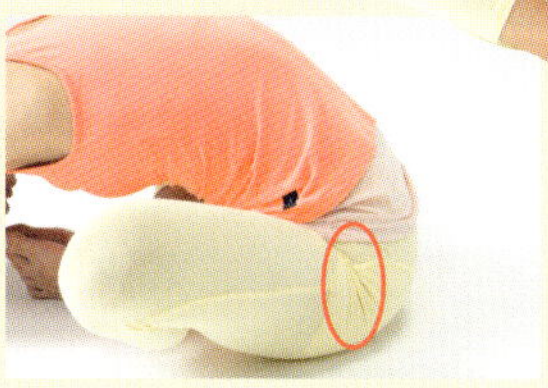

マスターチェック

抵抗している筋肉をしばらく感じていたら、緊張が解けてゆるんできた

Pose
29

Cow Face Pose

牛の顔のポーズ

Gomukhasana
ゴームカ・アーサナ
【*Go*】牛【*mukha*】顔

ヨガを象徴する典型的なストレッチ系ポーズの一つ。股関節、肩関節、背骨のすべての柔軟性を必要とする難易度の高いポーズですから、無理をするとすぐに身体を傷めてしまいます。現時点での自分の柔軟性をしっかりと受け入れ、ベルトを使うなどして負荷を調整しながら、ご自身の姿勢で身体にやさしいポーズを行っていきましょう。

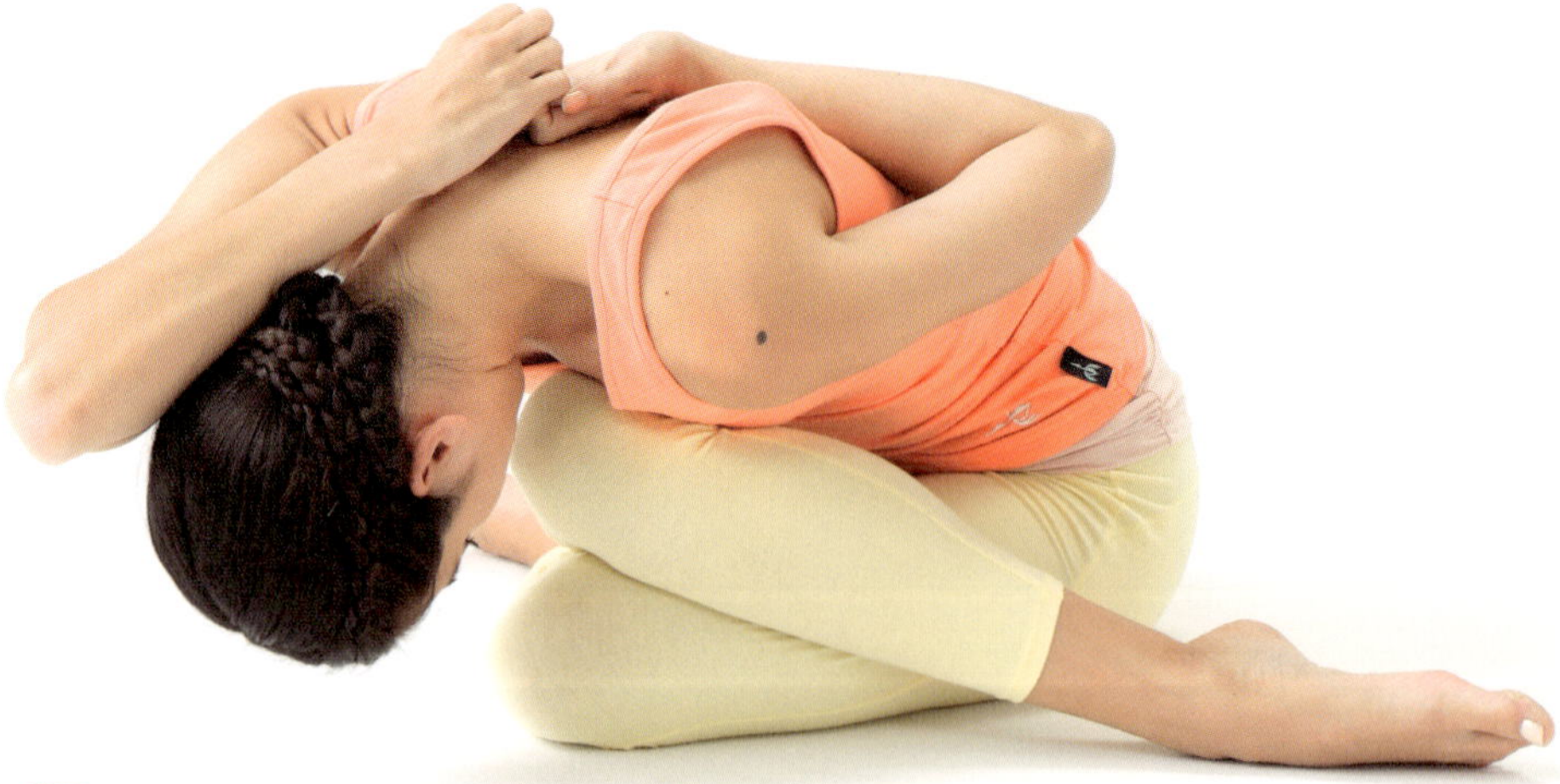

P 座位
M ストレッチ
T 終盤
C 首・頭
E
♥集中・リラックス
冷え・便秘・肩こり
★脚・ヒップ・腕

1 足先を右に崩して横座りになる。

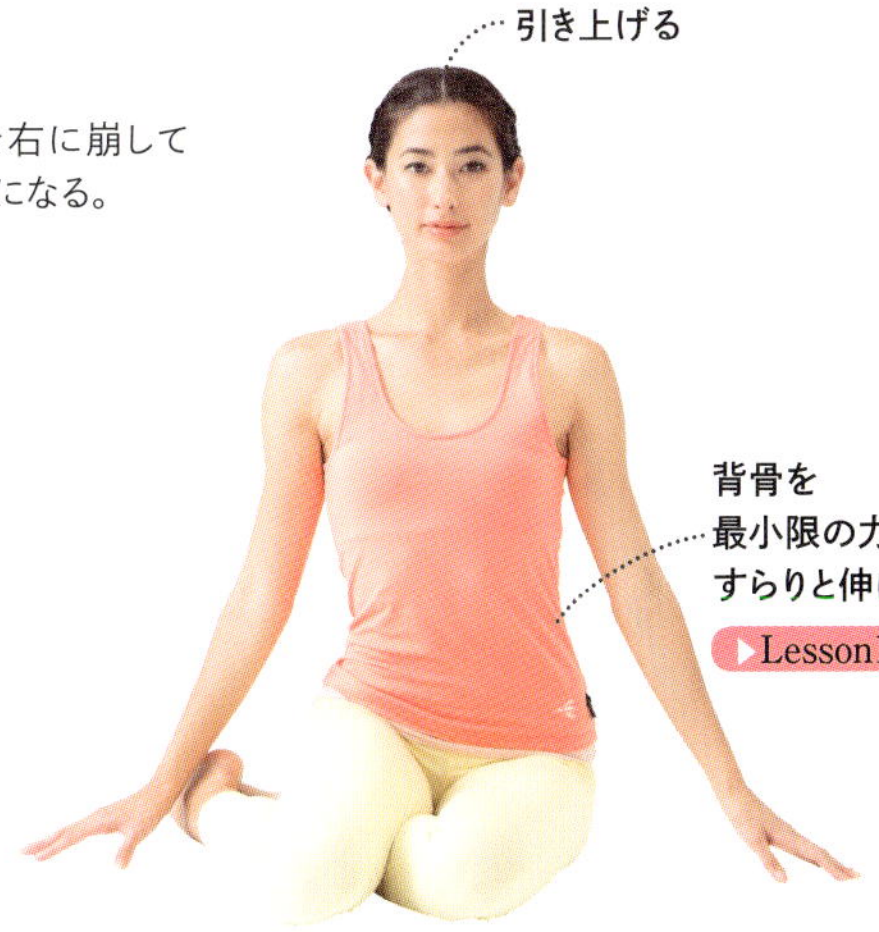
引き上げる
背骨を
最小限の力で
すらりと伸ばす
▶Lesson10

2 右足を立て膝にしてから、余裕があれば左に流す。

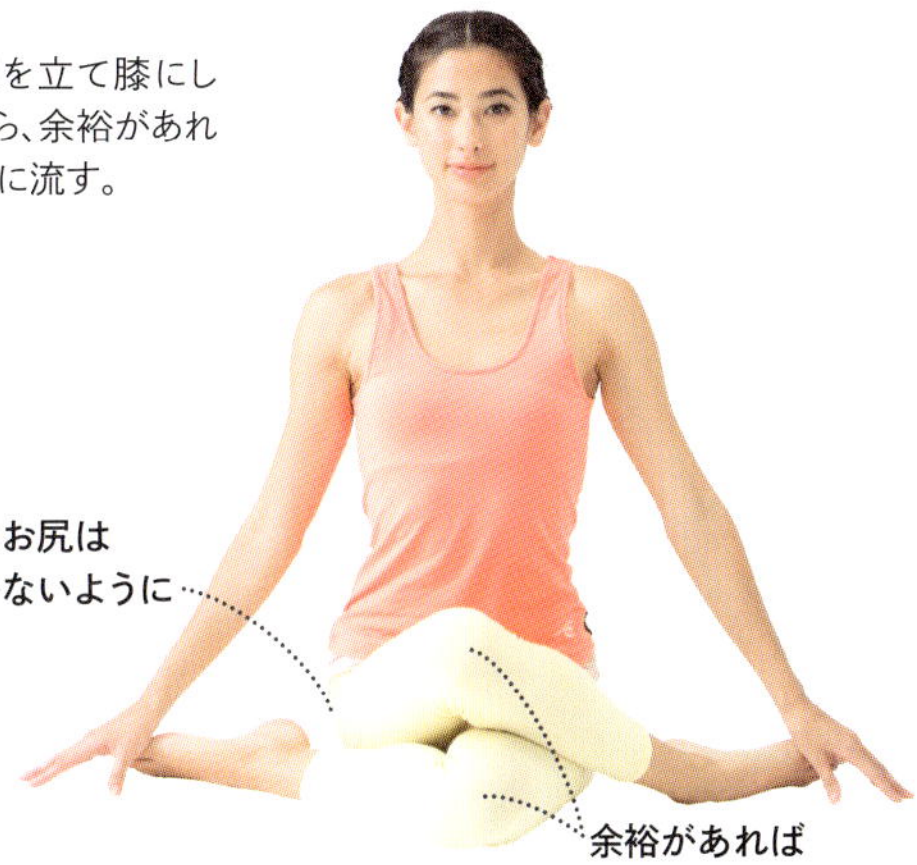
右のお尻は
浮かないように
余裕があれば
互いに近づける

3 右腕を上に伸ばしてから肘を曲げ、左肘を曲げて手先を背後に回し、互いに手を組む。

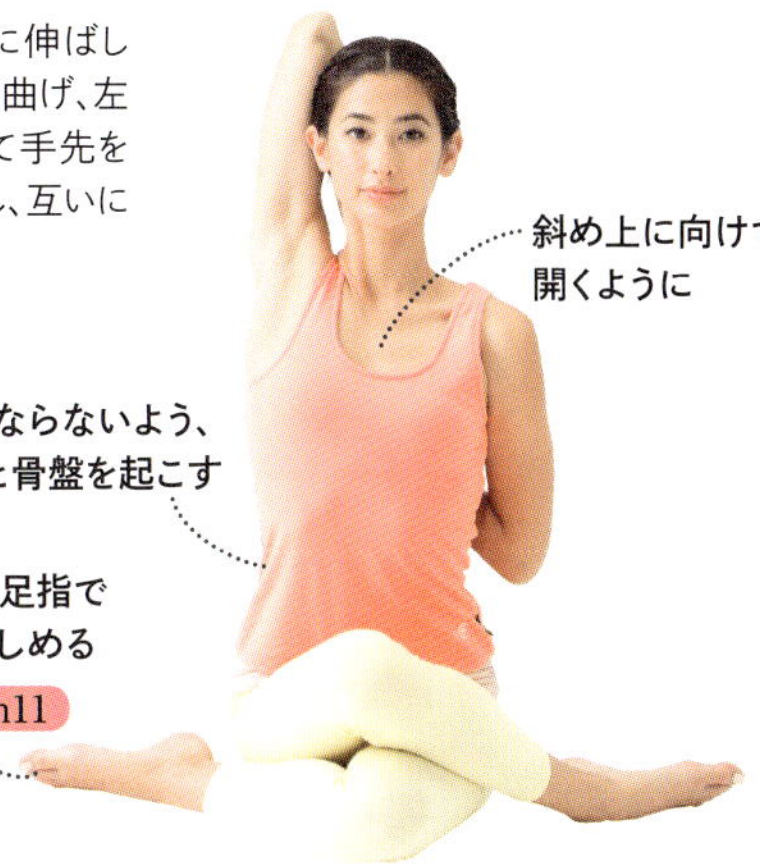
斜め上に向けて
開くように
腰が丸くならないよう、
しっかりと骨盤を起こす
軽く開き、足指で
床を踏みしめる
▶Lesson11

4 余裕があれば、息を吐きながら前屈する。

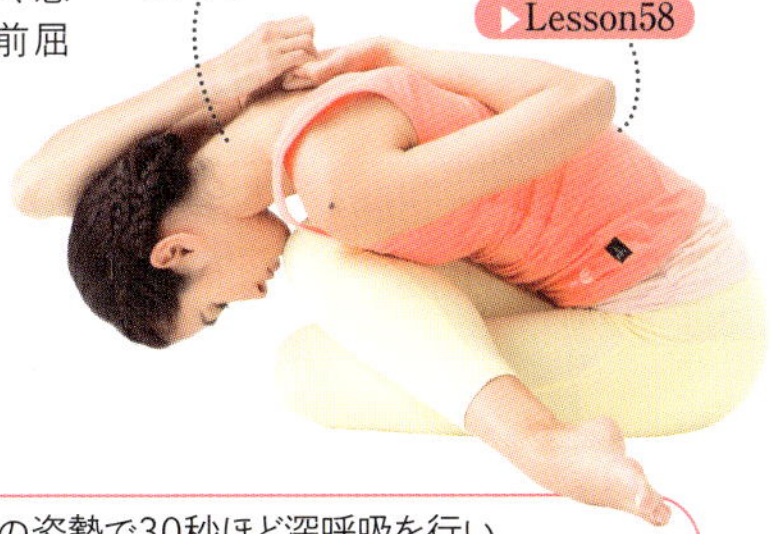
リラックス
丸めながらも
背面を伸ばす
▶Lesson58

この姿勢で30秒ほど深呼吸を行い、
吸う息で3、吐く息で2に戻り、逆も同様に行う。

ポーズの完成が難しい場合は、次のように対処しましょう。

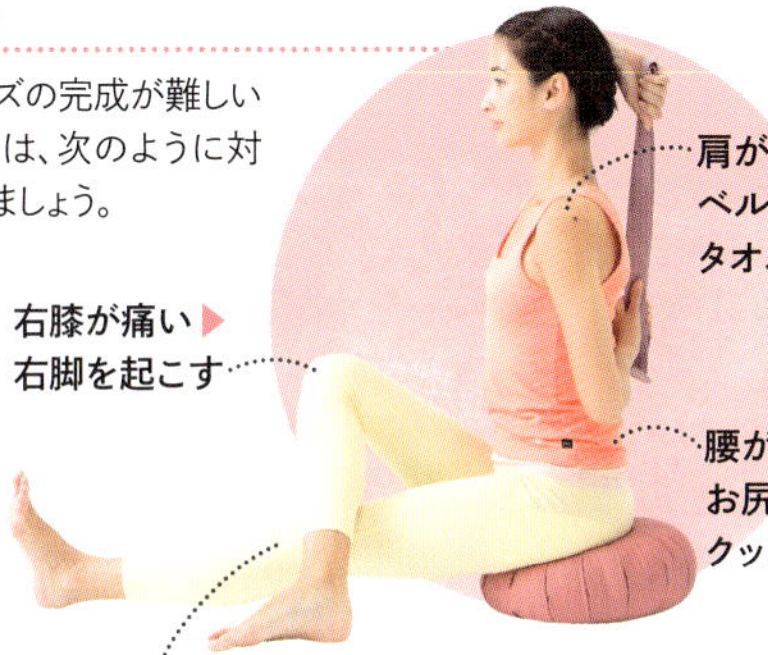
肩がつらい ▶
ベルトや
タオルを使う
右膝が痛い ▶
右脚を起こす
腰が丸い ▶
お尻の下に
クッションを敷く
左膝が痛い ▶
左脚を前に伸ばす

Lesson 27 螺旋の流れを感じる

肩にやさしい腕の上げ方は ▶Lesson18 で紹介しましたが、「牛の顔のポーズ」では下に回す腕の回転も大事になってきます。写真のように、あくまでも穏やかな回転を意識しながら、やわらかく右腕は上に、左腕は下に、それぞれ螺旋を描くように意識することで、肩に負担をかけずに手を背後で組むことができます。

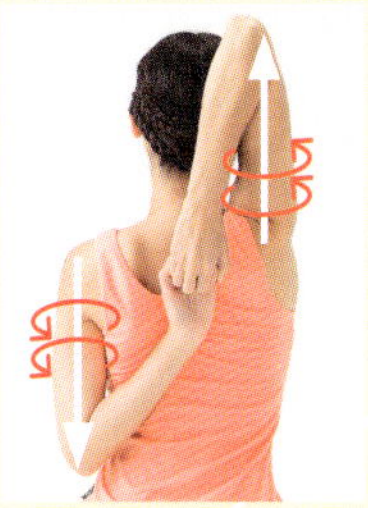

マスターチェック
腕の螺旋を意識したら、肩が楽になった

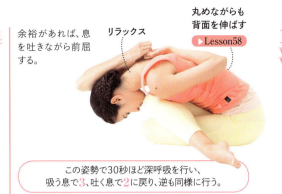

Pose 30

Cobra Pose

コブラのポーズ

Bhujangasana
ブージャンガ・アーサナ
【*Bhujanga*】蛇

後屈ポーズの基本的な身体の使い方を練習するのに、最も適したポーズの一つ。他のポーズもそうですが、特に後屈ポーズは見た目の完成度ではなく、キープ中に気持ちがいいか、苦しいかがとても大切なポイントになります。気持ちよく後屈ポーズを行い、後屈が大好きになる第一歩として、丁寧に練習していくことにしましょう。

P 臥位
M ストレッチ
T 序盤・終盤
C 腰・胸
E
♥イライラ・リフレッシュ
疲労・胃・腰
★背中・首筋・姿勢

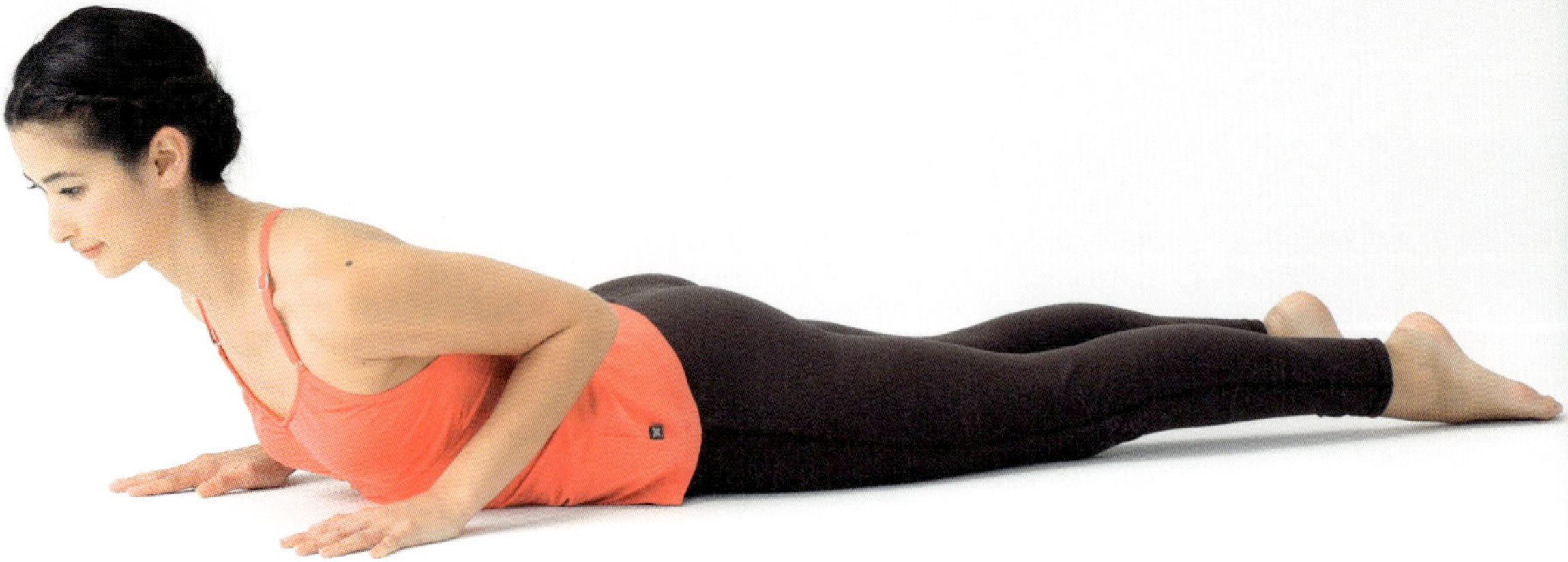

Lesson 28

後屈ポーズの基本

後屈ポーズを行う際の最大のポイントは、「腰を伸ばして、胸を開く」こと。多くの方は、腰と首を折るように反らせて、身体を傷めてしまいます。また、胸を力で反らせようとして背中の緊張が助長されます。腰は力ではなく流れでソフトに伸ばし（▶Lesson10）、胸の緊張をゆるめてやわらかく開くこと。一朝一夕ではできませんが、繰り返しの練習を通してこの感覚をマスターしていきましょう。

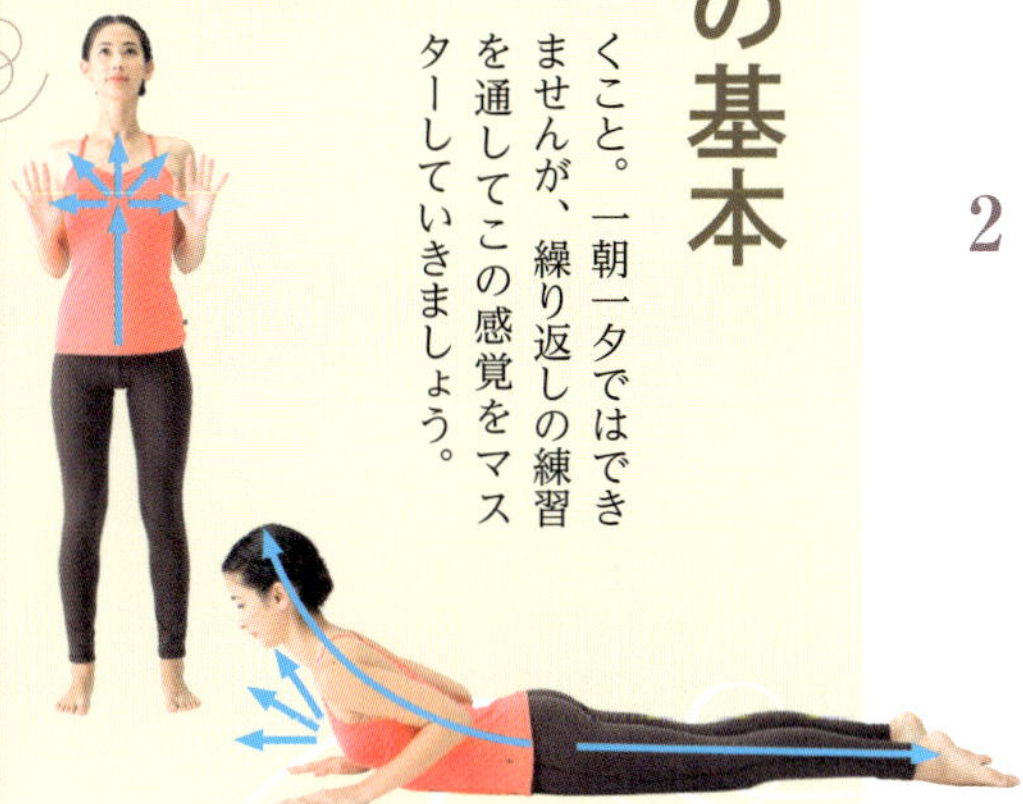

マスターチェック
後屈ポーズで腰がソフトに伸び、胸がやわらかく開いた

1 うつ伏せになり、両足を腰幅程度に開き、両手を肩の真下あたりに置く。

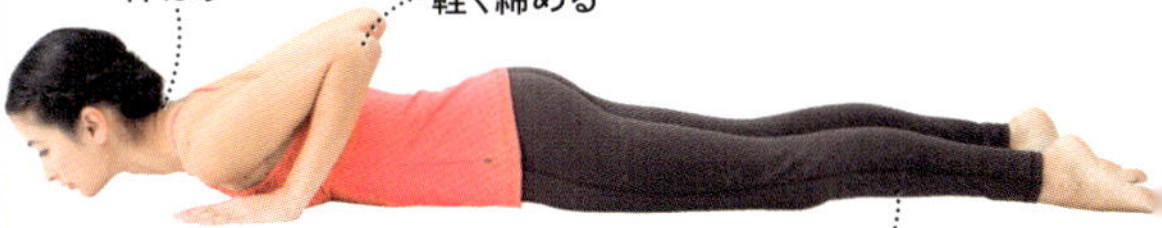
穏やかに
伸ばす
軽く締める
穏やかに伸ばす
▶Lesson25

2 息を吸いながら上体を起こし、30秒ほど深呼吸を行った後、吐く息で1に戻る。

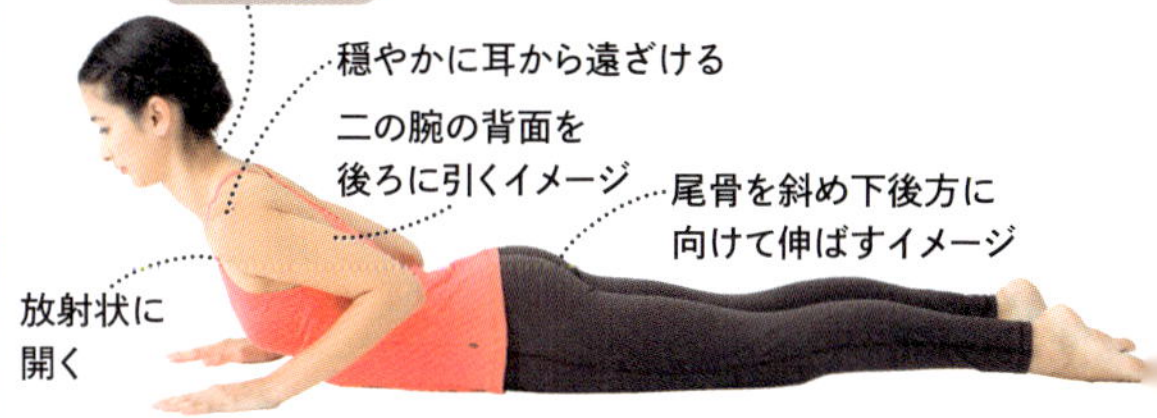
穏やかに伸ばす
▶Lesson17
穏やかに耳から遠ざける
二の腕の背面を
後ろに引くイメージ
尾骨を斜め下後方に
向けて伸ばすイメージ
放射状に
開く

Pose 31

スフィンクスのポーズ
Salamba Bhujangasana

背中が緊張し過ぎて腰がつらい場合は、肘を肩の真下に持ってきて胸を開く「スフィンクスのポーズ」でホールドしましょう。

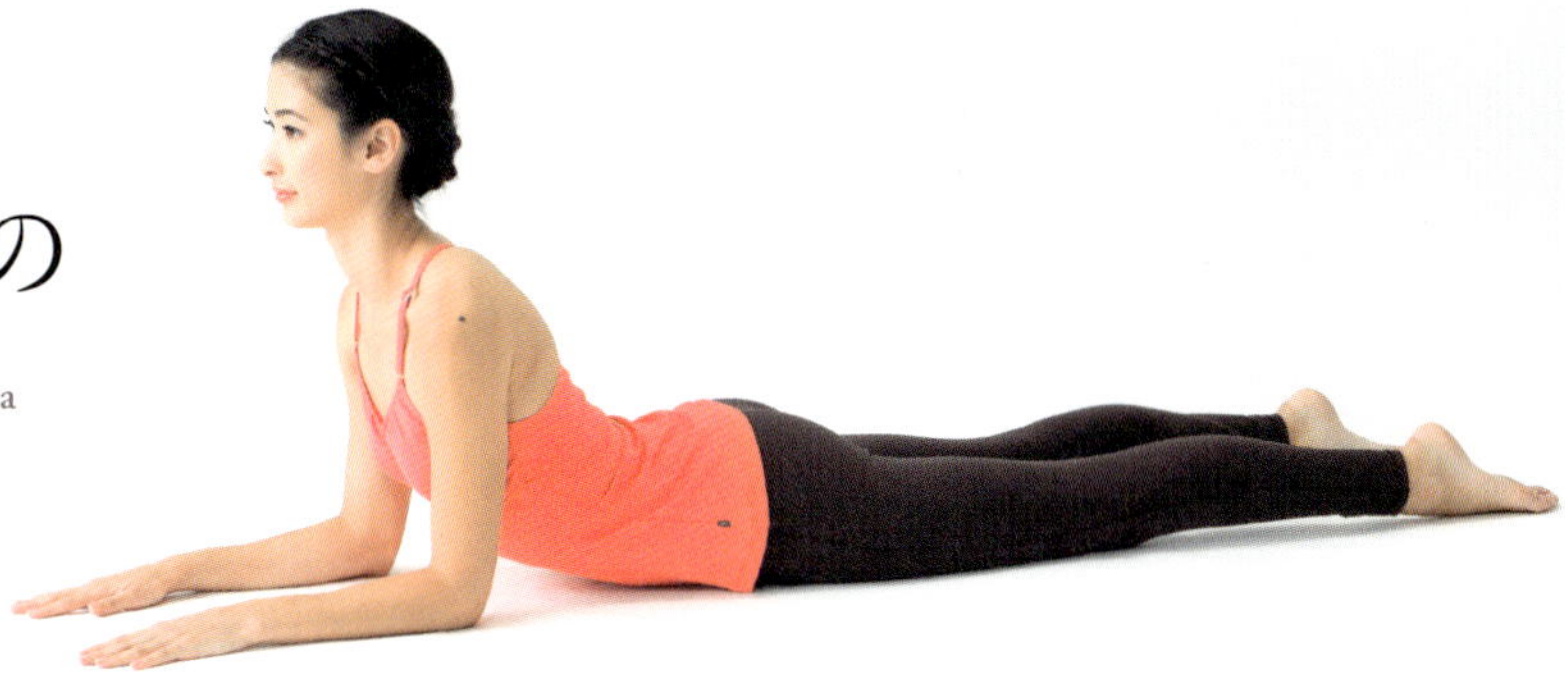

Pose
32

Bridge Pose

太鼓橋のポーズ

Setu Bandhasana
セートゥ・バンダ・アーサナ
【*Setu*】橋【*Bandha*】固定する

初心者でも安全に行うことができる、代表的な後屈ポーズの一つ。後屈ポーズの基本である「腰を伸ばして、胸を開く」がうまくできると、気持ちよくポーズをとることができます。力で持ち上げると腰が痛く、辛いだけのポーズになります。できるだけ丁寧に身体を感じながら、このポーズを通して後屈の基本を練習していきましょう。

P 臥位
M ストレッチ
T 中盤・終盤
C 腰・胸
E
♥集中・イライラ・リフレッシュ
冷え・胃・肩こり
★背中・バスト・姿勢

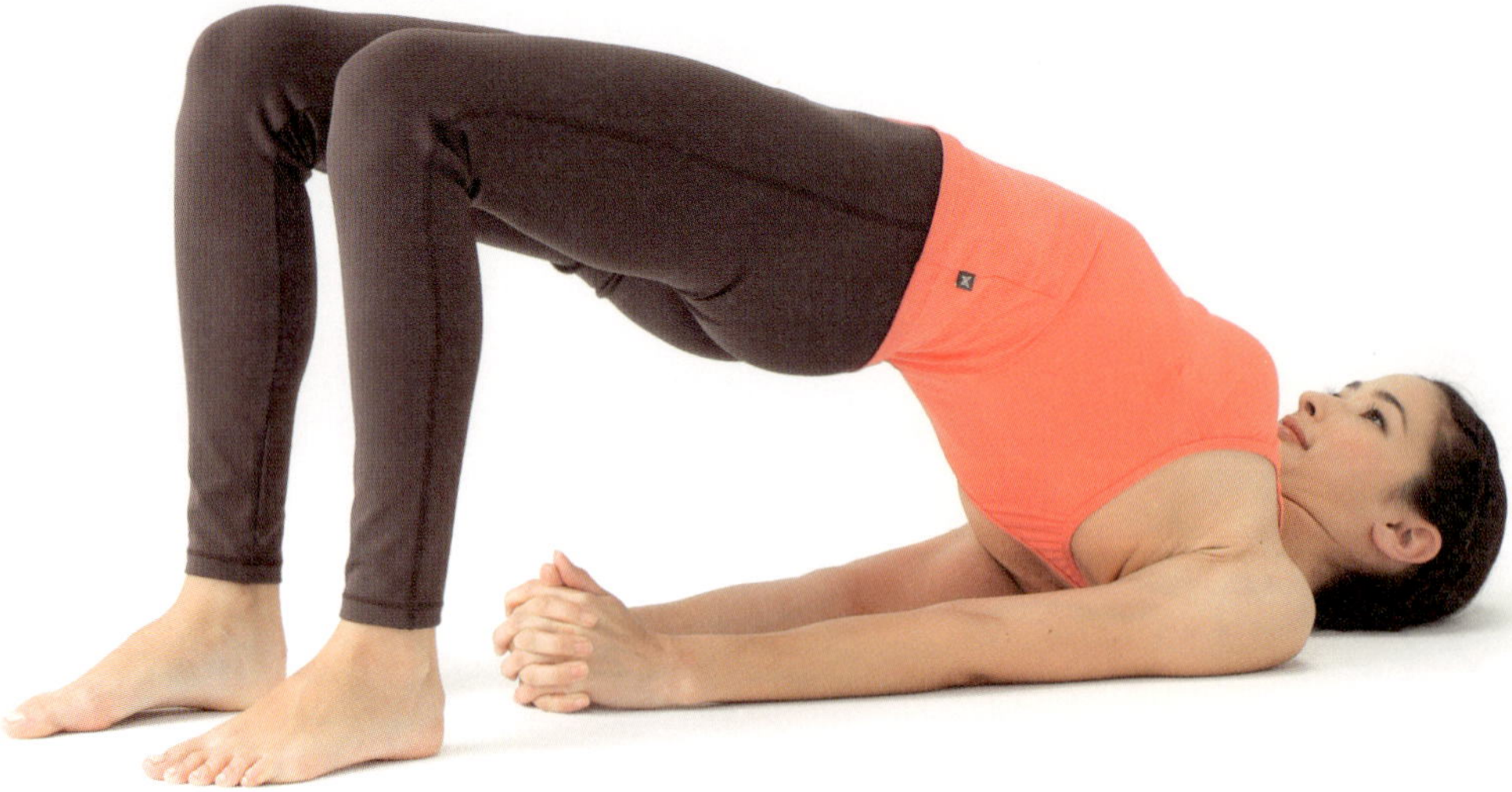

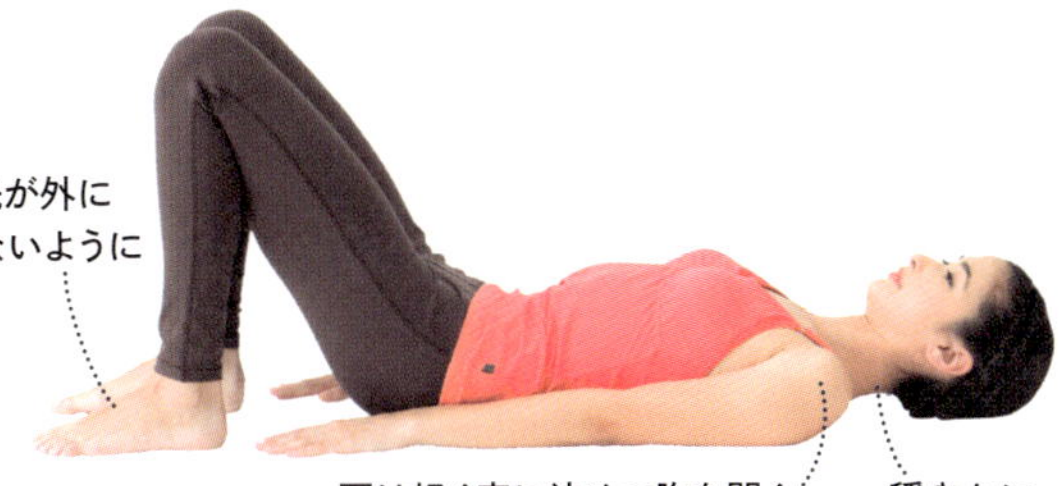
つま先が外に
向かないように
肩は軽く床に沈めて胸を開く
▶Lesson67
穏やかに
伸ばす

◀◀ 1

仰向けになり、足を腰幅程度に開いて両膝を立てる。手はお尻の横あたりで手のひらを下にする。

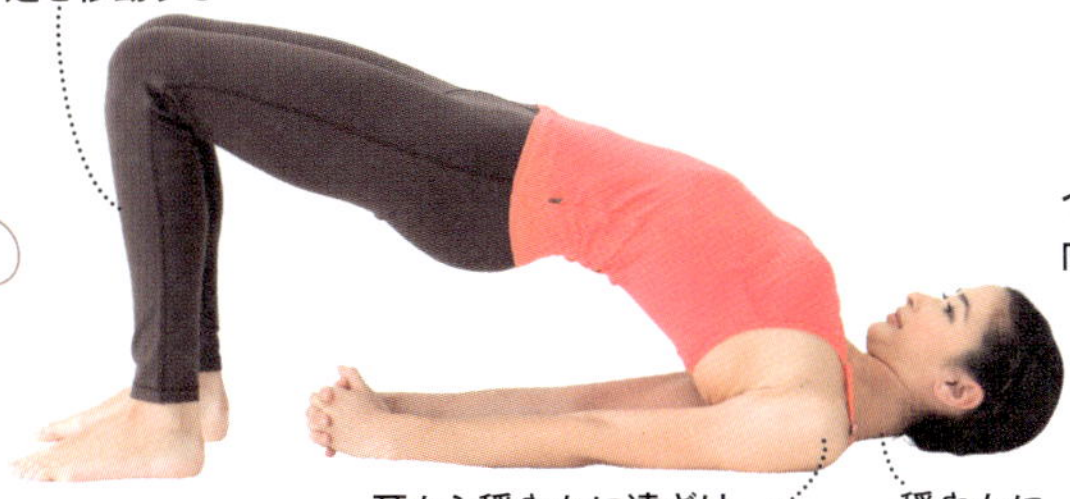
膝下が垂直になるように
足を移動する
耳から穏やかに遠ざけ、
床にしっかりと押し付ける
穏やかに
伸ばしておく

2

息を吸いながら腰を持ち上げ、両肩を軽く寄せて手を握る。

この姿勢で30秒ほど深呼吸を行い、手をほどいてから、息を吐きながら1に戻る。

Pose 33

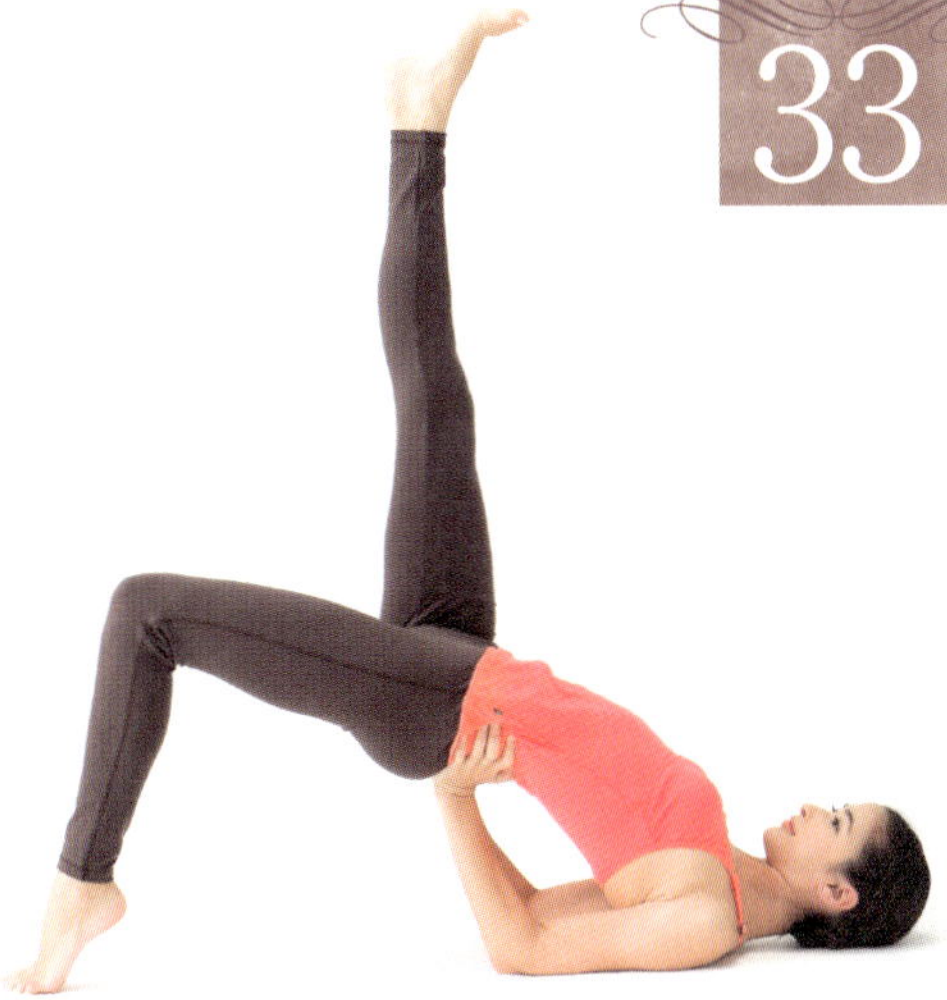

脚を上げた太鼓橋のポーズ

Eka Pada Setu
Bandha Sarvangasana

「太鼓橋のポーズ」で、脚をそろえた後に片脚を上げることで、上級バリエーションになります。やりやすければ、下の脚をつま先立ちにしてもOK。

Lesson 29

後屈では膝を開かない

後屈ポーズで陥りやすい間違いの一つに、「反ろうとする意識が強くて、膝が広がってしまう」ことがあります。そうなると腰が折れて傷めてしまう可能性があるので、▶Lesson28にならって伸びる意識を保つことが大切です。座位だとわかりやすいのですが、膝が広がる傾向にあると伸びる力が十分に生み出せず、脚を並行にすると伸びを得やすくなります。この感覚は、後屈の多くのポーズを深めるうえで大切になるので、ぜひマスターしておきましょう。

マスターチェック

伸びる意識でポーズをとったら膝が広がらず、後屈が深まった

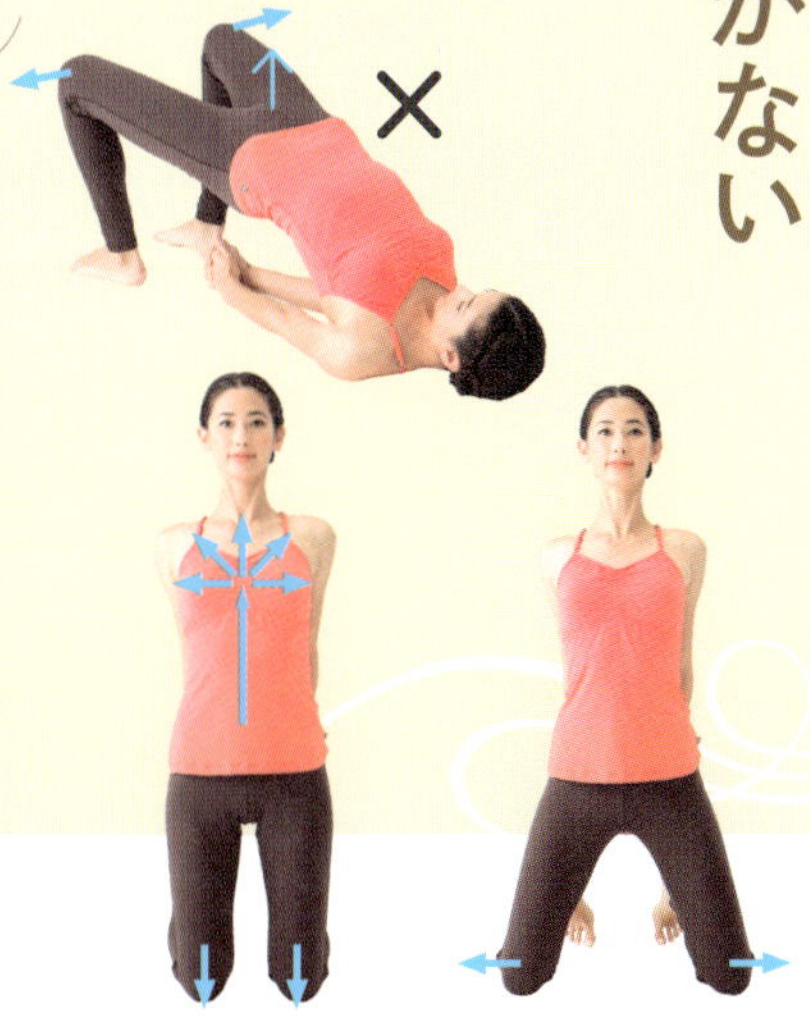
×

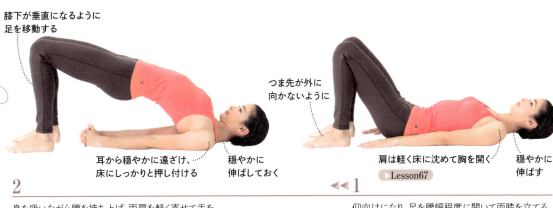

Pose
34

Camel Pose

ラクダのポーズ

Ustrasana
ウシュトラ・アーサナ
【*Ustra*】ラクダ

とても深い後屈が味わえる代表的なポーズの一つ。「コブラのポーズ」（P90）や「太鼓橋のポーズ」（P92）で後屈の基本を押さえることができたら、ぜひこの「ラクダのポーズ」に挑戦してみましょう。首や腰に負担をかけずに行うことができれば、胸が開放されるとても爽快な感覚を体験できるはずです。ただし、とても負荷の高いポーズなので、決して無理をしないよう、様子を見ながらポーズを深めていきましょう。

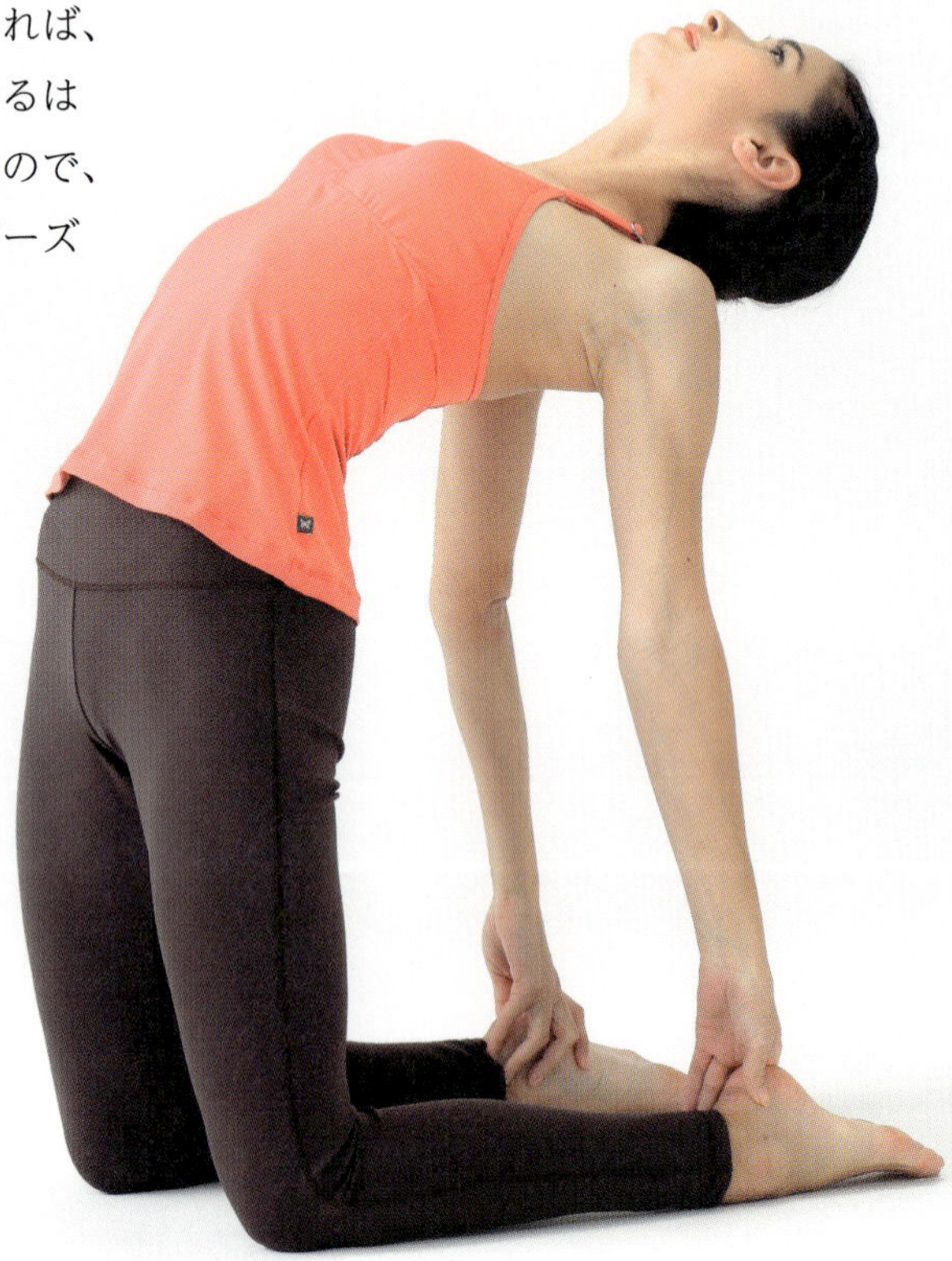

P 座位
M ストレッチ
T 中盤
C 腰・胸
E
♥集中・イライラ・リフレッシュ
疲労・冷え・胃
★背中・バスト・首筋

Lesson 30

脚の伸びが後屈のカギ

後屈の基本原則、「腰を伸ばして、胸を開く」ために欠かせないのが「脚の伸び」です。「ラクダのポーズ」の場合、太ももが伸びて膝を床に押し付ける力を意識することで、その正反対の方向に腰が伸び、その延長線上で胸が開きやすくなります。高くジャンプする際に床の踏みしめが大切なように、下方向の伸びがあってこそ、上方向の伸びが生まれるということを、身体を通して実感していきましょう。

マスターチェック

脚の伸びを感じることで後屈がやわらかく深まった

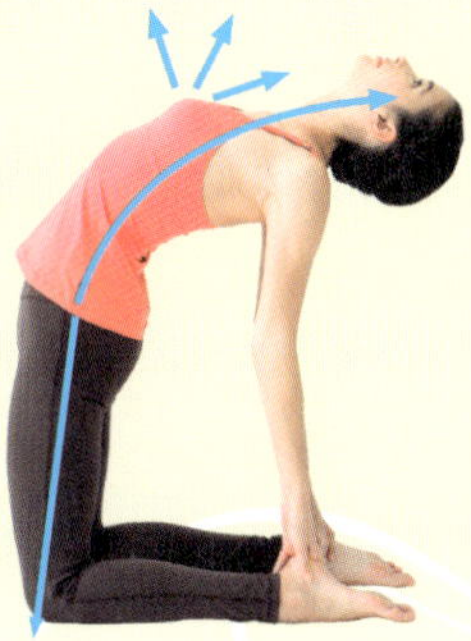

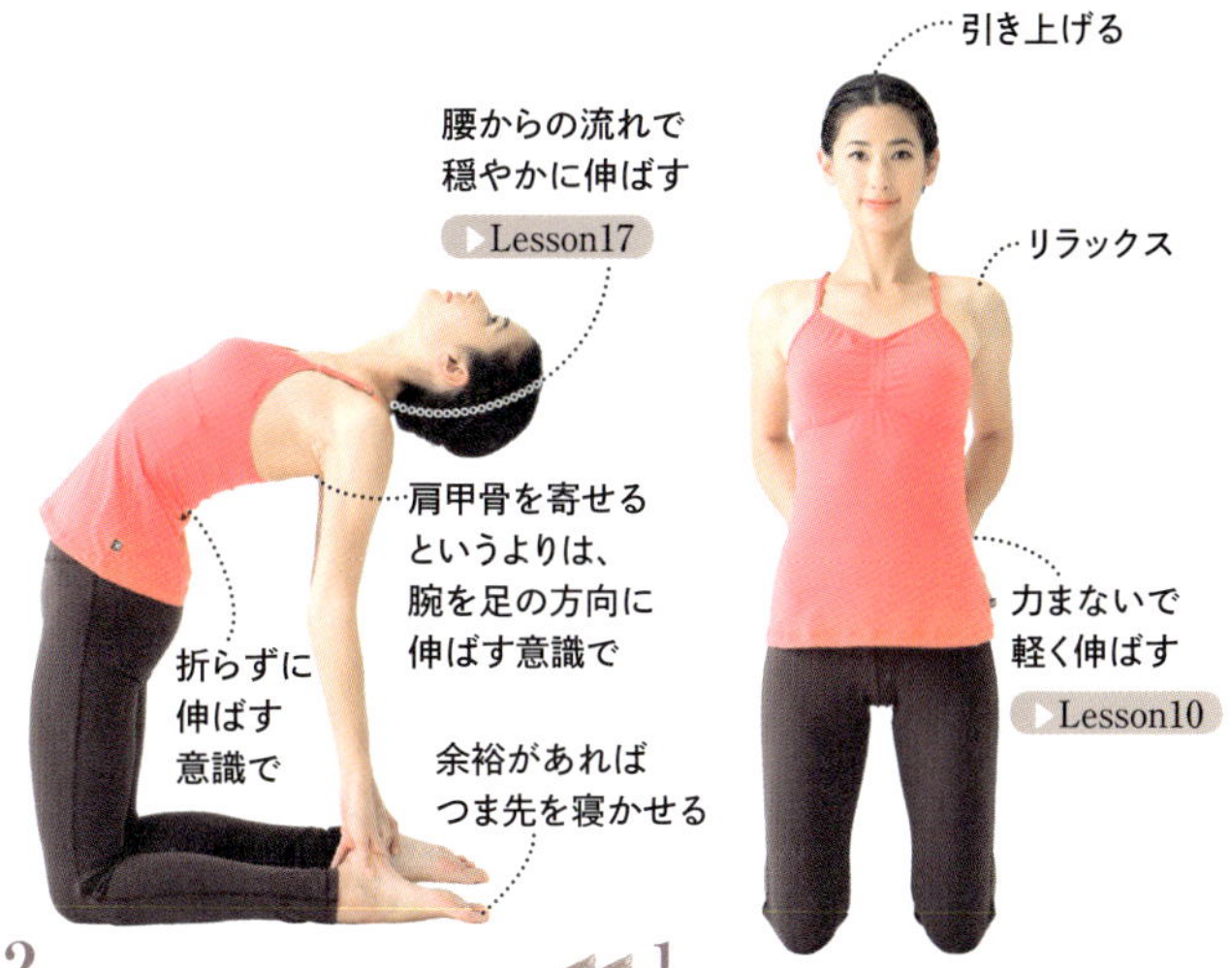
引き上げる
腰からの流れで
穏やかに伸ばす
▶Lesson17
リラックス
肩甲骨を寄せる
というよりは、
腕を足の方向に
伸ばす意識で
力まないで
軽く伸ばす
▶Lesson10
折らずに
伸ばす
意識で
余裕があれば
つま先を寝かせる

1 膝立ちになってつま先を立て、両手を腰にあてて肘を軽く寄せる。

2 膝で床を押し、息を吸いながら胸を斜め上に開き、余裕があれば両手をかかとにつける。

この姿勢で30秒ほど深呼吸を行い、息を吐きながら1に戻る。

首がつらい方は、一方の手で後頭部を支える。

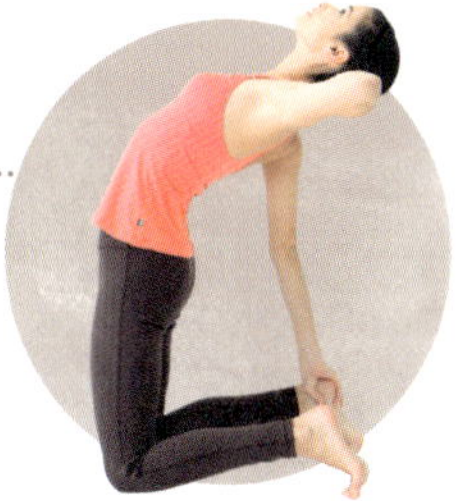

Pose 35

テーブルのポーズ

Purvottanasana

両足を床について、身体の前面（Purva）を伸ばす（Uttana）と「テーブルのポーズ」になります。気持ちよく全身を突っ張ってストレッチできるポーズです。

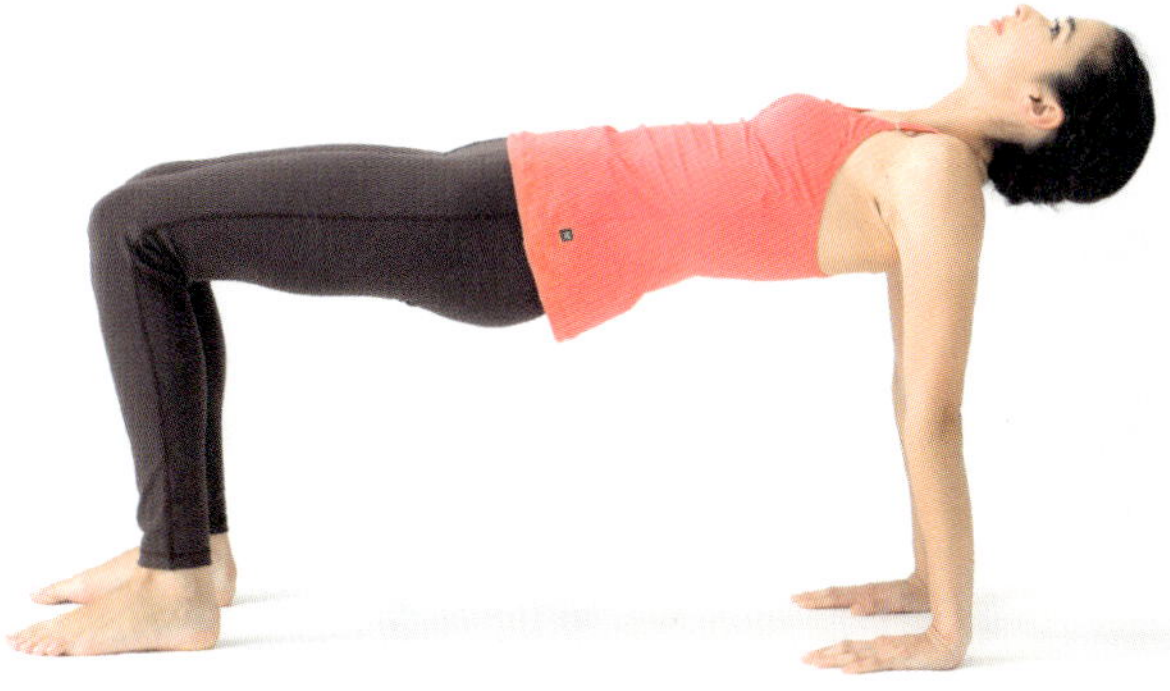

Pose
36

P 座位・臥位
M ストレッチ
T 中盤
C 脚・腰
E
♥集中・イライラ・リフレッシュ
疲労・冷え・胃
★バスト・腕・姿勢

Upward Facing Dog Pose

上を向いた犬のポーズ

Urdhva Mukha Svanasana

ウールドヴァ・ムカ・シュヴァーナ・アーサナ

【*Urdhva*】上方向【*Mukha*】向く【*Svana*】犬

「太陽礼拝のポーズB」にも登場する、ヨガを代表する後屈ポーズの一つ。太陽礼拝では一瞬で通り過ぎるポーズですが、実は手首、肘、肩、腰にとても強い負荷をかけるポーズです。最初はできるだけゆっくりと練習を繰り返し、身体を傷めない姿勢作りができるようになってから、太陽礼拝のポーズに組み込んでいくことをおすすめします。

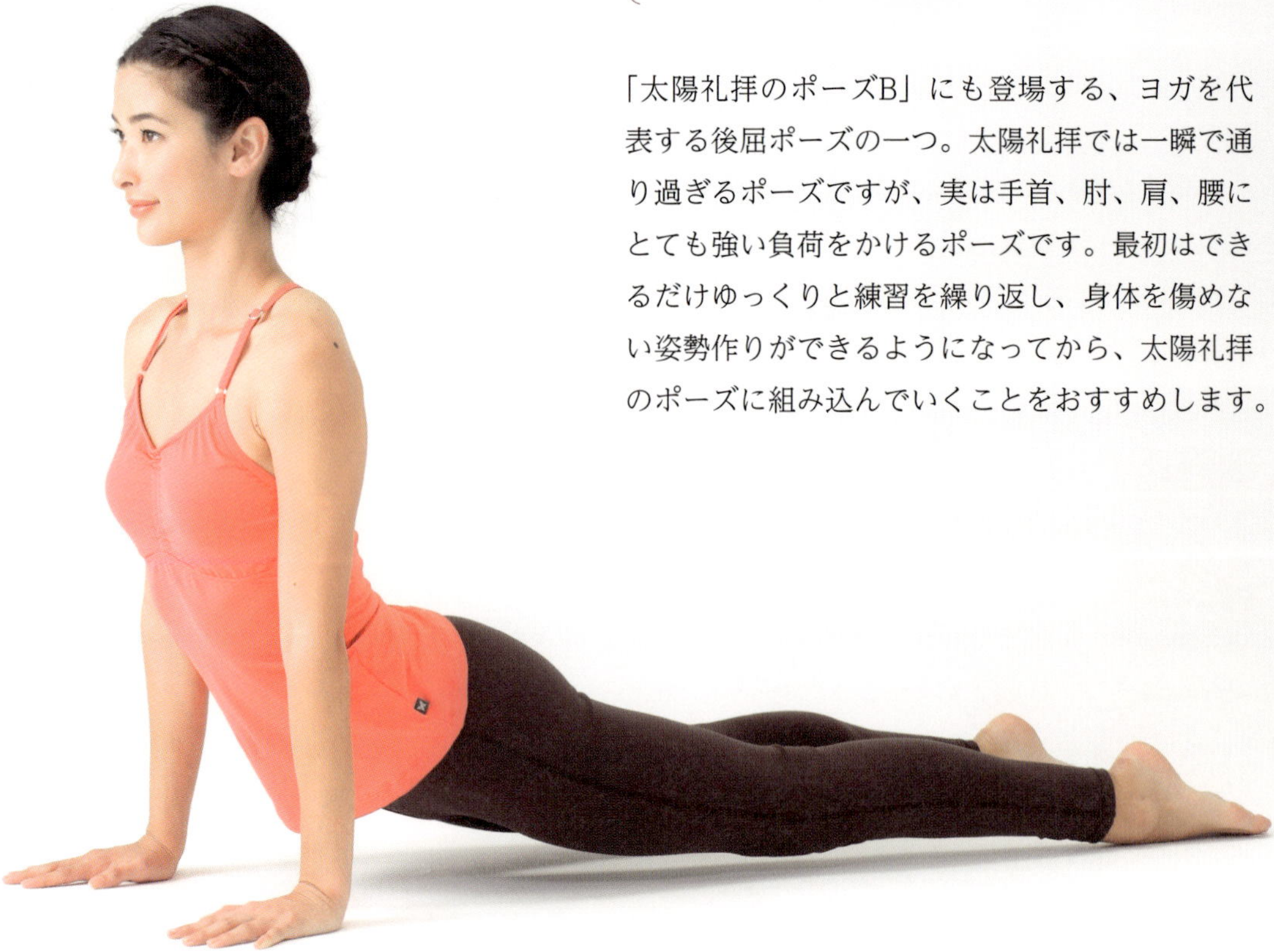

1 四つんばいから、手のひら一枚分ほど手を前方に移動する。

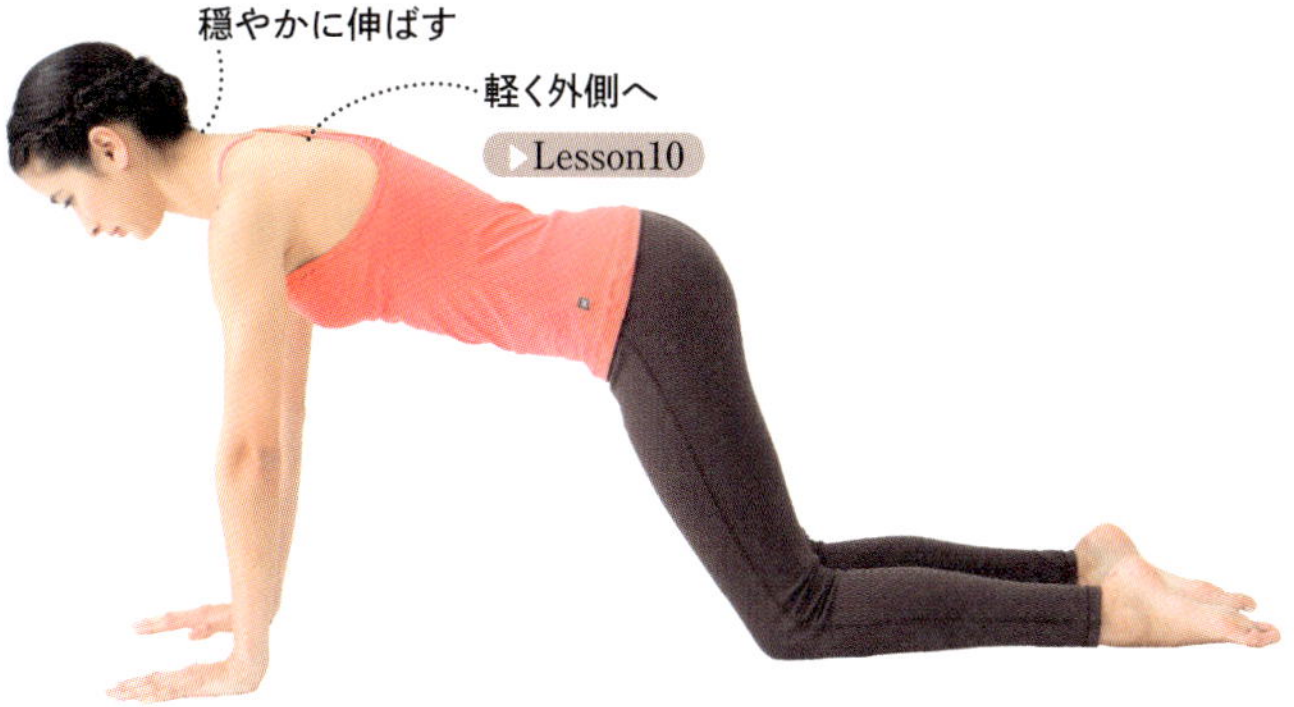
穏やかに伸ばす
軽く外側へ
▶Lesson10

2 両手に体重を載せながら腹圧を高め、上体を前に移動させながら膝を伸ばす。

胸を気持ちよく開いた状態で30秒ほど深呼吸を行い、吐きながら1に戻る。

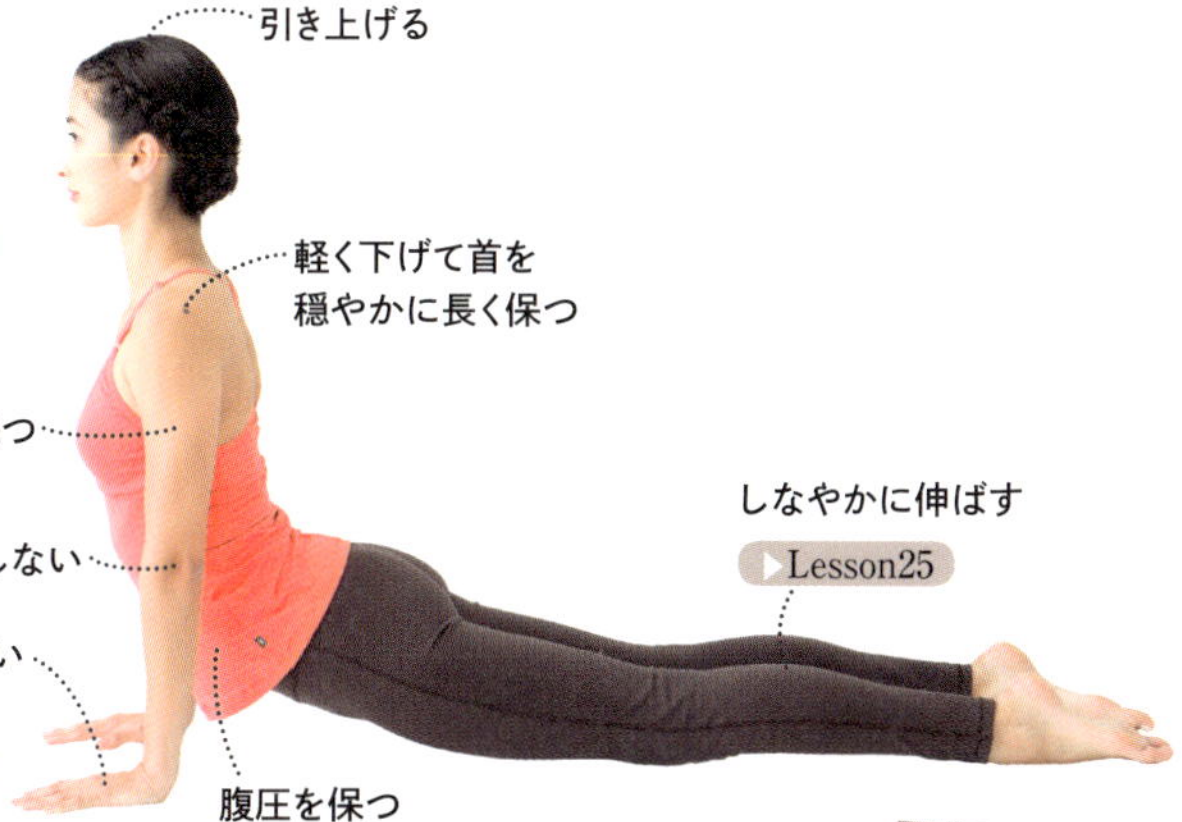
引き上げる
軽く下げて首を
穏やかに長く保つ
床に対して垂直に保つ
▶Lesson1
しなやかに伸ばす
▶Lesson25
ロックしない
手首を傷めない
手の使い方
▶Lesson9
腹圧を保つ

Lesson 31

腕のねじれと胸の広がりとの関係

「上を向いた犬のポーズ」でよく見かけるのが「二の腕が内側にねじれ、肩が前にきて胸が落ちる姿勢」です。この姿勢では、後屈の爽快感がほとんど得られません。胸を気持ちよく広げるには、二の腕を穏やかに外側にねじることが大切。このとき、手首の外側にばかり負担がかかってしまうと手首を傷める（▶Lesson9）ので、これを避けるために肘から先を内側にねじって、手首を安定させる必要があります。このねじりが難しい方は手先を外側に向け、まずは負担の少ない形で胸の広がりを味わっていきましょう。

マスターチェック

腕のねじりを意識するだけで胸の広がりが増した

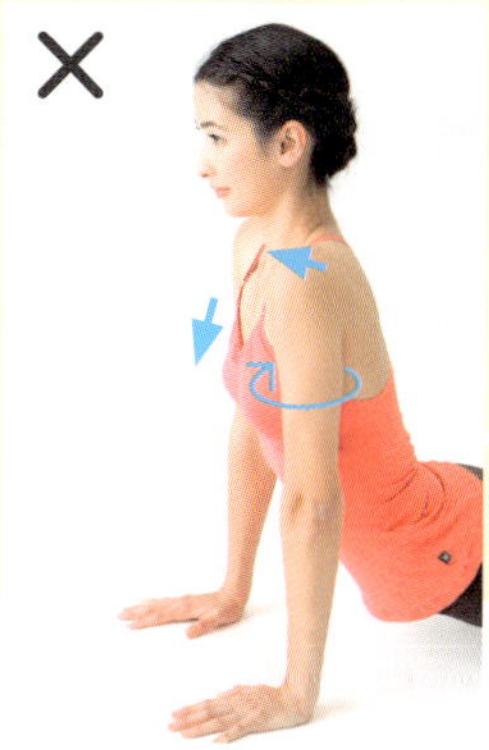
×

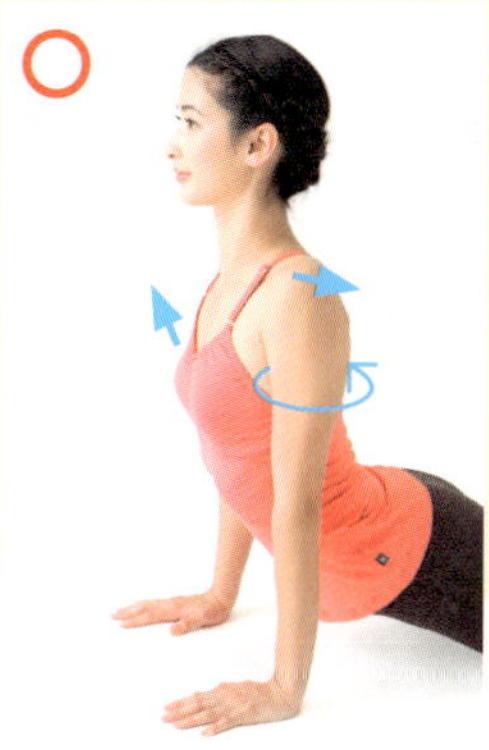
○

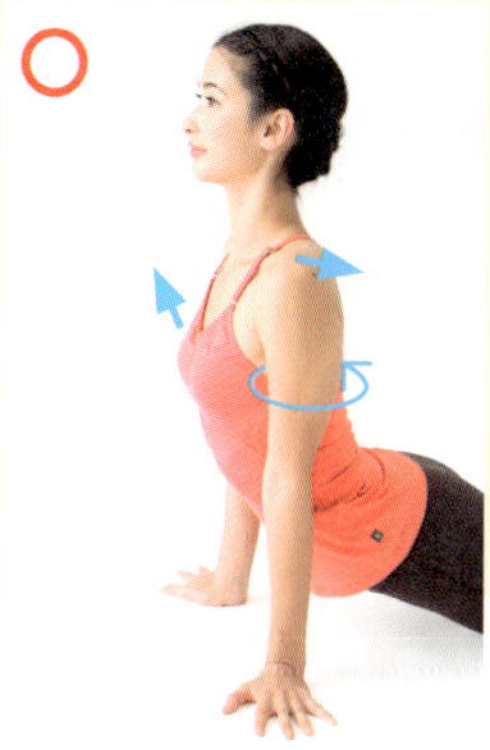
○

Pose 37

Extended Puppy Pose

子犬伸ばしのポーズ

Uttana Shishosana

ウッターナ・シショー・アーサナ

【*Uttana*】伸びた【*Shisho*】子犬

犬や猫が行っているのをよく見かけますが、気軽に行えて最高のストレッチ感が味わえる素晴らしいポーズです。ただ、あまりの心地よさに脱力し過ぎると、首や腰を傷めてしまう可能性があります。ここでは簡単なポーズの影に潜む危険性について、改めて確認していくことにしましょう。

P 座位

M ストレッチ

T 序盤・終盤

C 腰・胸

E
- ♥リラックス・リフレッシュ
- 疲労・胃・肩こり
- ★背中・バストアップ・姿勢

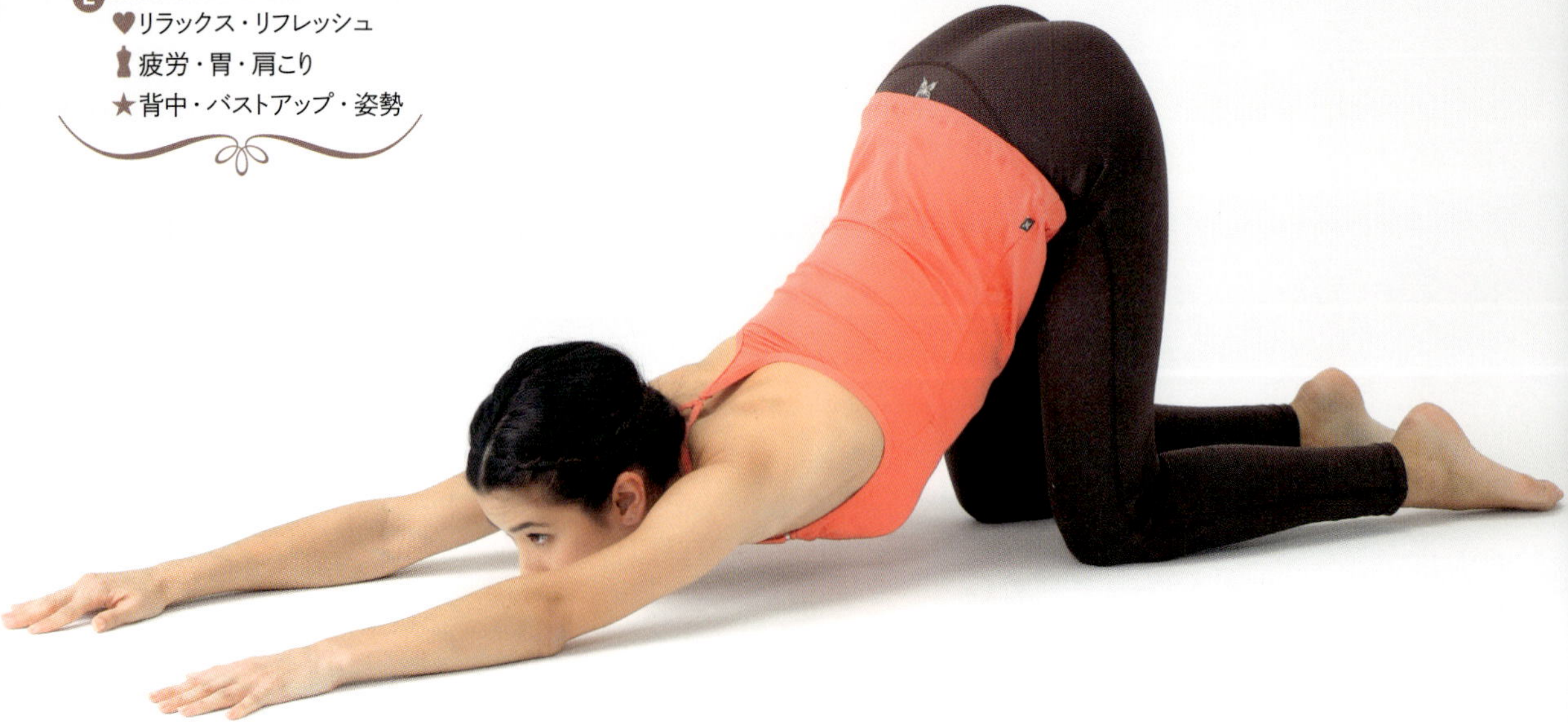

Lesson 32

完全な脱力のデメリット

ポーズ中に完全に脱力することは、深いストレッチや無防備な心を作る助けとなりますが、時として眠気が強くなって注意力を欠いたり、ストレッチが度を越して身体を傷めることもあります。そのデメリットを考えると、完全に安全な姿勢でない限りは、穏やかな流れ ▶Lesson10 を感じ続けることが、安全にポーズを行う上で不可欠な要素だと言えます。

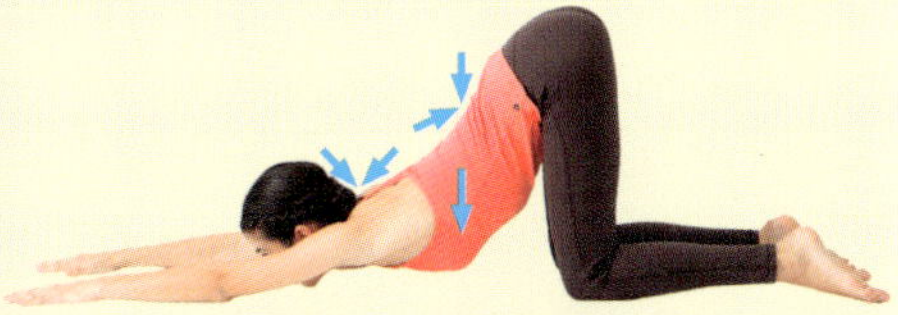

完全に脱力すると首や腰を痛めることも。

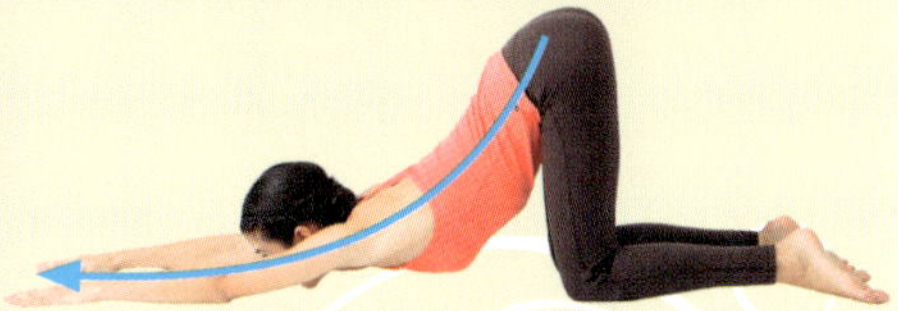

穏やかな流れを感じておくと安全。

マスターチェック
穏やかな流れを感じ続けることで安全にポーズが行えた

1 四つんばいから、肩の真下に肘をつく。

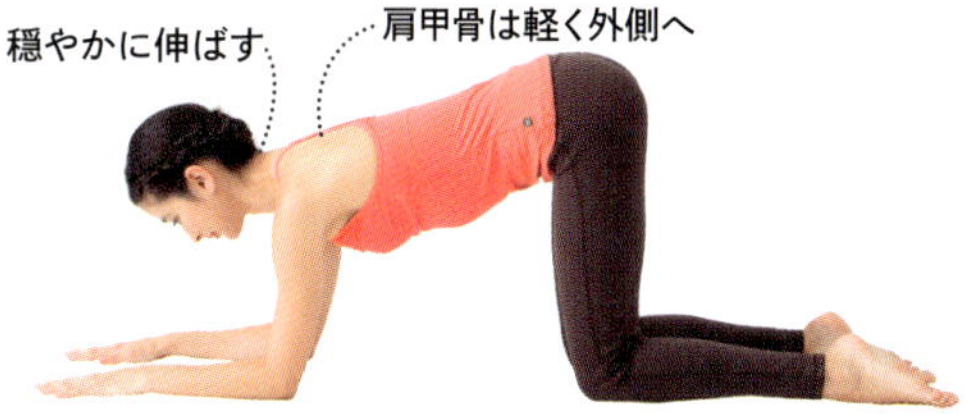
穏やかに伸ばす
肩甲骨は軽く外側へ

2 腹圧を保ちながら、両手を少しずつ前に伸ばして脇を伸ばし、あごか額を床につける。

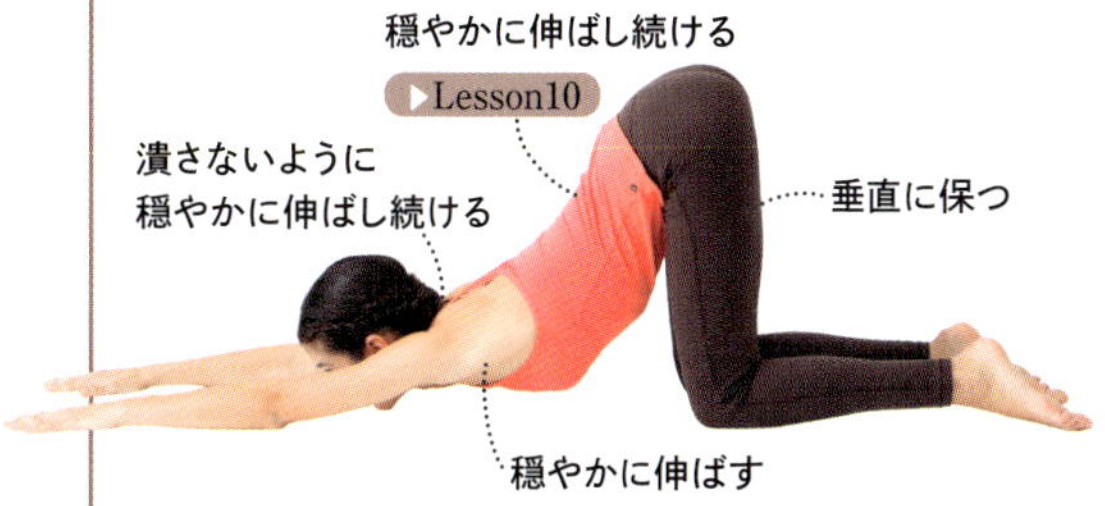
穏やかに伸ばし続ける
▶Lesson10
潰さないように
穏やかに伸ばし続ける
垂直に保つ
穏やかに伸ばす

この姿勢で30秒ほど深呼吸を繰り返し、
腹圧を保ちながらゆっくりと1に戻る。

負荷が強すぎる場合は、
片腕ずつ行う。

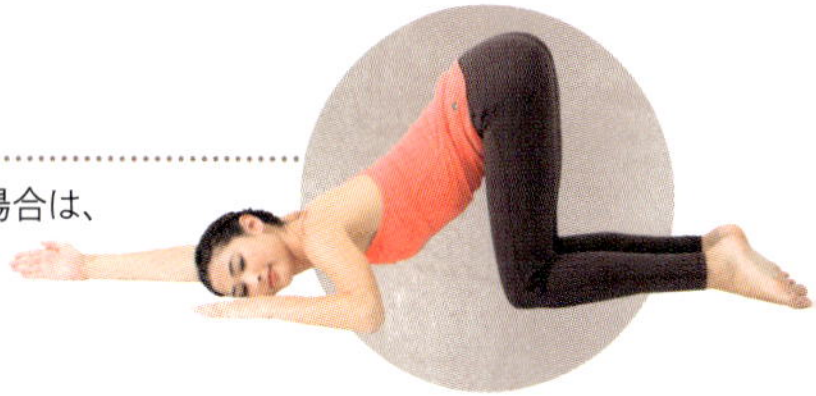

Pose 38

針の糸通しのポーズ

Parsva Balasana

「子犬のポーズ」の1の姿勢からねじりを加えると、横腹(Parsva)に効く子供(Bala)のポーズになります。

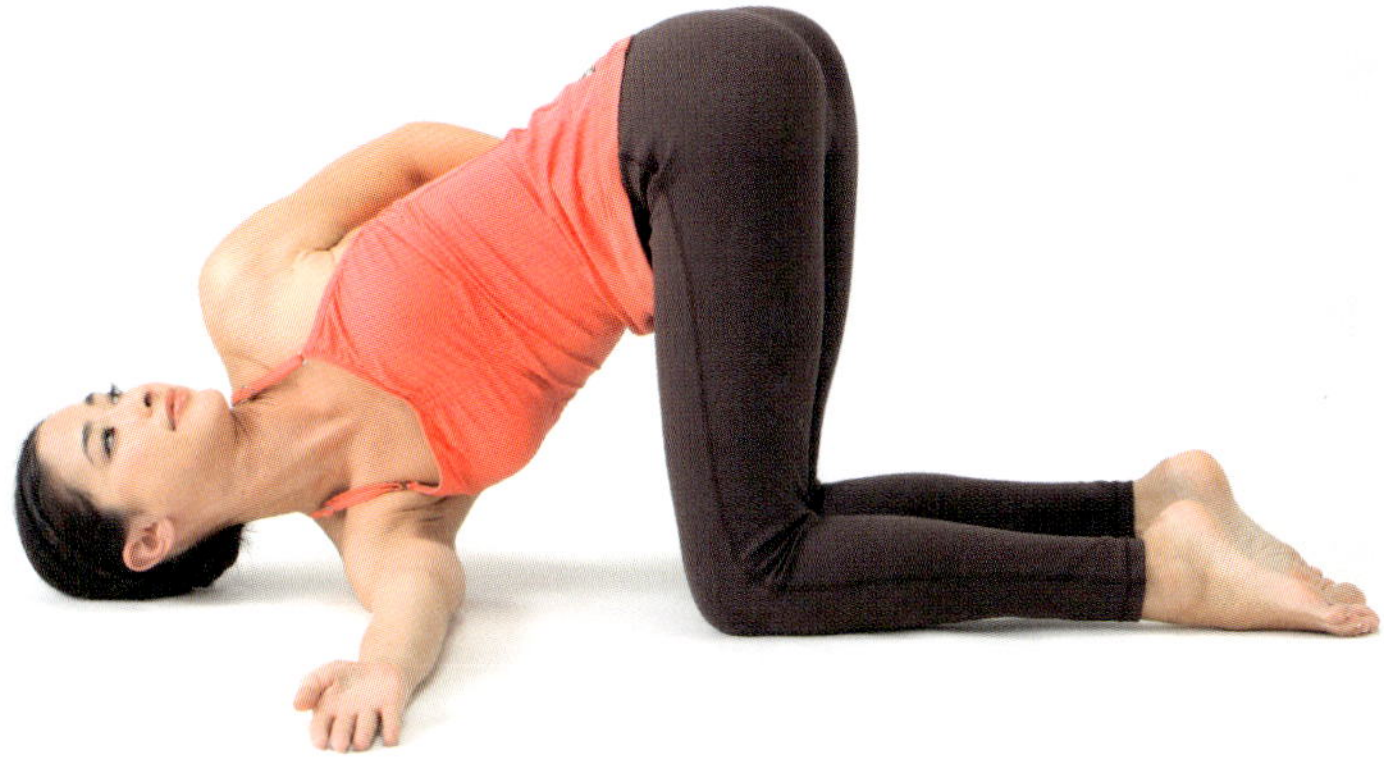

Pose
39

魚のポーズ

Fish Pose

Matsyasana
マツヤ・アーサナ
【*Matsya*】魚

仰向けの姿勢で気軽に後屈の爽快感が味わえる快適なポーズ。ただ、見た目以上に首に強い負荷がかかるため、終わった後に首に違和感が残る人や、首が弱い人、悪い人は行わない方が無難です。ポーズの完成そのものが目的ではなく、そのポーズを通して得られる感覚や効果が目的ですから、他のポーズで代替するくらいの気持ちでヨガに取り組むことが大切です。

P 臥位
M ストレッチ
T 終盤
C 腰・胸
E
♥リフレッシュ
肩こり・目・髪
★背中・バスト・姿勢

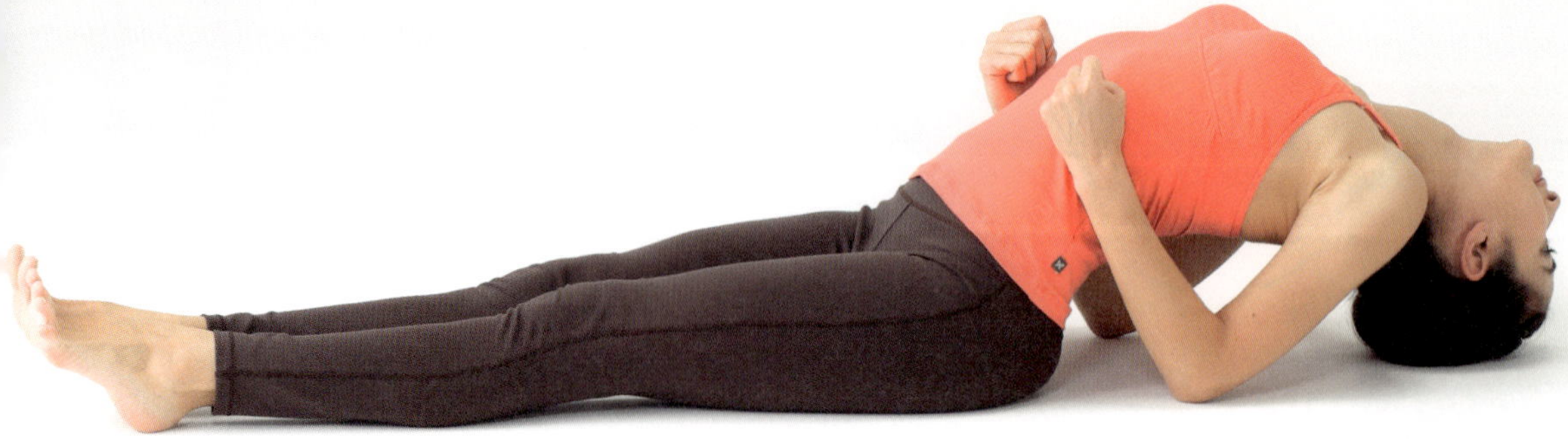

Lesson 33

ポーズを解くときの注意

深いストレッチからポーズを解くとき、身体をゆっくり動かし始めないと、ポーズを深めるとき以上に怪我をする恐れがあるので注意が必要です。特に「魚のポーズ」では、頭頂がマットにグリップしてポーズを解きにくくなっていることが多く、急に戻すと首をたやすく傷めてしまいます。まず頭をゆっくりと持ち上げ、次に穏やかにアゴを引き、最後に後頭部を床に戻すように、その手順も含めて注意深く行っていきましょう。

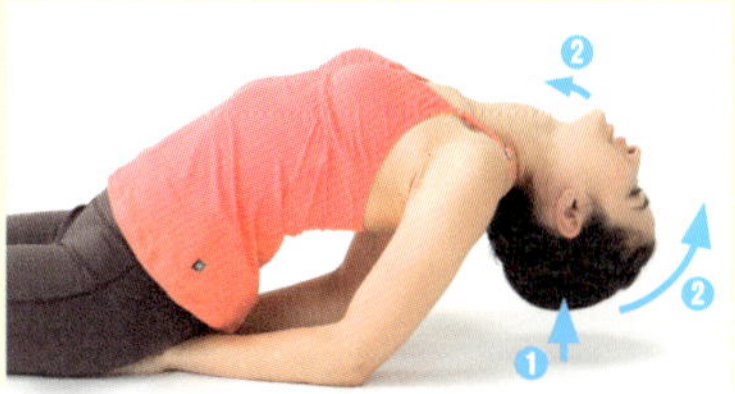

マスターチェック
ポーズをゆっくりと安全に解くことができた

1 両脚を伸ばして仰向けになり、親指を中にして握りこぶしを作り、両肘を曲げて脇を締める。

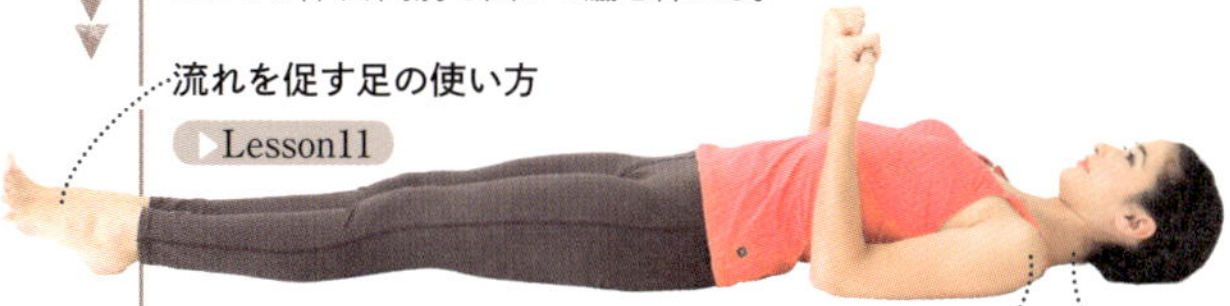
流れを促す足の使い方
▶Lesson11
穏やかに耳から遠ざけ床につける
穏やかに伸ばす

2 両肘に力を入れて床を押し、息を吸いながら胸を突き出して上体を持ち上げ、頭頂付近を床につける。

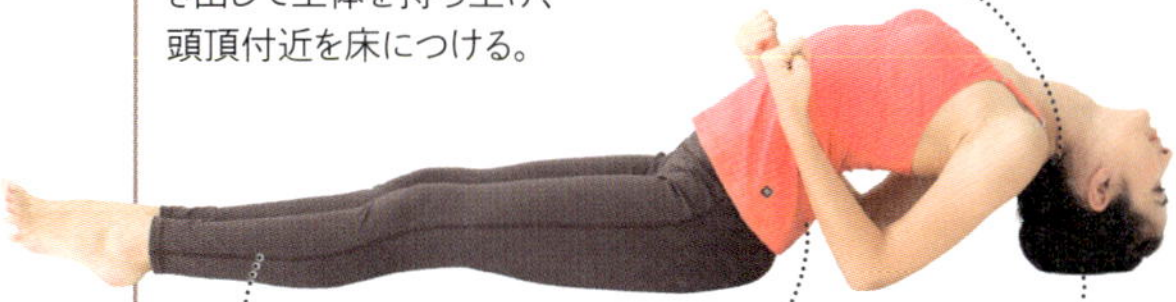
首の後ろを潰さないよう、伸ばす意識を保つ
▶Lesson17
骨の芯を伸ばす
▶Lesson25
やわらかく伸ばす
▶Lesson28
頭頂にあまり体重を載せず、肘で体重を支える

この姿勢で30秒ほど深呼吸を行い、息を吐きながら1に戻る。

上のやり方が難しい場合は、お尻の下に両手を敷いて肘で床を押し、胸を反らせる。

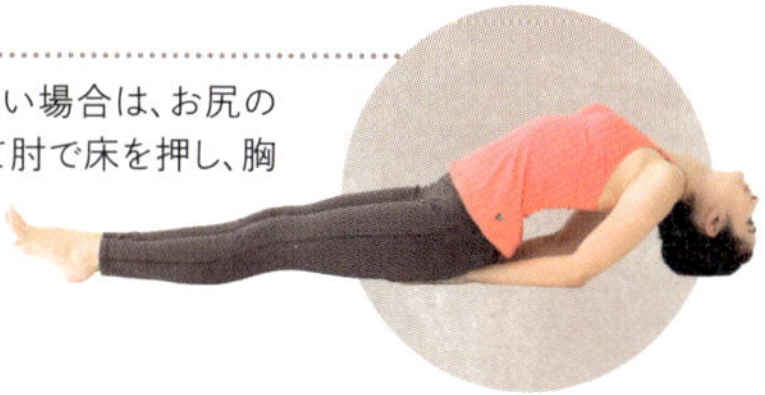

Pose 40

蓮華の魚のポーズ
Padma Matsyasana

P182の「蓮華坐」(Padma)を組んで「魚のポーズ」を行うと、上級バリエーションになります。腰を傷めないよう注意しながら行いましょう。

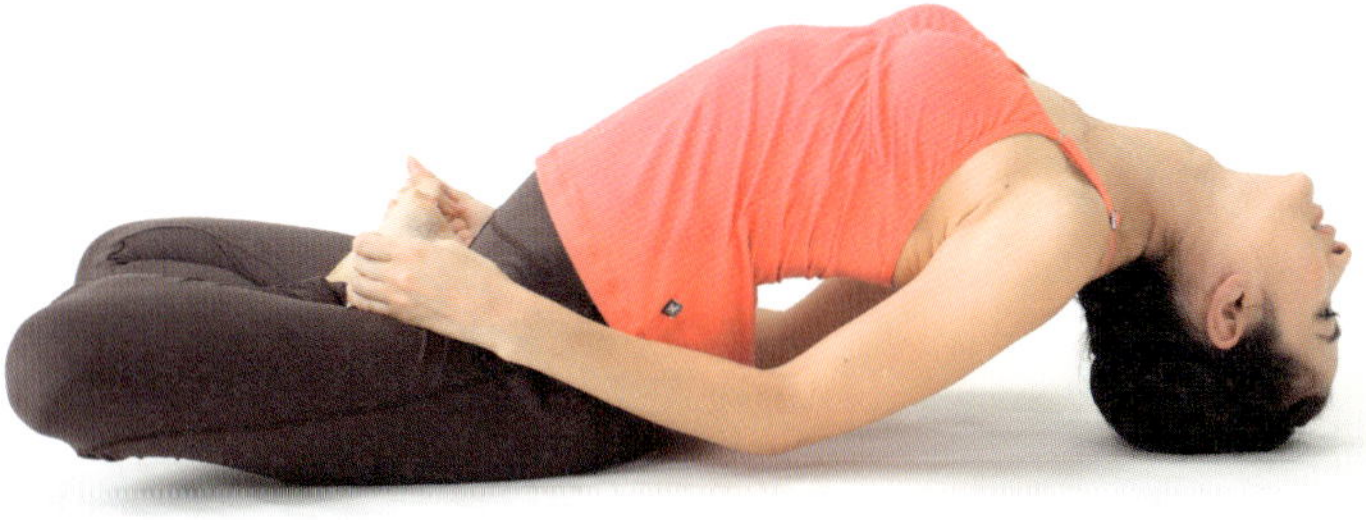

Pose
41

Locust Pose

バッタのポーズ

Salabhasana
シャラバ・アーサナ
【*Salabha*】バッタ

身体の背面の凝りや緊張を効果的にほぐすことができる優れたポーズ。脚や頭を「上に持ち上げよう」とすると腰や首を傷める可能性があるので、まず全身の「伸び」を意識し、そのうえで背面の緊張している筋肉を意識しましょう。強い負荷をかけるより繊細に感じることを心がけ、身体を傷めず効果を引き出すように練習することが大切です。

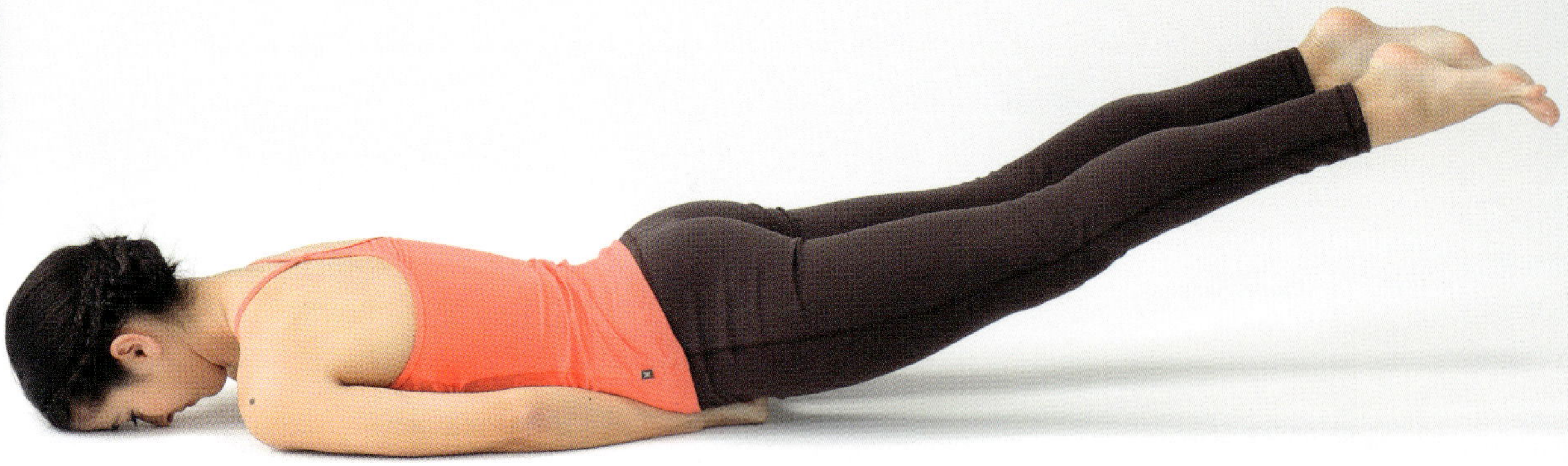

P 臥位
M 筋トレ
T 序盤・終盤
C 脚・腹
E
♥活力・イライラ・リフレッシュ
冷え・むくみ・腰
★脚・ヒップ・背中

Lesson 34

筋肉を収縮させる効果を実感する

これまで不要な緊張は避けるよう随所で触れてきましたが、必要な筋肉を収縮させるメリットも少なくありません（P23）。このポーズでは、脚だけを持ち上げるときは青、上半身も持ち上げるときは白エリアの筋肉が緊張する様子を意識することで、ポーズを解いてしばらくすると、その周辺の疲れがとれて爽快な感じになってきます。そのためにも30秒以上でもいいので、必死になるまで長くホールドすることが大切です。

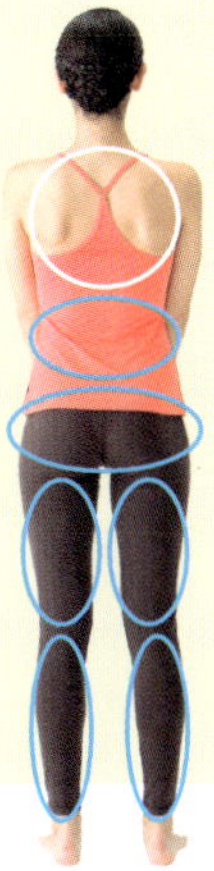

マスターチェック
ポーズ後しばらくすると背中がすっきり爽快になった

1 両足を腰幅程度に開いてうつ伏せになり、両手を股間の下に置く。

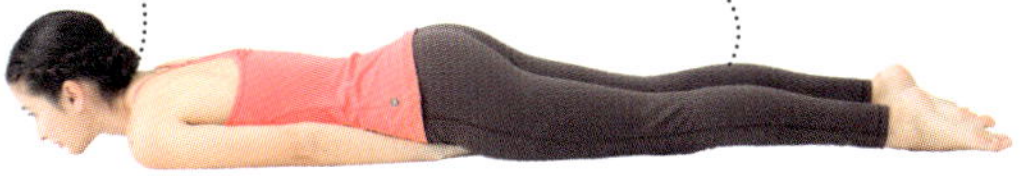
痛い場合は額を床につける
伸びを意識する
Lesson25

2 息を吸いながら、両脚を穏やかに伸ばした状態で持ち上げる。

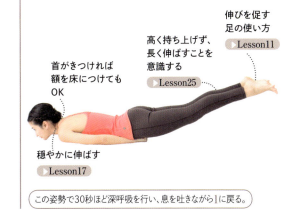

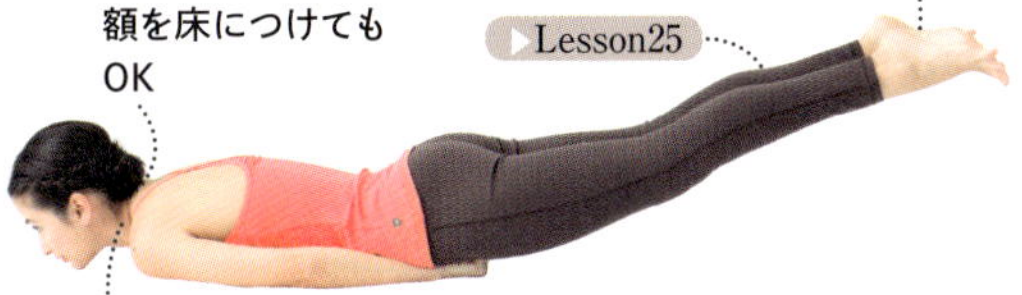
伸びを促す足の使い方
Lesson11
高く持ち上げず、長く伸ばすことを意識する
Lesson25
首がきつければ額を床につけてもOK
穏やかに伸ばす
Lesson17

この姿勢で30秒ほど深呼吸を行い、息を吐きながら1に戻る。

Pose 42

バッタのポーズ2

Salabhasana2

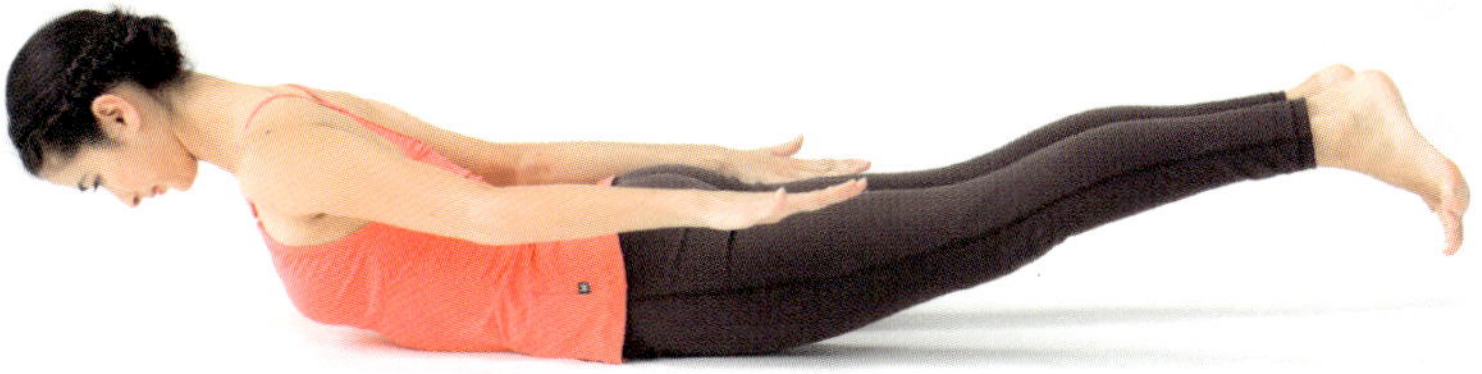

脚だけでなく頭や腕を持ち上げると、より背面の筋肉を刺激する、効果の高い「バッタのポーズ」になります。

Pose
43

弓のポーズ

Bow Pose

Dhanurasana

ダヌラ・アーサナ

【*Dhanu*】弓

ヨガを代表する筋トレ系の後屈ポーズ。他の後屈ポーズ同様、反らせる意識が強いと膝が左右に広がり（Lesson29）、腰が詰まってたやすく腰を傷めてしまいます。ヨガで大切なのは全身の伸び。余分な力を抜いて伸びを味わっていると、どんどん胸が広がって、勝手に反りが深まっていく。そんな後屈ポーズの醍醐味を追求していきましょう。

P 臥位

M 筋トレ

T 中盤

C 腹・胸

E

♥イライラ・リフレッシュ

疲労・冷え・むくみ

★脚・背中・バスト

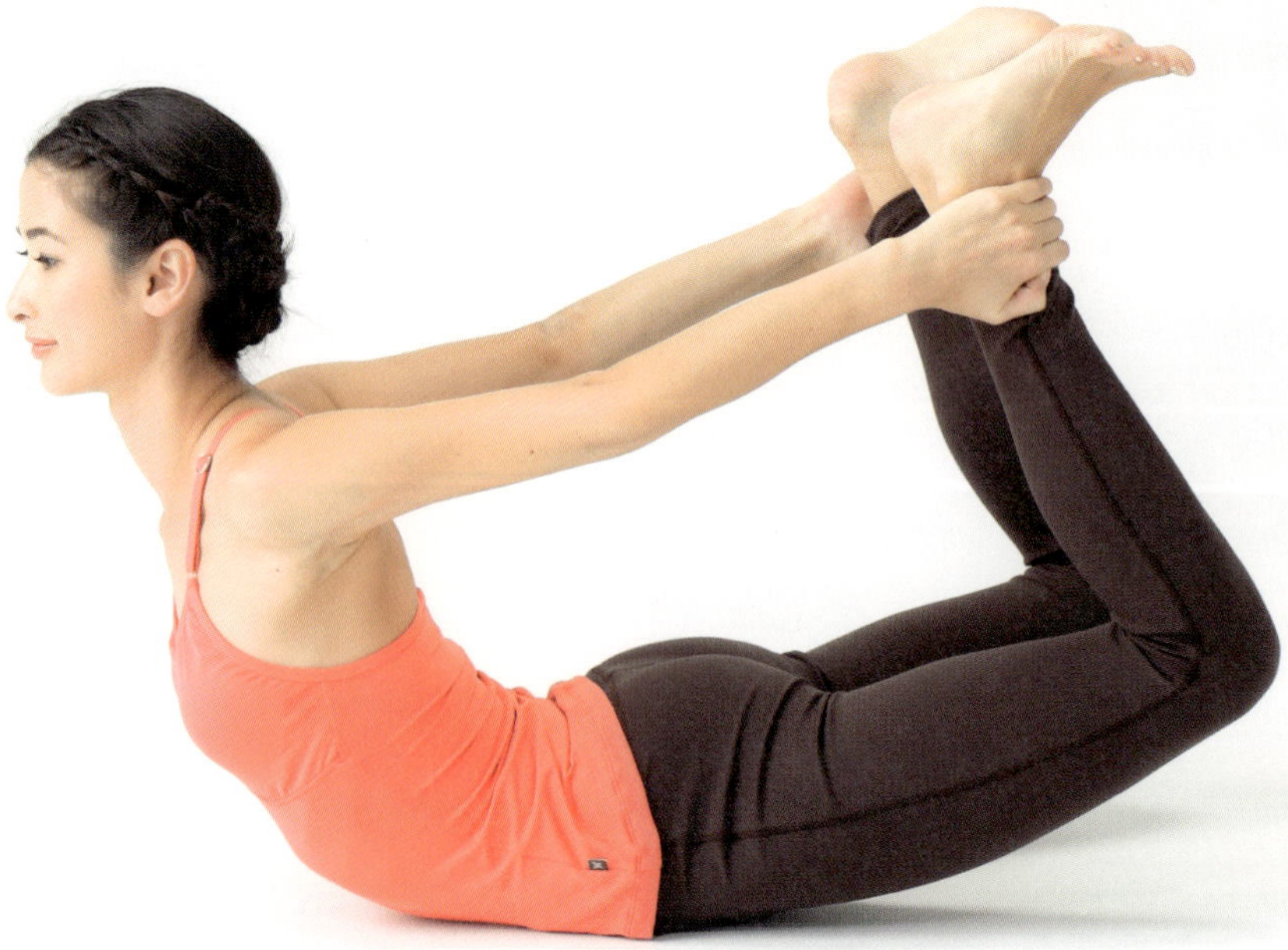

Lesson 35

目線と首の関係を理解する

後屈系ポーズを行うときに注意したいのが目線です。多くの人が目線を上に向けますが、こうすると首の後ろが詰まりやすくなります。この詰まりを感じる人は目線を下に落とすことで、首の後ろが伸びやすくなります。伸びがあってこそのヨガポーズなので、この関係を頭に入れた上でご自身の目線を決定するようにしましょう。

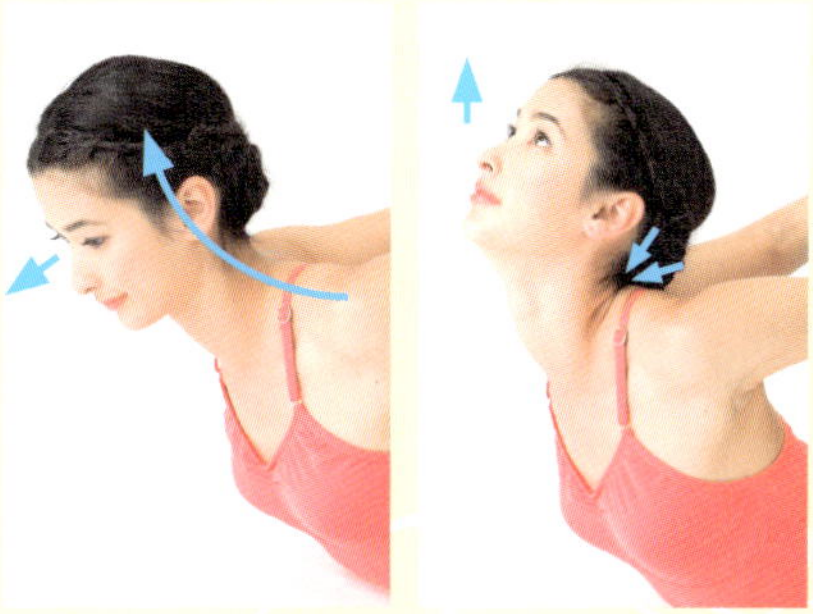

マスターチェック

目線を調整することで首の後ろを気持ちよく伸ばすことができた

1 うつ伏せになって両膝を曲げ、それぞれの足首を握る。

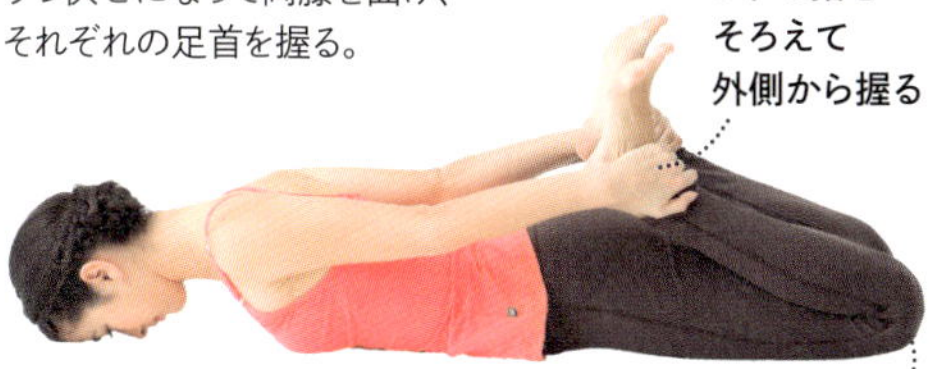
5本の指をそろえて外側から握る
腰幅程度に開く

2 息を吸いながら、両脚に力を入れて上半身を持ち上げ、両膝を少し持ち上げて胸を開く。

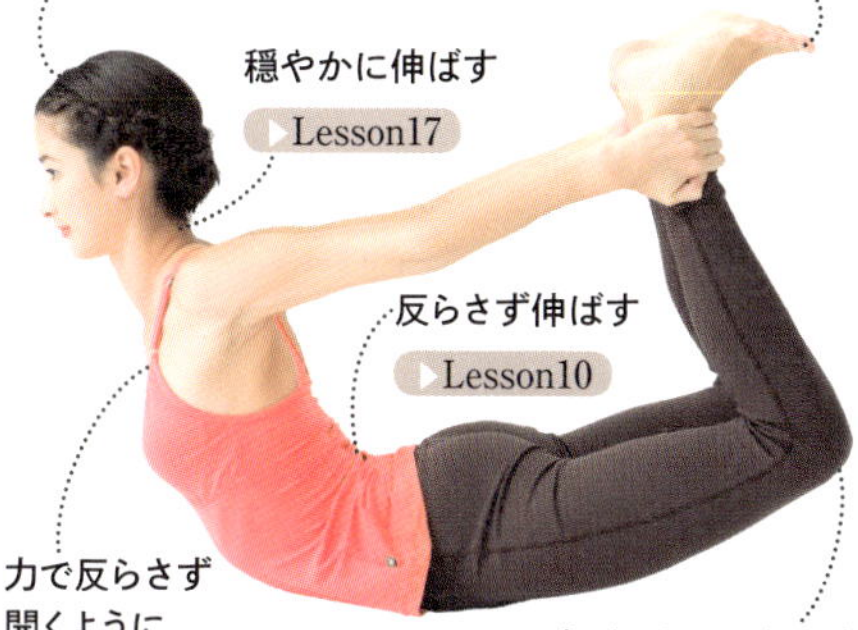
足指を開く
Lesson11
引き上げる
穏やかに伸ばす
Lesson17
反らさず伸ばす
Lesson10
力で反らさず開くように
Lesson28
広がらないようにする
Lesson29

この姿勢で30秒ほど深呼吸を行い、息を吐きながら1に戻る。

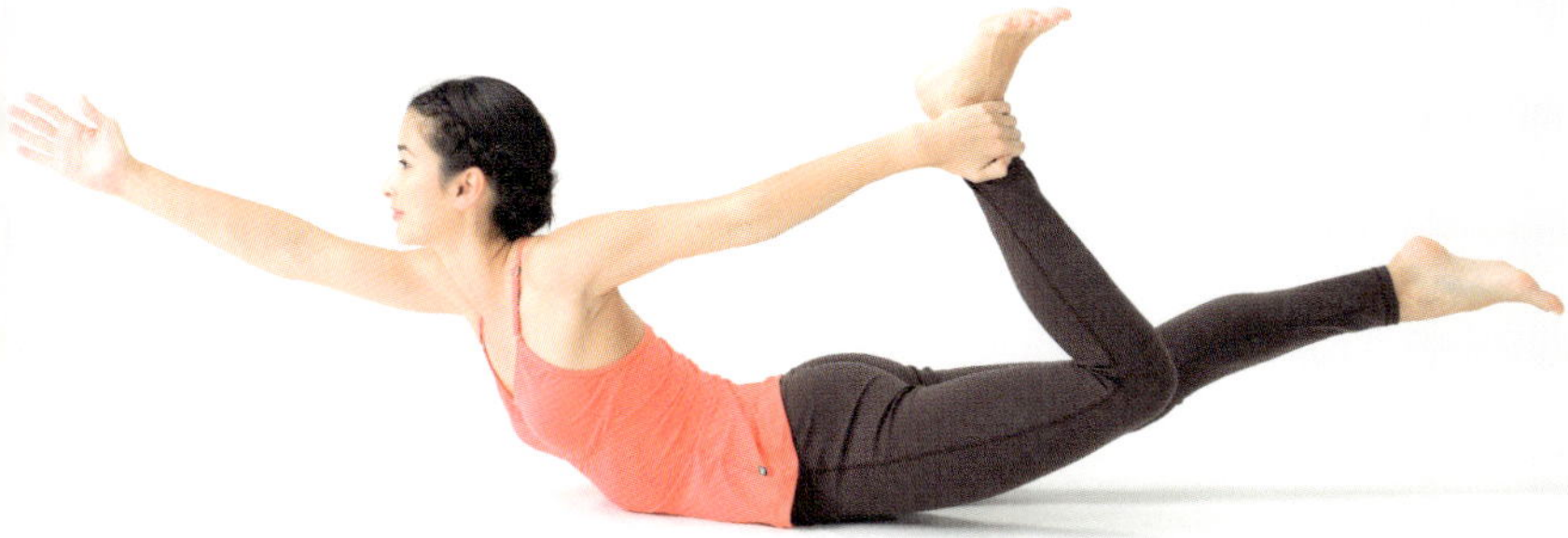

Pose 44

片脚の弓のポーズ Ardha Dhanurasana

身体の半分(Ardha)で「弓のポーズ」を行い、もう半分を前後に伸ばすと、筋トレ的な効果の高い「片脚の弓のポーズ」になります。

Pose 45

One-Legged King Pigeon Pose

ハトのポーズ

Eka Pada Rajakapotasana

エーカ・パーダ・ラージャカポタ・アーサナ

【*Eka*】一【*Pada*】脚（足）【*Raja*】王【*kapota*】ハト

ヴィジュアル的な美しさから、多くの人の憧れである「ハトのポーズ」。それだけに、無理にポーズを深めようとして腰を傷める人が絶えません。ヨガのポーズは形ではなく、身体の感覚と向き合いながら行うもの。負荷が強すぎると感じたら迷わずゆるめるくらいの、気持ちの余裕を持ってポーズを行いましょう。

P 座位

M ストレッチ

T 終盤

C 脚・腰

E
♥リフレッシュ
疲労・冷え・便秘
★脚・背中・姿勢

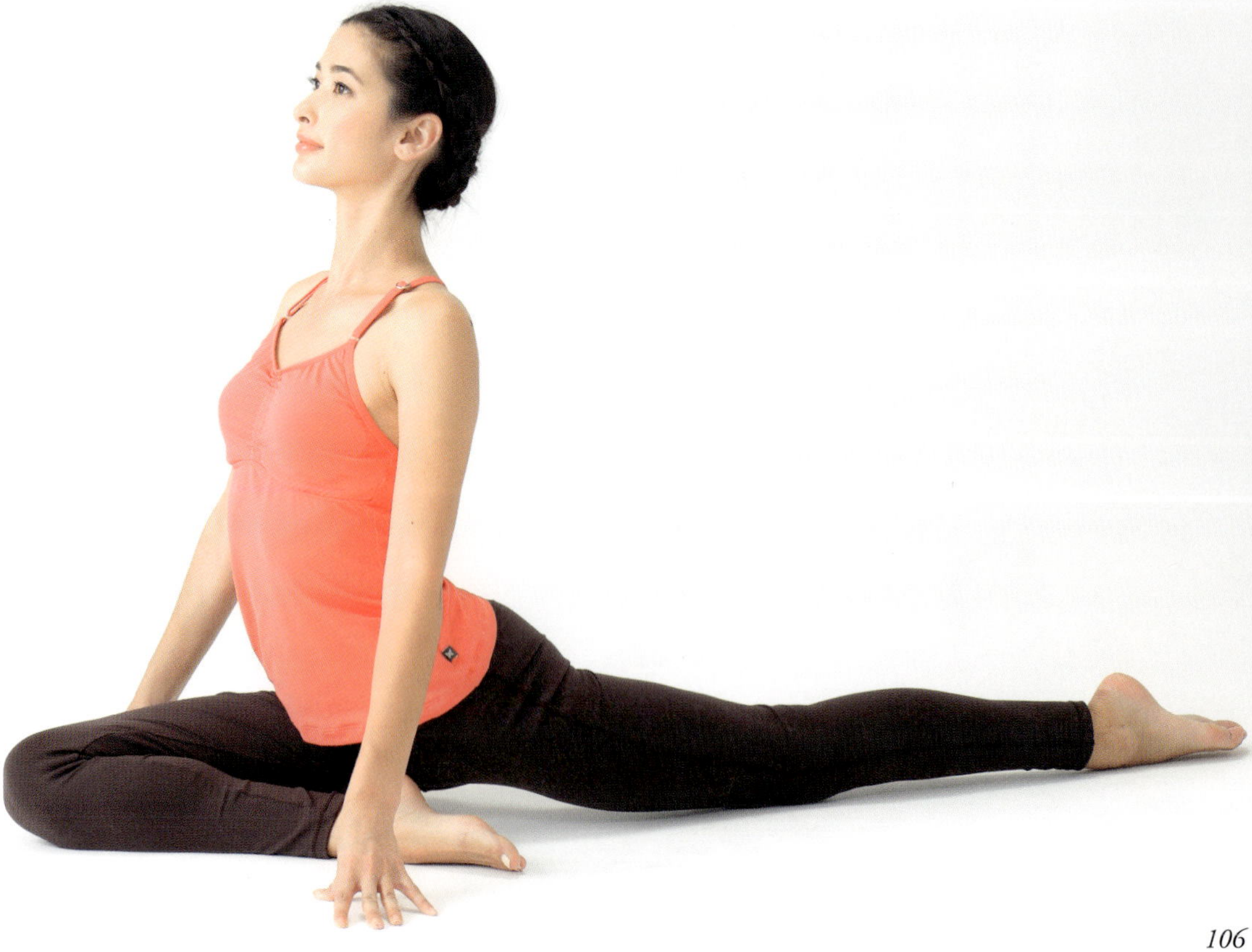

Lesson 36

背骨には二種類以上の負荷をかけない

ハトのポーズで、肘を足先に引っかけるバリエーションをよく見かけますが、多くの方はこのポーズで腰を傷めてしまいます。腰に後屈、側屈、ねじりといった複数のストレスがかかるからです。このポーズに限らず、できるだけ首と腰には一種類のストレスだけをかけるようにして、それでもきつい場合はポーズの負荷を減らすように心がけましょう。

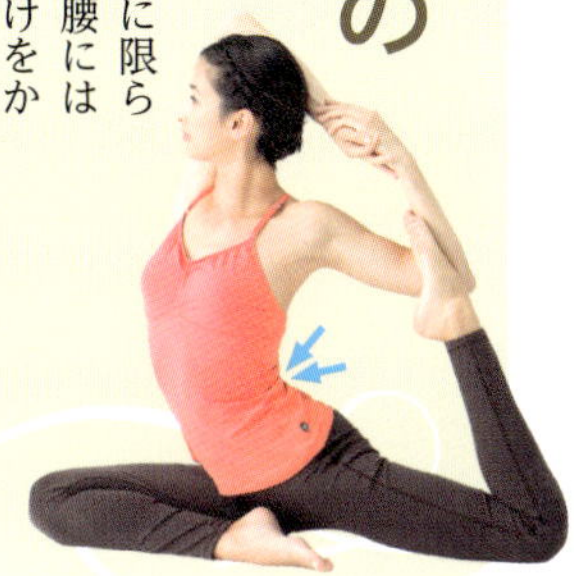

マスターチェック
腰に後屈の負荷だけを与え、違和感なくポーズができた

1 両脚を左に崩して横座りになる。

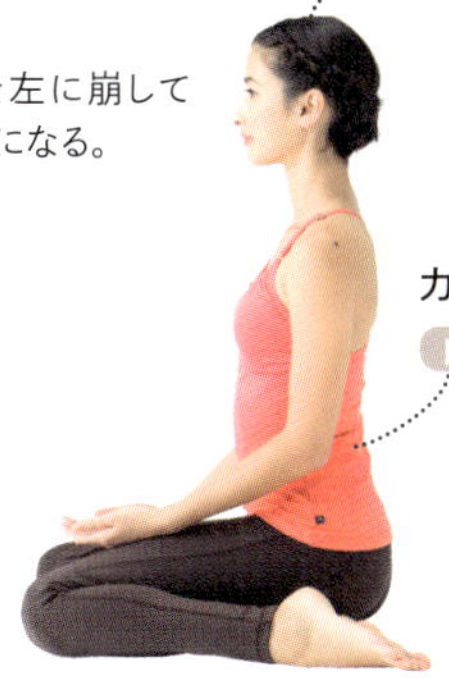
引き上げる
力まず伸ばす
▶Lesson10

2 左脚を後ろに引いて伸ばし、胸を開くように背筋を伸ばす。

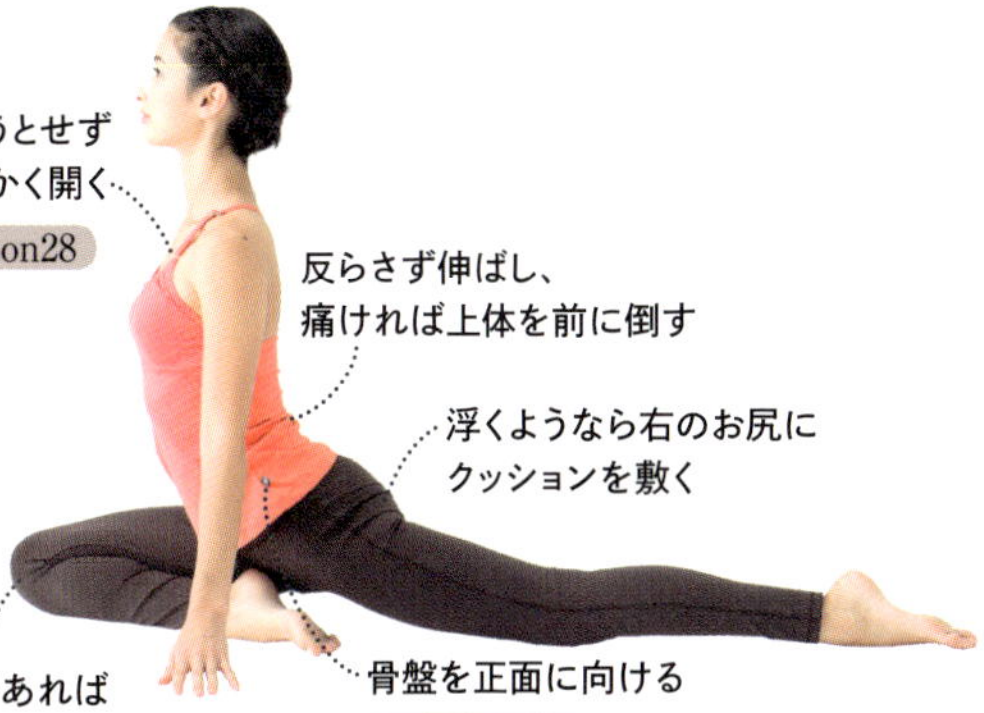
反らそうとせず
やわらかく開く
▶Lesson28
反らさず伸ばし、
痛ければ上体を前に倒す
浮くようなら右のお尻に
クッションを敷く
違和感があれば
正座に近づける
骨盤を正面に向ける
▶Lesson14

この姿勢で30秒ほど深呼吸を行い、息を吐きながら1に戻り、逆も同様に行う。

Pose 46

ハト王のポーズ

Eka Pada Rajakapotasana2

上級のハトのポーズ。かなり腰に負荷がかかるので、無理に行わないよう注意しましょう。

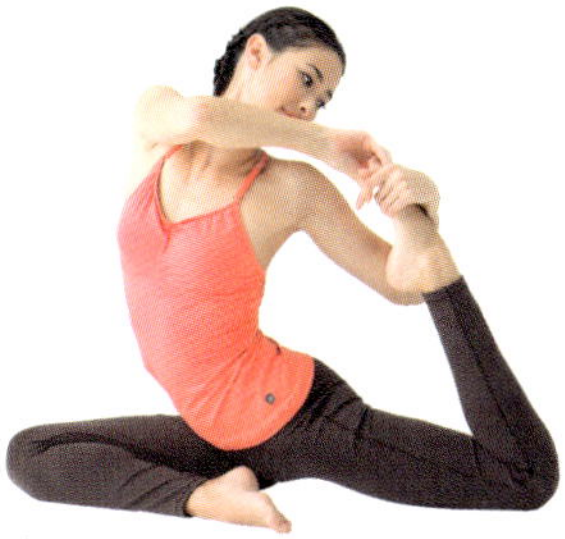
右手で左足先を持つ

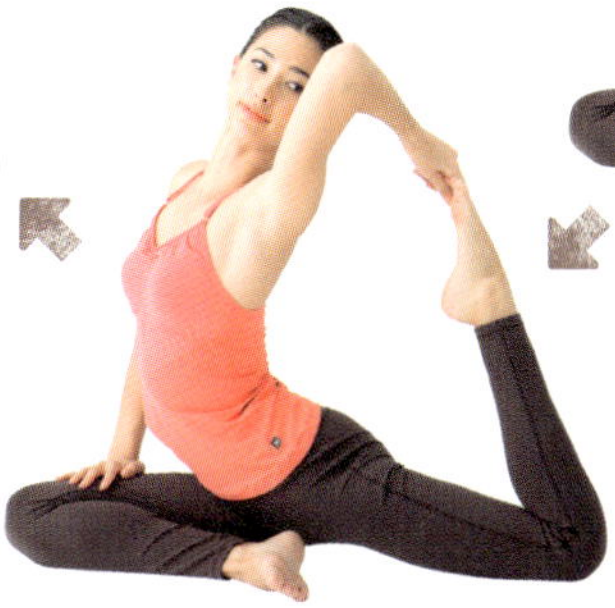
左肘を上げ、左手で左足先を持つ

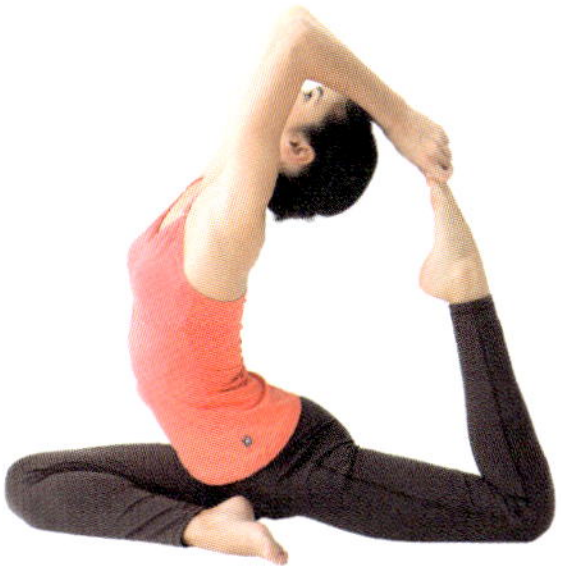
右肘も上げて左足先をつかみ、胸を開いて完成

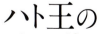

Pose
47

Wild Thing Pose

荒武者のポーズ

Camatkarasana
カマットクラ・アーサナ
【*Camatkara*】驚く(ほど素晴らしい)

ダイナミックで激しい、難易度の高い後屈ポーズ。「下を向いた犬のポーズ」(P70) からの流れで行われることが多く、丁寧な誘導をされない場合が多いのですが、非常に危険な要素もあるため、身体の感覚を頼りにゆっくりとポーズを行い、危険だと感じたらすぐに中止するようにしましょう。急がば回れ。他のポーズを練習しているうちに、いつか自然にできる日がくることでしょう。

P 座位
M ストレッチ
T 中盤
C 脚・腰
E
♥集中・イライラ・リフレッシュ
冷え・胃・肩こり
★背中・バスト・腕

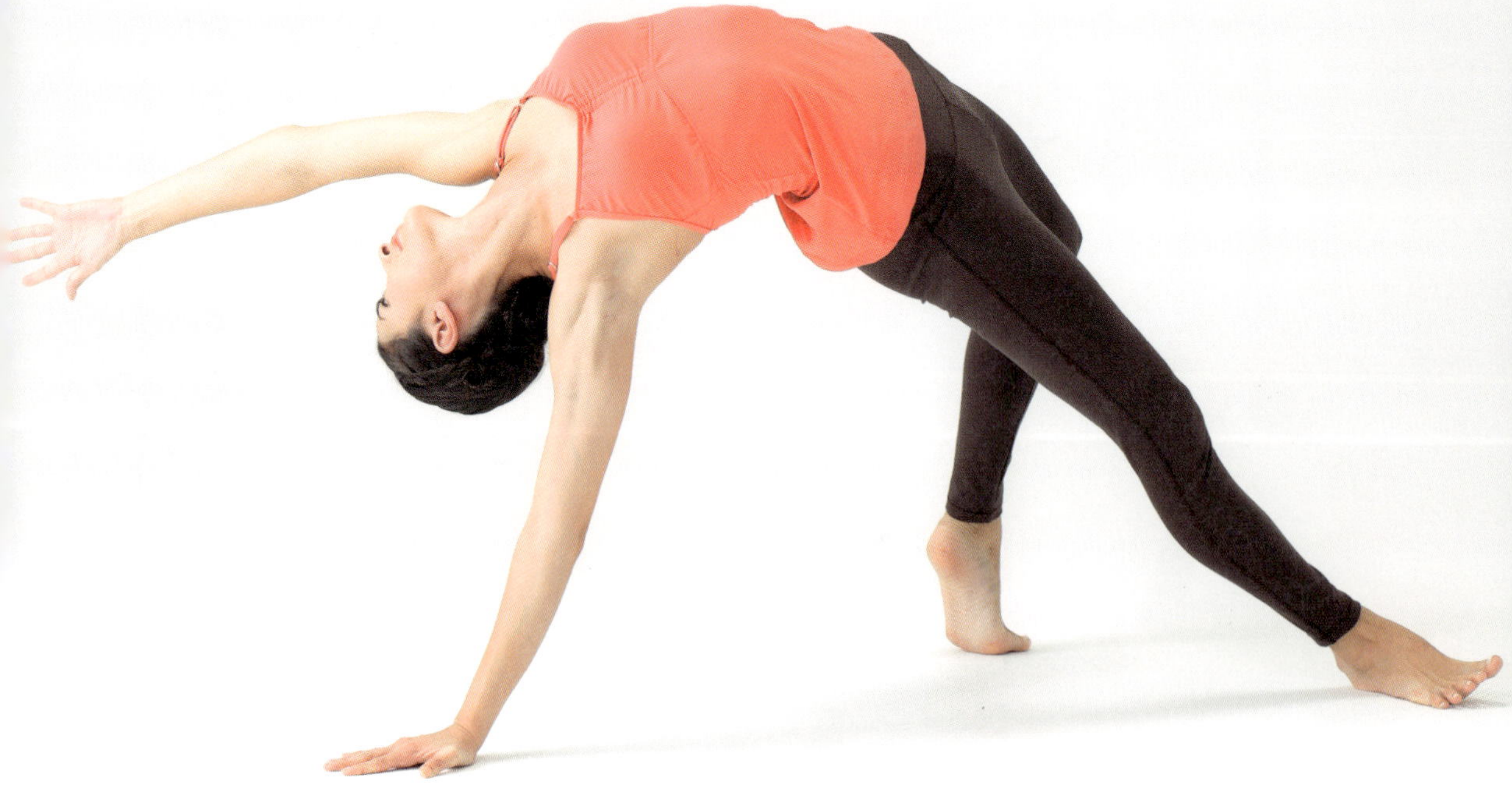

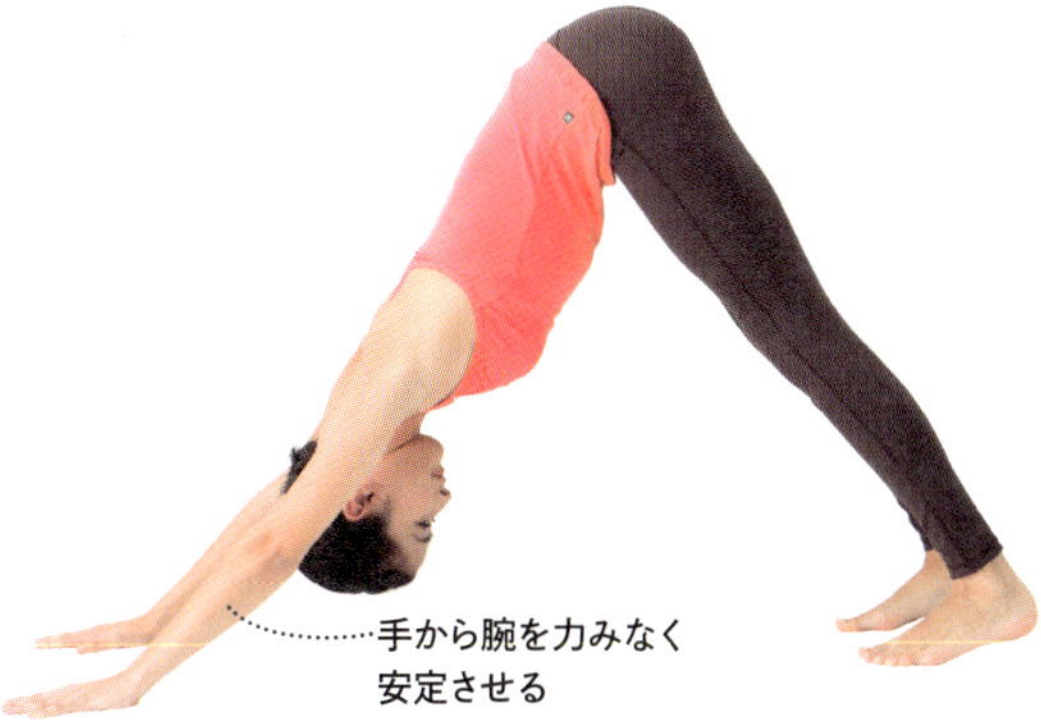
手から腕を力みなく
安定させる
Lesson9

1

「下を向いた犬のポーズ」(P70)をとる。

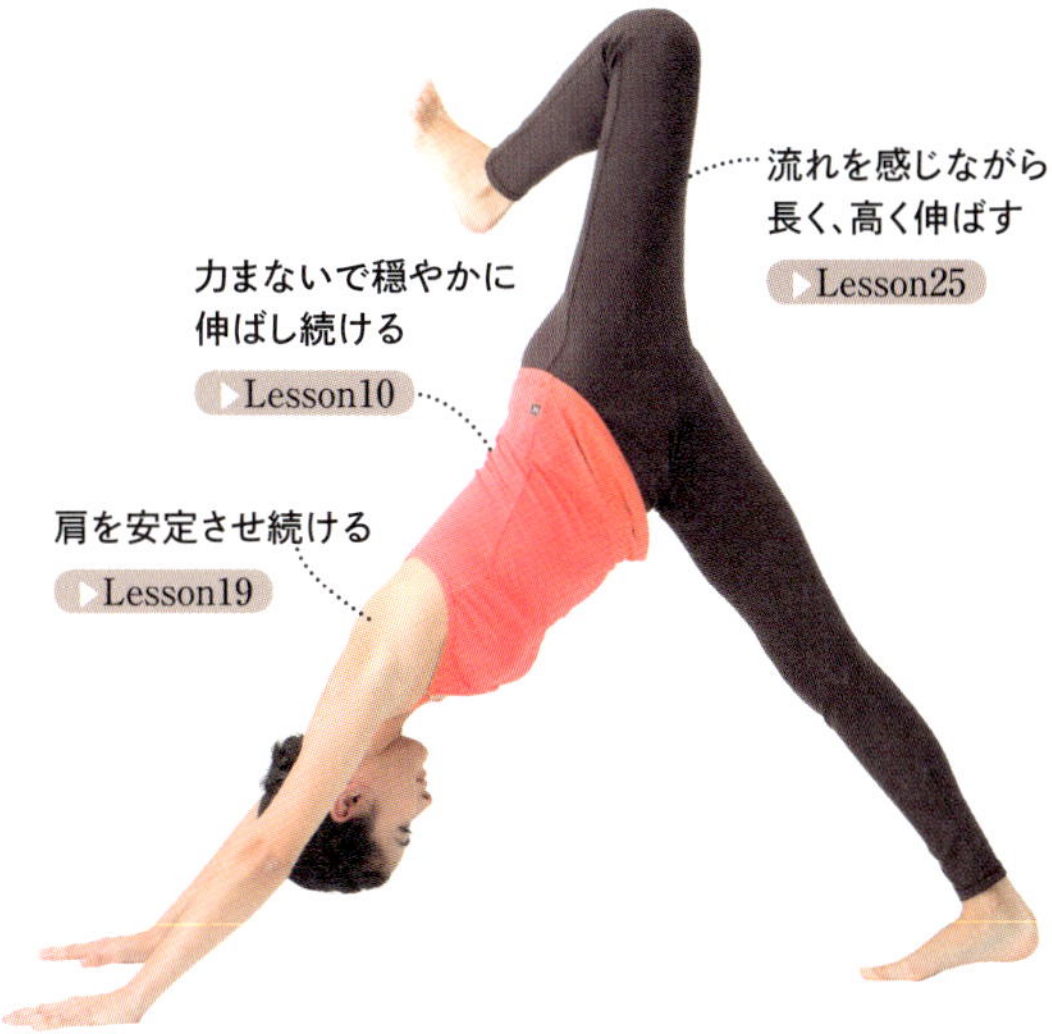
流れを感じながら
長く、高く伸ばす
Lesson25
力まないで穏やかに
伸ばし続ける
Lesson10
肩を安定させ続ける
Lesson19

2

息を吸いながら、左足を斜め後ろに上げ、膝を曲げる。

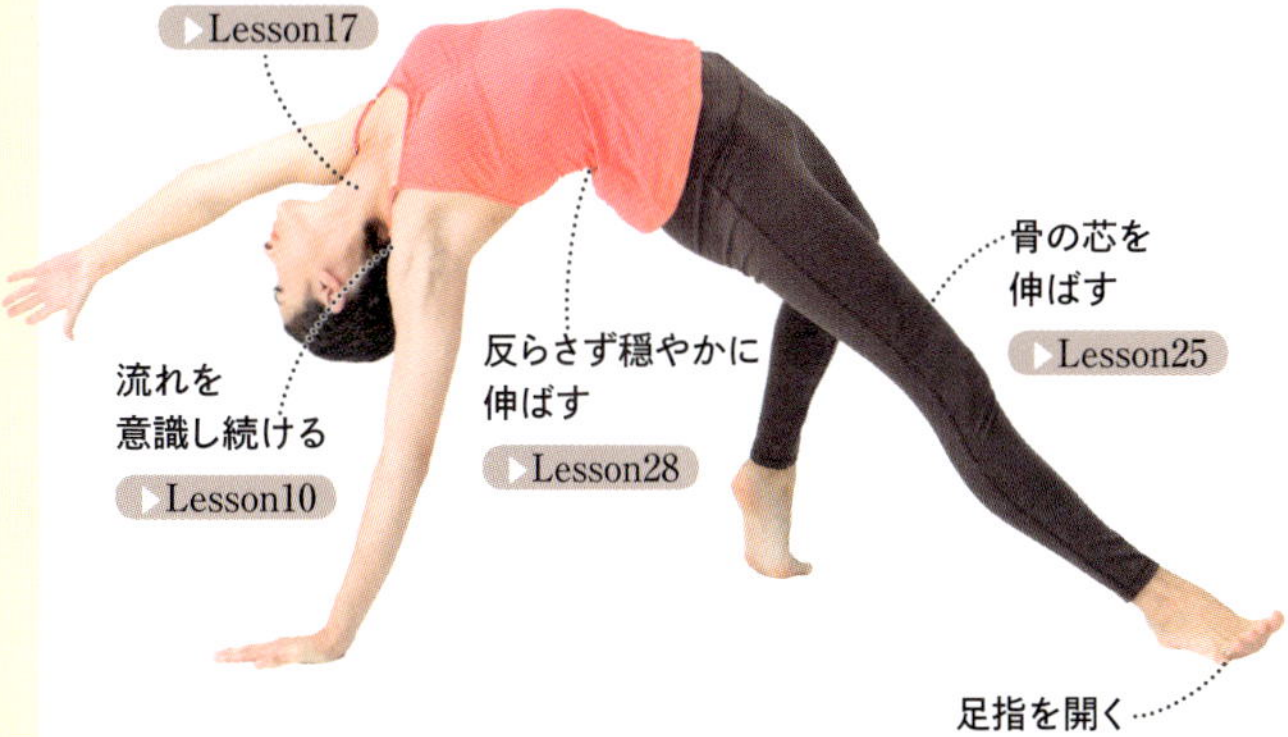
穏やかに伸ばす
Lesson17
骨の芯を
伸ばす
Lesson25
流れを
意識し続ける
Lesson10
反らさず穏やかに
伸ばす
Lesson28
足指を開く
Lesson11

3

息を吐きながら上体を左に向け反転させ、吸う息で右脚を突っ張り、胸を開いて左手を万歳させる。

この姿勢で30秒ほど深呼吸を繰り返し、
息を吐きながら2を経て1に戻り、逆も同様に行う。

Lesson 37

漠然とした印象を信じる

このポーズは体重を支える肩に凄まじい負荷がかかるため、脱臼グセのある人、腕や肩の筋力がない人、体軸がしっかりしていない人が行うと、○の部分に「漠然とした怖い印象」を感じることがあります。これは身体が無意識に危険を察知している証拠で、このようなサインを受け取った場合はただちにポーズを中止し、他のポーズで体軸や筋力を鍛え直すようにしましょう。

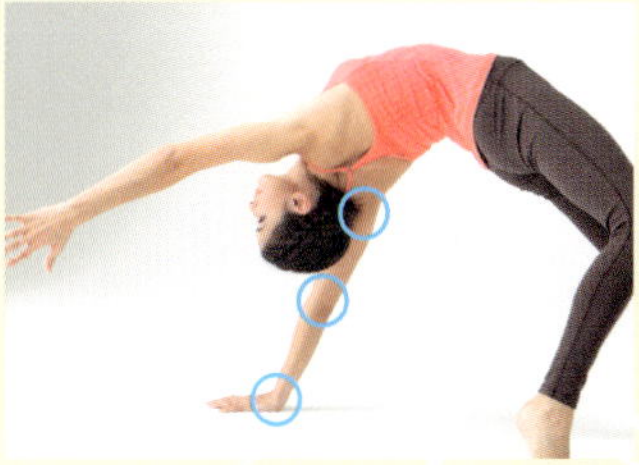

マスターチェック

安定感のあるポーズを行えた、または怖い感じがしたので中止した

Pose
48

Upward Facing Bow Pose

アーチのポーズ

Urdva Dhanurasana
ウールドヴァ・ダヌラ・アーサナ
【*Urdva*】上向き【*Dhanu*】弓

全身をくまなく後屈させることができる、ヨガを代表するポーズ。子供の頃には簡単にできていた方が多いと思いますが、大人になると身体が重く硬くなるので、しっかりとポイントを押さえたうえで行う必要があります。このポーズも怖さや不安を感じたらすぐに中止し、他のポーズをのんびり練習するようにしましょう。

P 臥位
M ストレッチ
T 中盤
C 腰・胸
E
♥集中・イライラ・リフレッシュ
冷え・胃・肩こり
★背中・バスト・腕

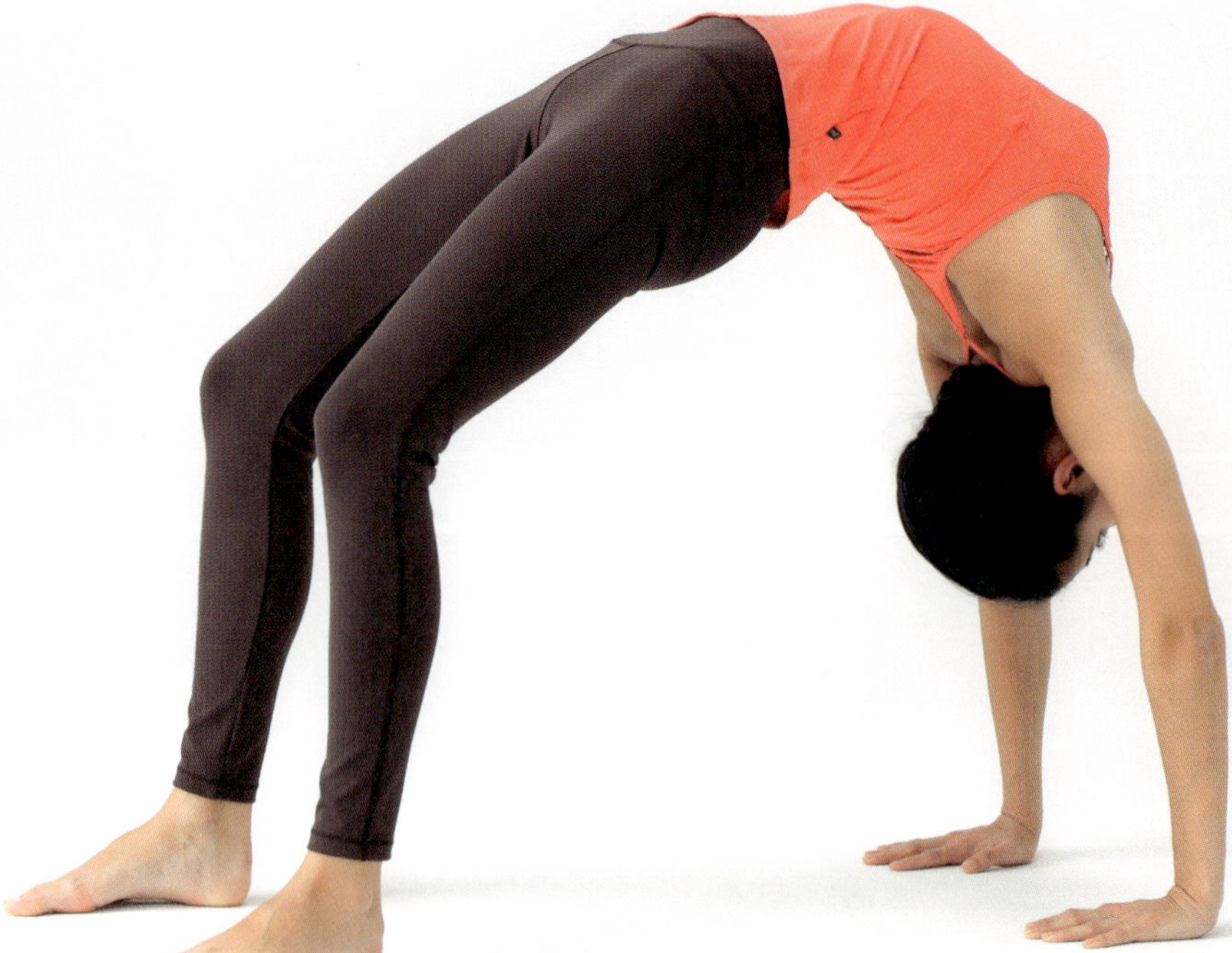

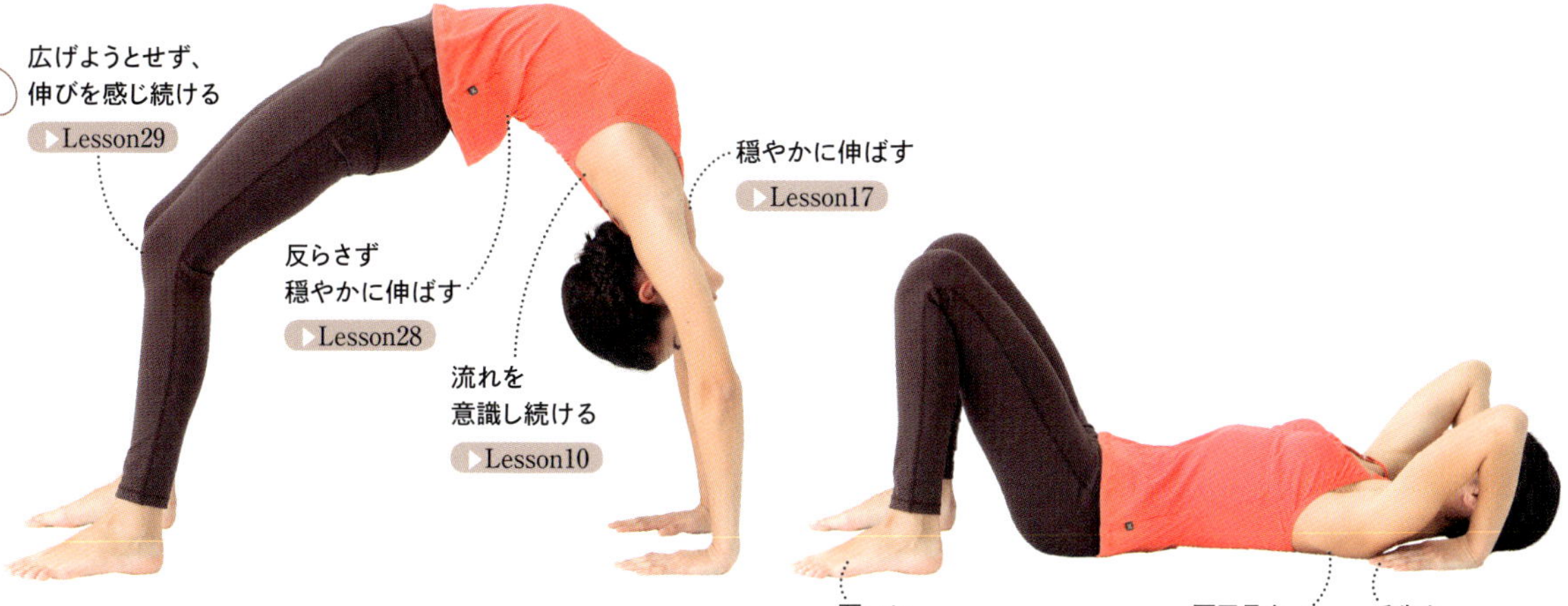
広げようとせず、
伸びを感じ続ける
Lesson29
反らさず
穏やかに伸ばす
Lesson28
流れを
意識し続ける
Lesson10
穏やかに伸ばす
Lesson17
互いに
並行にする
肩甲骨を
穏やかに
開く
手先を
肩の方に
向ける

1

両膝を腰幅程度に開いて仰向けになり、膝を立て、両手を耳の横に置く。

2

息を吸いながら、身体を床から持ち上げて胸を開き、余裕があれば肘と膝を伸ばす。

この姿勢で30秒ほど深呼吸を繰り返し、息を吐きながら1に戻る。

Lesson 38

大地をしっかりとらえる

「アーチのポーズ」で頭が持ち上がらない最も大きな原因は、手が垂直に大地をとらえていない点にあります。肘が開き過ぎていたり、手首が浮いたりしていては、しっかり大地を押すことができません。そんな場合は、手先を外側に向けて小指を壁に付けることで解決することがあります。この場合も、腕の力で身体を持ち上げようとせず、身体の中心からの流れを感じながらそれを手に伝え、それでも不安を感じたらこのポーズのチャレンジはもう少し後になってからにしましょう。

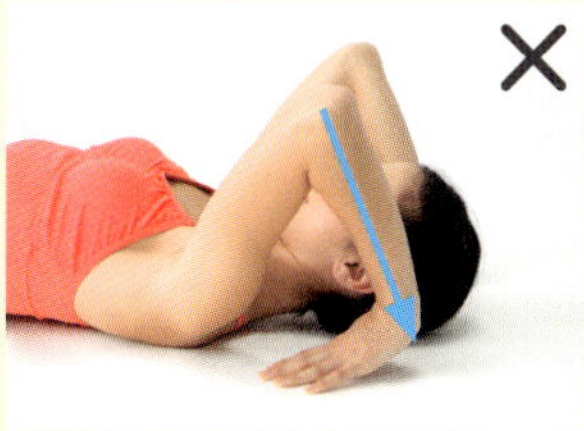
×
手首が浮いている

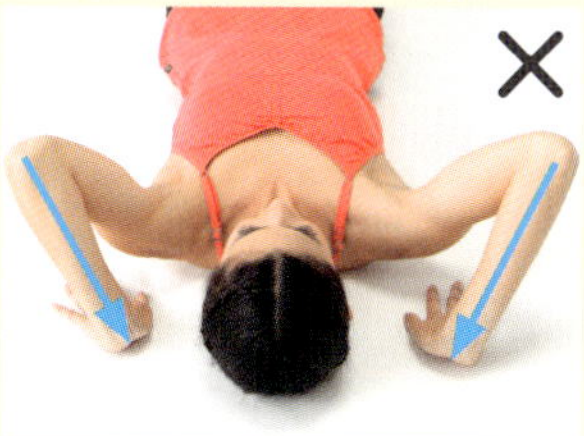
×
肘が開きすぎ

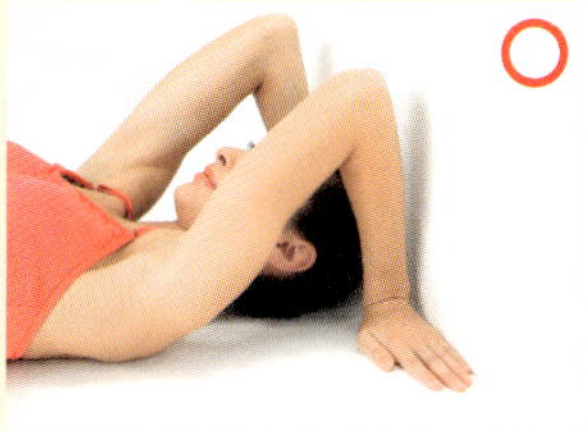
○
壁を使って練習

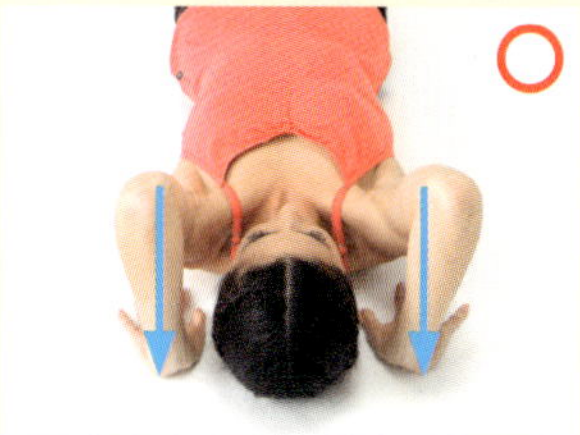
○
ほぼ垂直

マスターチェック

床を垂直に押すことを意識したら、身体が楽に持ち上がった

Pose 49

Reverse Warrior Pose

逆英雄のポーズ

Viparita Virabhadrasana

ヴィパリタ・ヴィーラバドラ・アーサナ

【*Viparita*】逆【*Virabhadra*】荒々しい戦士の名前

穏やかな側屈を代表するポーズ。ヴィンヤサの中で行われることが多く、丁寧な誘導がなされることが少ないのですが、脚、腰、胸、肩、首の使い方など、意外とポイントが多いのでゆっくり丁寧に行い、ひと呼吸ですべてのポイントをふまえてポーズを決められるように練習しておきましょう。

P　立位

M　筋トレ

T　中盤

C　脚・腰

E
♥活力・集中・リフレッシュ
冷え・むくみ・胃・
★脚・ヒップ・ウエスト

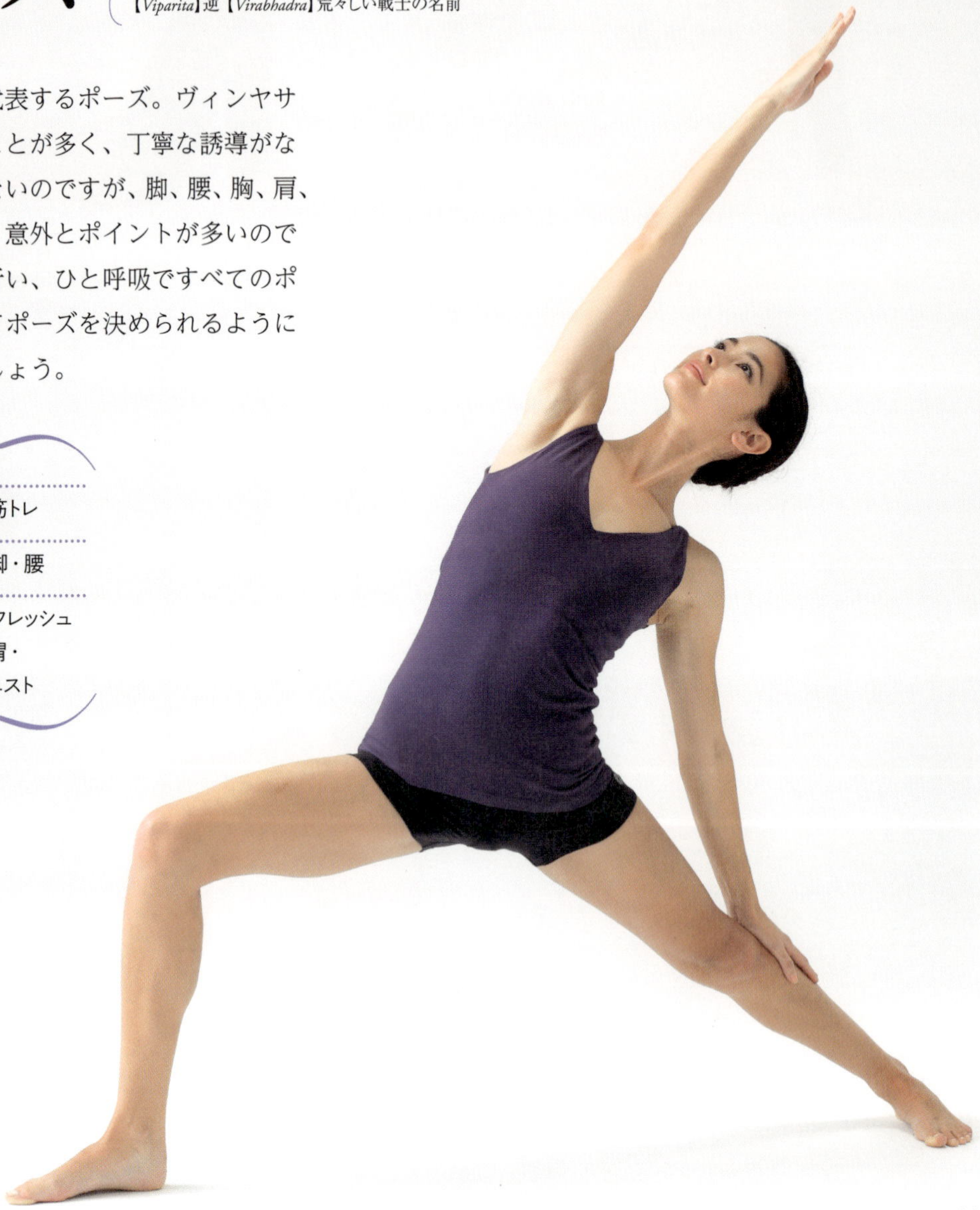

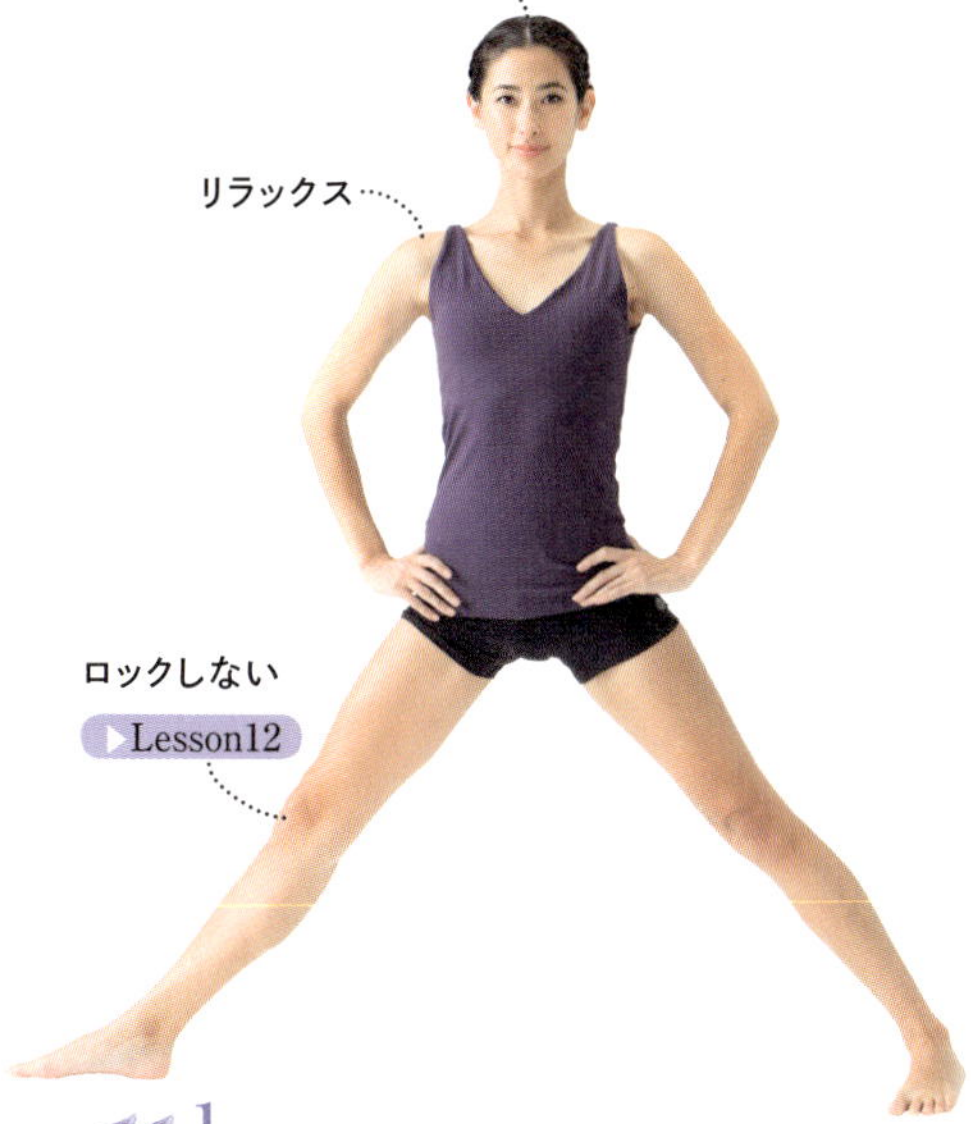
引き上げる
リラックス
ロックしない
▶Lesson12

1

両足を大きく開いて立ち、右つま先を右、左つま先を少しだけ内側に向けて腰骨を持つ。

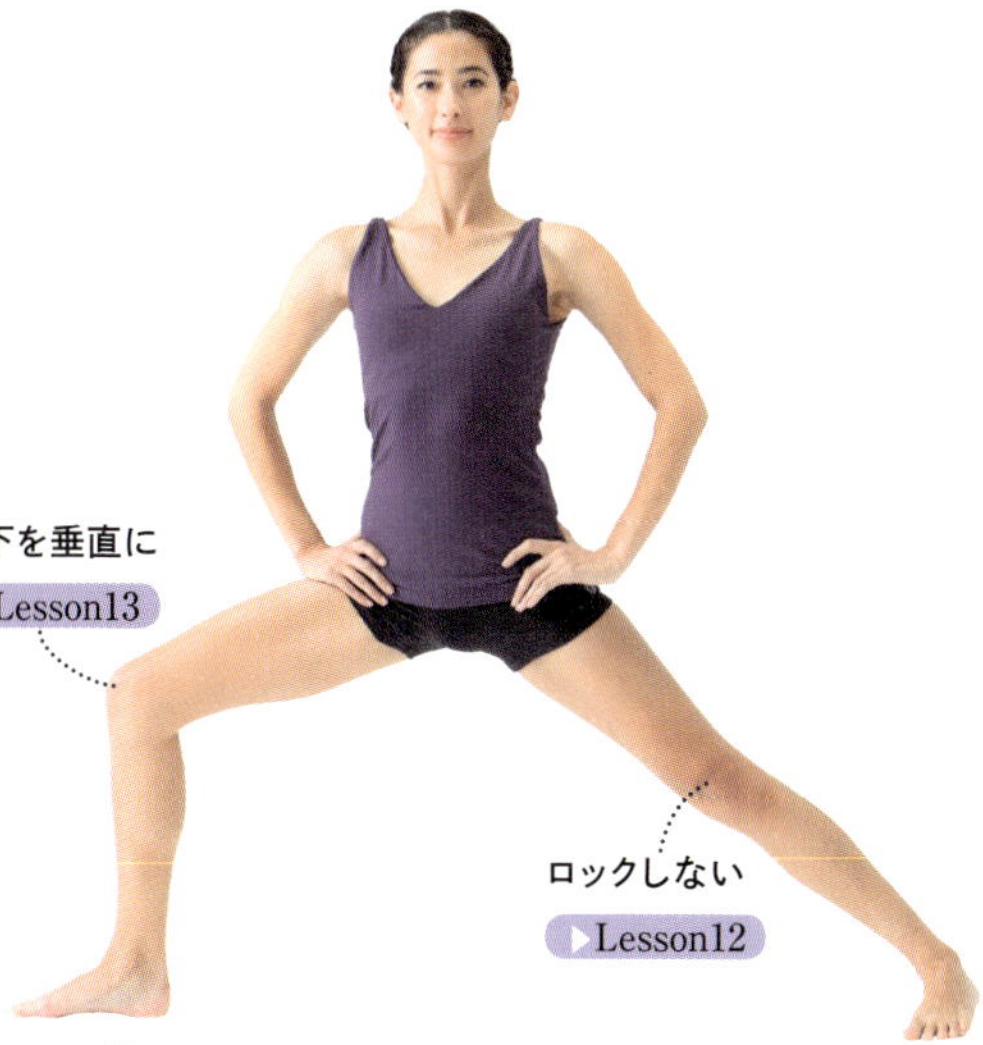
膝下を垂直に
▶Lesson13
ロックしない
▶Lesson12

2

息を吐きながら右膝を曲げる。

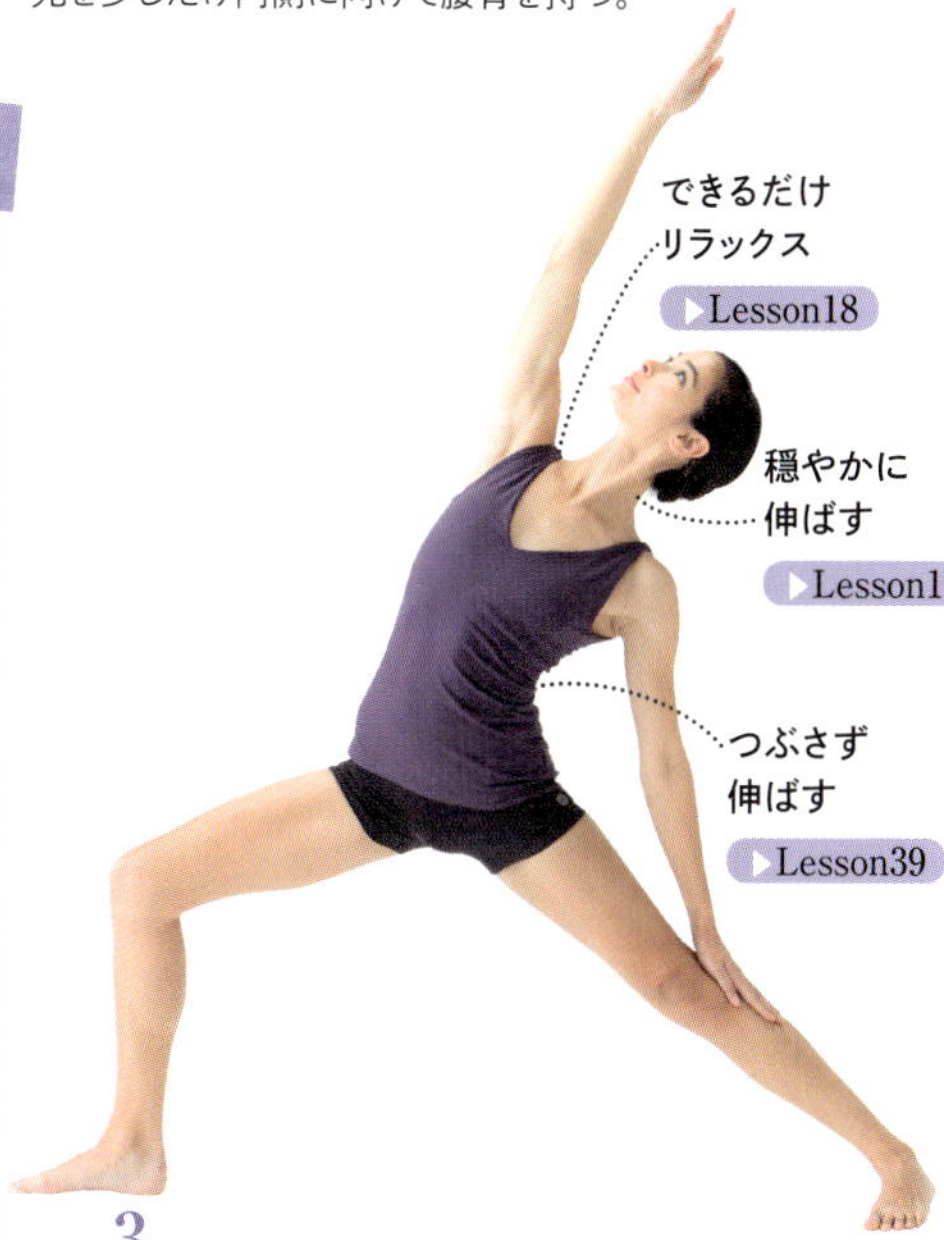
できるだけ
リラックス
▶Lesson18
穏やかに
伸ばす
▶Lesson17
つぶさず
伸ばす
▶Lesson39

3

息を吸いながら右腕を上に伸ばし、左腕を垂らす。

この姿勢で30秒ほど深呼吸を行い、
吐きながら2、吸いながら1に戻り、逆も同様に行う。
Lesson 39

側屈ポーズの基本

側屈ポーズの基本は「腰を伸ばし、片側の肋骨を開く」こと。多くの方が片方の体側を強く伸ばそうと意識し過ぎて、逆の体側を潰します。この姿勢は腰を傷める可能性があるので、ベストな心を養う意味でも腰は穏やかに伸ばすことが大切。そのうえで、後屈ポーズ同様に、片側の胸をやわらかく広げる意識で体側を気持ちよく伸ばしていきましょう。
マスターチェック

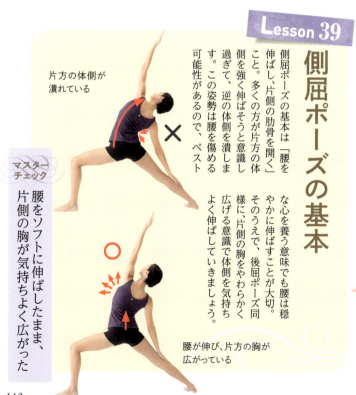

腰をソフトに伸ばしたまま、片側の胸が気持ちよく広がった

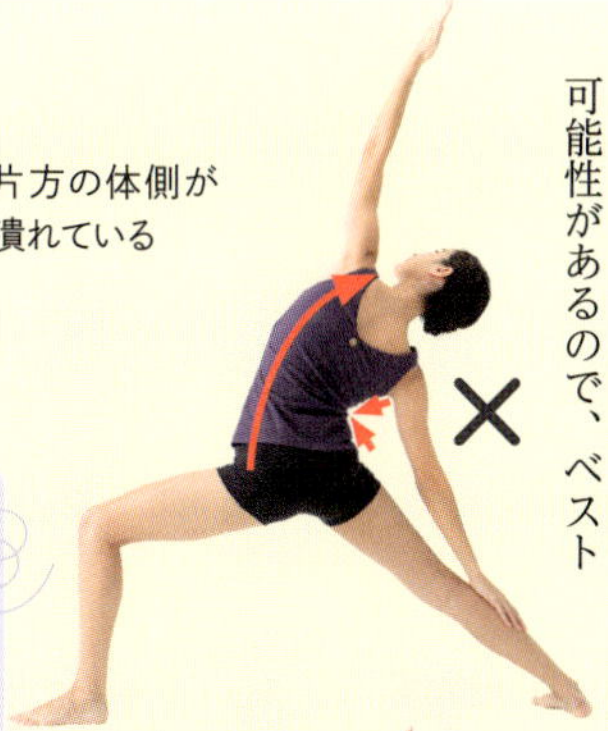
✕

片方の体側が潰れている

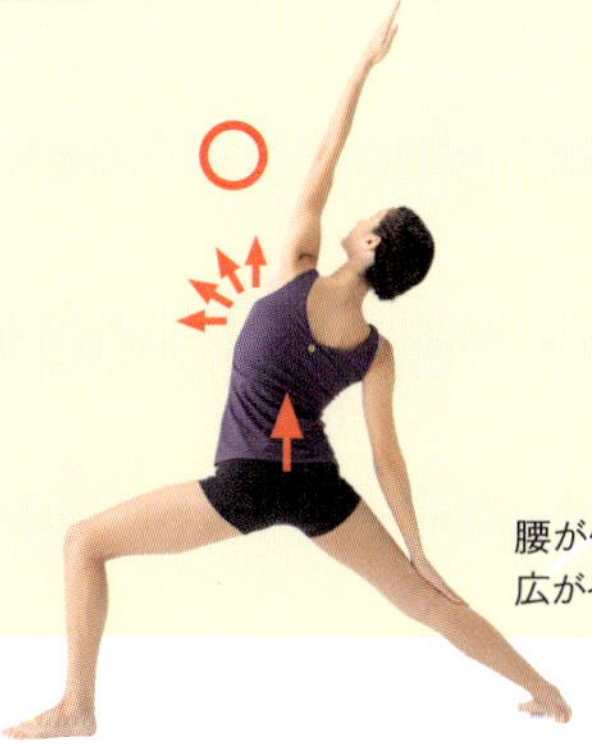
○

腰が伸び、片方の胸が広がっている

Pose 50

Extended Side Angle Pose

三角のポーズ3

Utthita Parsvakonasana

ウッティタ・パルシュヴァ・コーナ・アーサナ

【*Utthita*】伸ばされた【*Parsva*】横腹【*kona*】角度

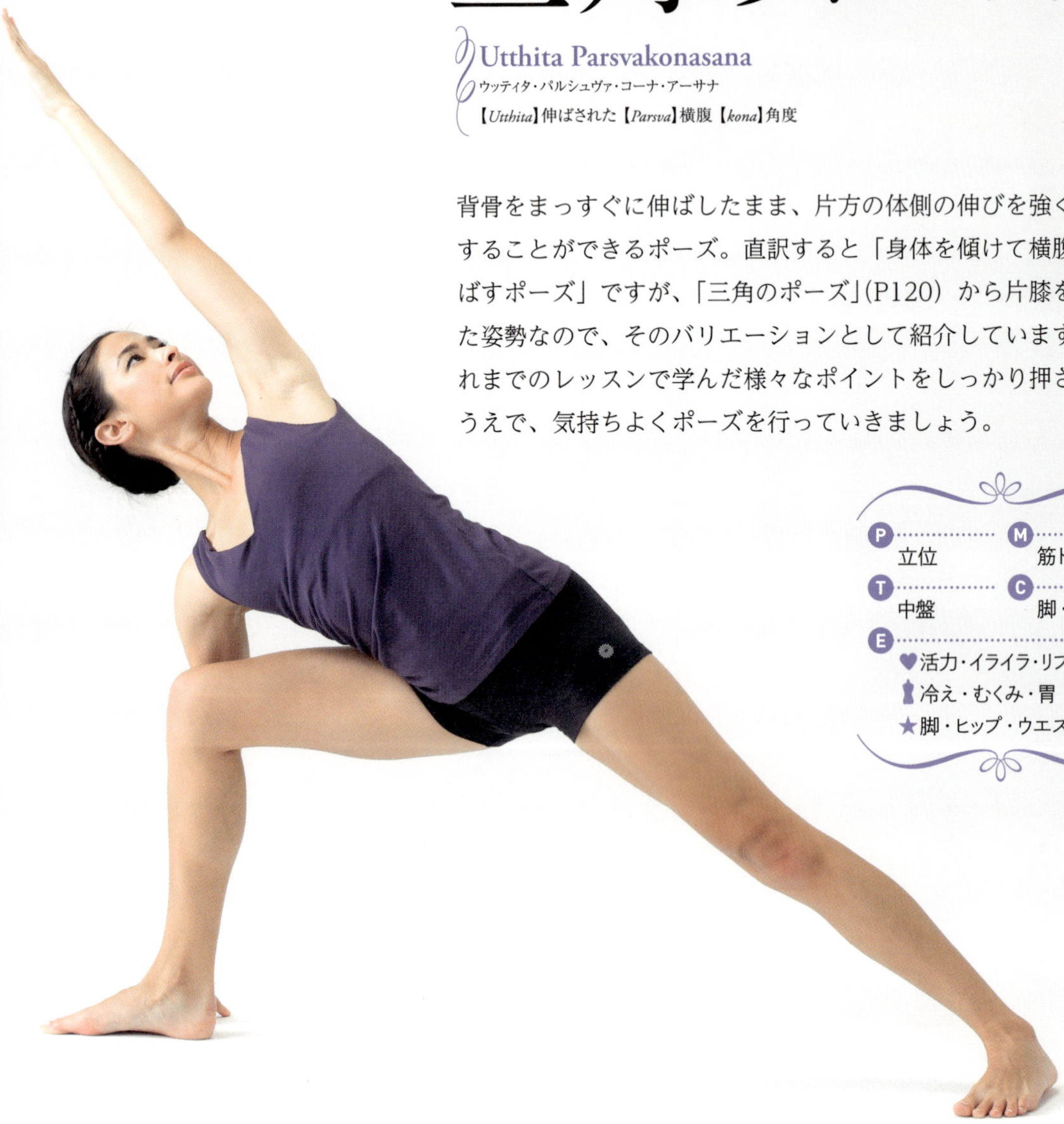

背骨をまっすぐに伸ばしたまま、片方の体側の伸びを強く意識することができるポーズ。直訳すると「身体を傾けて横腹を伸ばすポーズ」ですが、「三角のポーズ」(P120) から片膝を曲げた姿勢なので、そのバリエーションとして紹介しています。これまでのレッスンで学んだ様々なポイントをしっかり押さえたうえで、気持ちよくポーズを行っていきましょう。

P 立位

M 筋トレ

T 中盤

C 脚・腰

E
- ♥活力・イライラ・リフレッシュ
- 冷え・むくみ・胃
- ★脚・ヒップ・ウエスト

Lesson 40

つま先の向きと足の安定感

脚を開く立位のポーズで、曲げた膝が内側に入る傾向の人が多くいます。このとき、後ろ足の配置を変える▶Lesson14 ▶Lesson15 ことで、膝下を垂直にできればいいのですが、それでも膝が内に入ったり、足の親指の付け根が浮きそうになる人が多くいます。このとき、わずかに足先を外側に向けることで無理なく膝下を垂直に保ち、さらに親指の付け根をしっかりと踏みしめることができるようになります。

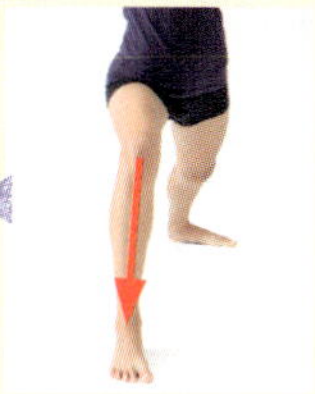

つま先を正面に向けると膝が内に入る場合

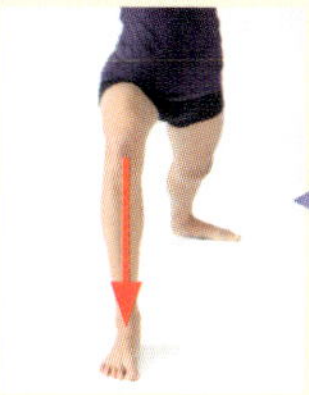

つま先を少し外に向けると膝下が安定する

マスターチェック

つま先の向きを微調整したら膝下が安定した

Pose 51

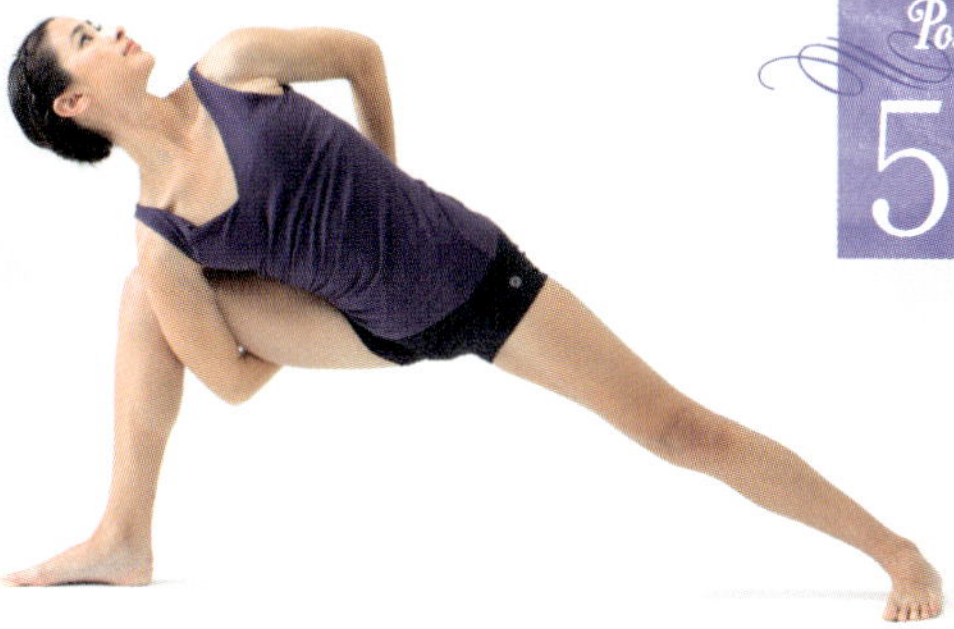

手をつないだ三角のポーズ3

Baddha Utthita Parsvakonasana

両手を股下でつなぐと、「縛られた（Baddha）三角のポーズ3」になります。猫背になるようなら、このバリエーションはおすすめできません。

1 両足を大きく開いて立ち、右つま先を右、左つま先を少しだけ内側に向けて腰骨を持つ。

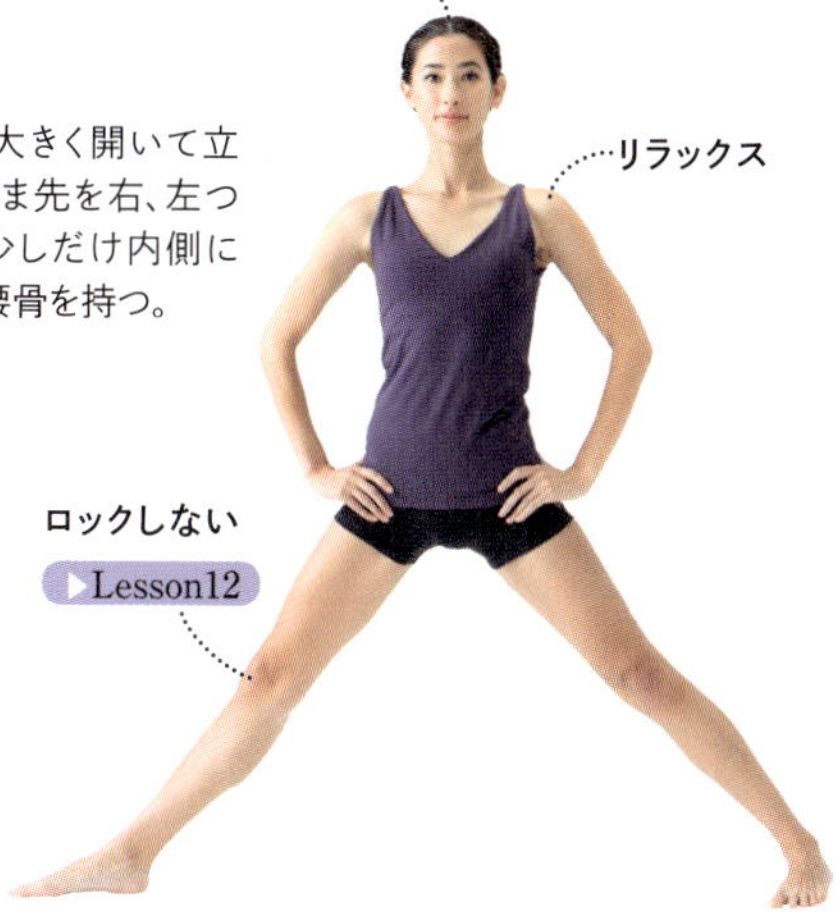
引き上げる
リラックス
ロックしない
▶Lesson12

2 息を吐きながら右膝を曲げ、右手先を右足の外側に着く。

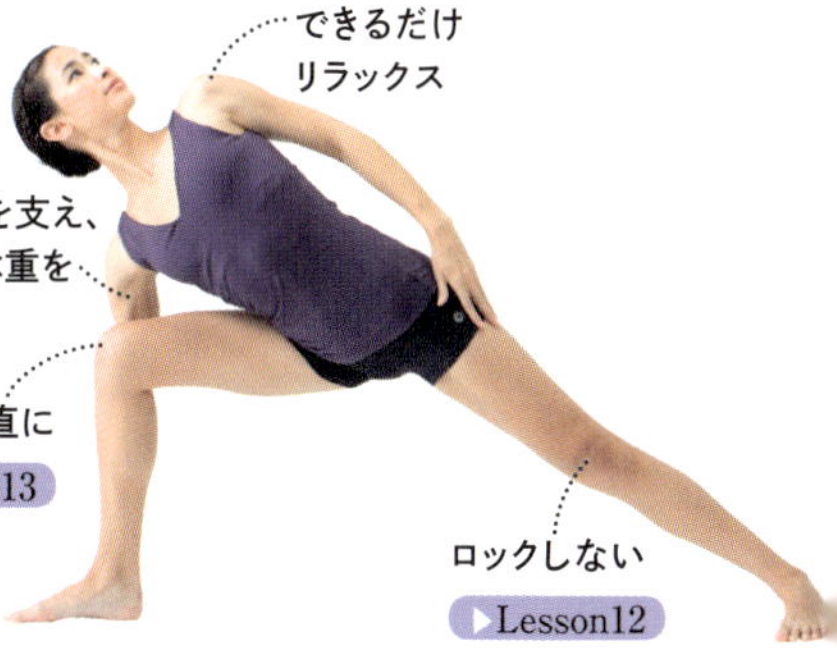
できるだけ
リラックス
足腰で体重を支え、
あまり手に体重を
載せない
膝下を垂直に
▶Lesson13
ロックしない
▶Lesson12

3 息を吸いながら、左腕を伸ばして軽く見上げる。

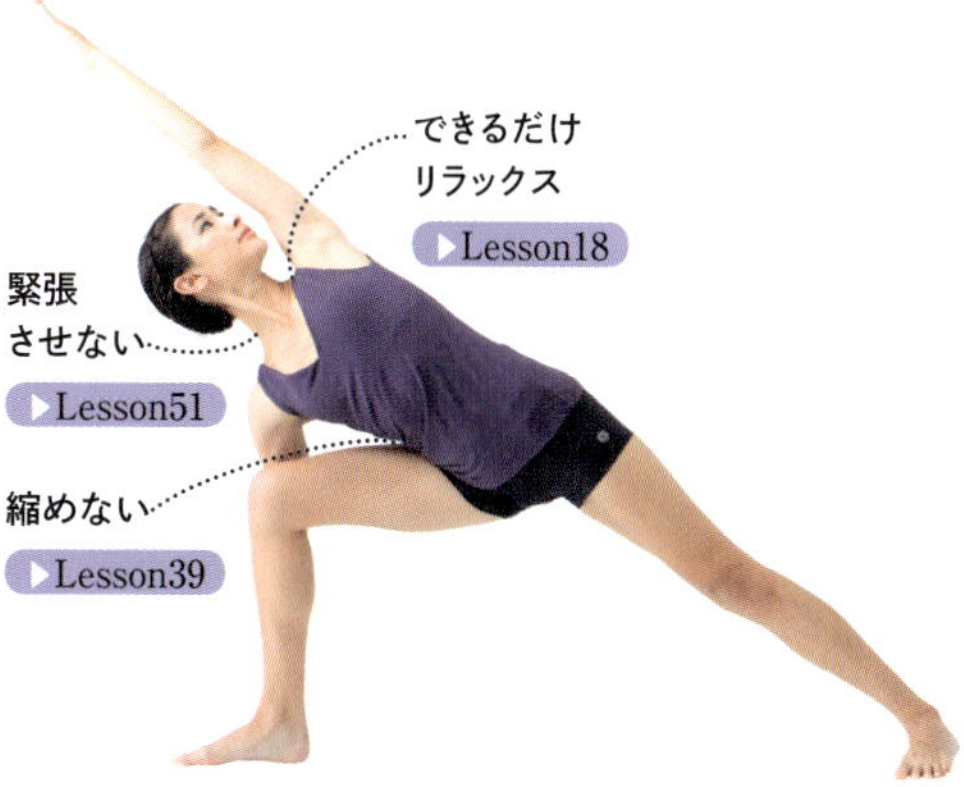
できるだけ
リラックス
▶Lesson18
緊張
させない
▶Lesson51
縮めない
▶Lesson39

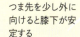

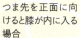

この姿勢で30秒ほど深呼吸を行い、
吐きながら2、吸いながら1に戻り、逆も同様に行う。

Pose

52

Bound Hands Pose

押し上げのポーズ

Urdhva Baddha Hastasana

ウールドヴァ・バッダ・ハスタ・アーサナ

【*Urdhva*】上向き【*Baddha*】縛られた【*Hasta*】手

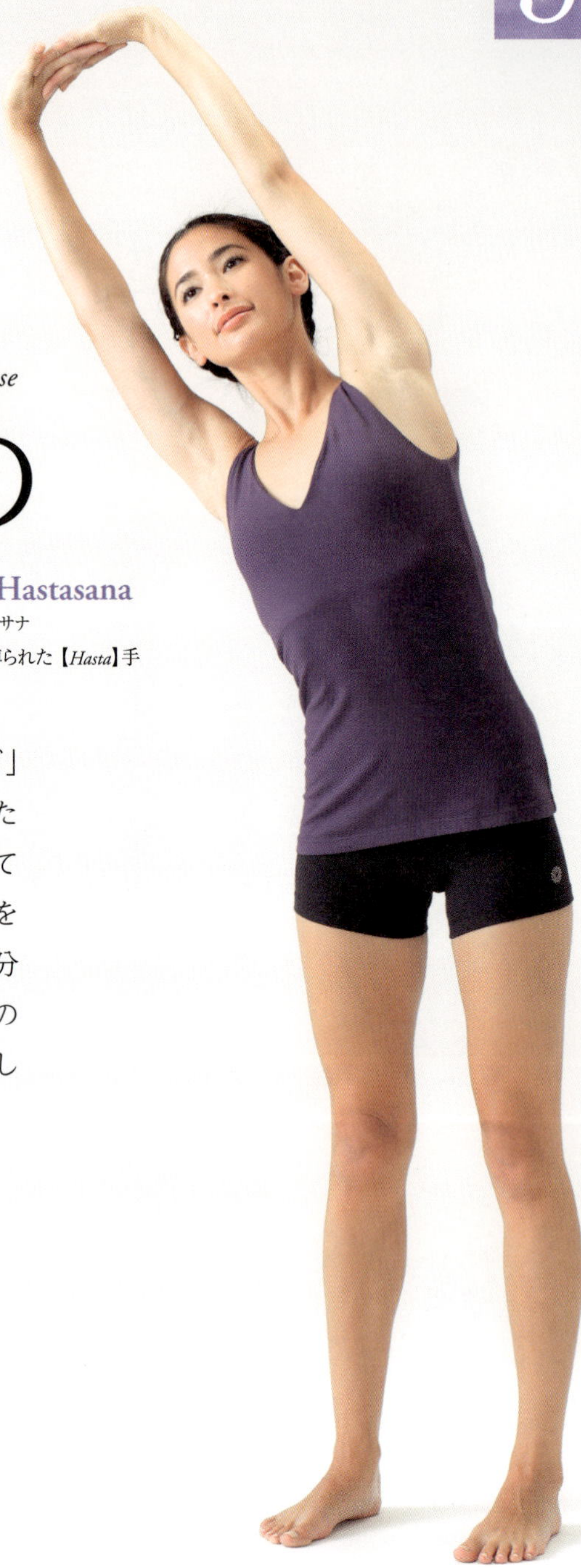

とてもシンプルな側屈のポーズ。「月のポーズ」（P34）と似ていますが、手のひらを上に返した分だけ肩の緊張が強くなります。肩をゆるめてゆったりとした呼吸を優先するか、そのまま肩を緊張させて筋トレ的に肩をほぐすか、その使い分けを知るうえで最適ポーズです。様々なポーズの取り方があることを、効果の違いを含めて理解していきましょう。

P 立位

M ストレッチ

T 序盤・終盤

C 腰

E

♥イライラ・リフレッシュ

疲労・胃・肩こり

★ウエスト・背中・腕

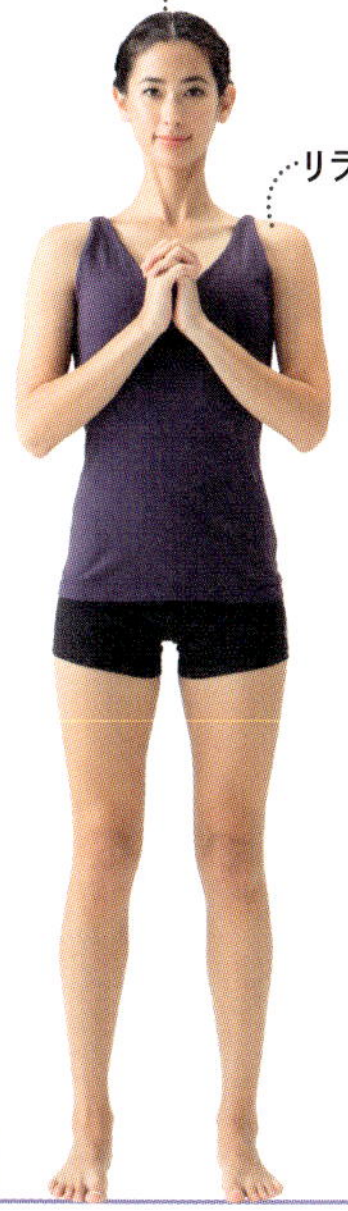
引き上げる
リラックス

1
両足を腰幅程度に開いて立ち、胸の前で両手を組む。

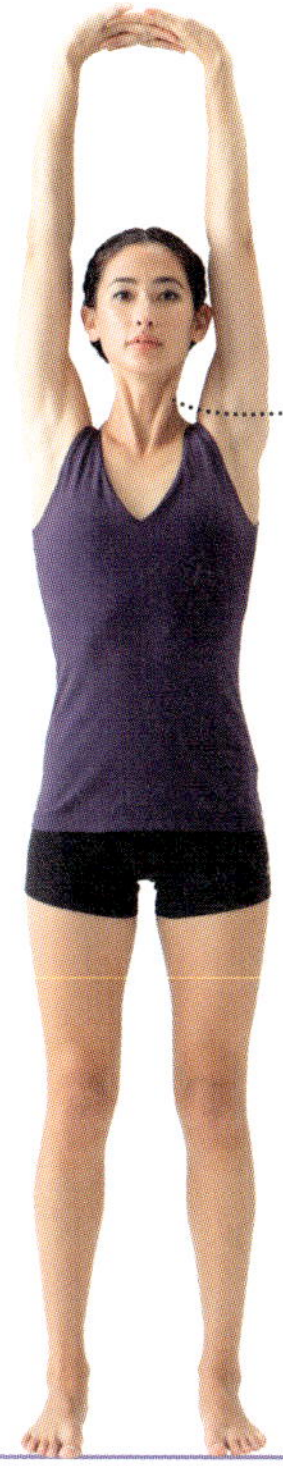
首はできるだけリラックス

2
息を吸いながら両腕を上げ、手のひらを上に返す。

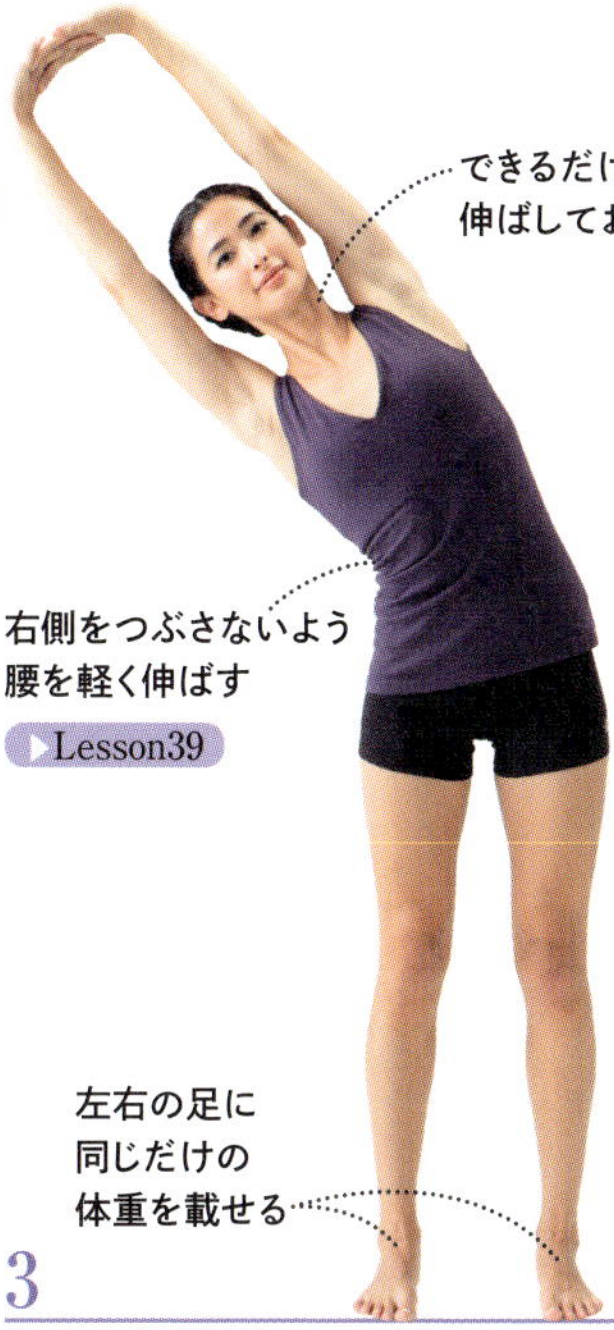
できるだけソフトに伸ばしておく
右側をつぶさないよう腰を軽く伸ばす
左右の足に同じだけの体重を載せる

▶Lesson39

3
息を吐きながら、上体を右に傾ける。

この姿勢で30秒ほど深呼吸を行い、吸いながら2、吐きながら1に戻り、逆も同様に行う。

Lesson 41 瞑想姿勢と整体姿勢

ヨガのポーズをとるときには、理想的な呼吸を行うための姿勢（瞑想姿勢）と、身体を鍛えたりほぐしたりするための姿勢（整体姿勢）とを使い分けることができます。「押し上げのポーズ」では、肩をゆるめてやわらかい呼吸を優先すると瞑想姿勢（P18）となり、肩の筋肉を筋トレ（P22）によってほぐすことに重きをおくと整体姿勢になります。本書では瞑想姿勢を重視していますが、首や腰を傷めない限りは、あえて緊張させることも間違いではないということを覚えておきましょう。

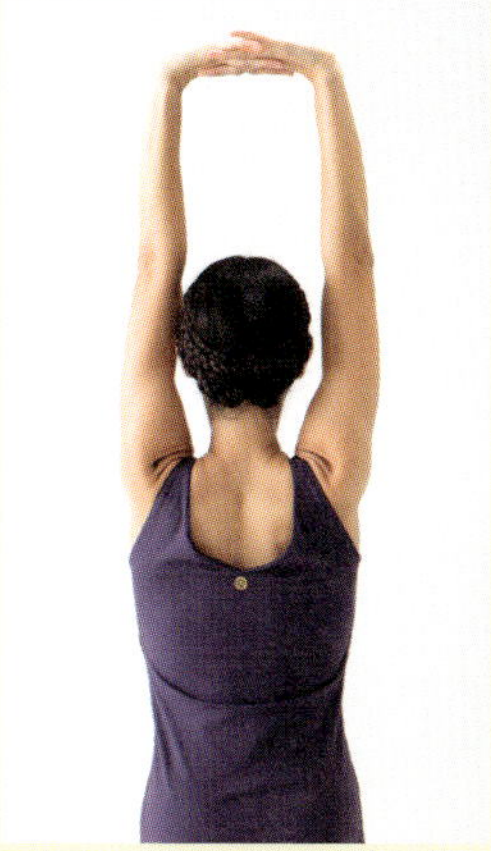
整体姿勢

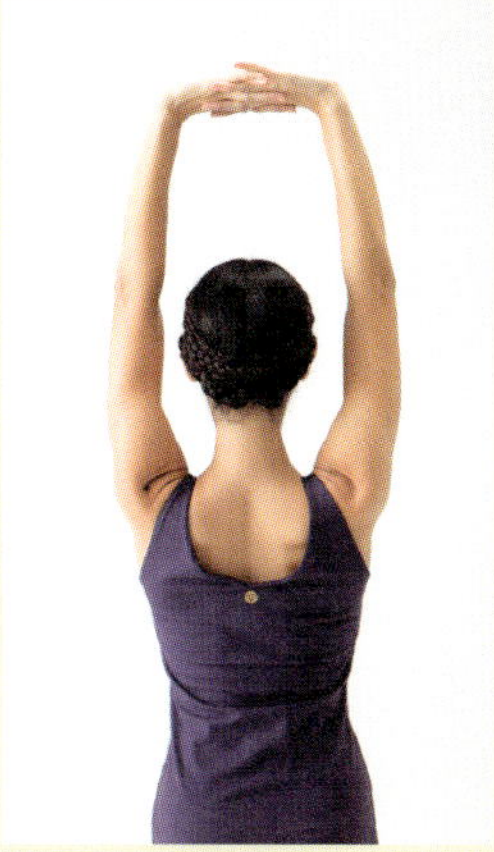
瞑想姿勢

マスターチェック
瞑想姿勢と整体姿勢を使い分けることができた

Pose
53

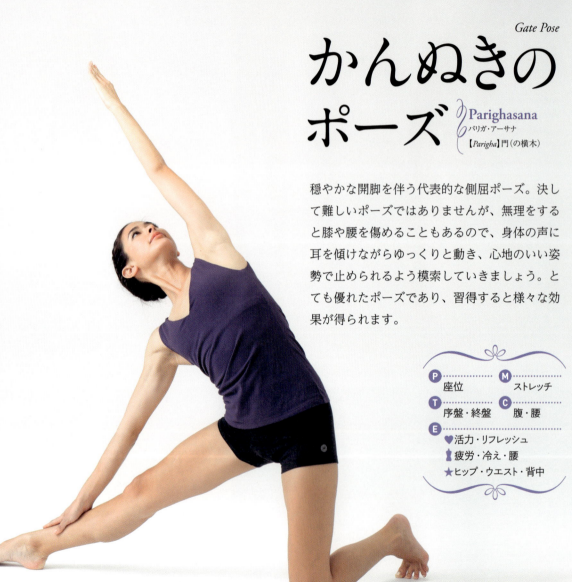

Gate Pose

かんぬきのポーズ

Parighasana
パリガ・アーサナ
【*Parigha*】門（の横木）

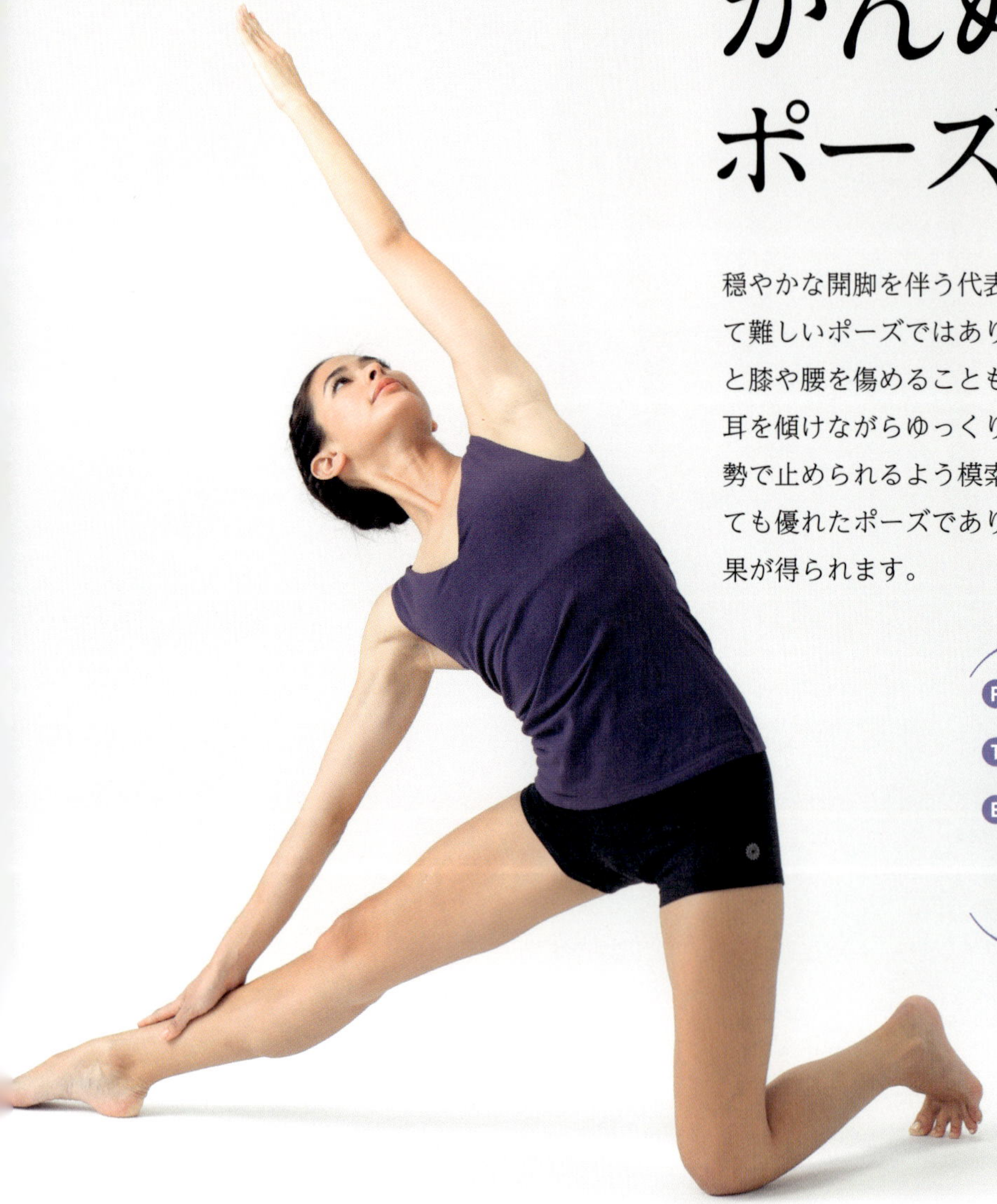

穏やかな開脚を伴う代表的な側屈ポーズ。決して難しいポーズではありませんが、無理をすると膝や腰を傷めることもあるので、身体の声に耳を傾けながらゆっくりと動き、心地のいい姿勢で止められるよう模索していきましょう。とても優れたポーズであり、習得すると様々な効果が得られます。

P 座位
M ストレッチ
T 序盤・終盤
C 腹・腰
E
♥活力・リフレッシュ
疲労・冷え・腰
★ヒップ・ウエスト・背中

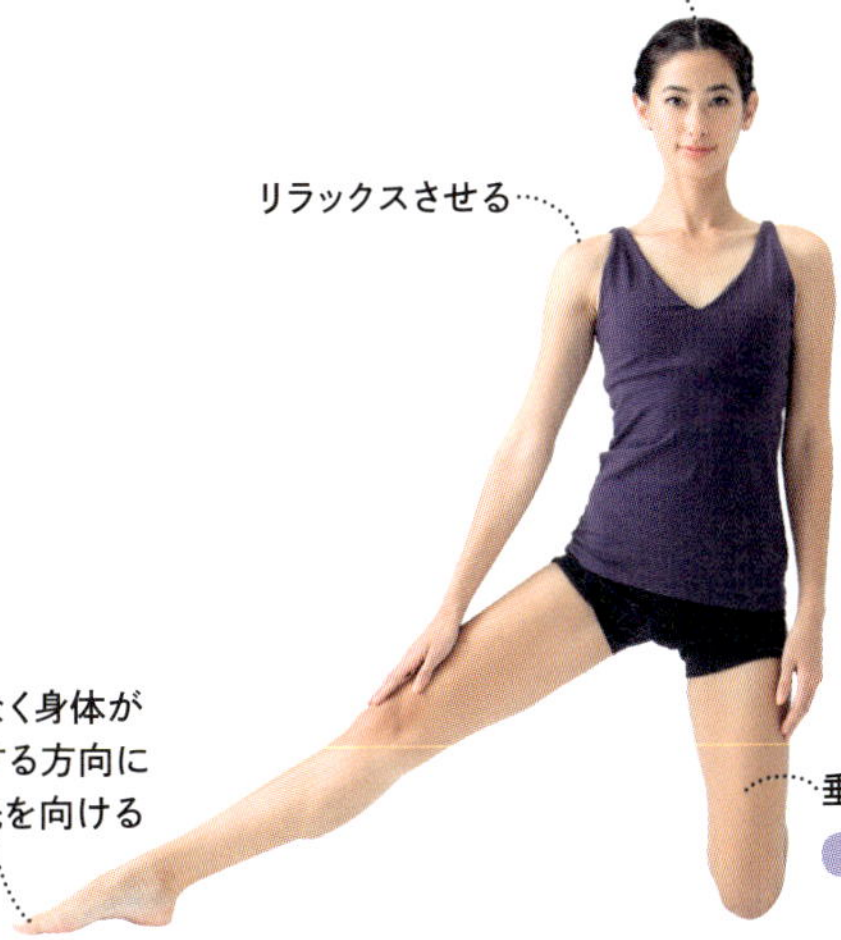
引き上げる
リラックスさせる
無理なく身体が
安定する方向に
つま先を向ける
垂直に保つ
▶Lesson8

1

膝立ちから右脚を右に伸ばし、右手を右膝の上に乗せる。

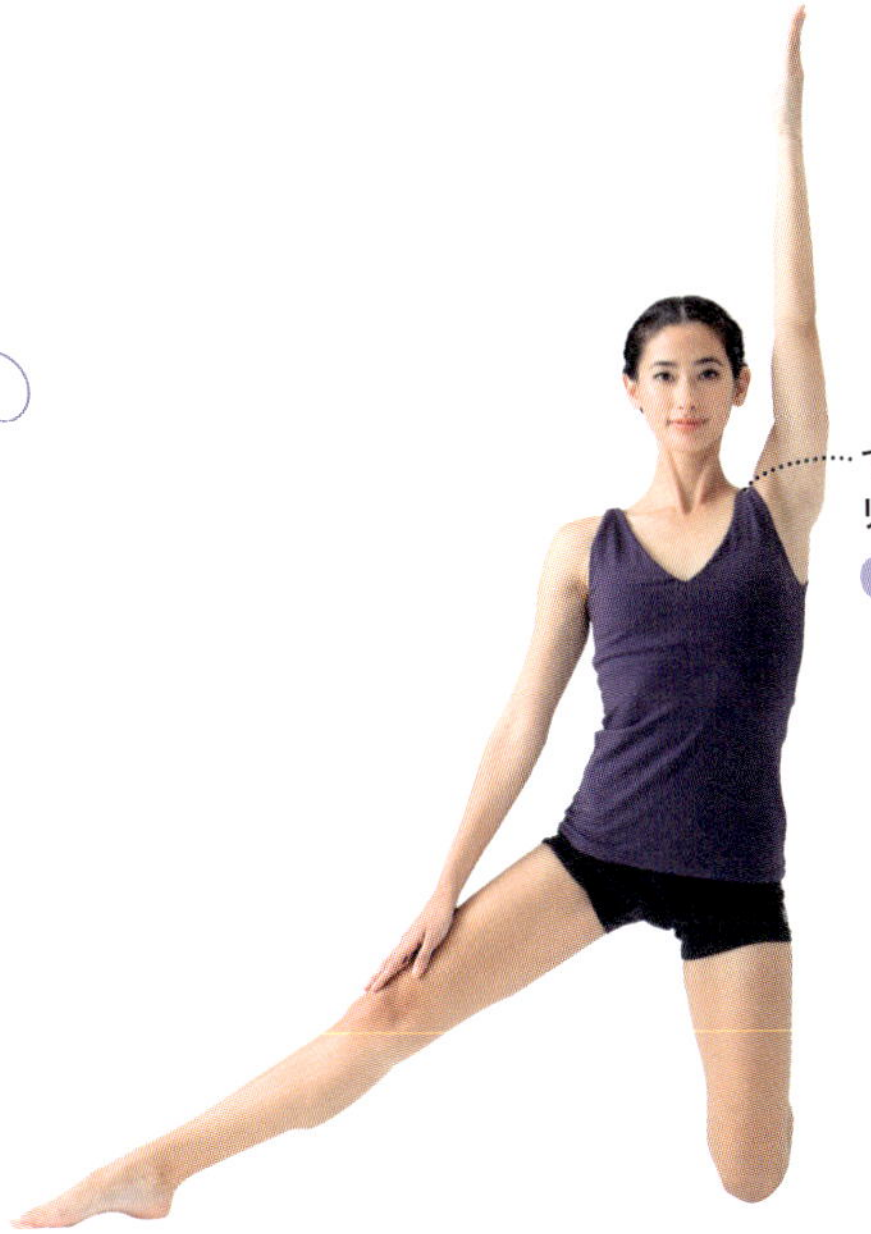
できるだけ
リラックス
▶Lesson18

2

息を吸いながら、左腕を上に伸ばす。

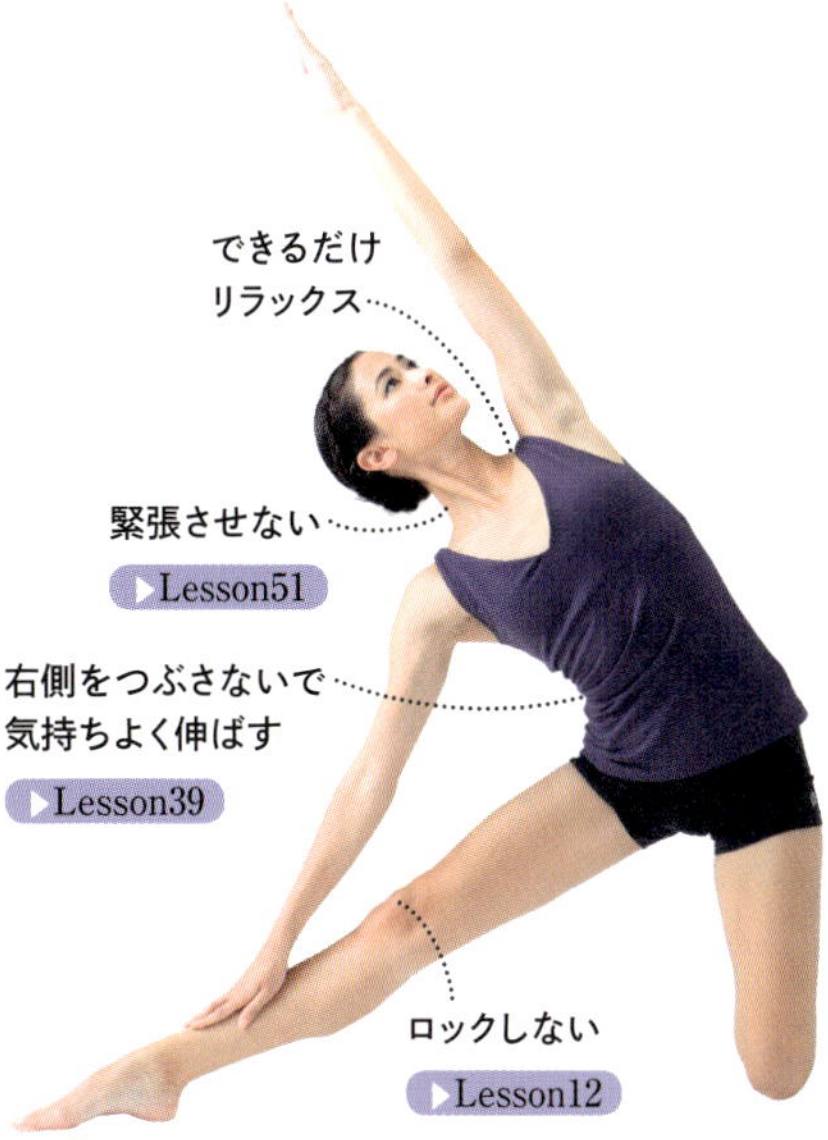
できるだけ
リラックス
緊張させない
▶Lesson51
右側をつぶさないで
気持ちよく伸ばす
▶Lesson39
ロックしない
▶Lesson12

3

息を吐きながら、上体を右に倒す。

この姿勢で30秒ほど深呼吸を行い、
吸いながら2、吐きながら1に戻り、逆も同様に行う。

Lesson 42

形の違いと効果の違い

ヨガのポーズは、良い形と悪い形に分類されがちですが、よほど身体を傷める形以外は「良い悪い」ではなく、単に「効果の違い」であることが多いものです。「かんぬきのポーズ」では、少し伏せ気味に行うと背中のストレッチ効果がアップし、開き気味に行うとわき腹や胸のストレッチ効果に加え、気分をオープンにする効果がアップします。同じ整体的な効果でも、微妙な形の違いで効果が変わってくることを覚えておきましょう。

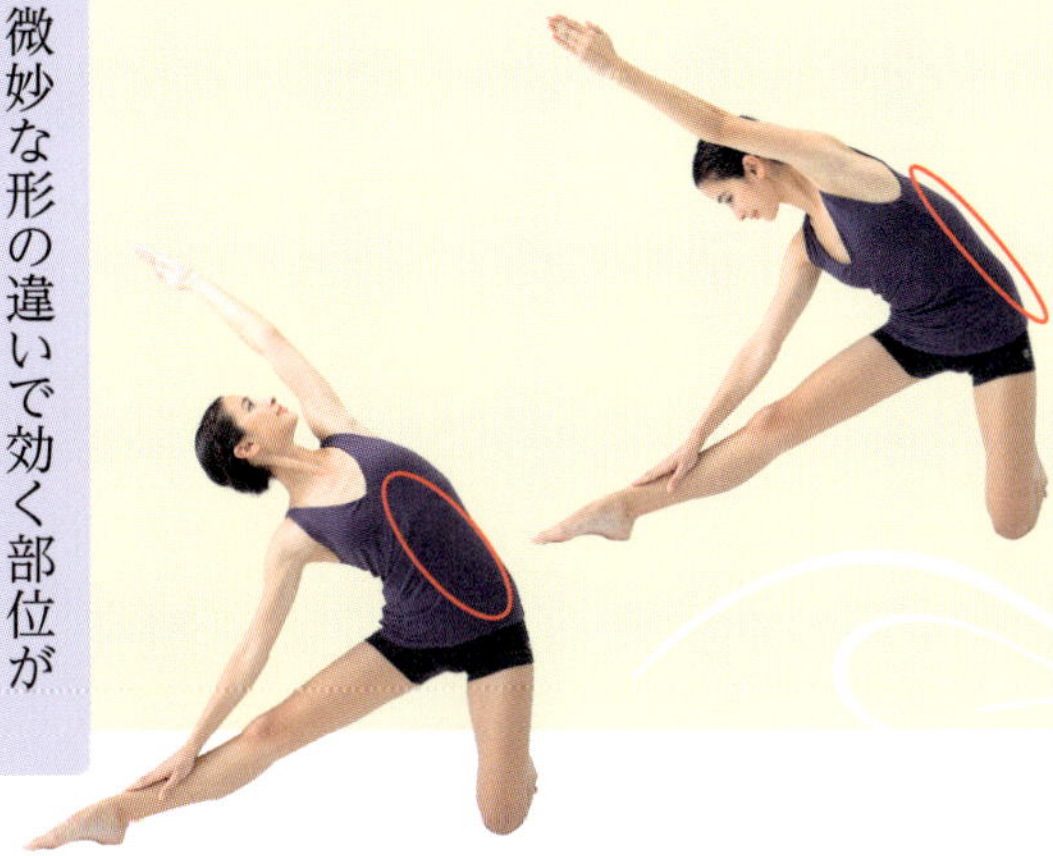

マスターチェック

微妙な形の違いで効く部位が変わってくることがわかった

Pose
54

Extended Triangle Pose

三角のポーズ

Utthita Trikonasana

ウッティタ・トリコーナ・アーサナ

【*Utthita*】伸ばした【*Trikona*】三角

見た目の美しさと爽快感から、多くの人に愛されている人気ポーズ。ではありますが、無理に行うことで腰を傷める人が絶えないポーズでもあります。なぜ腰を傷めるのか、どうすれば傷めにくいのかを理解し、安全に素晴らしい効果が得られるよう繰り返し練習していきましょう。

P　立位

M　ストレッチ

T　中盤

C　脚・腰

E
- ♥活力・集中・リフレッシュ
- 疲労・冷え・むくみ
- ★脚・ウエスト・背中

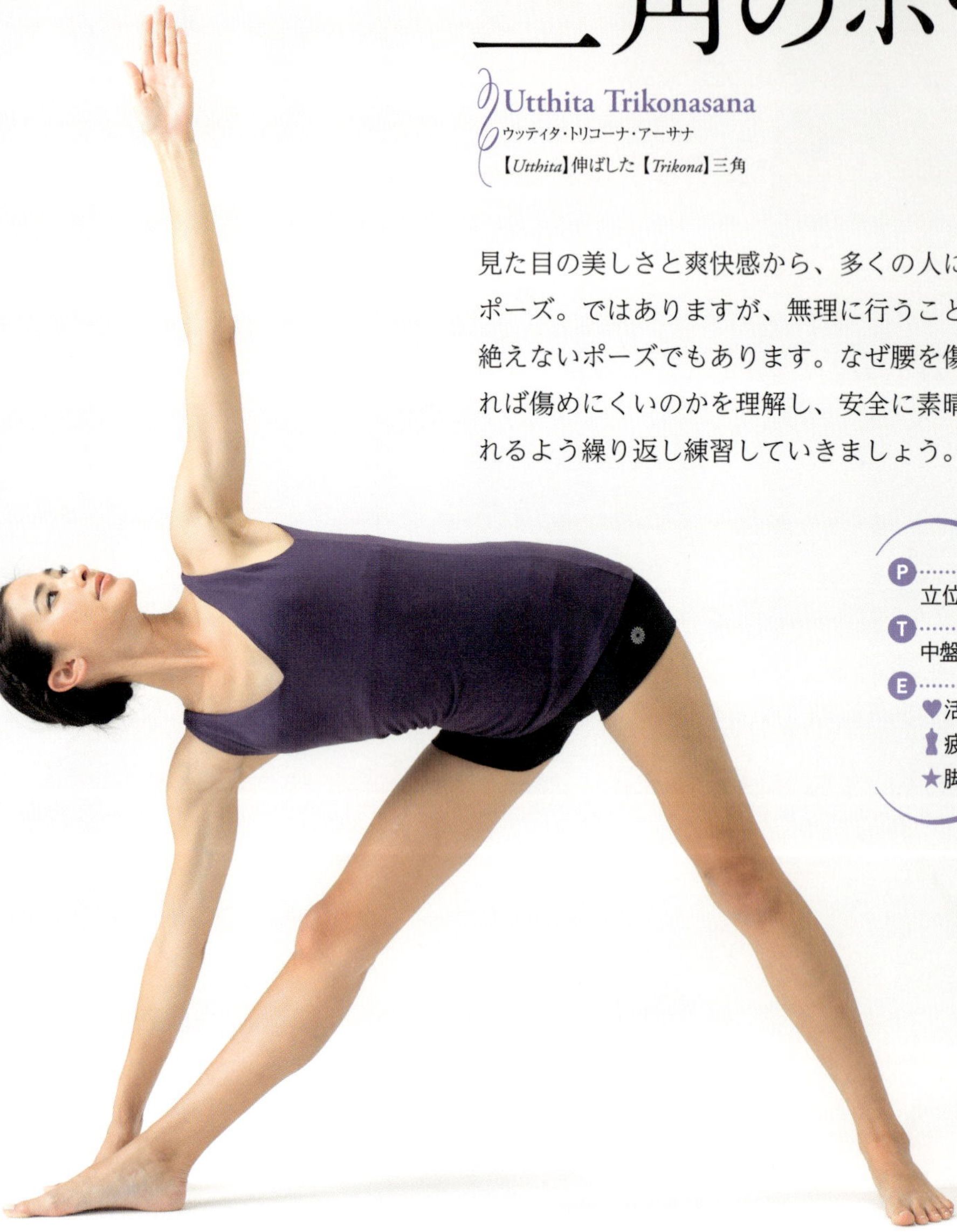

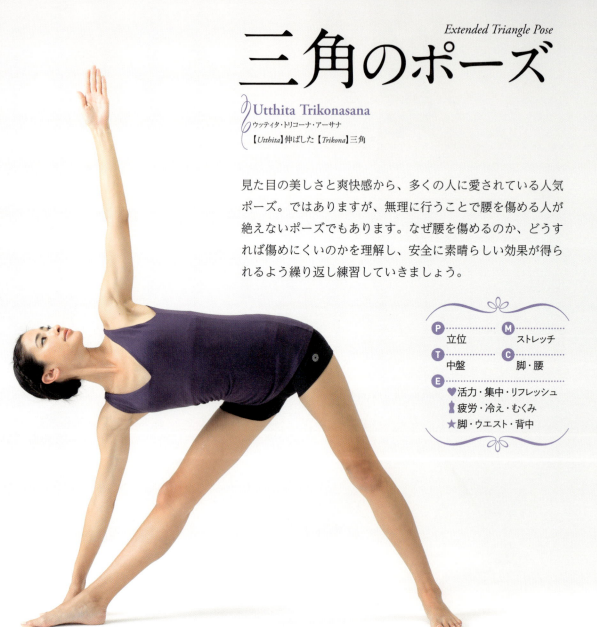

1
両足を大きく開いて立ち、右つま先を右、左つま先を少しだけ内側に向けて、両腕を左右に広げる。

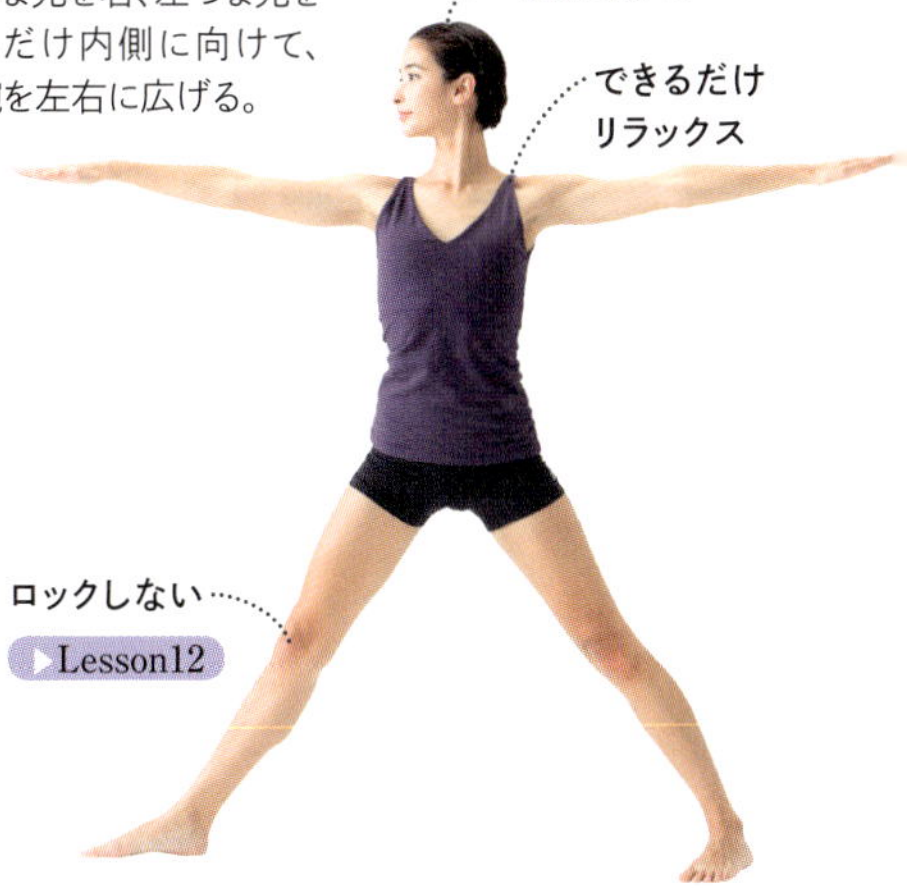
引き上げる
できるだけ
リラックス
ロックしない
Lesson12

2
息を吐きながら、上体を右に傾け、吸いながら右手を右に向けて伸ばす。

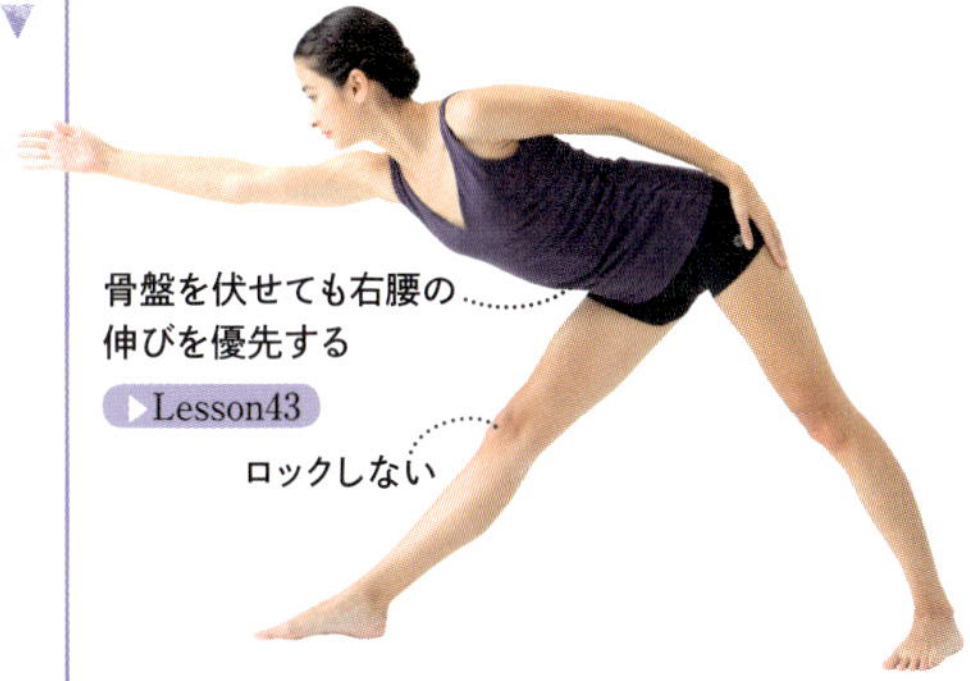
骨盤を伏せても右腰の
伸びを優先する
Lesson43
ロックしない

3
息を吐きながら、右手先を右足の外側の床につき、左手をお尻に置く。

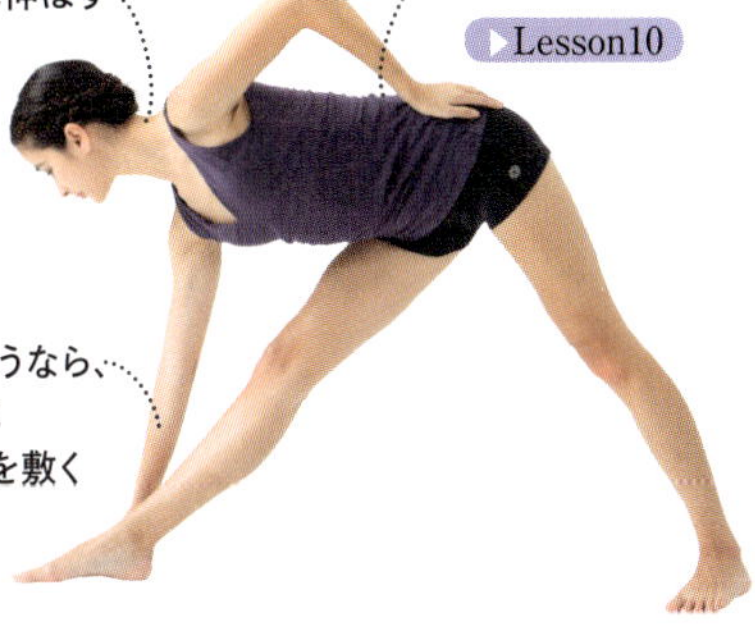
真下を見て首を
穏やかに伸ばす
やわらかく
伸ばし続ける
Lesson10
腰が
曲がるようなら、
手の下に
ブロックを敷く

4
息を吸いながら、左腕を真上に伸ばして胸を開く。

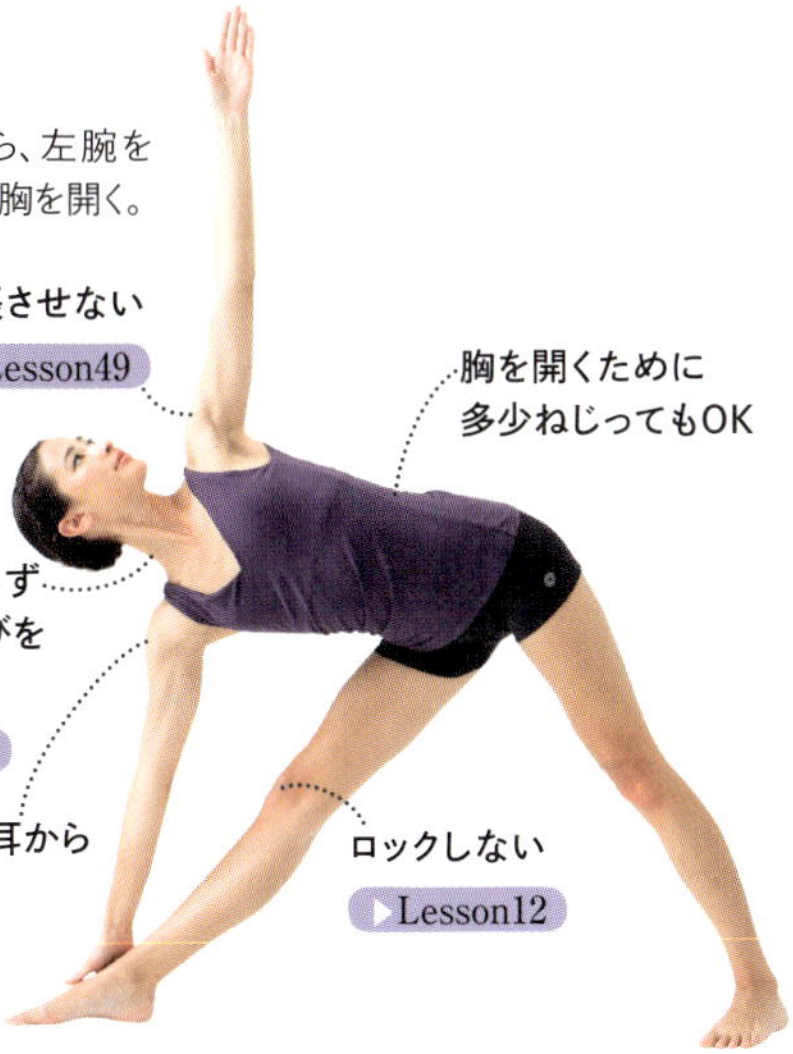
緊張させない
Lesson49
胸を開くために
多少ねじってもOK
無理にねじらず
穏やかな伸びを
優先する
Lesson51
穏やかに耳から
遠ざける
ロックしない
Lesson12

この姿勢で30秒ほど深呼吸を行い、吸いながら1に戻り、逆も同様に行う。

Lesson 43
骨盤をどこに向けるべきか

「三角のポーズ」では、よく骨盤を正面に向けるよう誘導されますが、これには危険性があります。正面向きを保つために仰向けで開脚してみると、やわらかい人でも45度ほど開くと骨の衝突でそれ以上開脚できなくなります。右脚に対して、それ以上骨盤を右に傾けることが不可能になるのです。この状態で右手を右足に近づけると、背骨が湾曲するだけで、無理にこれを深めると身体を傷めることになります。ですから、骨盤を正面に向けることにこだわらず、この湾曲を避けるよう腰の伸びを優先することをおすすめします。

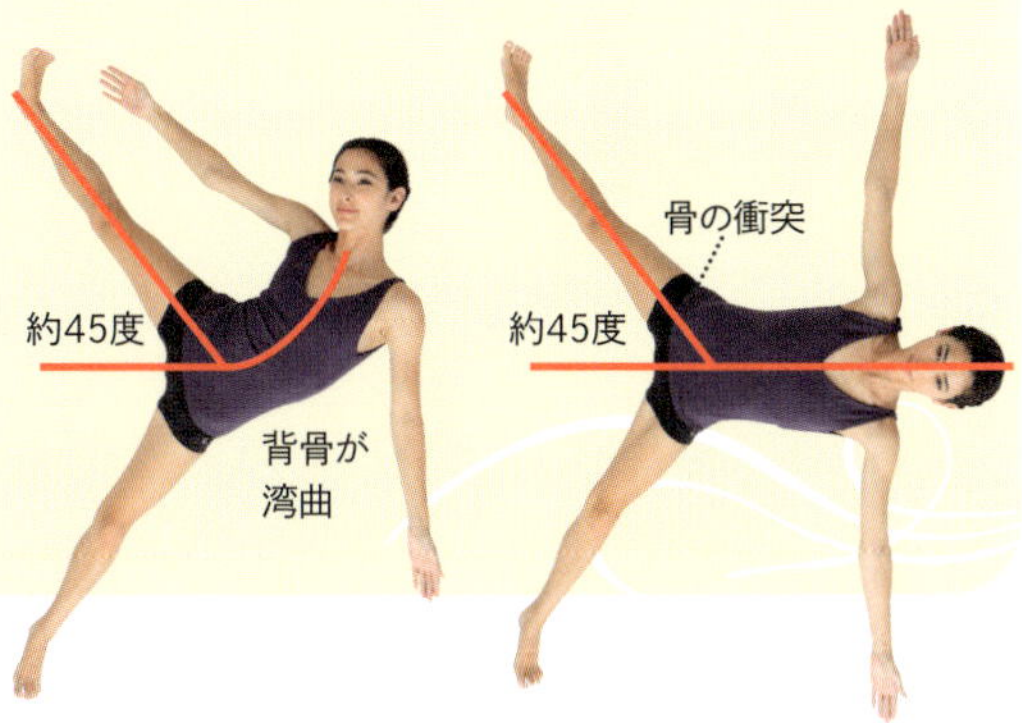
骨の衝突
約45度
約45度
背骨が
湾曲

マスターチェック
骨盤を少し伏せることで気持ちのよい腰の伸びが味わえた

Pose

55

Side Plank Pose

賢者のポーズ

Vasisthasana

ヴァシツァ・アーサ

【*Vasistha*】偉大なヨガの賢人（最も素晴らしいという意）

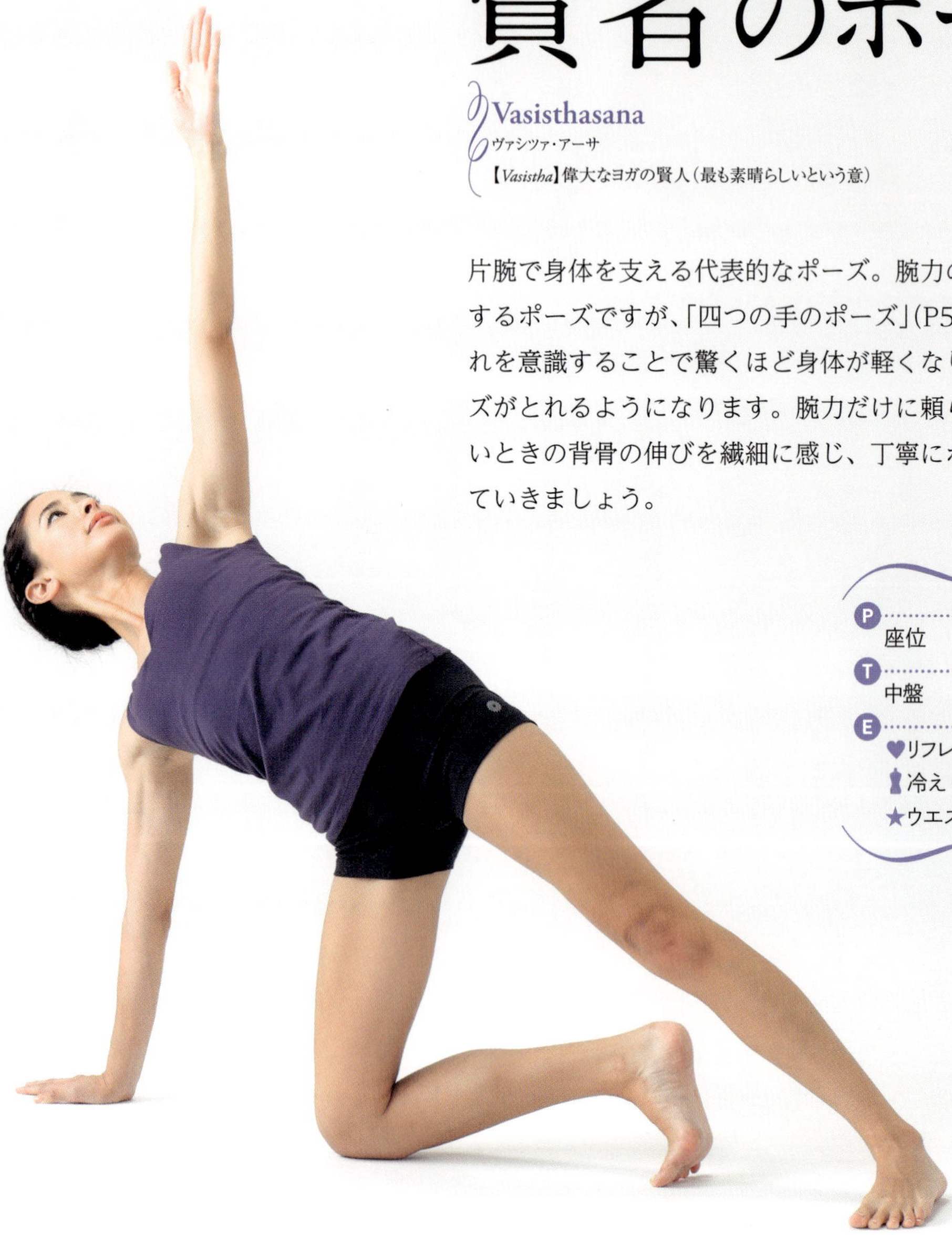

片腕で身体を支える代表的なポーズ。腕力のない方が敬遠するポーズですが、「四つの手のポーズ」（P52）同様に、流れを意識することで驚くほど身体が軽くなり、簡単にポーズがとれるようになります。腕力だけに頼らず、気分がいいときの背骨の伸びを繊細に感じ、丁寧にポーズを練習していきましょう。

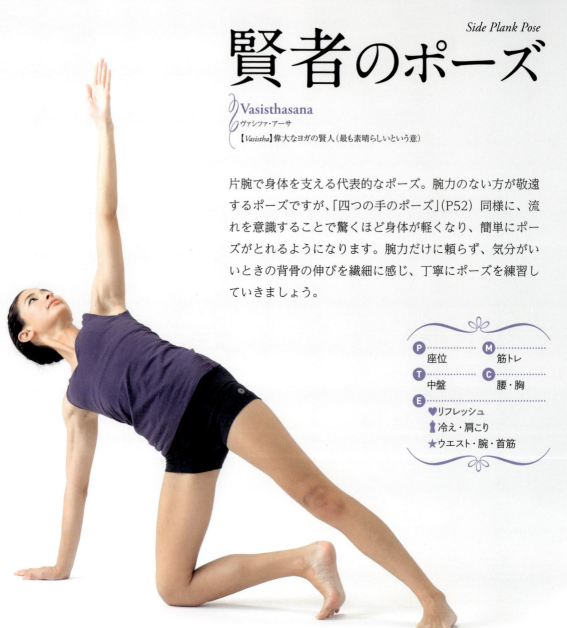

P 座位

M 筋トレ

T 中盤

C 腰・胸

E
♥リフレッシュ
冷え・肩こり
★ウエスト・腕・首筋

1 四つんばいになる。

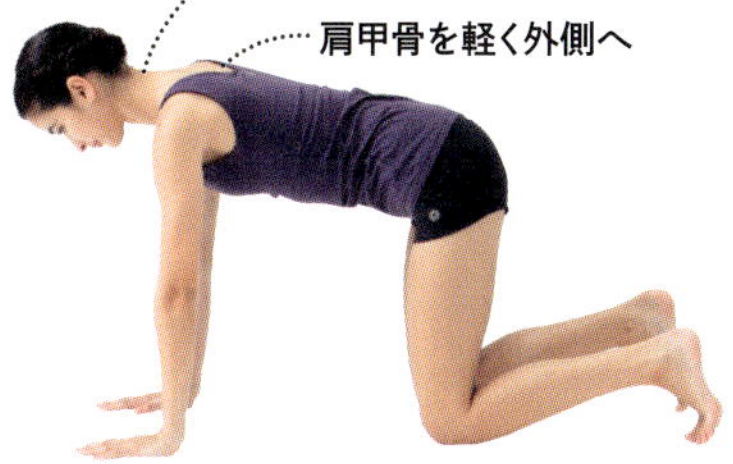
穏やかに伸ばす
肩甲骨を軽く外側へ

2 左足を後ろに引いて左手をお尻に乗せる。

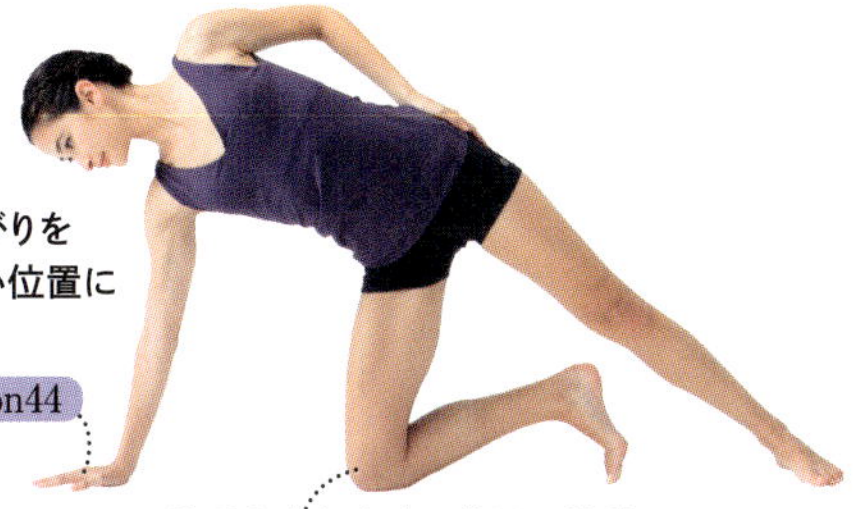
胸の広がりを得やすい位置に移動
▶Lesson44
体重を支えやすい位置に移動

3 息を吸いながら、左腕を高く上げて胸を開く。

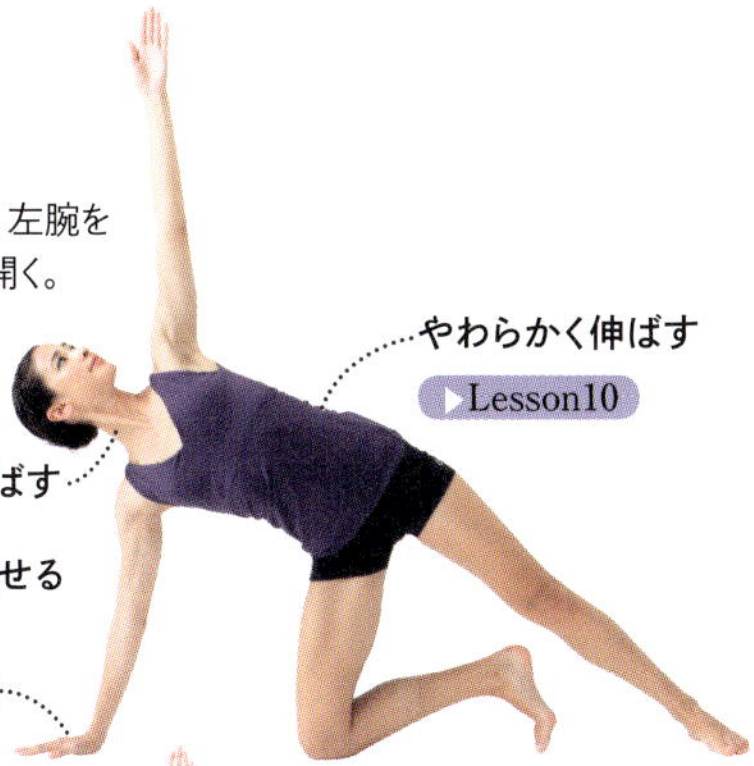
やわらかく伸ばす
▶Lesson10
穏やかに伸ばす
手に体重を載せる注意を守る
▶Lesson9

4 余裕があれば右脚を左脚にそろえ、3か4の姿勢で30秒ほど深呼吸を行い、吐きながら1に戻る。

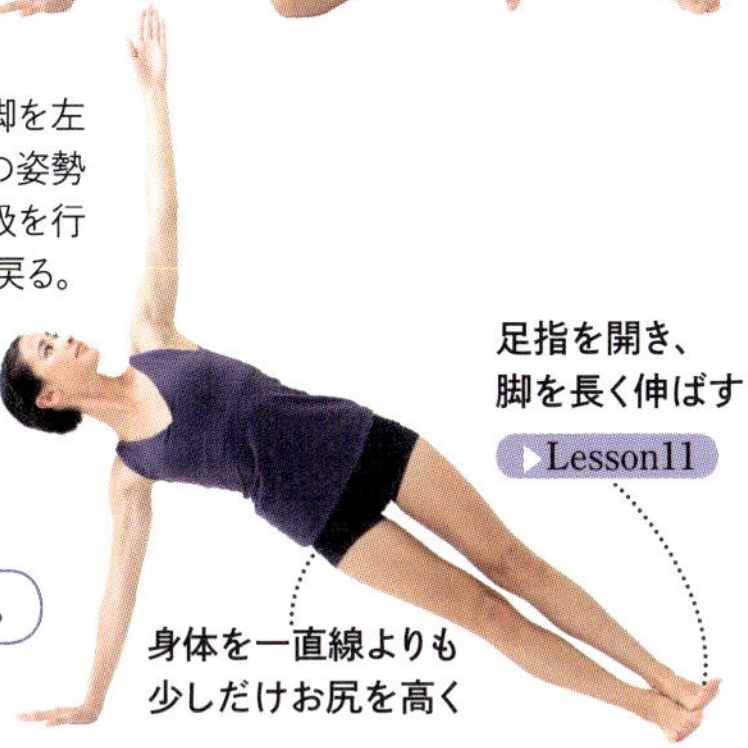
足指を開き、脚を長く伸ばす
▶Lesson11
身体を一直線よりも少しだけお尻を高く

逆も同様に行う。

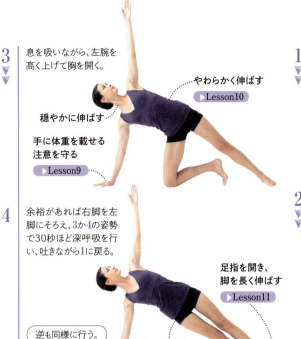

Pose 56

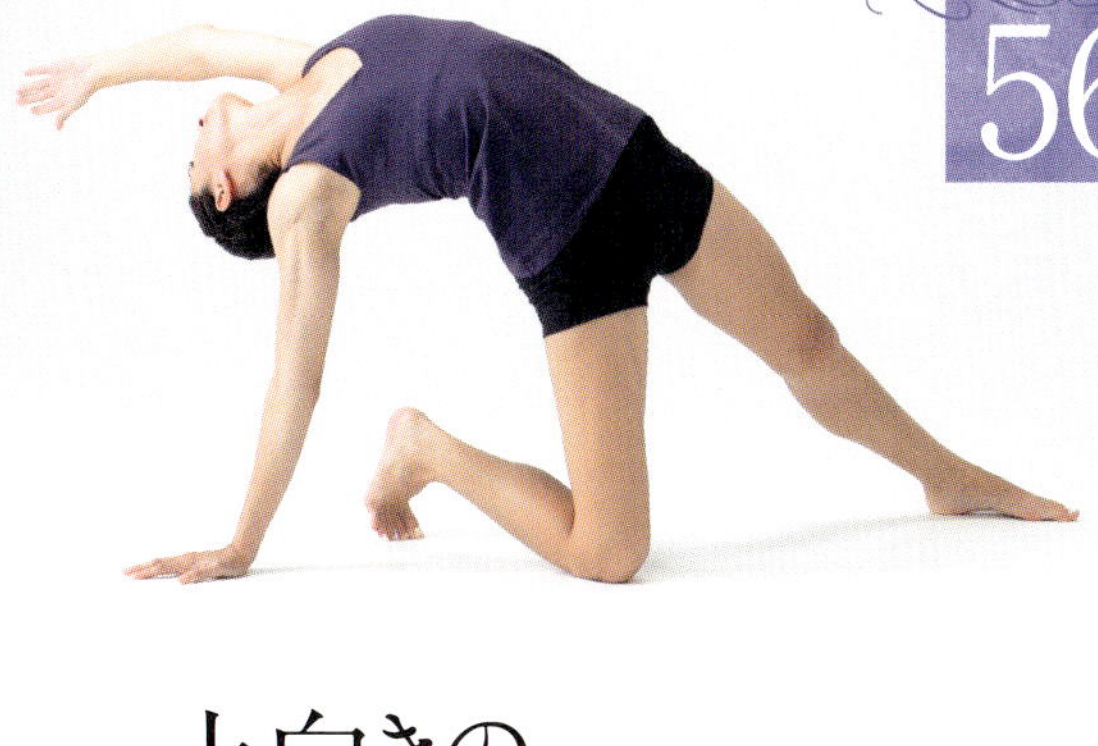

上向きの賢者のポーズ

Salamba Urdhva Vasisthasana

3の姿勢から左右の足の位置を移動させ、股間を軽く突き出してから腰の伸びを胸の広がりに結びつけると、「支えのある(Salamba)上向きの(Urdhva)賢者のポーズ」になります。

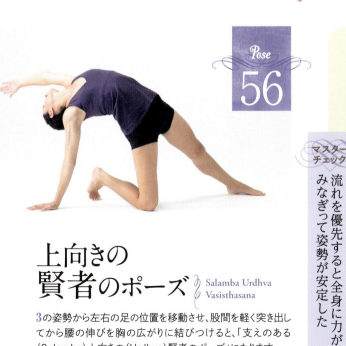

Lesson 44

垂直原則vs流れ原則

賢者のポーズでは、▶Lesson8の垂直原則に従って下の腕を垂直に保つと、今ひとつ身体が安定しないことに気づきます。そこで▶Lesson10の流れ原則に従って、背骨の伸びが腕の流れにつながるような角度で腕を広げてみると、身体がのびやかに広がり、腕にしっかりと力が入って身体がとても安定します。時として原則同士が対立することもあるので、その都度自分の身体に聞いて、より安全で快適な方を選択するようにしていきましょう。

マスターチェック

流れを優先すると全身に力がみなぎって姿勢が安定した

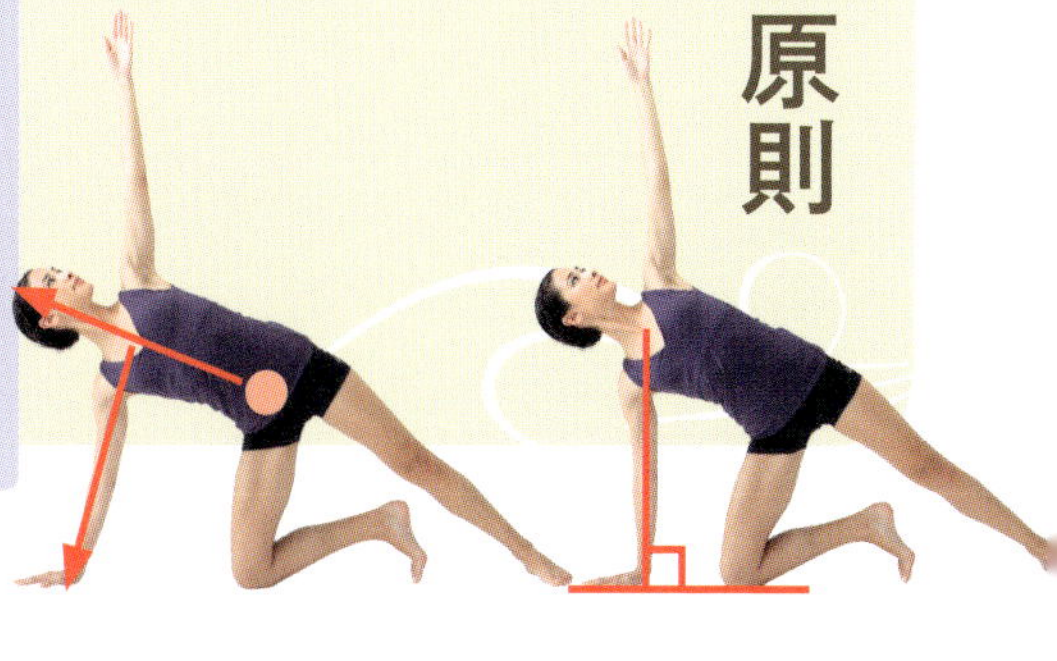

Pose
57

Half Lord of the Fishes Pose

ねじりのポーズ

Ardha Matsyendrasana

アルダ・マッツェンドラ・アーサナ

【*Ardha*】半分 【*Matsyendra*】偉大なヨギーの名前（魚の王様という意）

ヨガを代表する最もスタンダードなねじりポーズ。とても優れた様々な効果が得られるポーズですが、形を追求し過ぎると膝、腰、首などを傷めてしまいます。ねじりの基本をしっかりと把握し、自分の形でポーズができるように、身体の声に耳を傾けながら行っていきましょう。

P 座位

M ストレッチ

T 終盤

C 腰・胸

E
- ♥リラックス
- 便秘・腰・肩こり
- ★お腹・ウエスト・背中

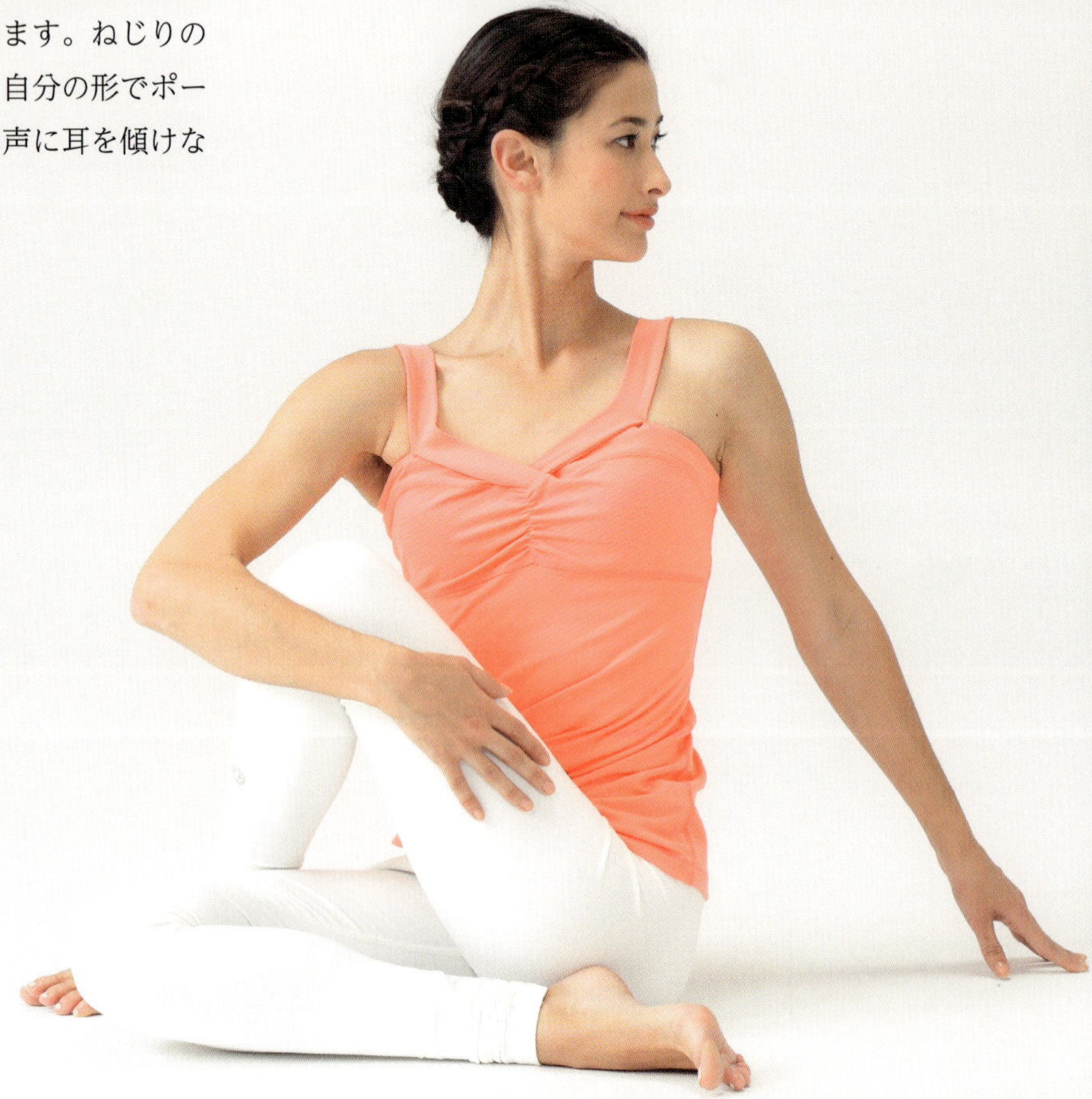

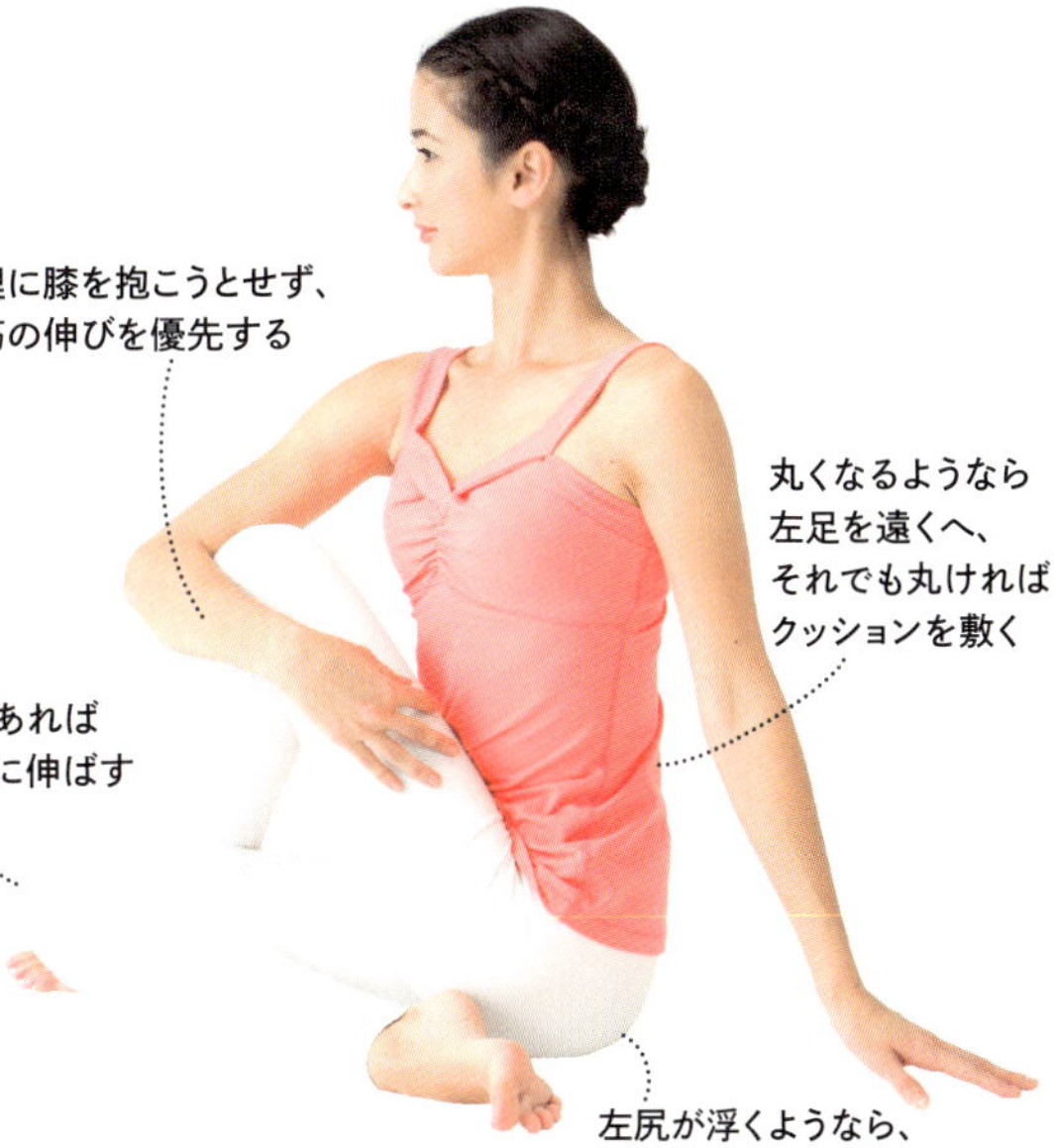
無理に膝を抱こうとせず、背筋の伸びを優先する
丸くなるようなら左足を遠くへ、それでも丸ければクッションを敷く
違和感があれば右脚を前に伸ばす
左尻が浮くようなら、左足を左へ移動させる

1

両脚を左に崩して横座りになり、左脚を立て右脚の右に運ぶ。右手は左膝、左手は後ろにつく。

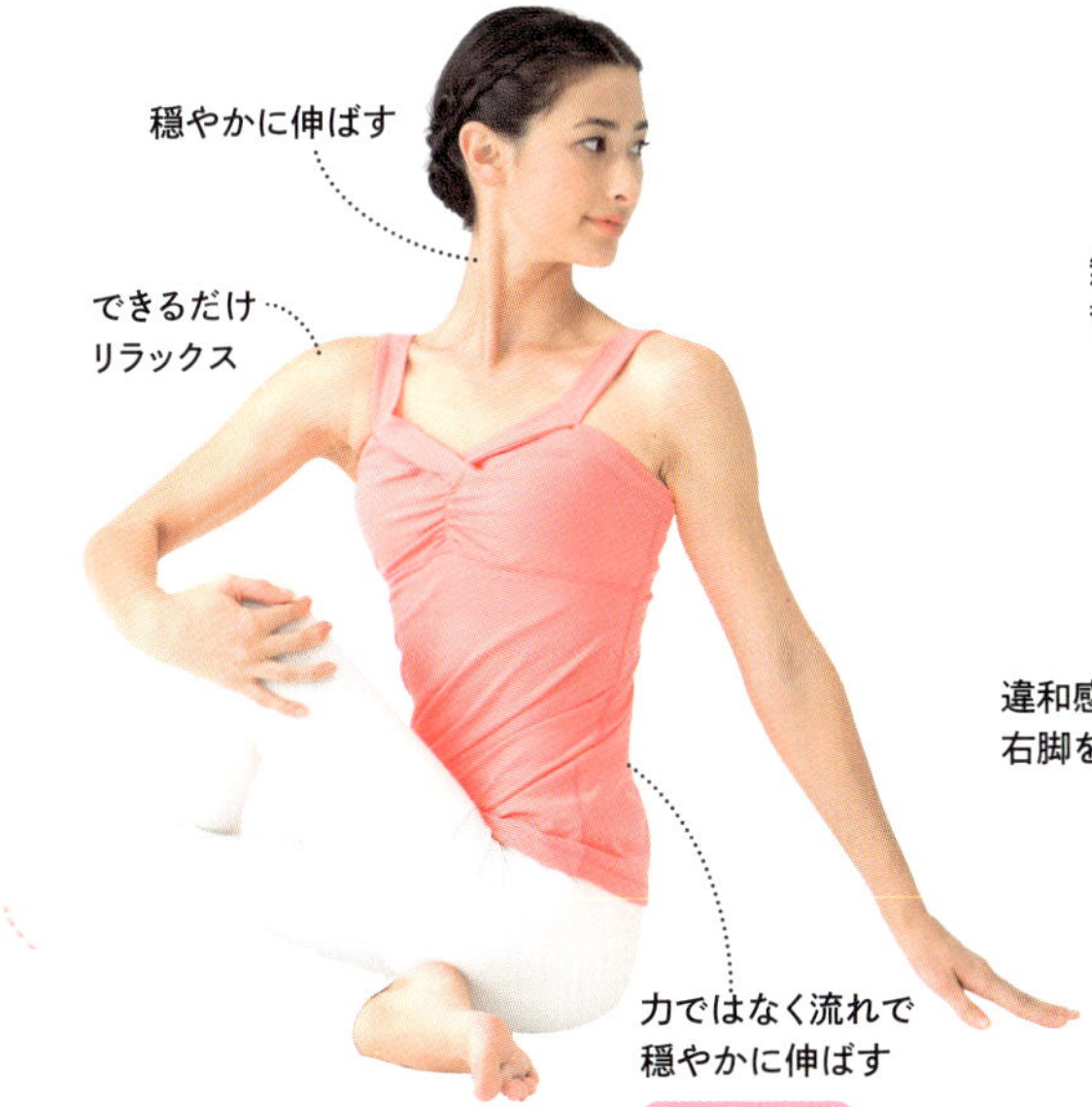
穏やかに伸ばす
できるだけリラックス
力ではなく流れで穏やかに伸ばす

▶Lesson10

2

息を吐きながら上体を左にねじる。

この姿勢で30秒ほど深呼吸を行い、吸いながら1に戻り、逆も同様に行う。

Lesson 45

ねじりポーズの基本

ねじりポーズの基本は、「腰を伸ばして、胸を開く」こと。後屈ポーズとまったく同じです。

深くねじることだけを意識すると、力みに加えて胸が落ちて呼吸がゆったりとできません。もし基本姿勢がきついようであれば、右脚を伸ばしたり、クッションを敷いたり、左足を移動したりすることで腰を軽やかに伸ばし、胸を気持ちよく開いてみましょう。結果として身体がやわらかくなり、深いねじりが可能になります。

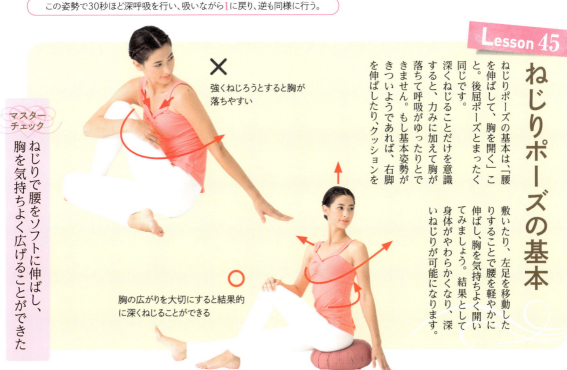

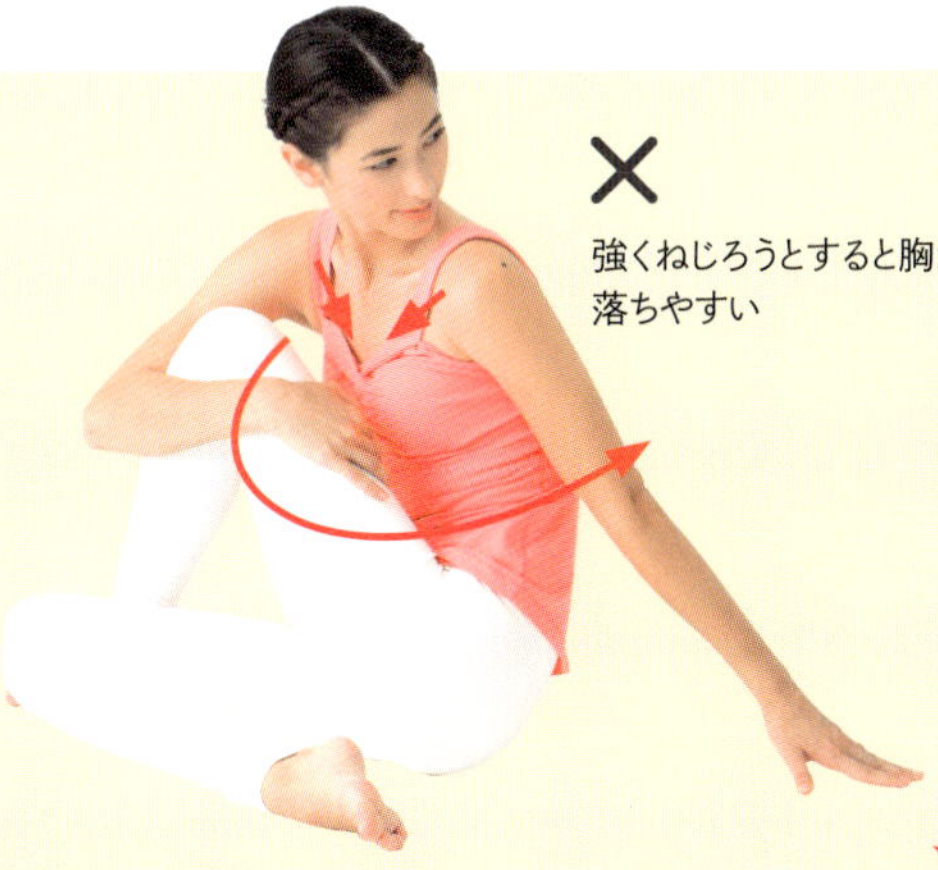
×
強くねじろうとすると胸が落ちやすい

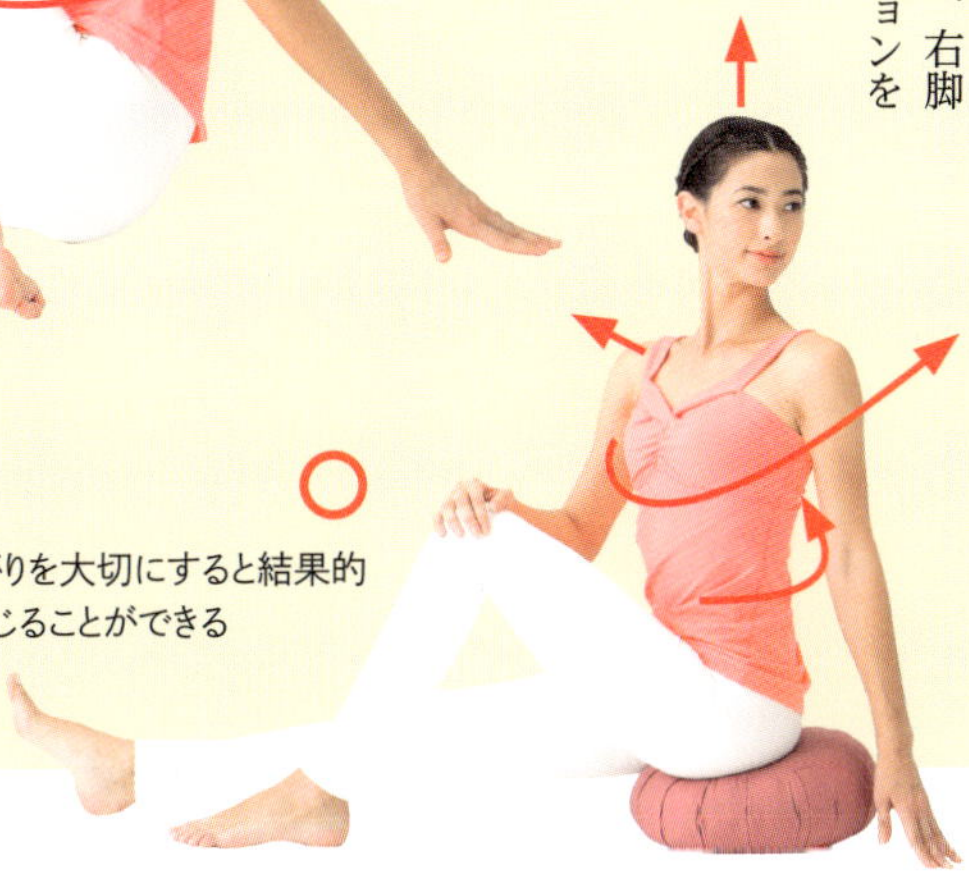
○
胸の広がりを大切にすると結果的に深くねじることができる

マスターチェック

ねじりで腰をソフトに伸ばし、胸を気持ちよく広げることができた

Sage Twist Pose

賢者のねじりポーズ

Bharadvajasana
バラドヴァージャ・アーサナ
【*Bharadvaja*】ヨガの賢人

最もシンプルなねじりポーズの一つ。簡単なポーズですが、お尻が水平になっていない場合が多く、腰が湾曲していることもあります。無理に腰をねじろうとせず、ねじりポーズの基本に従って腰を穏やかに伸ばし、胸を開いて爽快さを感じ、ねじることの心地よさを追求していきましょう。

P 座位
M ストレッチ
T 序盤・終盤
C 腰・胸
E
♥リラックス
便秘・腰・肩こり
★お腹・ウエスト・背中

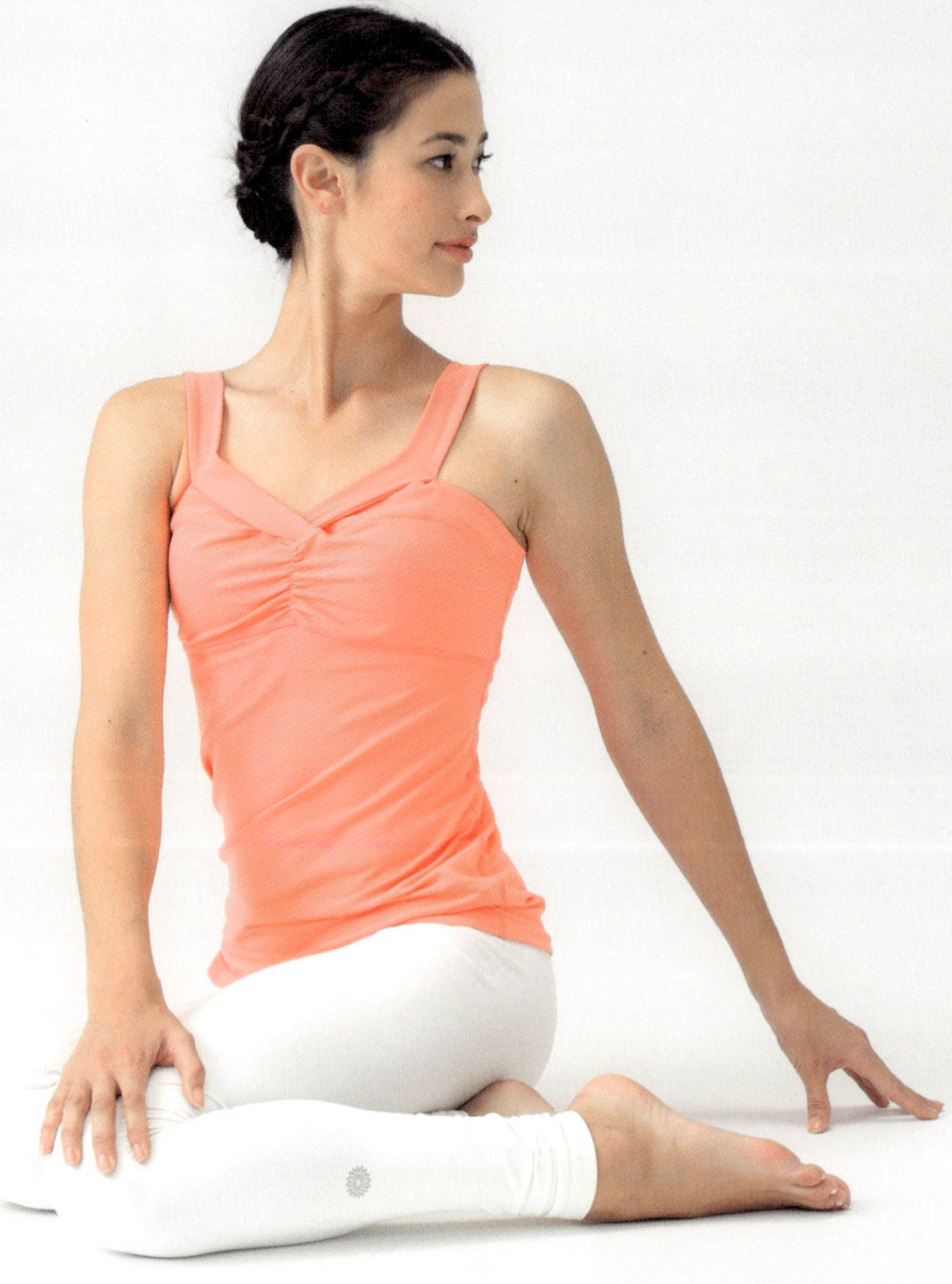

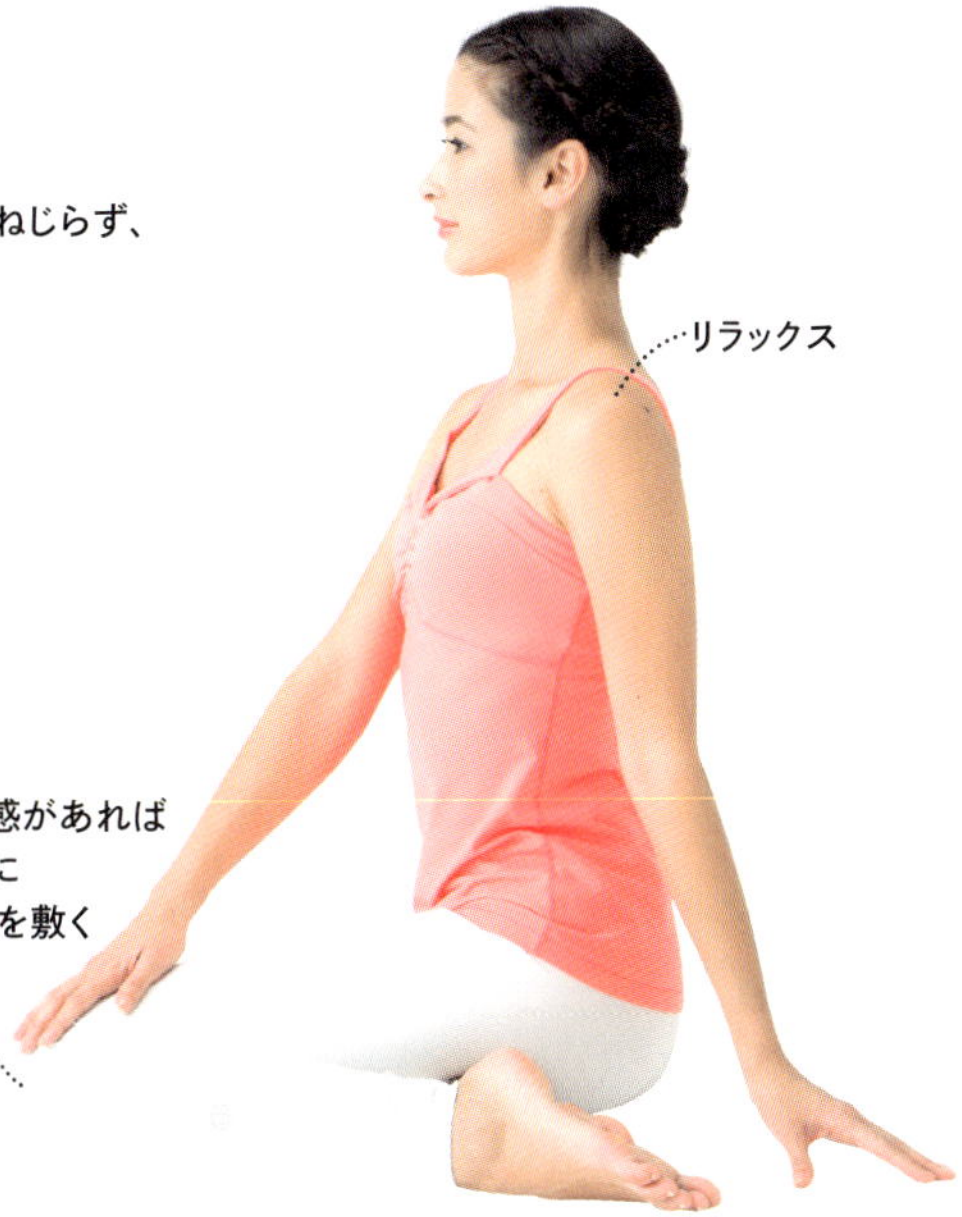
リラックス
膝に違和感があれば
お尻の下に
クッションを敷く

1

両脚を左に崩して横座りになり、右手を左膝に乗せ、左手を後ろにつく。

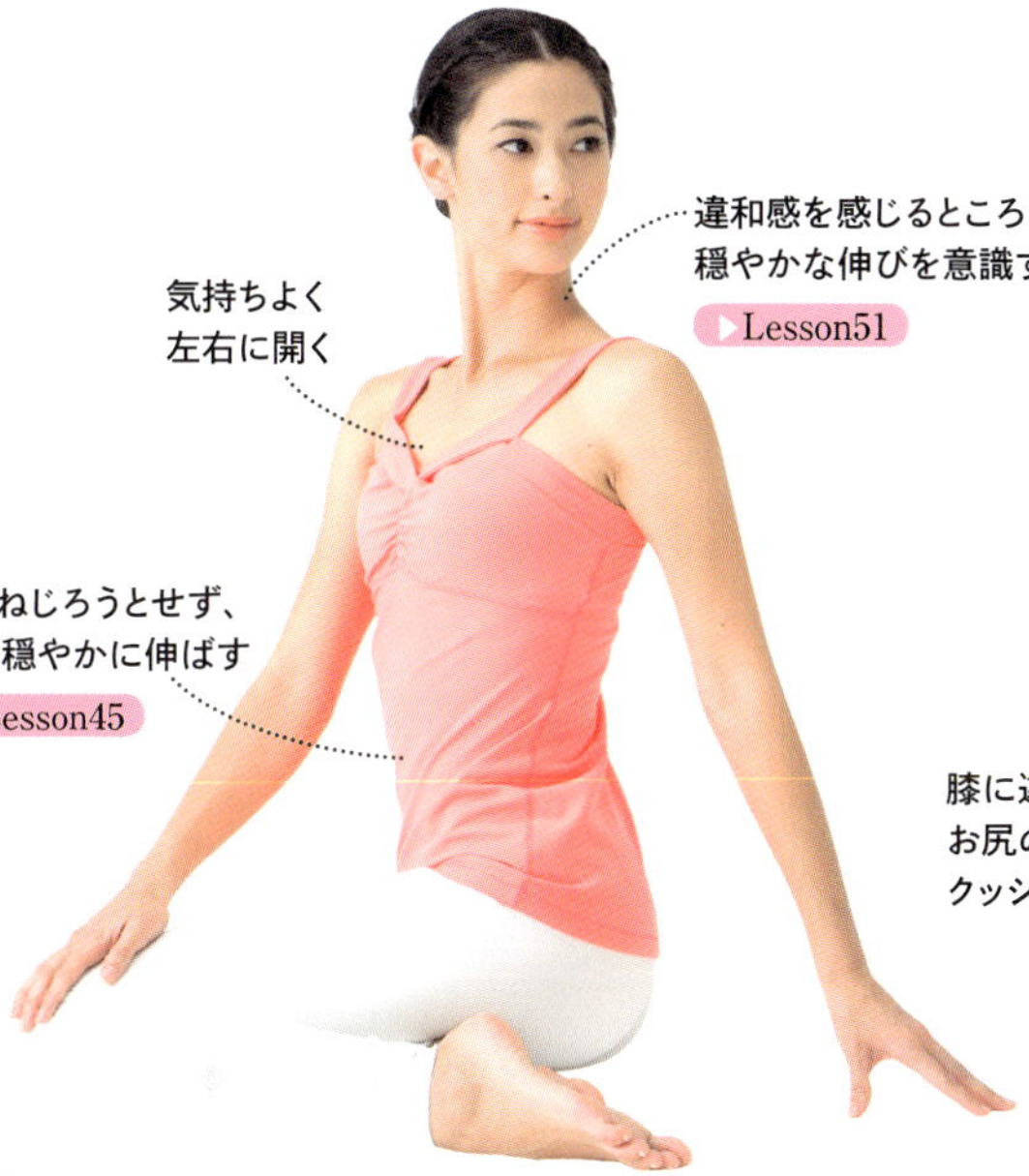
違和感を感じるところまでねじらず、
穏やかな伸びを意識する
▶Lesson51
気持ちよく
左右に開く
強くねじろうとせず、
腰を穏やかに伸ばす
▶Lesson45

2

息を吐きながら、上体を左にねじる。

この姿勢で30秒ほど深呼吸を行い、吸いながら1に戻り、逆も同様に行う。

Lesson 46

ねじりポーズでの手の使い方

ねじりポーズを行うとき、手の力でねじりを深めようとする人がいますが、時として負荷をかけ過ぎて腰を傷めてしまいます。同じように手を使ったとしても、背筋の伸びと胸の広がりを促す意識を持つと、腰を傷めず、胸の広がりが増して、結果として深くねじれることがあります。
力づくで事を為そうとせず、気分よくポーズをとることに最善を尽くすと結果的にポーズが深まる。すべてのポーズに共通することなので、ぜひ覚えておきましょう。

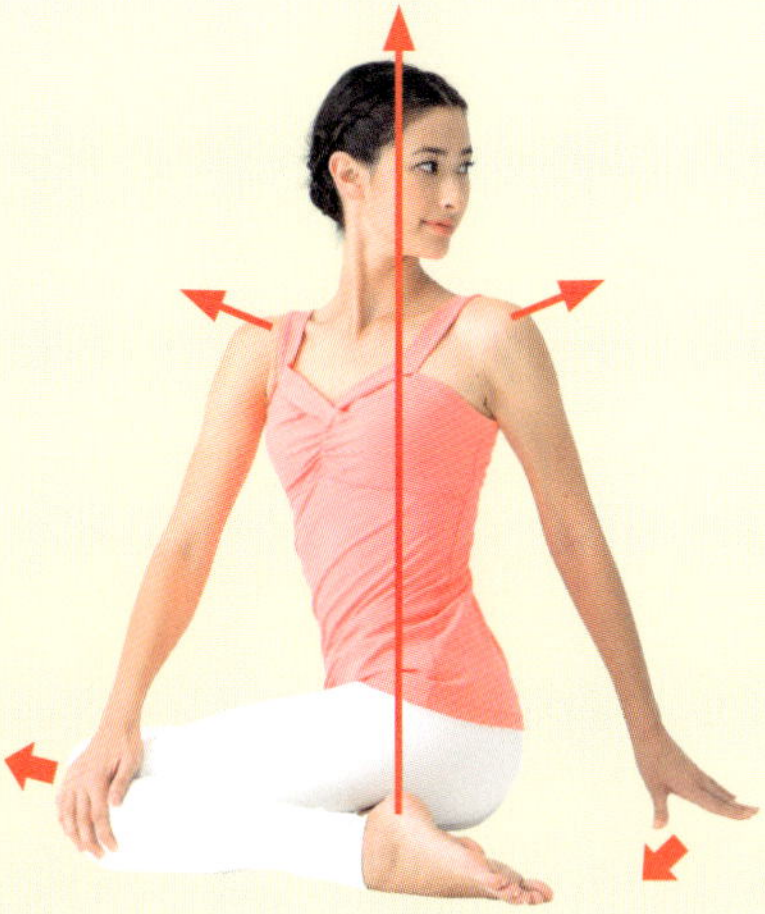

マスターチェック

手をうまく使うことで腰の伸びと胸の広がりが深まった

Pose

59

Crocodile Twist

ワニのポーズ2

Jathara Parivartanasana

ジャタラ・パリヴァルタナ・アーサナ

【*Jathara*】腹、胃【*Parivartana*】ねじる

仰向けで気軽に行えるヨガを代表するねじりポーズ。無理に手で足を持とうとすると、背中が丸くなって胸の広がりが得られないので、ねじりの基本に忠実に、左脚から頭頂までをすらりと伸ばし、その通過点である胸からは左右の広がりを味わえるようにポーズをとりましょう。

P 臥位

M ストレッチ

T 終盤

C 首・頭

E

♥眠り・リラックス

疲労・便秘・腰

★脚・ウエスト・背中

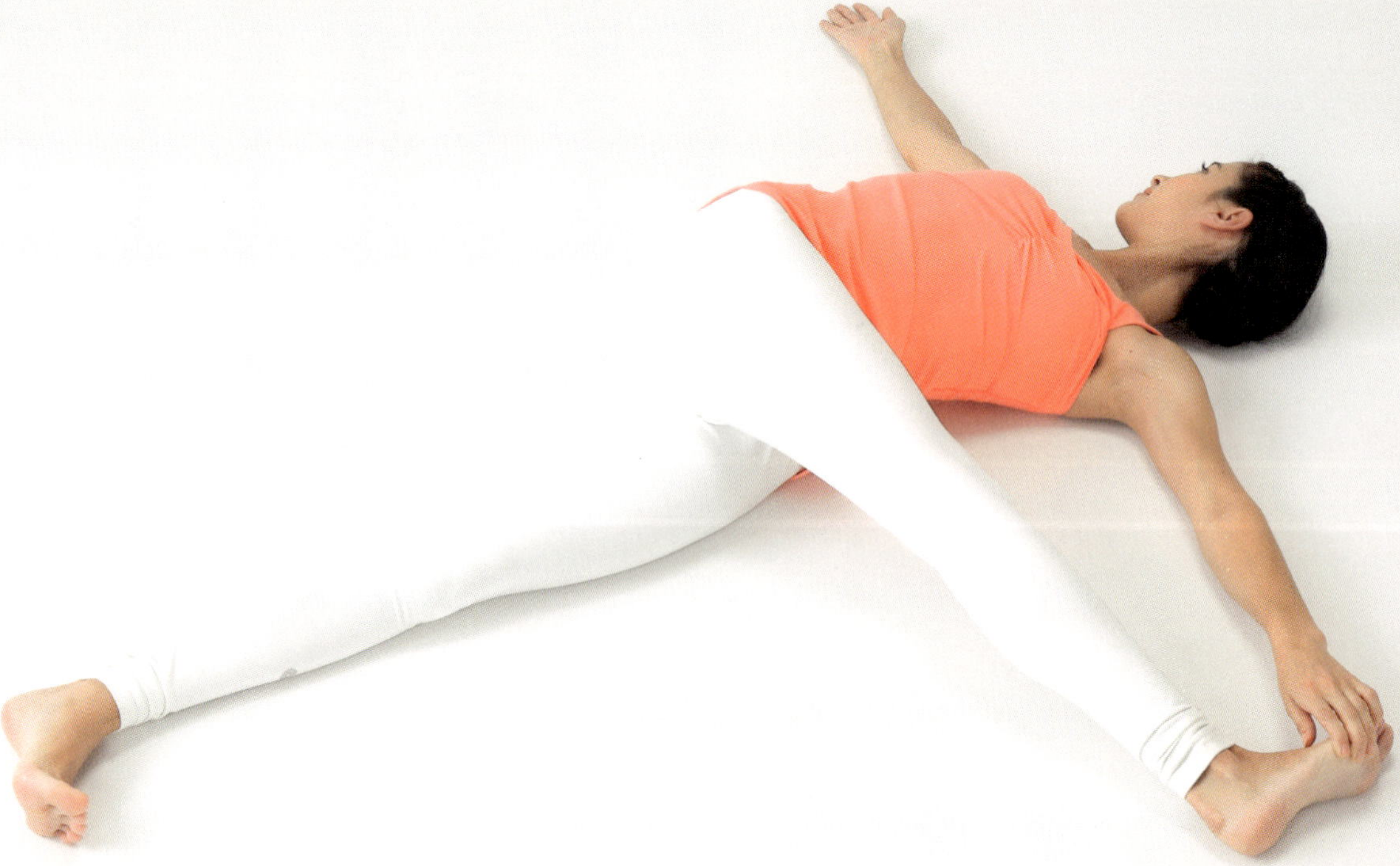

Lesson 47

寝ころび姿勢でねじる際の注意

寝ころび姿勢でねじる際、ウエストのくびれを考慮しないと腰を傷めることがあります。完全に脱力するとウエストが落ち込み、背骨が腰の部分で湾曲することがあるのです（上）。この状態でねじると腰に二種類のストレスを与えることになり危険です▶Lesson36。これを避けるために、ほんの少しだけ上のお尻を身体から遠ざけ（下）、まっすぐになった背骨を軸にねじることが大切です。

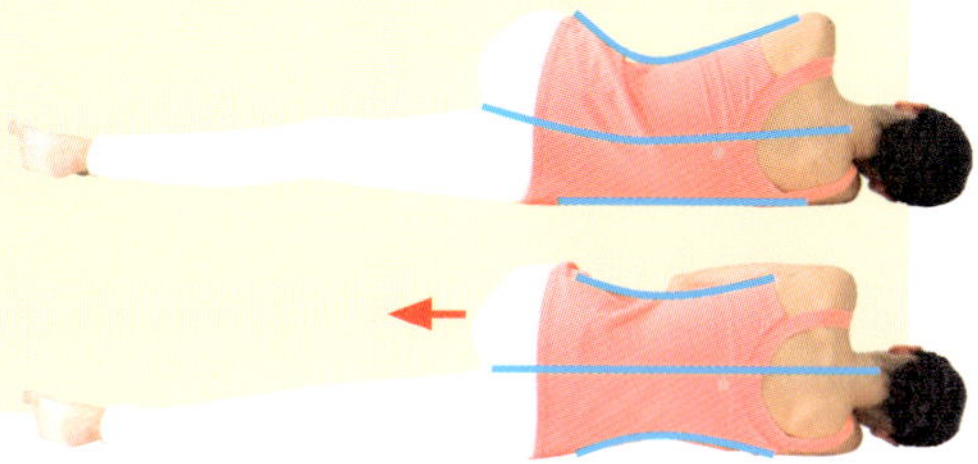

マスターチェック
背骨をまっすぐに保つことで腰に違和感なく爽快にねじれた

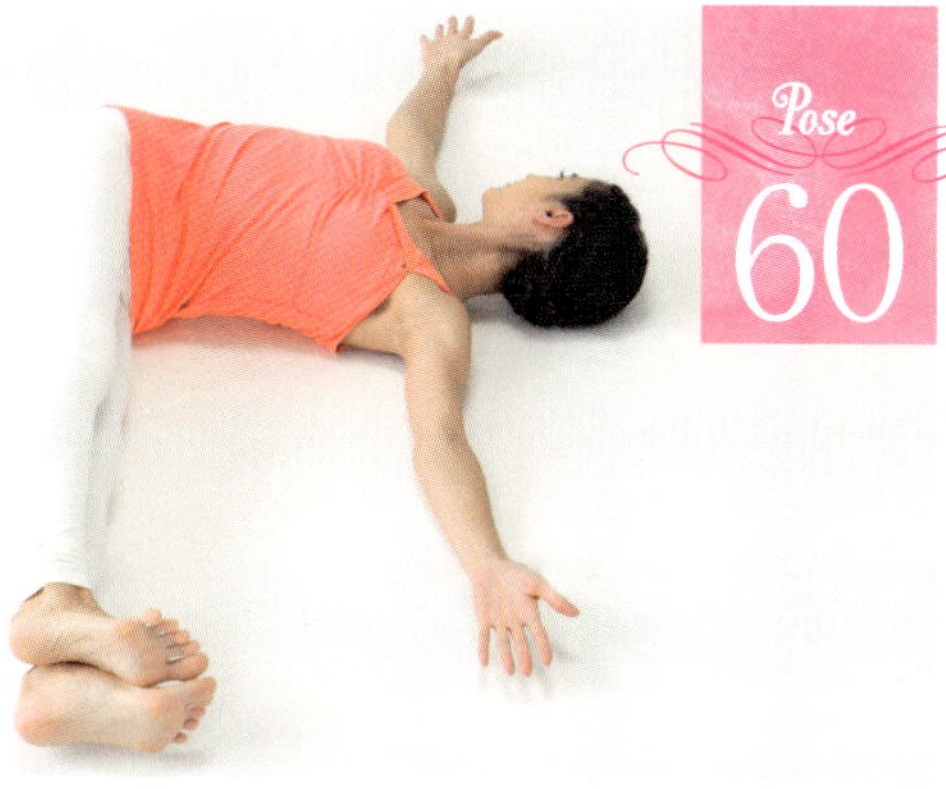

Pose 60

両脚のワニのポーズ

Jathara Parivartanasana

両脚をそろえて行うことで、筋トレ的な要素が加わります。背中が丸くなりやすいので、しっかり背筋を伸ばし、両脚を伸ばすようにしましょう。

1 両脚をそろえて仰向けになり、両腕を左右に広げる。

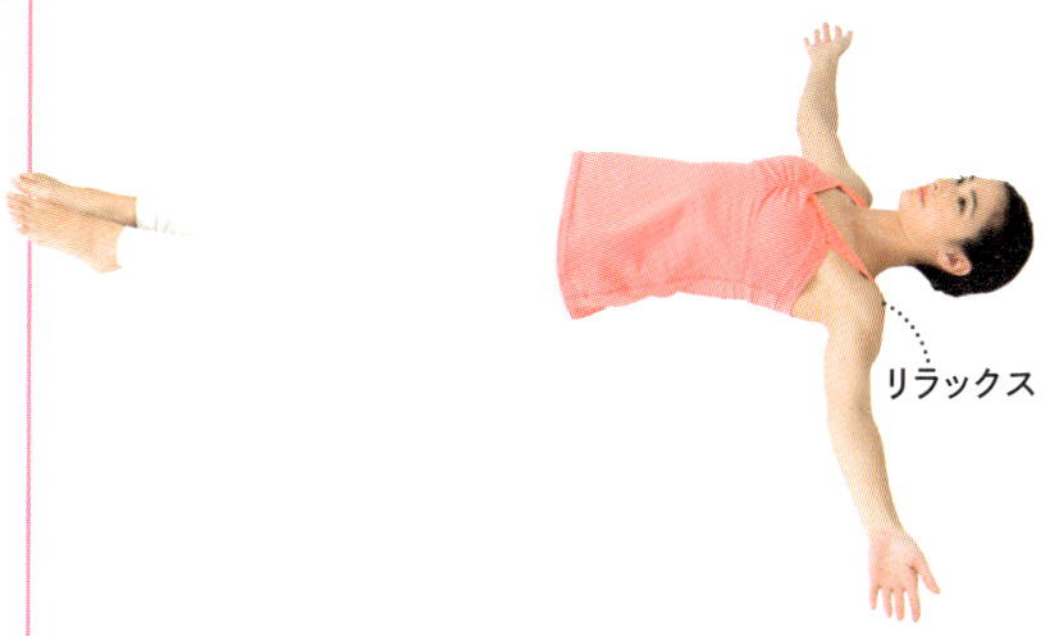
リラックス

2 息を吸いながら、右脚を天井に向けて持ち上げる。

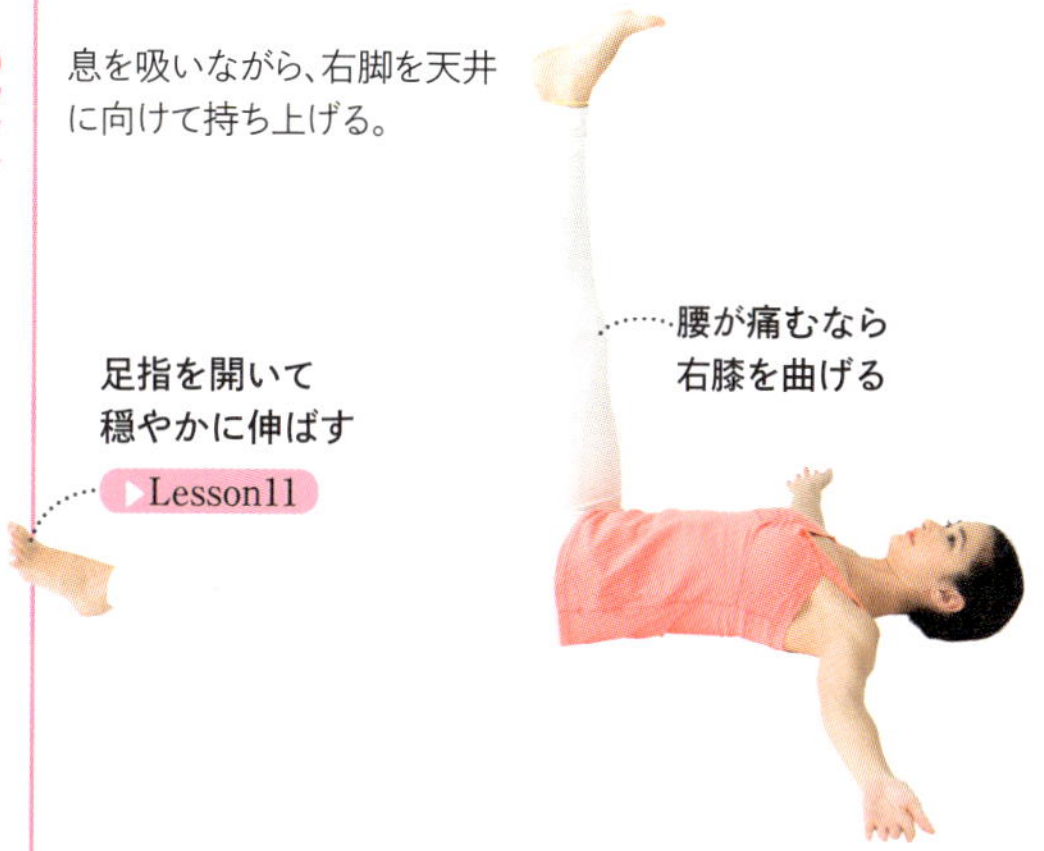
足指を開いて
穏やかに伸ばす
▶Lesson11
腰が痛むなら
右膝を曲げる

3 息を吐きながら、下半身を左にねじり、持てたら左手で右足を持つ。

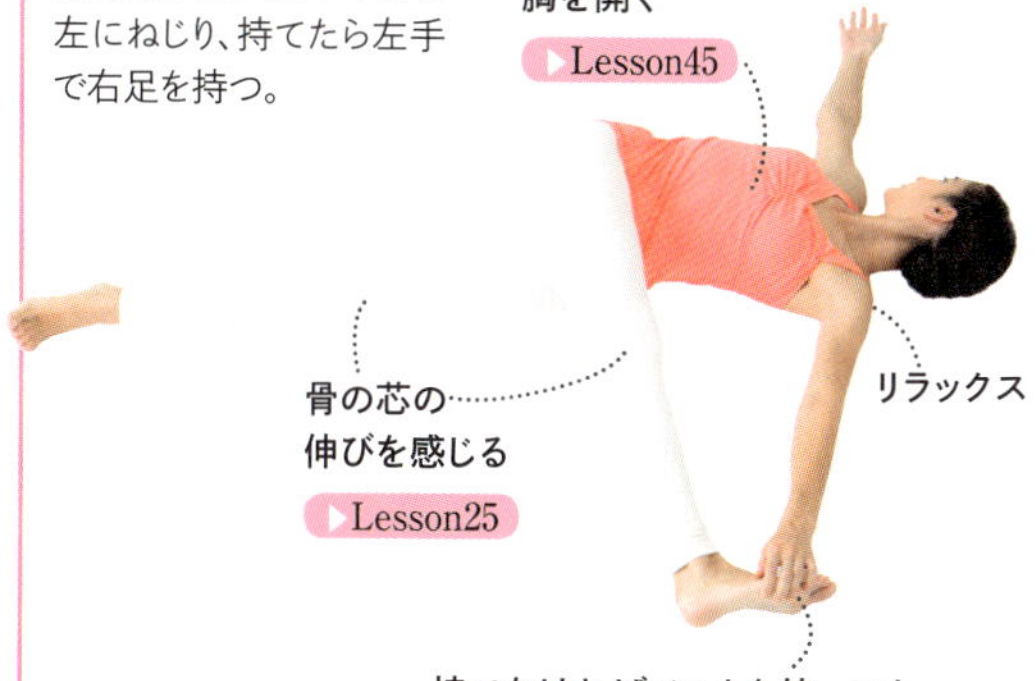
穏やかに腰を伸ばし、
胸を開く
▶Lesson45
リラックス
骨の芯の
伸びを感じる
▶Lesson25
持てなければベルトを使っても、
特に持たなくてもOK

この姿勢で30秒ほど深呼吸を行い、吸いながら2、吐きながら1に戻り、逆も同様に行う。

Pose

61

Revolved Side Angle Pose

三角のポーズ4

Parivrtta Parsvakonasana

パリブリッタ・パールシュヴァ・コーナ・アーサナ

【*Parivrtta*】反転した【*Parsva*】横腹【*kona*】角度（をつける）

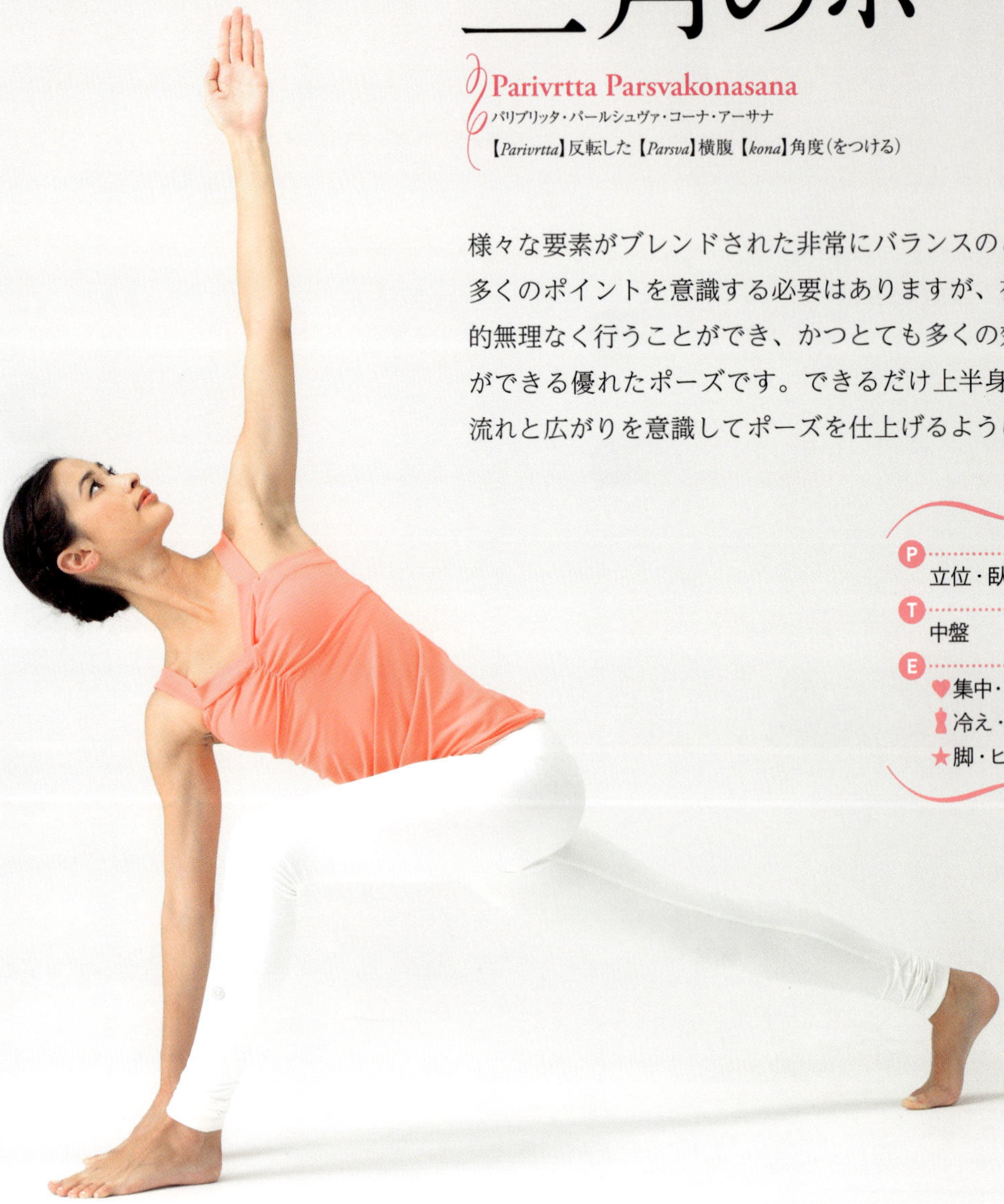

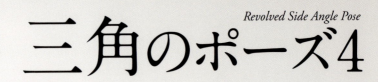

様々な要素がブレンドされた非常にバランスのとれたポーズ。多くのポイントを意識する必要はありますが、初心者でも比較的無理なく行うことができ、かつとても多くの効果を得ることができる優れたポーズです。できるだけ上半身の力を使わず、流れと広がりを意識してポーズを仕上げるようにしましょう。

P 立位・臥位

M 筋トレ

T 中盤

C 脚・腹

E

♥集中・イライラ・リフレッシュ

冷え・むくみ・便秘

★脚・ヒップ・ウエスト

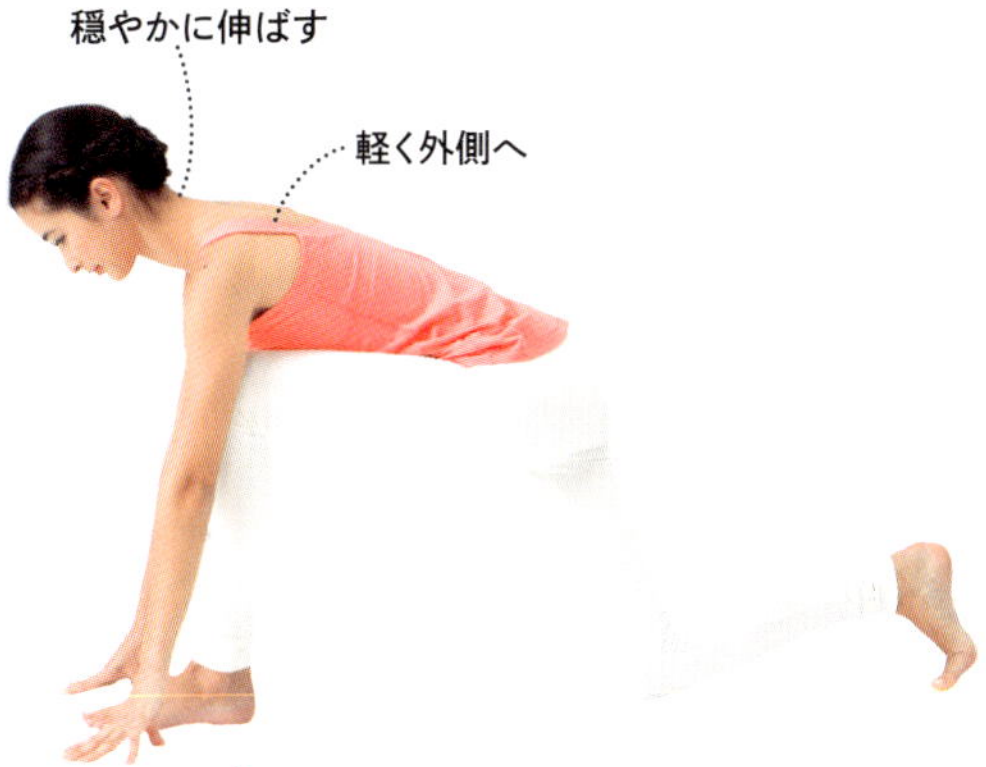
穏やかに伸ばす
軽く外側へ

1
四つんばいから、手のひら一枚分ほど手を前方に移動し、左足を一歩前に踏み出す。

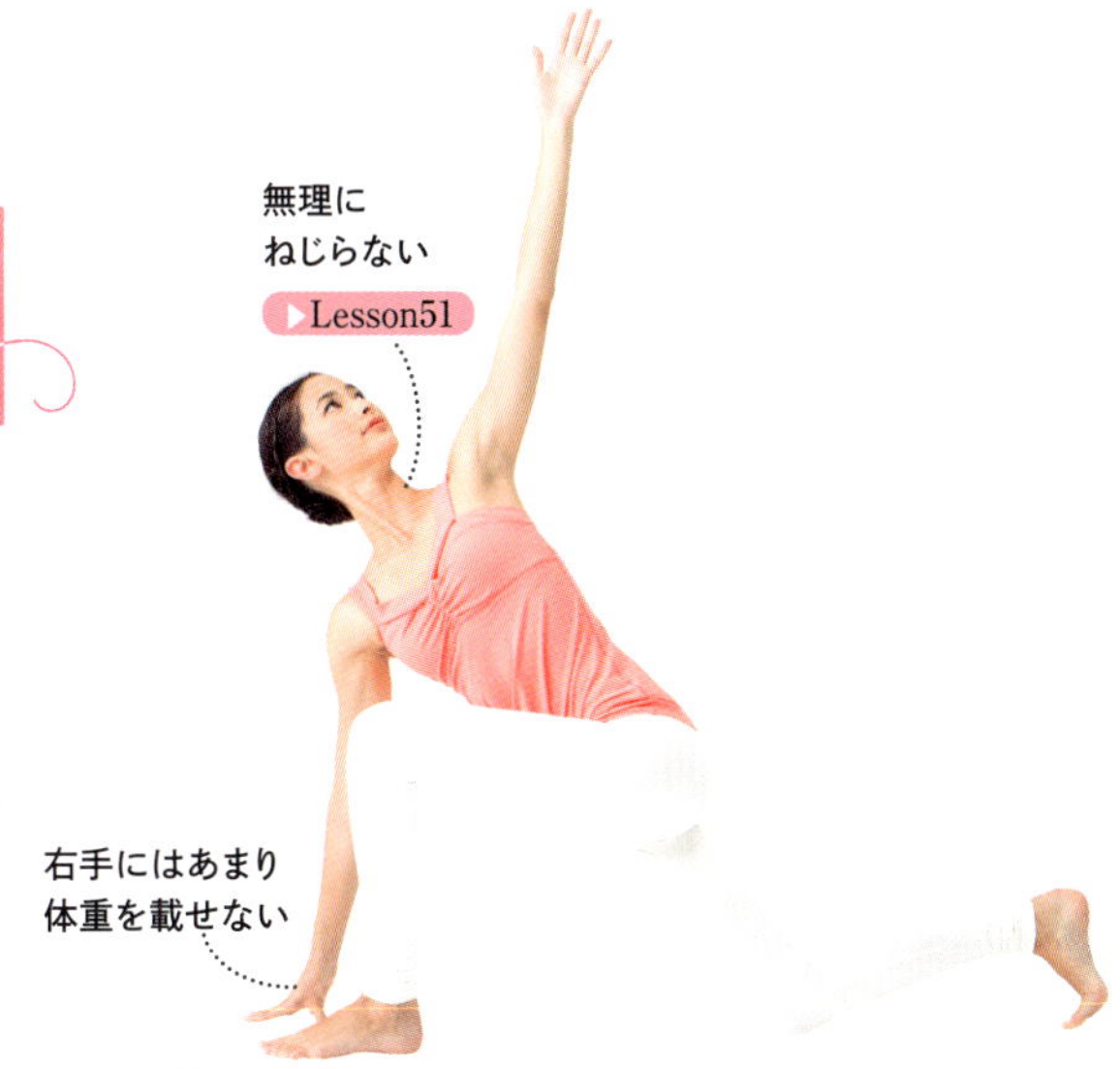
無理に
ねじらない
▶Lesson51
右手にはあまり
体重を載せない

2
息を吸いながら、上体を左にねじり、左腕を上げる。

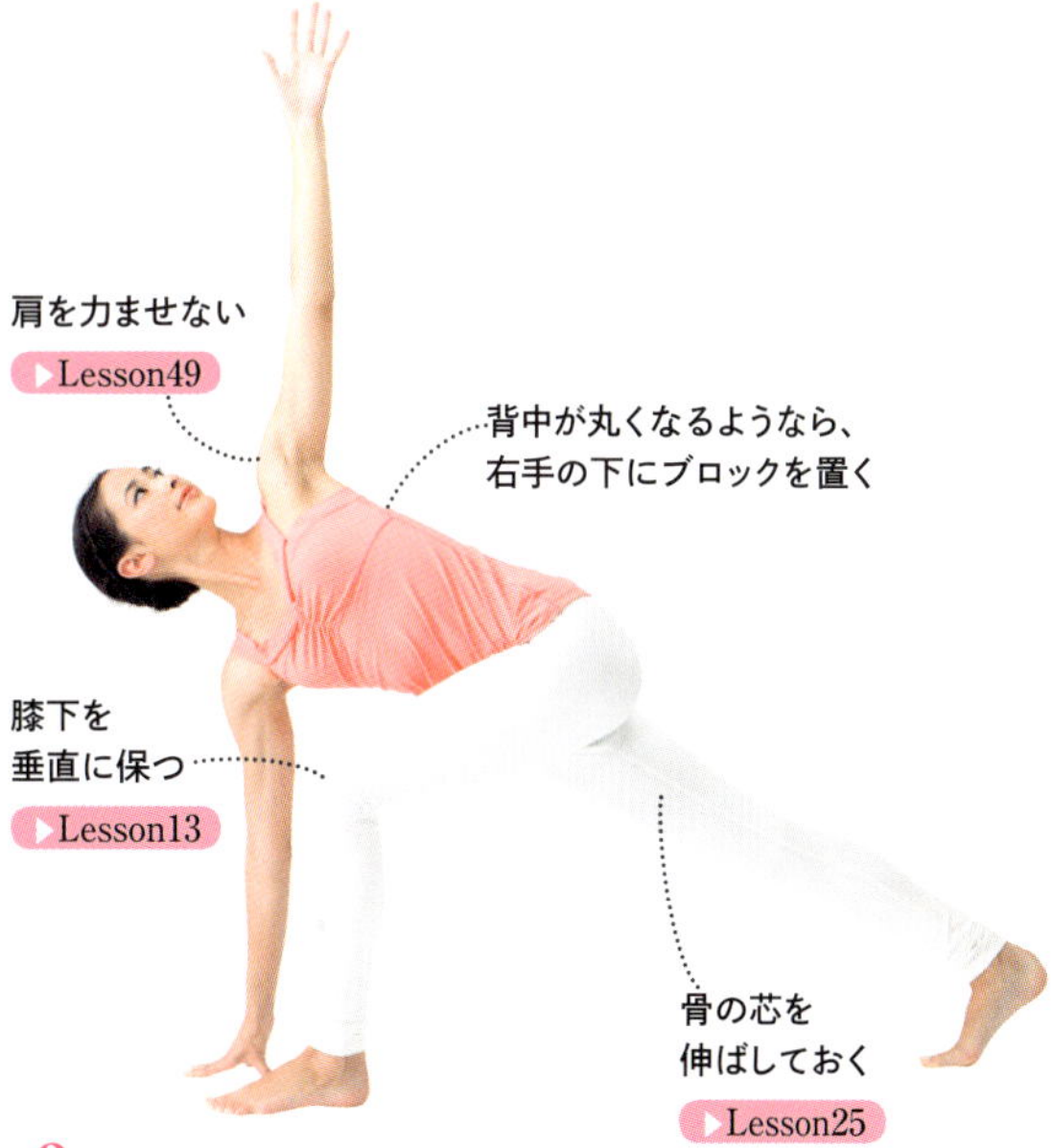
肩を力ませない
▶Lesson49
背中が丸くなるようなら、
右手の下にブロックを置く
膝下を
垂直に保つ
▶Lesson13
骨の芯を
伸ばしておく
▶Lesson25

3
息を吐きながら、右膝を持ち上げて伸ばす。

この姿勢で30秒ほど深呼吸を行い、吐きながら2、
吸いながら1に戻り、逆も同様に行う。

Lesson 48

安定と快適のバランスをとる

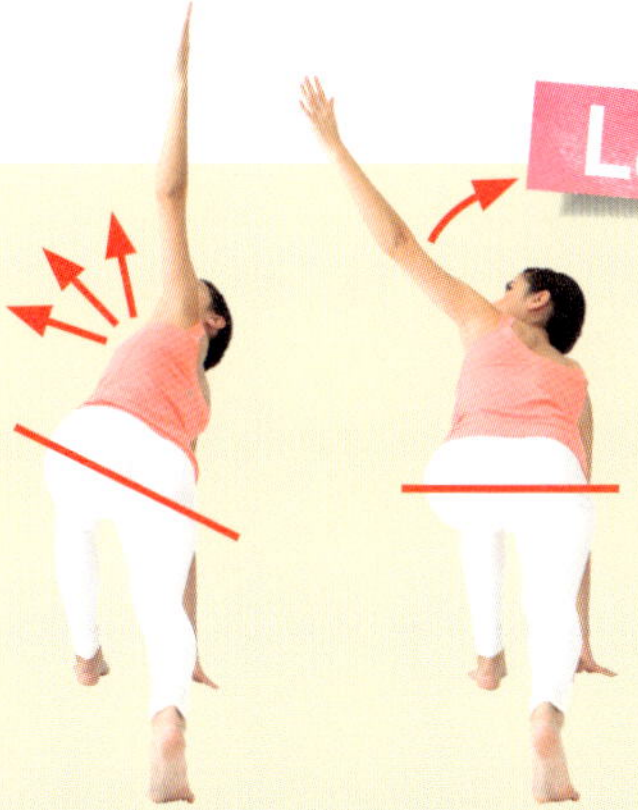

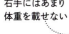

このポーズでは、身体（骨盤）の安定感だけを考えると骨盤を水平に保つことが大切なのですが、そうすると多くの方が胸の広がりを十分に味わうことができません。そこで少し安定感を犠牲にして骨盤を傾けると、胸が気持ちよく広がり、身体に流れができて結果として体軸が強くなることがあります。安定感と快適性。どちらかだけを追求することなく、そのバランスをとっていくことも、ポーズを深めていくひとつの醍醐味になります。

マスターチェック
安定感を意識しながらも、胸を爽快に開くことができた

Revolved Wide Legged Standing Forward Bend

ピラミッドねじりのポーズ

Parivrtta Prasarita Padottanasana

パリブリッタ・プラサーリタ・パードッターナ・アーサナ

【*Parivrtta*】反転した【*Prasarita*】広げた【*Pada*】脚（足）【*Uttana*】強烈に伸ばす

第３章で紹介した「ピラミッドのポーズ」(P56) のねじりバリエーション。四肢が大きく広がることで、心もゆったりとした広がりを味わうことができるポーズです。足が滑らないように膝をロックしたり、腰、肩、首を無理にねじって傷めたりしないように、気持ちよくポーズを仕上げていきましょう。

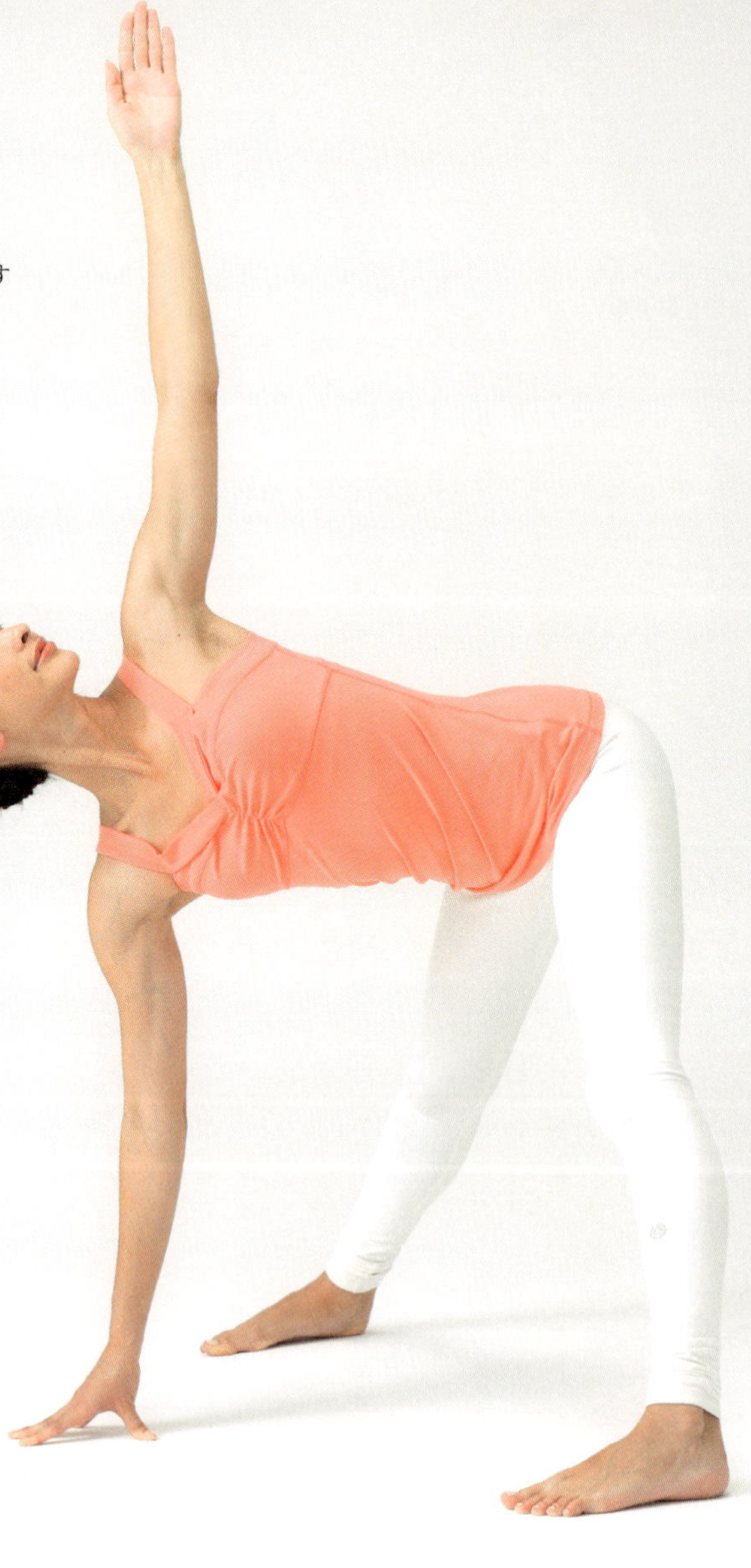

P 立位

M ストレッチ

T 中盤

C 脚・腹

E
- ♥活力・リフレッシュ
- 疲労・冷え・便秘
- ★ヒップ・ウエスト・背中

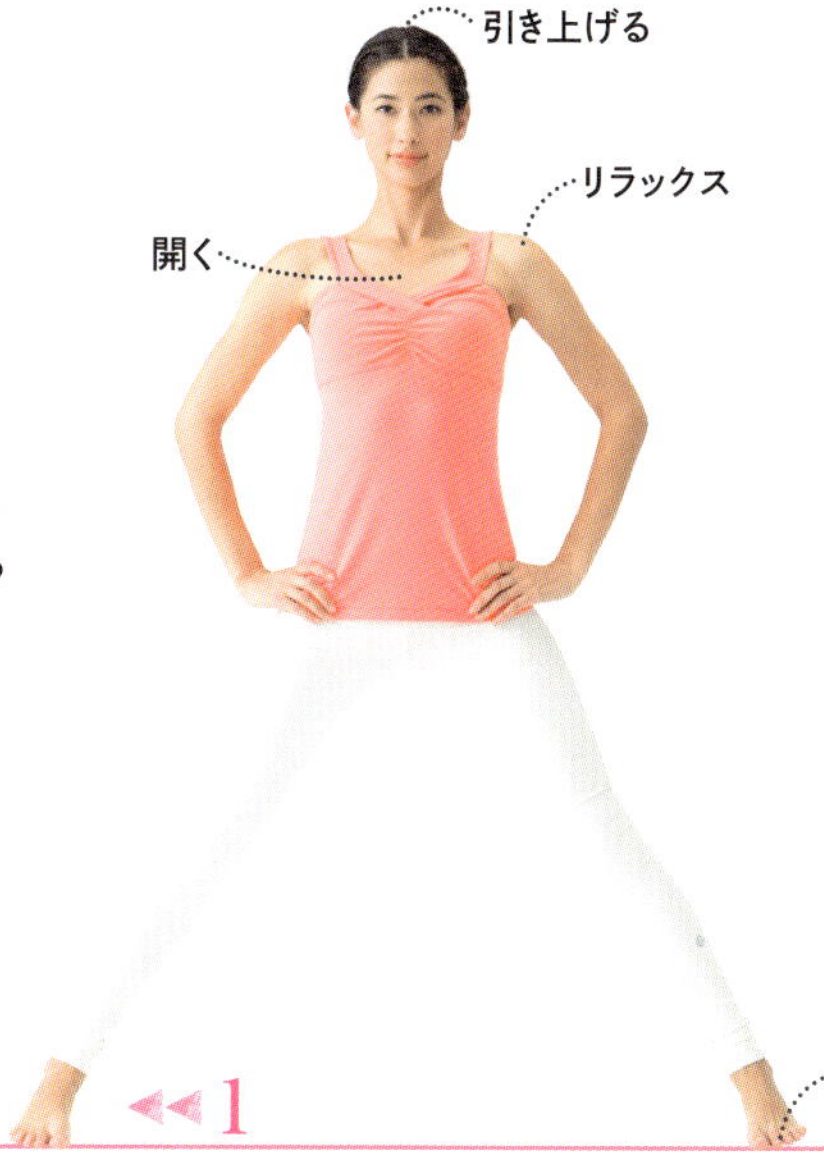

1

両足を大きく開いて立ち、腰骨を持って背筋を伸ばす。

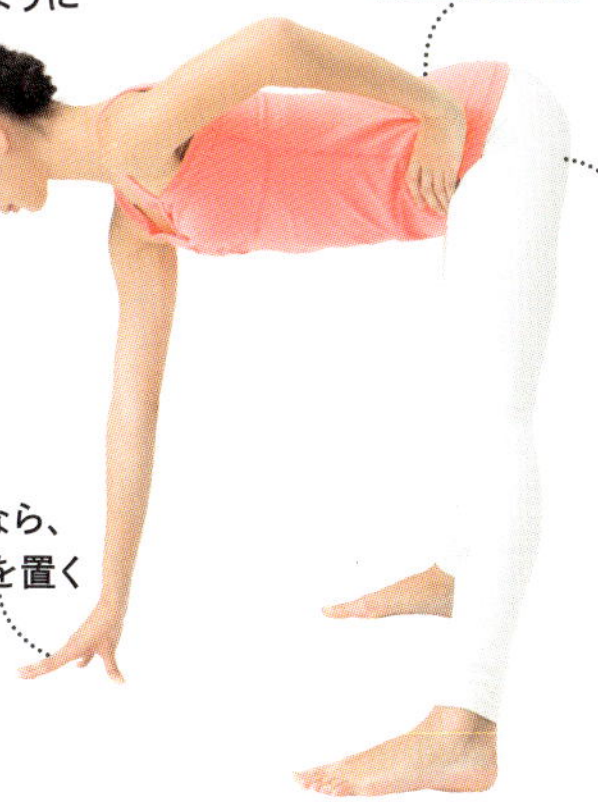

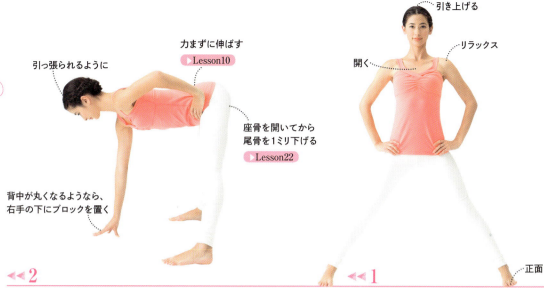

2

息を吐きながら、背筋を伸ばしたまま前屈し、両手指を床につけてから左手だけ腰骨に当てる。

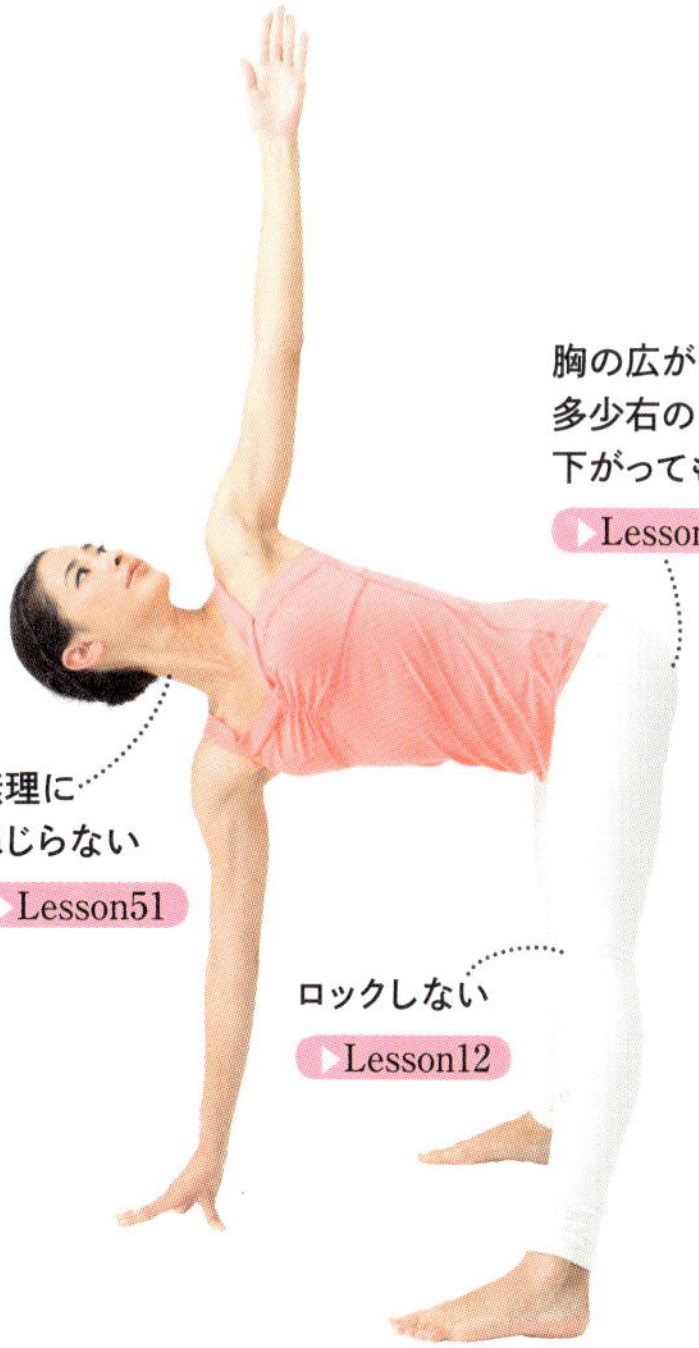

3

息を吸いながら、上体を左にねじり、左腕を上げる。

この姿勢で30秒ほど深呼吸を行い、吐きながら2、吸いながら1に戻り、逆も同様に行う。

Lesson 49

腕を上下に開く際の注意

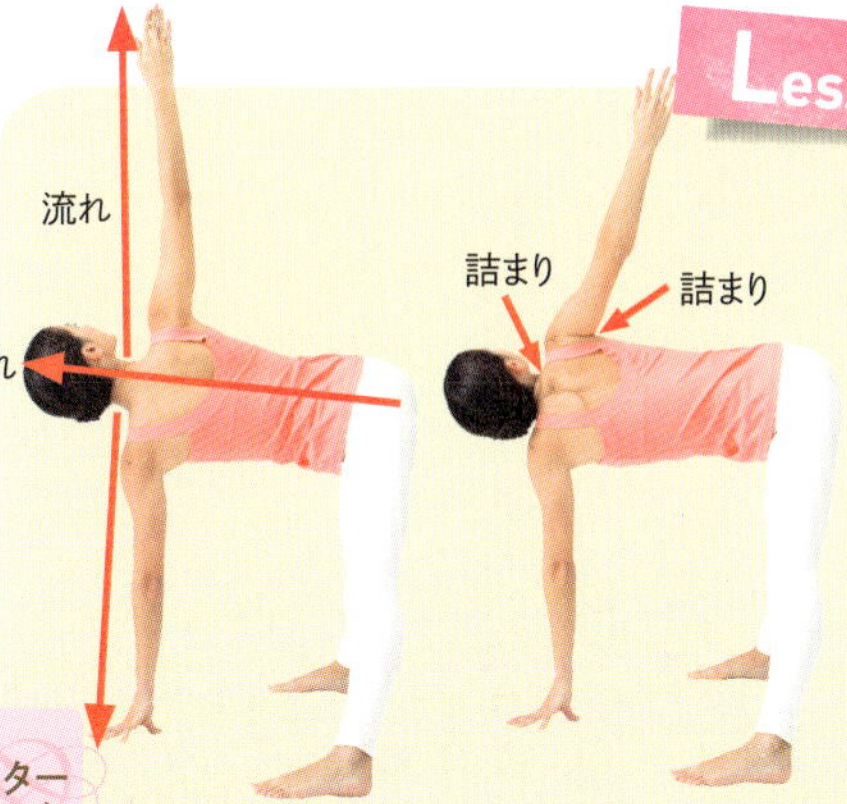

このポーズや「三角のポーズ」（P120）など、背骨を水平にして腕を上下に開く際、上の肩と首が過剰に緊張している人をよく見かけます。この緊張を放置していると、理想的な呼吸ができないばかりでなく、首や肩を傷める可能性があります。力づくで腕を上げたり、首をねじったりするのをやめ、身体の中心からのやわらかい流れを常に意識して、その流れを滞らせないようにポーズをとるよう心掛けましょう。

マスターチェック

首や肩を詰まらせることなく、上下に腕を開くことができた

Pose

63

Revolved Chair Pose

腰掛けねじりのポーズ

Parivrtta Utkatasana

パリブリッタ・ウットゥカータ・アーサナ

【*Parivrtta*】反転した【*Utkata*】力強い

第３章で紹介した「腰掛けのポーズ」（P68）のねじりバリエーション。肘を膝にもたせかけると足腰の負担が減りますが、できるだけそうしないでＰ20で紹介したバンダを使って足腰の伸びを意識し、余分な力を抜いてやわらかい呼吸ができる姿勢を作りましょう。どんな姿勢でも最高の呼吸ができること。そこがヨガのゴールであることを常に意識してポーズを行いましょう。

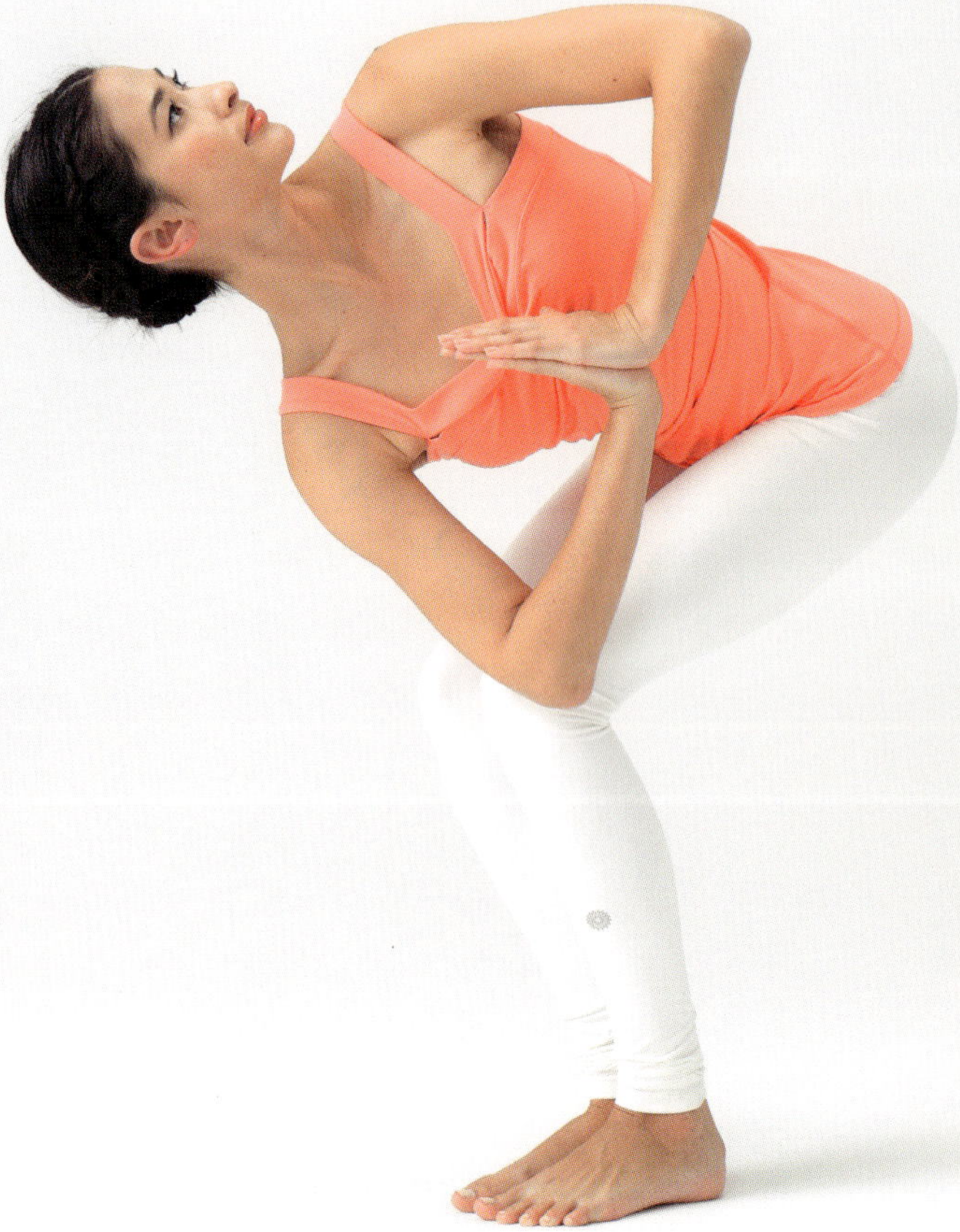

P 立位

M 筋トレ

T 中盤

C 腹・腰

E

♥集中・イライラ

冷え・むくみ・便秘

★脚・ヒップ・ウエスト

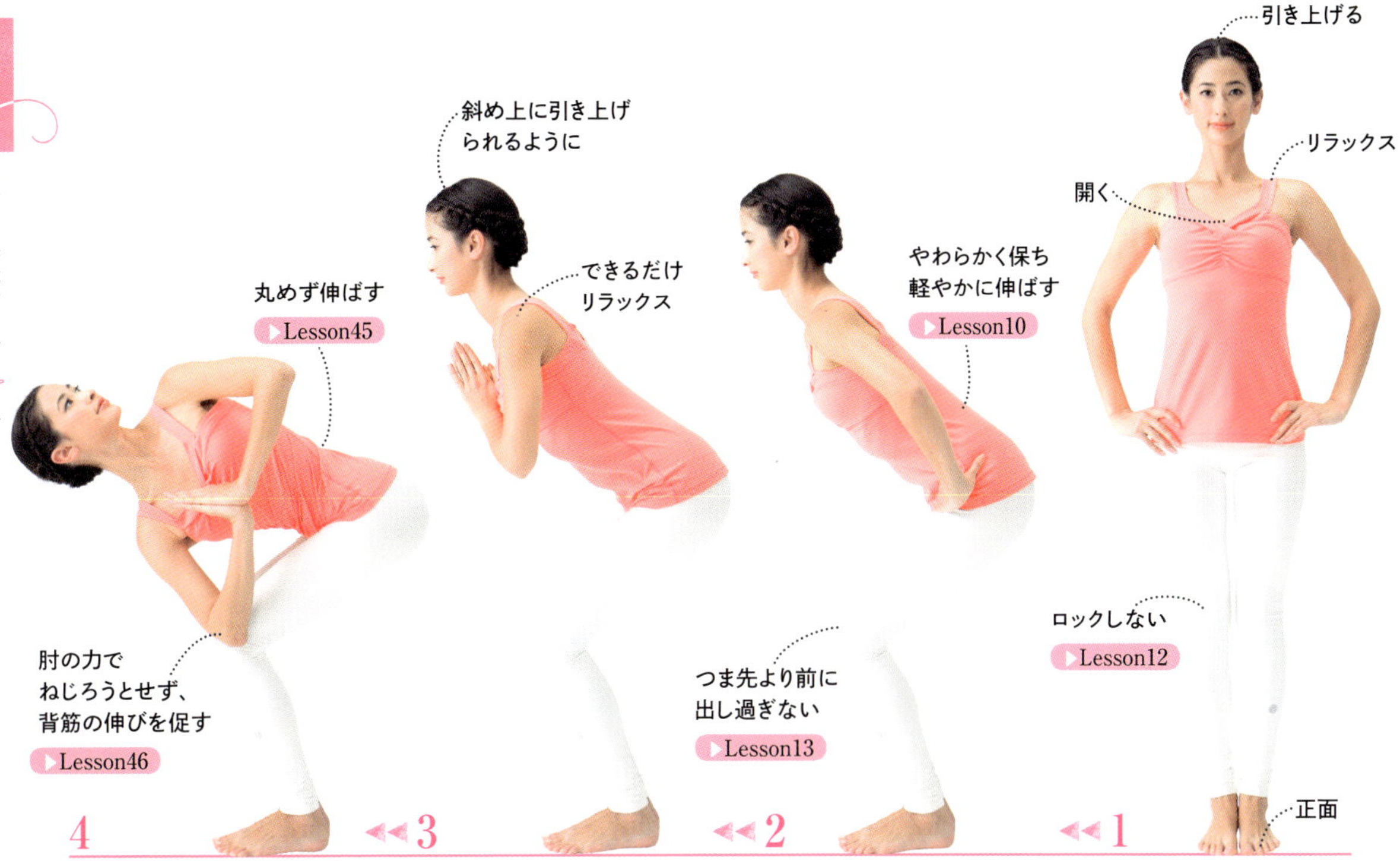
引き上げる
リラックス
開く
ロックしない
Lesson12
正面
やわらかく保ち
軽やかに伸ばす
Lesson10
つま先より前に
出し過ぎない
Lesson13
斜め上に引き上げ
られるように
できるだけ
リラックス
丸めず伸ばす
Lesson45
肘の力で
ねじろうとせず、
背筋の伸びを促す
Lesson46

1 両足を揃えて立ち、腰骨を持って背筋を伸ばす。

2 息を吐きながら、両膝を軽く曲げて腰を沈める。

3 息を吸いながら、胸の前で合掌する。

4 息を吐きながら上体を左にねじり、右肘と左膝の外側を軽く押し付け合う。

この姿勢で30秒ほど深呼吸を行い、吐きながら3、吸いながら1に戻り、逆も同様に行う。

Lesson 50

内ももを意識する

ムーラバンダ（骨盤底の引き上げ）を意識すると、脚が強くなって骨盤が安定することはP20で紹介しましたが、なかなか体感できない方は、内ももを意識することをおすすめします。普通に「腰掛けのポーズ」をとってから、写真のように太ももの中央にブロックをはさむと、下半身に力が入り骨盤が安定します。内ももの筋肉の収縮が、ムーラバンダを助けるからです。力み過ぎは逆効果ですが、このはさむ感覚を覚えると、ブロックがなくてもムーラバンダを引き起こしやすくなります。

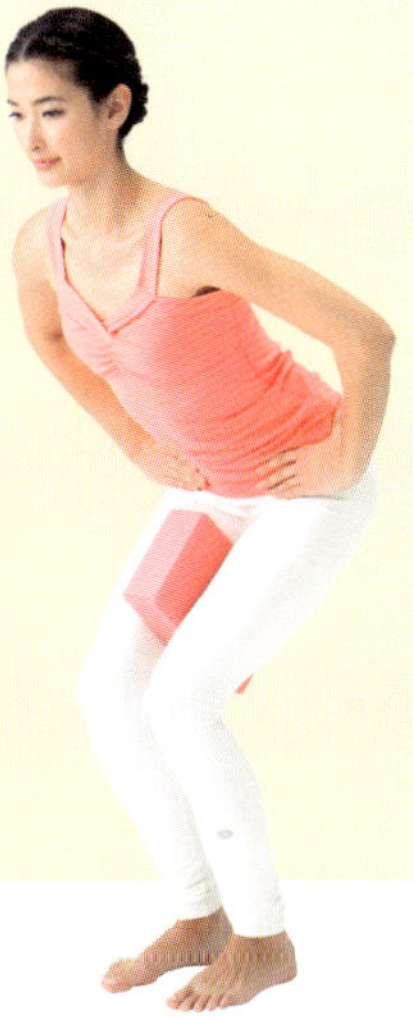

マスターチェック

内ももを意識すると、下半身の安定感と活力が増した

Pose

64

Revolved Triangle Pose

三角ねじりのポーズ

Parivrtta Trikonasana

パリヴリッタ・トリコーナ・アーサナ

【*Parivrtta*】反転した【*Trikona*】三角

側屈ポーズで紹介した「三角のポーズ」（P120）のねじりバリエーション。見た目以上に難易度が高いポーズですから、膝、腰、肩、首に違和感を感じたら無理に挑戦せず、それ以外の前屈、ねじりポーズの練習を重ね、時おり気が向いたら再びチャレンジするようにしましょう。きっといつの日か、全身の広がりを最高に感じることができるはずです。

P 立位

M ストレッチ

T 中盤

C 脚・腹

E
♥活力・集中・リフレッシュ
冷え・むくみ・便秘
★脚・ヒップ・ウエスト

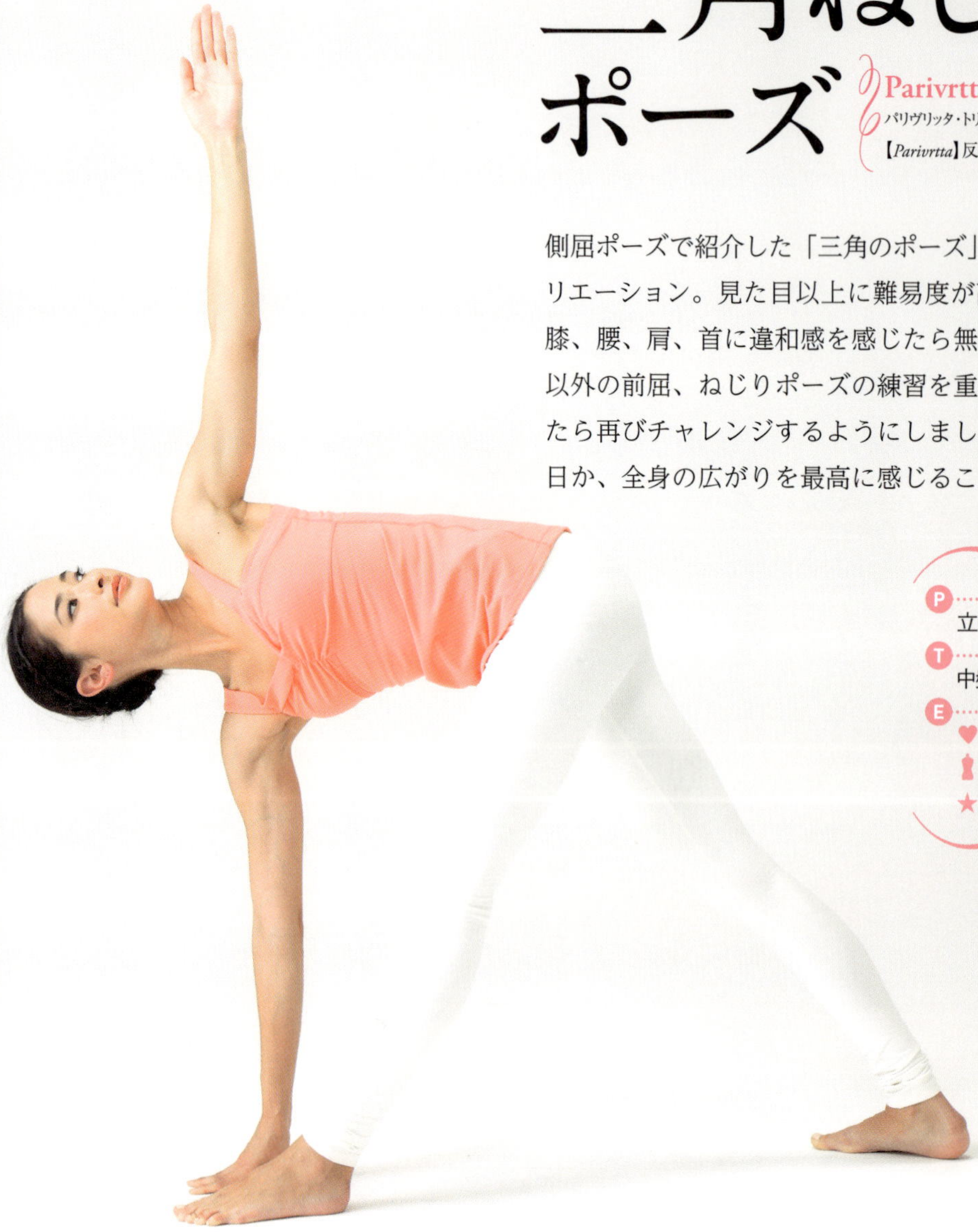

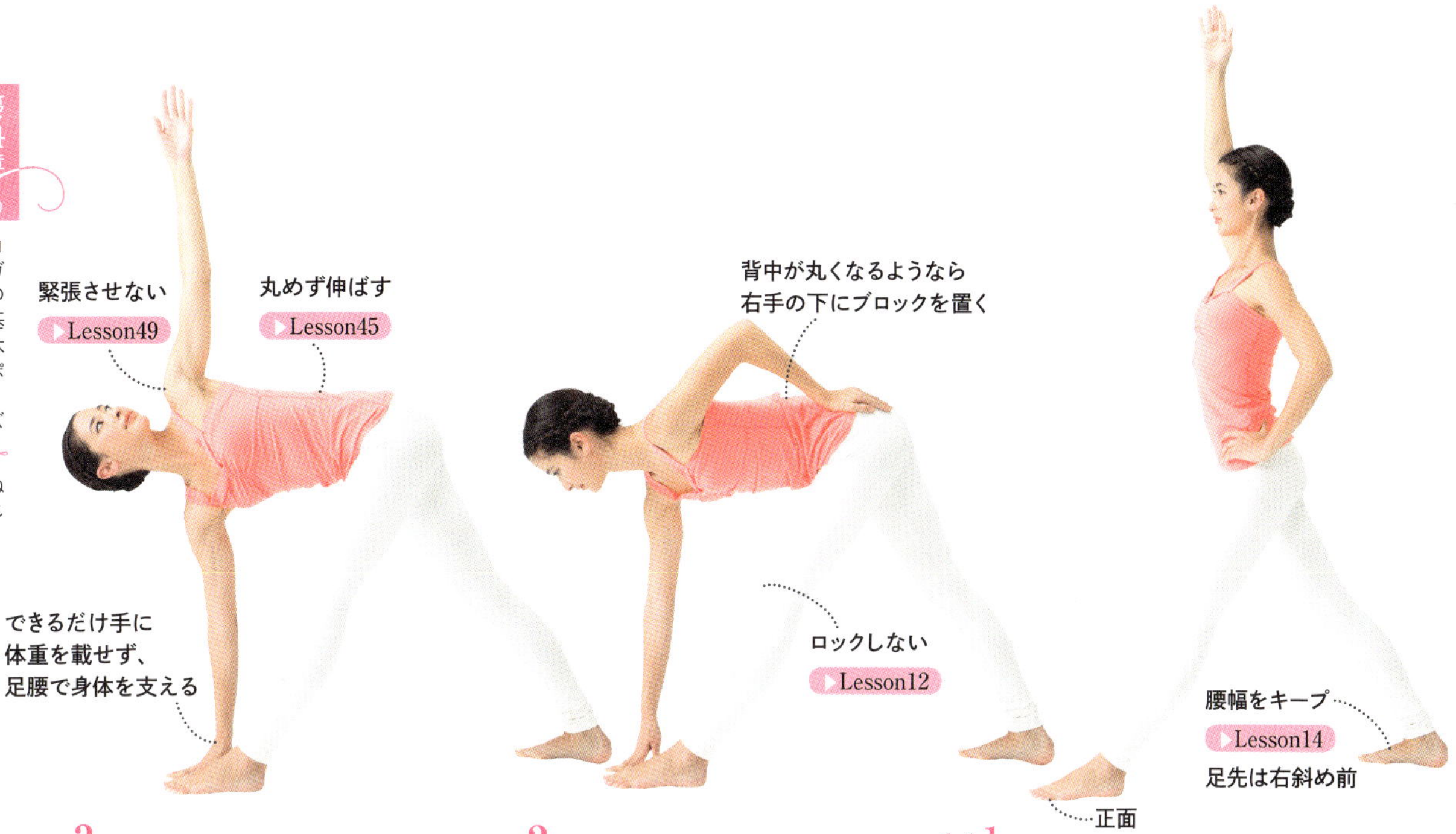
緊張させない
▶Lesson49
丸めず伸ばす
▶Lesson45
できるだけ手に
体重を載せず、
足腰で身体を支える
背中が丸くなるようなら
右手の下にブロックを置く
ロックしない
▶Lesson12
腰幅をキープ
▶Lesson14
足先は右斜め前
正面

1
左足を前にして足を前後に開いて立ち、左手を腰骨に当て、右腕を万歳させる。

2
息を吐きながら上体を前に傾け、右手を十分前に伸ばしてから左足の右につく。

3
息を吸いながら上体を左にねじり、左腕を上げる。

この姿勢で30秒ほど深呼吸を行い、吐きながら2、吸いながら1に戻り、逆も同様に行う。

Lesson 51

顔をどこに向けるべきか

背骨の中で、唯一まともに回旋する関節を持っているのが首です。このため、多くの人がねじりポーズで首を強くねじり過ぎて首を傷めてしまいます。どこに顔を向けるべきかこだわり過ぎず、穏やかな流れ（伸び）を意識できる範囲でねじり、呼吸の質を最優先させましょう。首に支障がある方は顔を下に向けてもOKです。

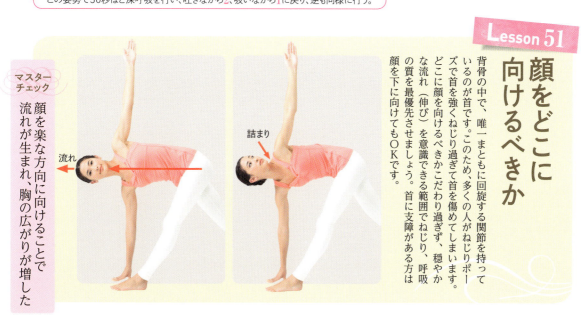

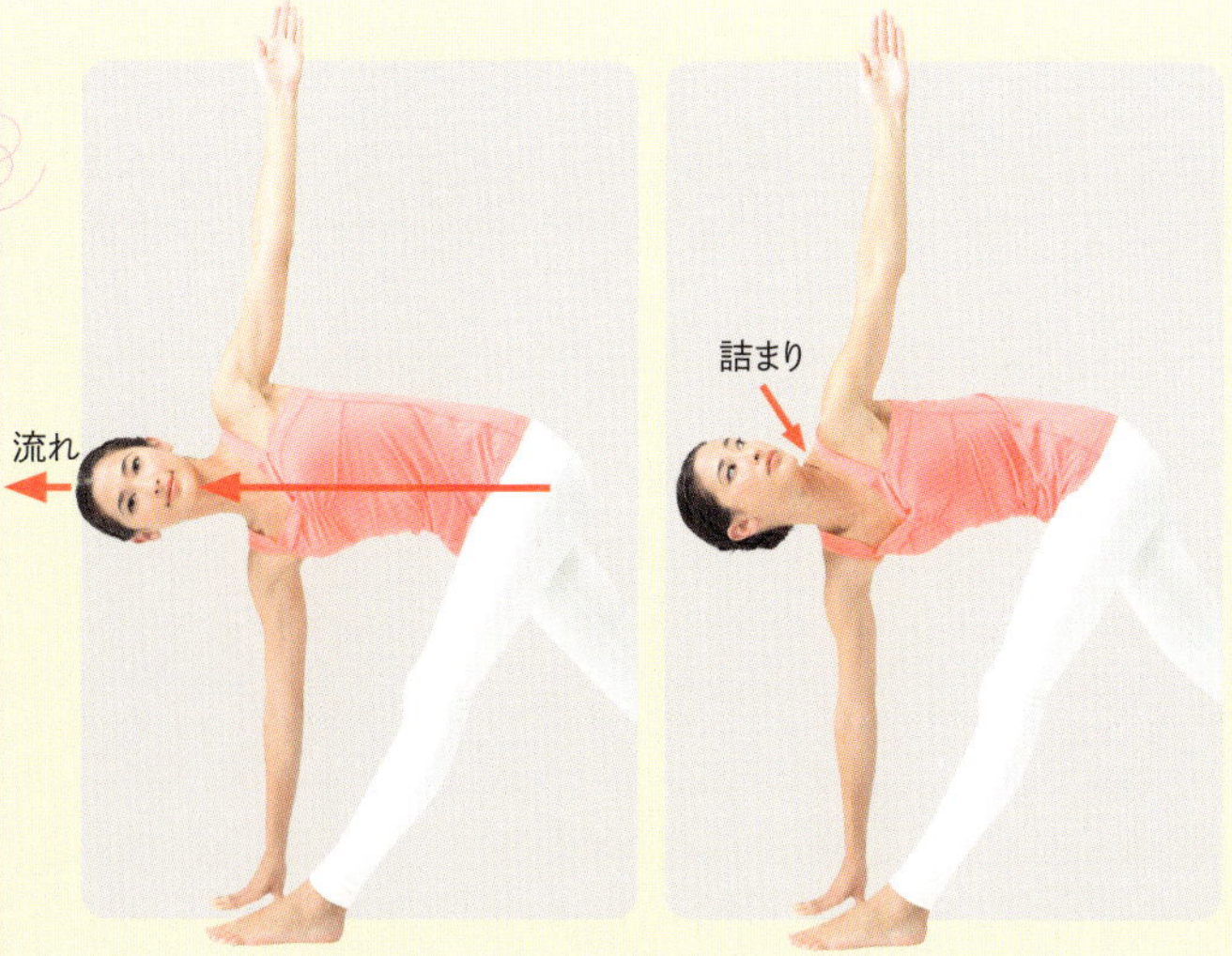
流れ
詰まり

マスターチェック
顔を楽な方向に向けることで流れが生まれ、胸の広がりが増した

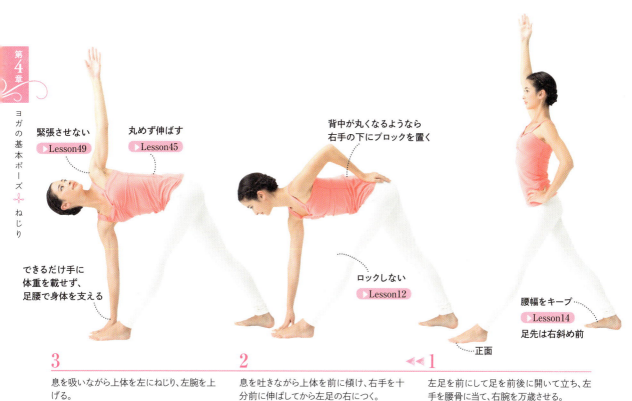

Pose 65

Lord of the Dance Pose

壮美のポーズ

Natarajasana

ナタラージャ・アーサナ

【*Nataraja*】シヴァの別名（Nata：踊り raja：王様）

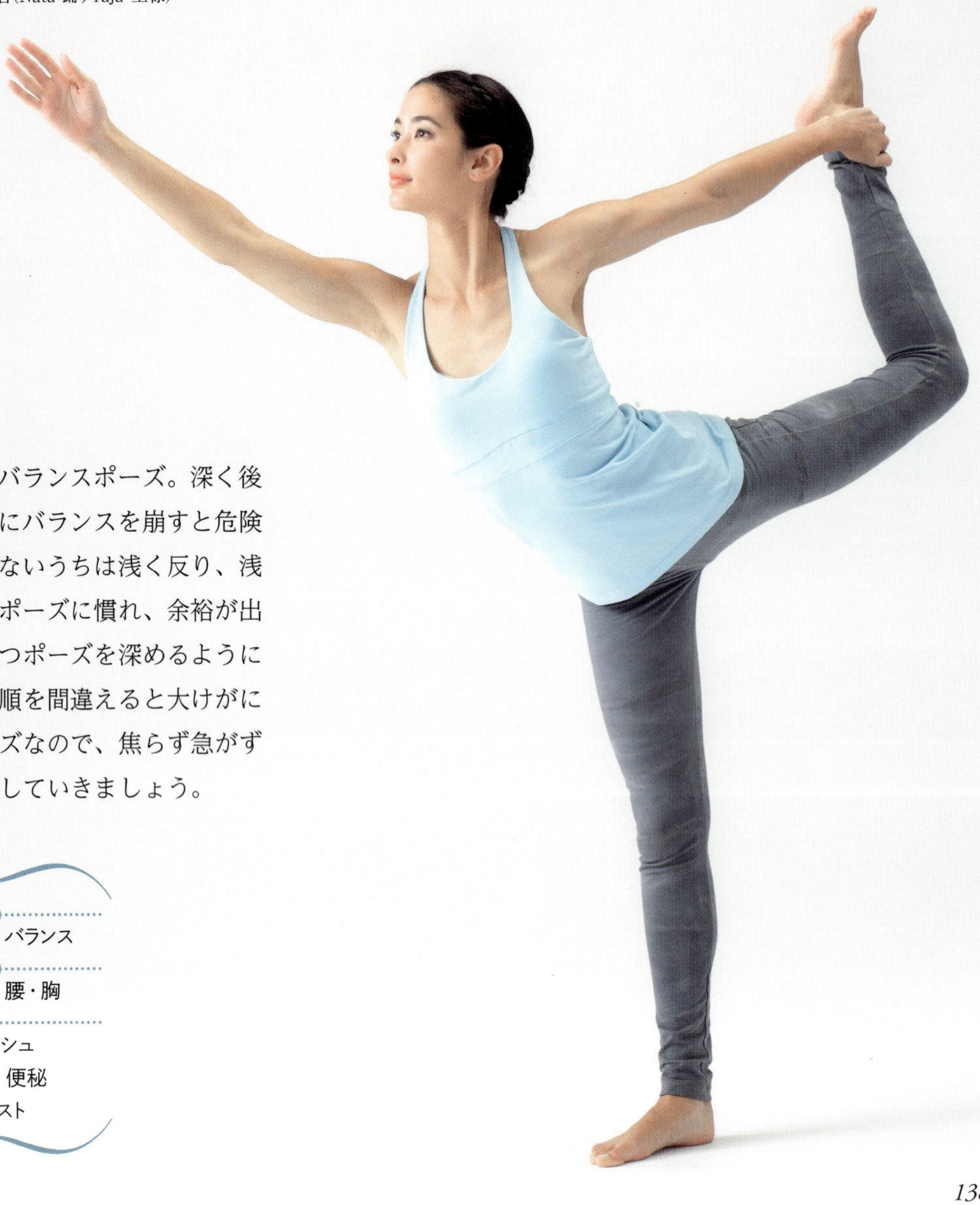

ヨガを代表するバランスポーズ。深く後屈しているときにバランスを崩すと危険ですから、慣れないうちは浅く反り、浅く前傾しながらポーズに慣れ、余裕が出てきたら少しずつポーズを深めるようにしましょう。手順を間違えると大けがにもつながるポーズなので、焦らず急がずじっくりと練習していきましょう。

P 立位
M バランス
T 中盤
C 腰・胸
E
♥集中・リフレッシュ
冷え・むくみ・便秘
★脚・背中・バスト

Lesson 52

バランスポーズの基本

バランスポーズの基本は「身体に軸を作り、バランスをただ感じること」。軸のないふにゃふにゃした身体ではバランスが取りにくいため、何よりも軸（流れ）を作ること▶Lesson10が大切。その上で、筋力でバランスを取ろうとするのではなく、まっすぐな棒が力みなく自立するように、バランスがとれるポイントをただ感じること▶Lesson6。心が揺れなければ身体も揺れないので、ただ無心に、身体が勝手にバランスポイントに留まっている様子を感じておきましょう。

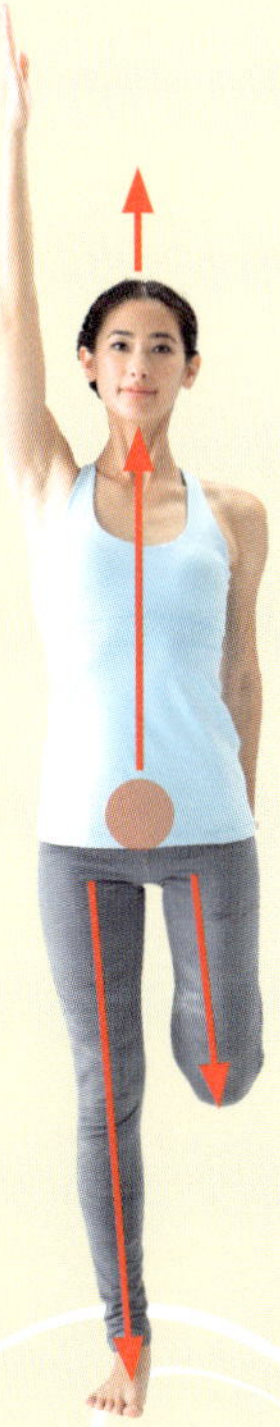

マスターチェック

軸を作って心を空っぽにすると、驚くほど身体が安定した

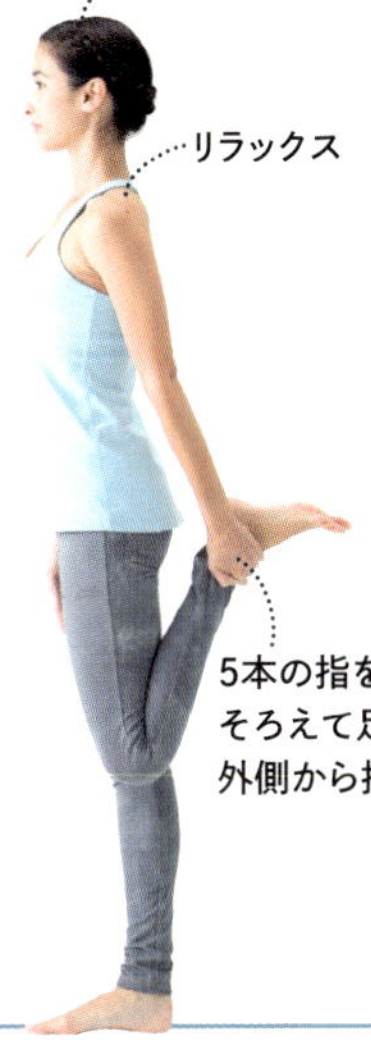
引き上げる
リラックス
5本の指をそろえて足首を外側から持つ

1

両足で立ち、右足に体重を移動させてから左膝を曲げ、左足首を左手でつかむ。

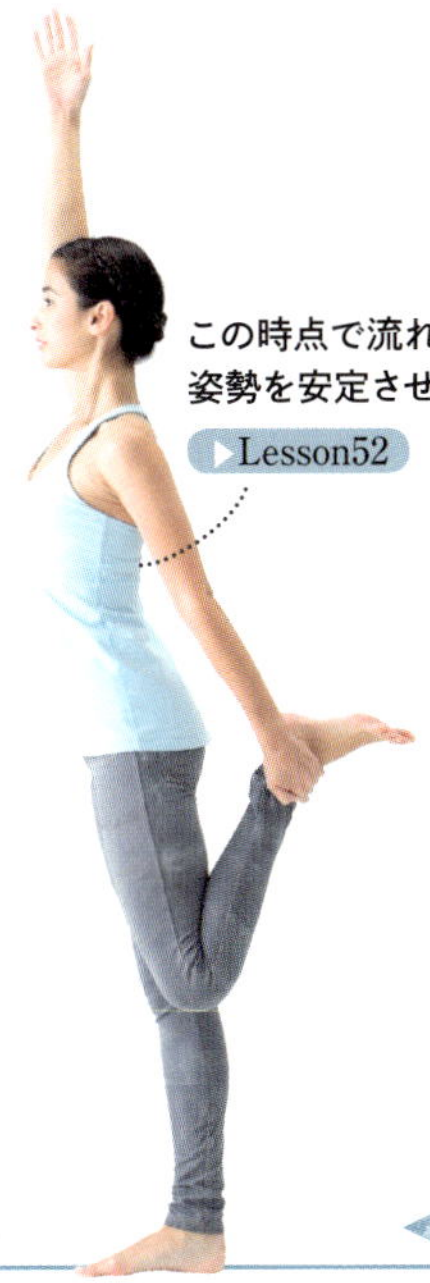
この時点で流れを感じ、姿勢を安定させておく
▶Lesson52

2

息を吸いながら、右腕を上に伸ばす。

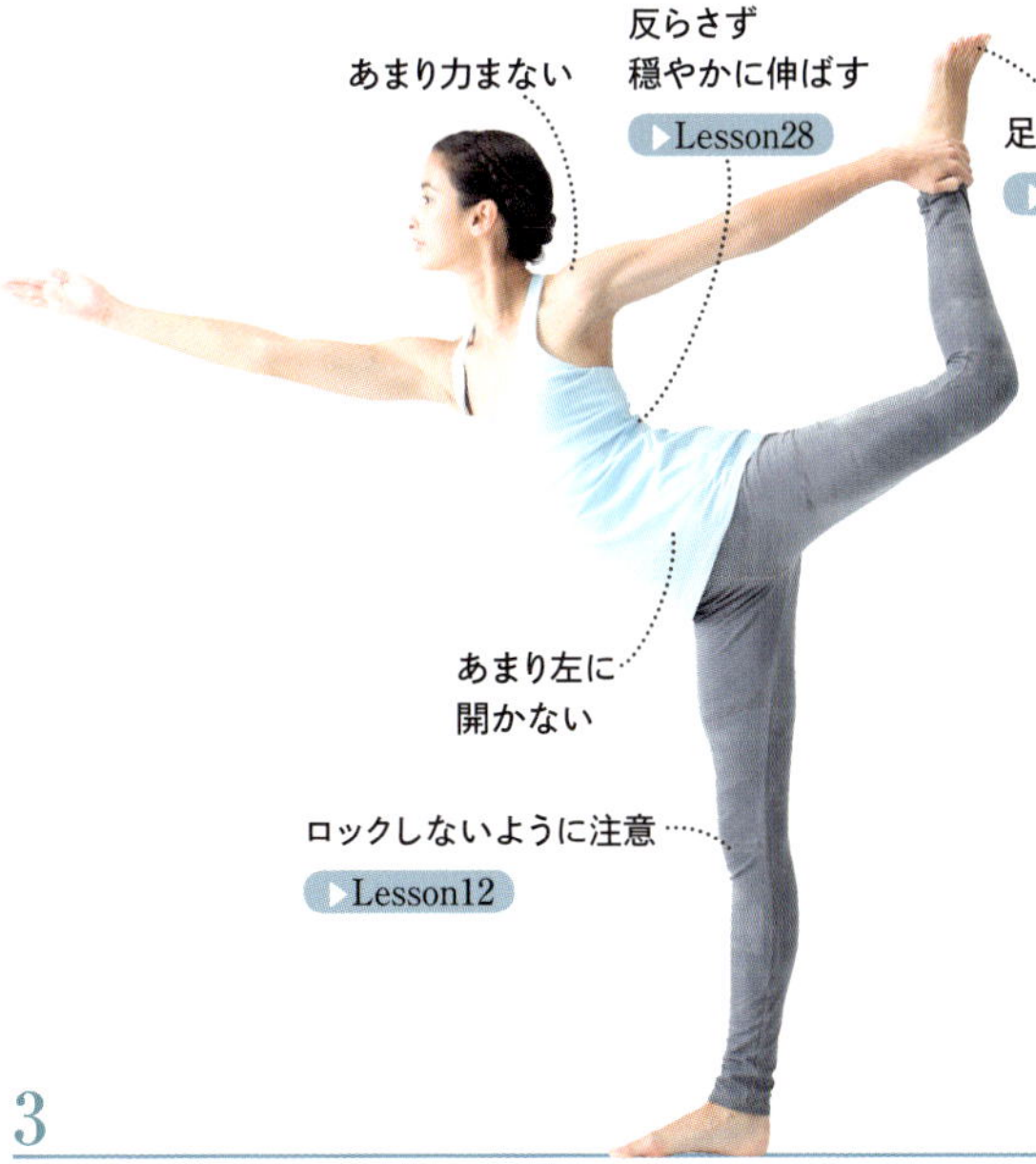
あまり力まない
反らさず穏やかに伸ばす
▶Lesson28
足指を開く
▶Lesson11
あまり左に開かない
ロックしないように注意
▶Lesson12

3

息を吐きながら上体を前に倒し、左足を遠くへ蹴るようにしながら胸を開く。

この姿勢で30秒ほど深呼吸を行い、吸いながら2、吐きながら1に戻り、逆も同様に行う。

Pose 66

英雄のポーズ3

Warrior Pose III

Virabhadrasana III

ヴィーラバドラ・アーサナIII

【*Virabhadra*】荒々しい戦士の名前（シヴァの化身）

比較的難易度の高いバランスポーズ。上体がかなり前傾するため、初心者にはやや難しいポーズですが、軸をしっかりと作ることができるようになると、意外と簡単に行えるようになります。片脚バランスのポーズは軸脚の膝を傷めやすいので、その点だけは細心の注意を払いながら、浅い角度から繰り返し軸を作って最小限の力で伸びる練習を行いましょう。

P 立位

M バランス

T 中盤

C 腹・腰

E
♥集中・イライラ
冷え・むくみ・便秘
★脚・ヒップ・背中

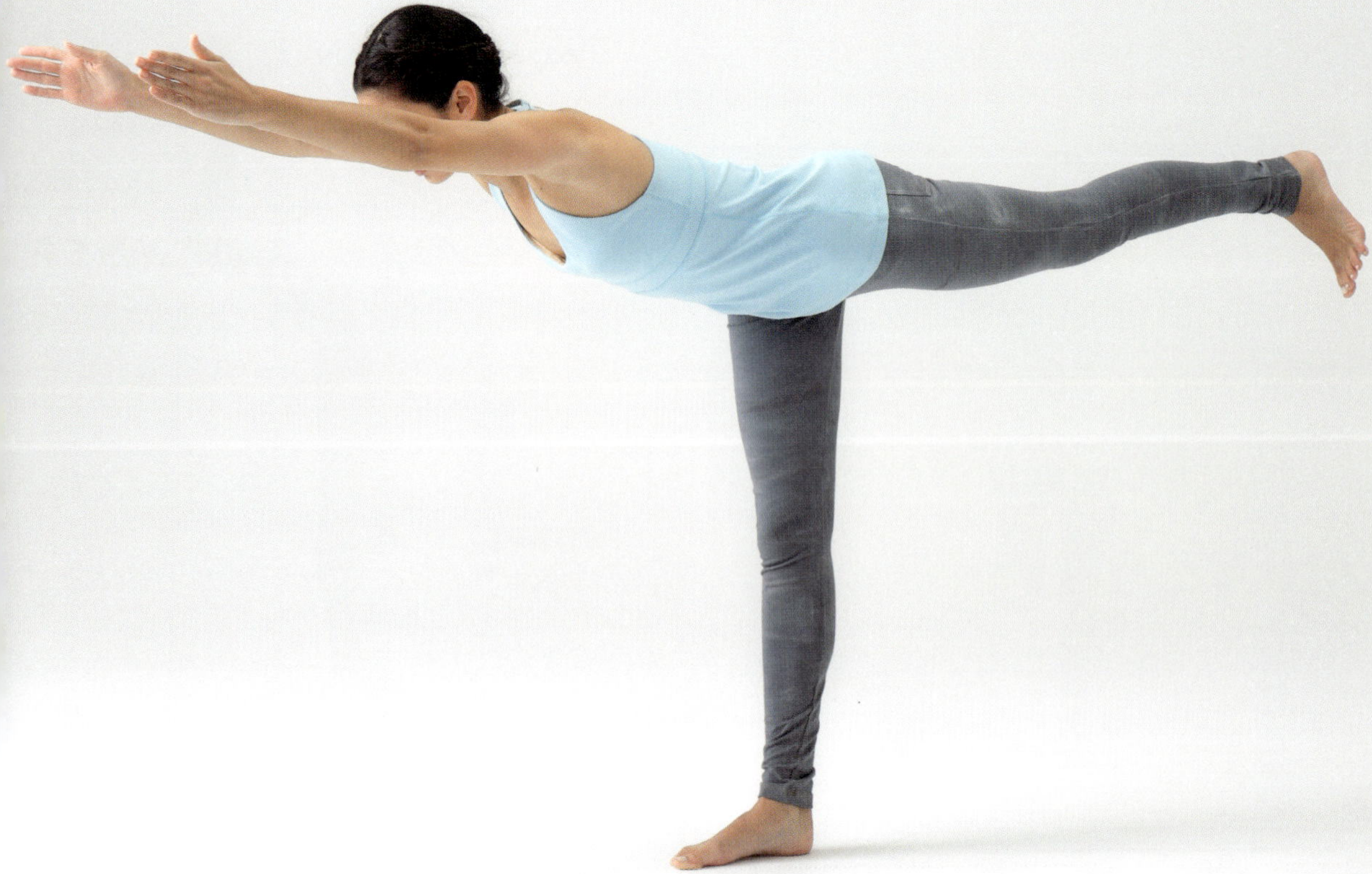

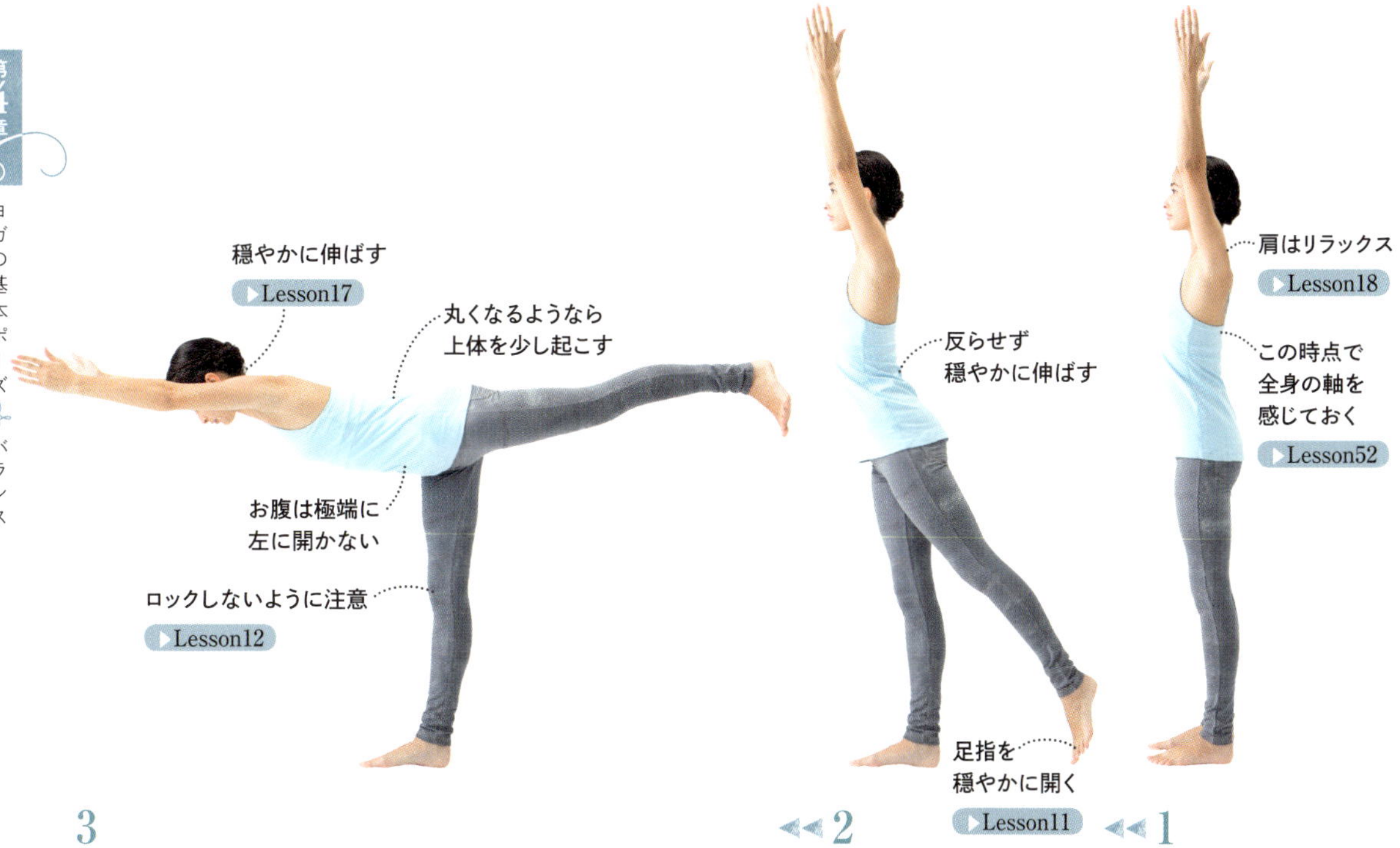
肩はリラックス
Lesson18
この時点で
全身の軸を
感じておく
Lesson52
反らせず
穏やかに伸ばす
足指を
穏やかに開く
Lesson11
穏やかに伸ばす
Lesson17
丸くなるようなら
上体を少し起こす
お腹は極端に
左に開かない
ロックしないように注意
Lesson12

1

両足を腰幅程度に開いて立ち、息を吸いながら万歳する。

2

深呼吸しながら右脚に体重を載せ、左足を浮かせて少し後ろに引く。

3

深呼吸しながら上体を前に倒し、水平になったあたりで姿勢をキープ。

30秒ほど深呼吸を行い、吸いながら1に戻り、逆も同様に行う。

Lesson 53

揺れを楽しむ

バランスはとろうと思えば思うほど揺らぐ性質があり、その揺れを無理に抑え込んだとしても呼吸がガチガチになって何のメリットも得られません。揺れがひどい場合は、手を左右に開くバリエーションで浅くポーズをとり、そこでむしろ積極的に揺れを楽しんでみましょう。気持ちの余裕が結果として身体の安定に結び付き、意外とバランスがぴたりととれてきます。

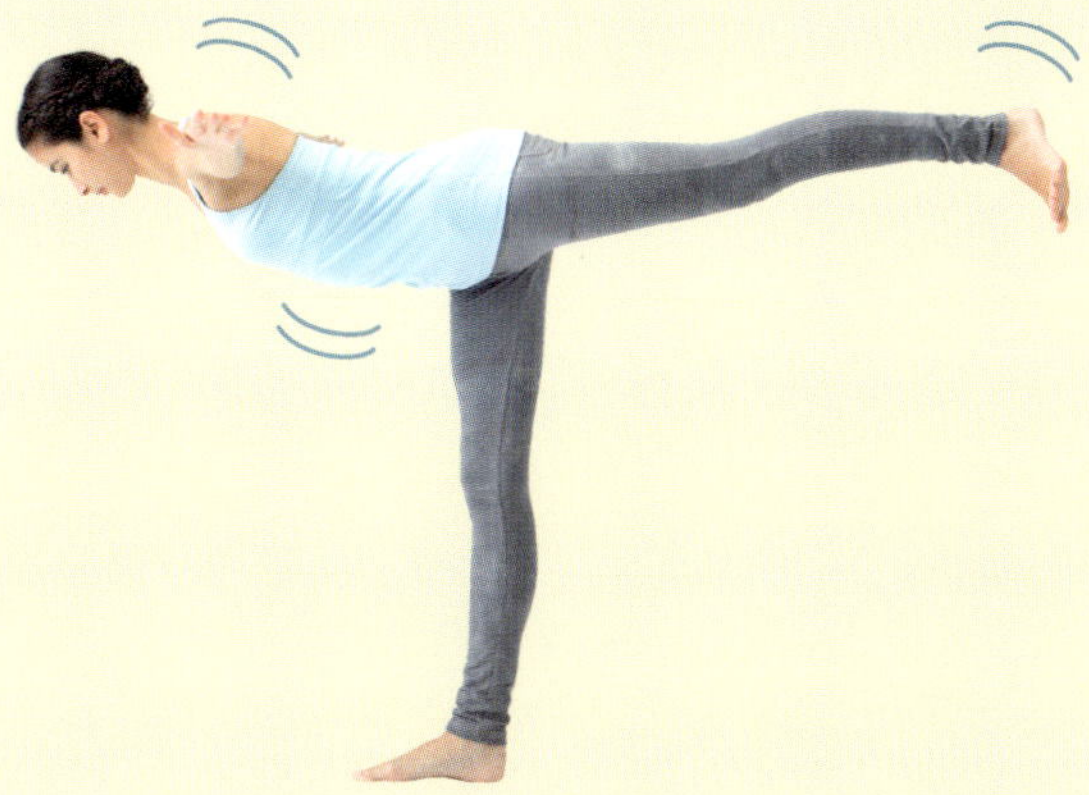

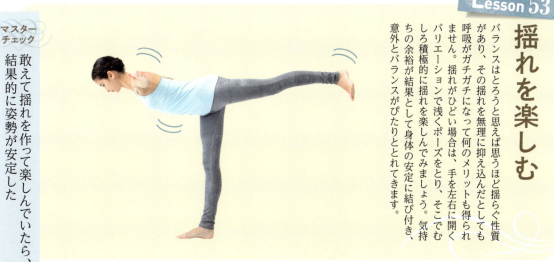

マスターチェック

敢えて揺れを作って楽しんでいたら、結果的に姿勢が安定した

Pose
67

半月のポーズ

Half Moon Pose

Ardha Chandrasana

アルダ・チャンドラ・アーサナ

【*Ardha*】半分 【*Chandra*】光り輝くもの

胸の広がりが味わえる素晴らしいバランスポーズ。初心者の方はバランスをとろうと力んでしまいがちですが、バランスポーズの基本に従って身体に軸を作ることができると、最高に開放感と広がりを味わうことができる唯一無二のポーズになります。無理に上を見ようとせず、軸を作ること、広がりを味わうことを重視して、ゆっくりポーズを深めていきましょう。

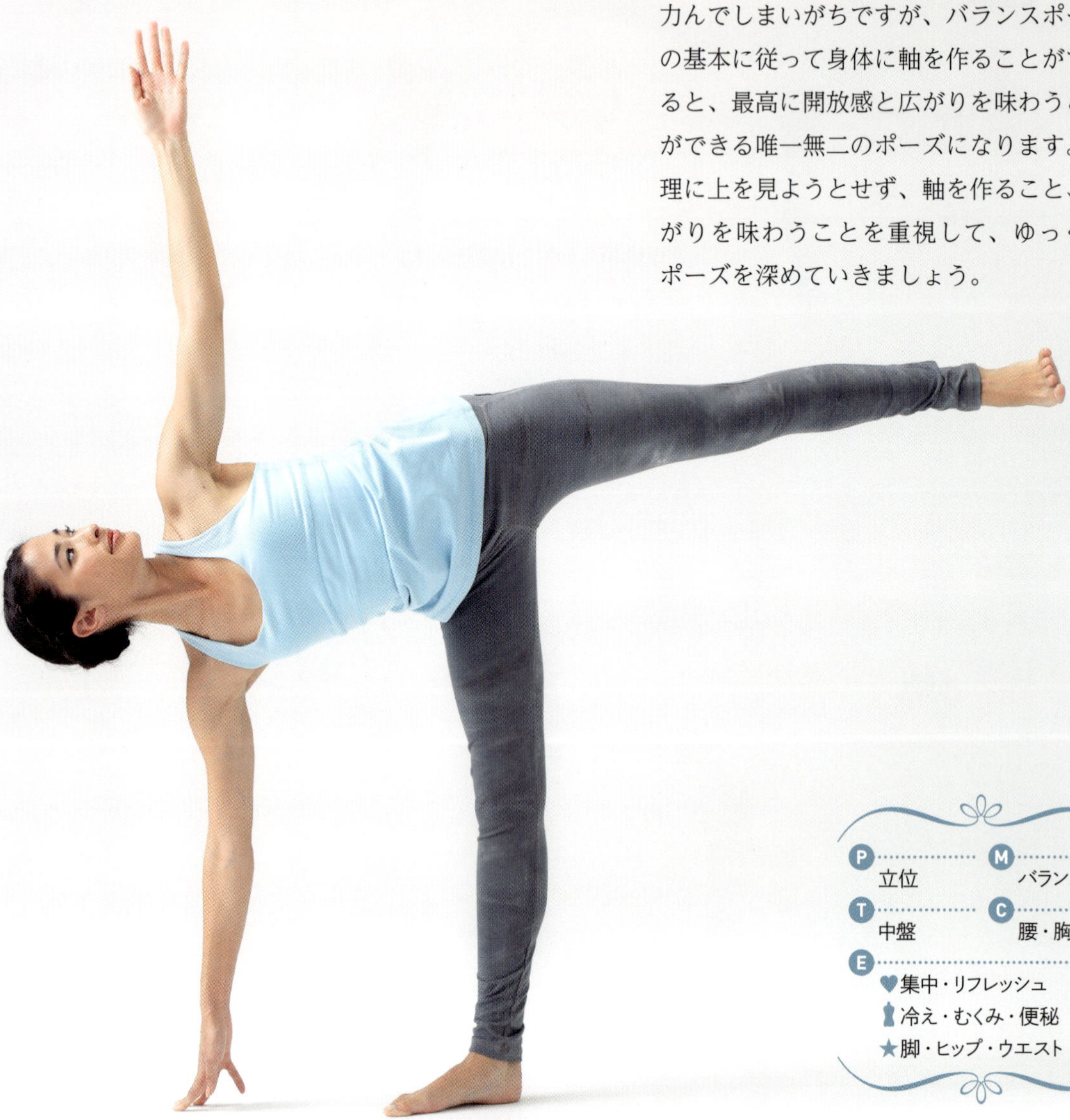

P 立位

M バランス

T 中盤

C 腰・胸

E
- ♥集中・リフレッシュ
- 冷え・むくみ・便秘
- ★脚・ヒップ・ウエスト

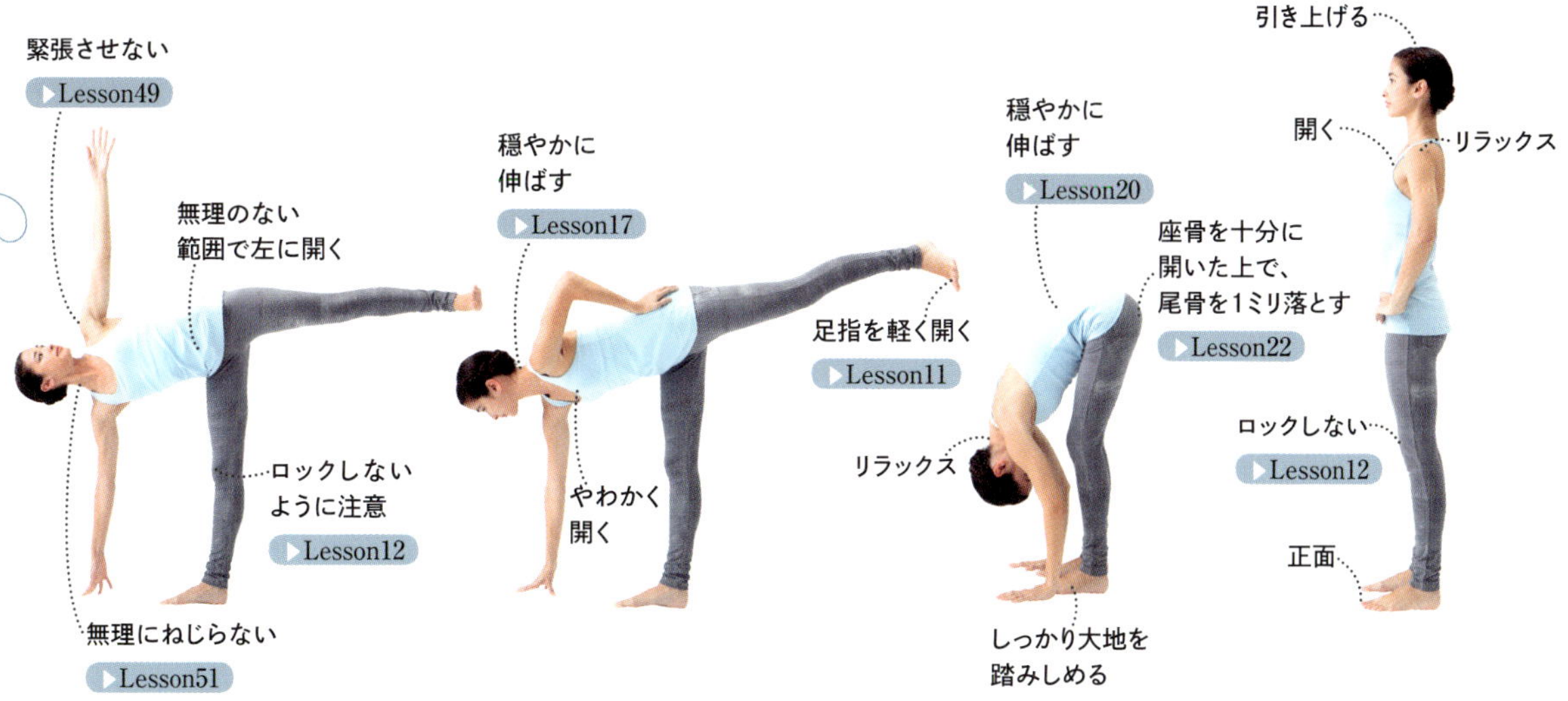

1
両足を腰幅に開いて立ち、腰骨を持って背筋を伸ばす。

2
息を吐きながら、骨盤から上体を前に倒し、腰が痛まない範囲で前屈する。

3
息を吸いながら左脚を後ろに上げて伸ばし、右手を肩の真下に持ってきてから左手をお尻の上に。

4
自然な呼吸で左胸を上に引き上げ、左腕を上に伸ばす。

この姿勢で30秒ほど深呼吸を行い、吐きながら2に戻り、逆も同様に行う。

Lesson 54

道具に頼るという発想を持つ

「半月のポーズ」は、手脚の長さの比率によって、上体が極端に下がって猫背になる人が多くいます。このようなポーズの場合は無理に自力でポーズを仕上げようとせず、「ランジのポーズ」(P58)同様にブロックなどに頼るという発想を持つことが大切です。ありのままの自分を受け入れ、補うことを受け入れることこそが、ヨガの深まりそのものであることを、ぜひ覚えておきましょう。

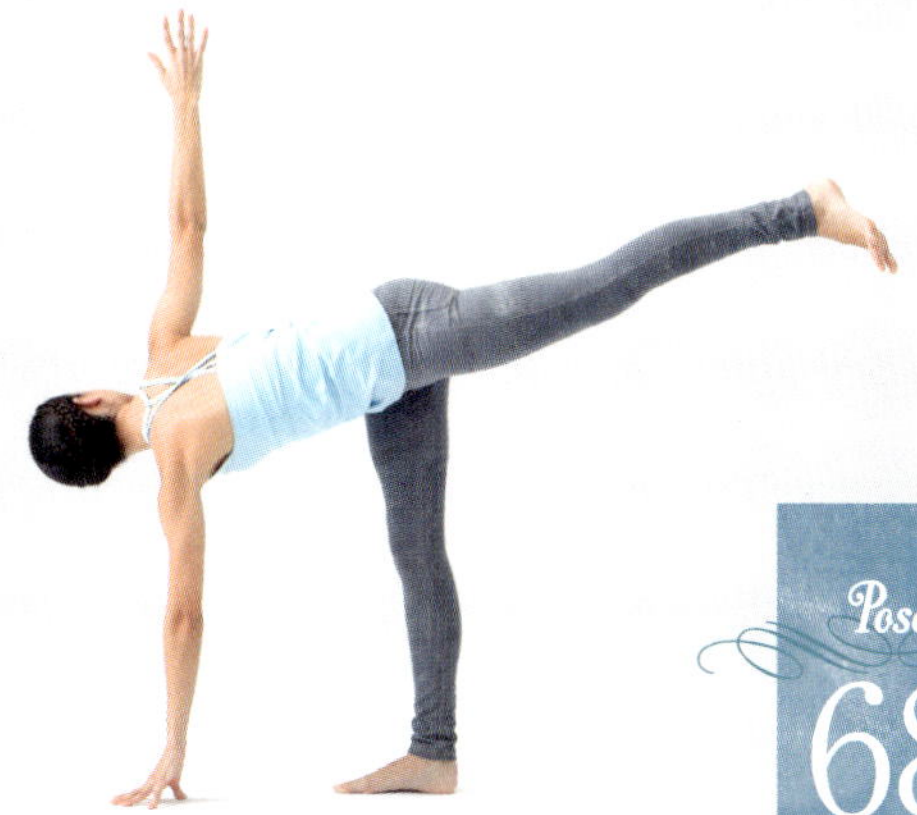

Pose 68

半月ねじりのポーズ

Parivrtta Ardha Chandrasana

「半月のポーズ」から床につく手を入れ替え、軸足の方へねじりを入れると「半月ねじりのポーズ」になります。

マスターチェック

ブロック(に代わるもの)を使ったら身体がとても安定した

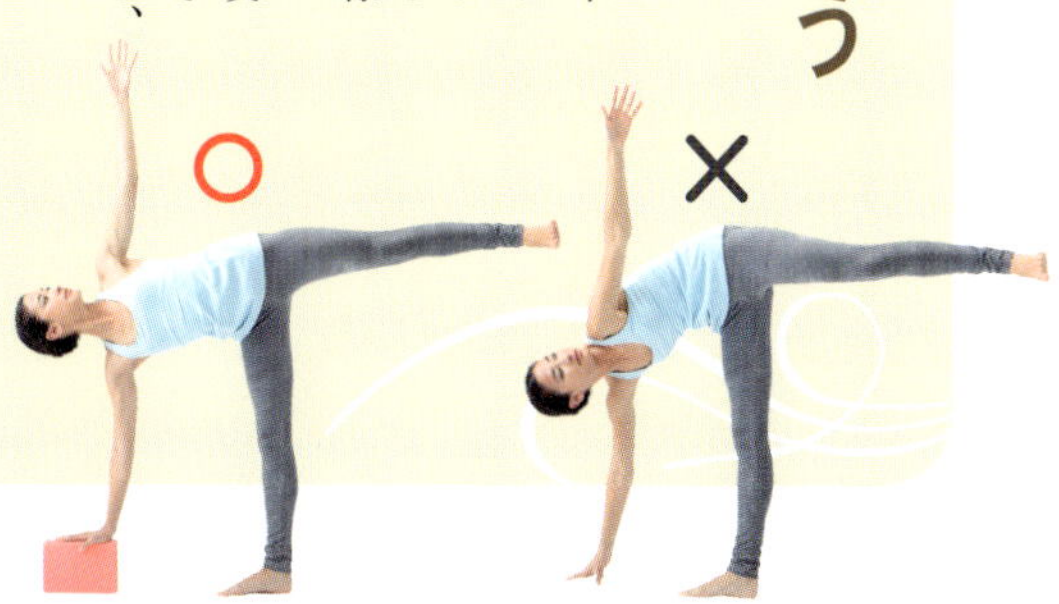

Pose
69

Eagle Pose

ワシのポーズ

Garudasana

ガルダ・アーサナ

【*Garuda*】鳥の王（ヴィシュヌの乗り物）

ヨガを象徴するバランスポーズの一つ。ポーズが決まると深い集中とストレッチ感が得られるので、形ばかりを追求し過ぎず、自分の身体に合った負荷の軽減の仕方で、自分の形でポーズを取るよう心掛けましょう。また、細かいポイントがありますが、形の違いは効果の違いでもあるのであまりこだわり過ぎることなく、身体を傷めないことを重視してポーズを行うようにしましょう。

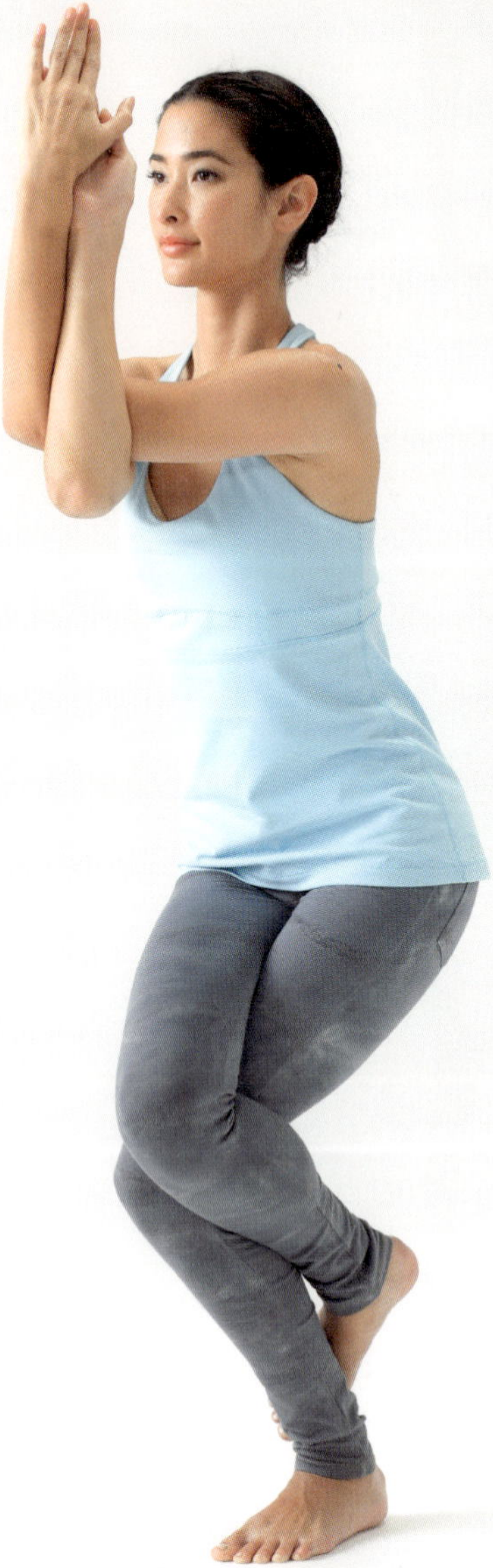

P　立位

M　バランス

T　中盤

C　腹・腰

E
♥集中・イライラ
冷え・むくみ・肩こり
★脚・ヒップ・腕

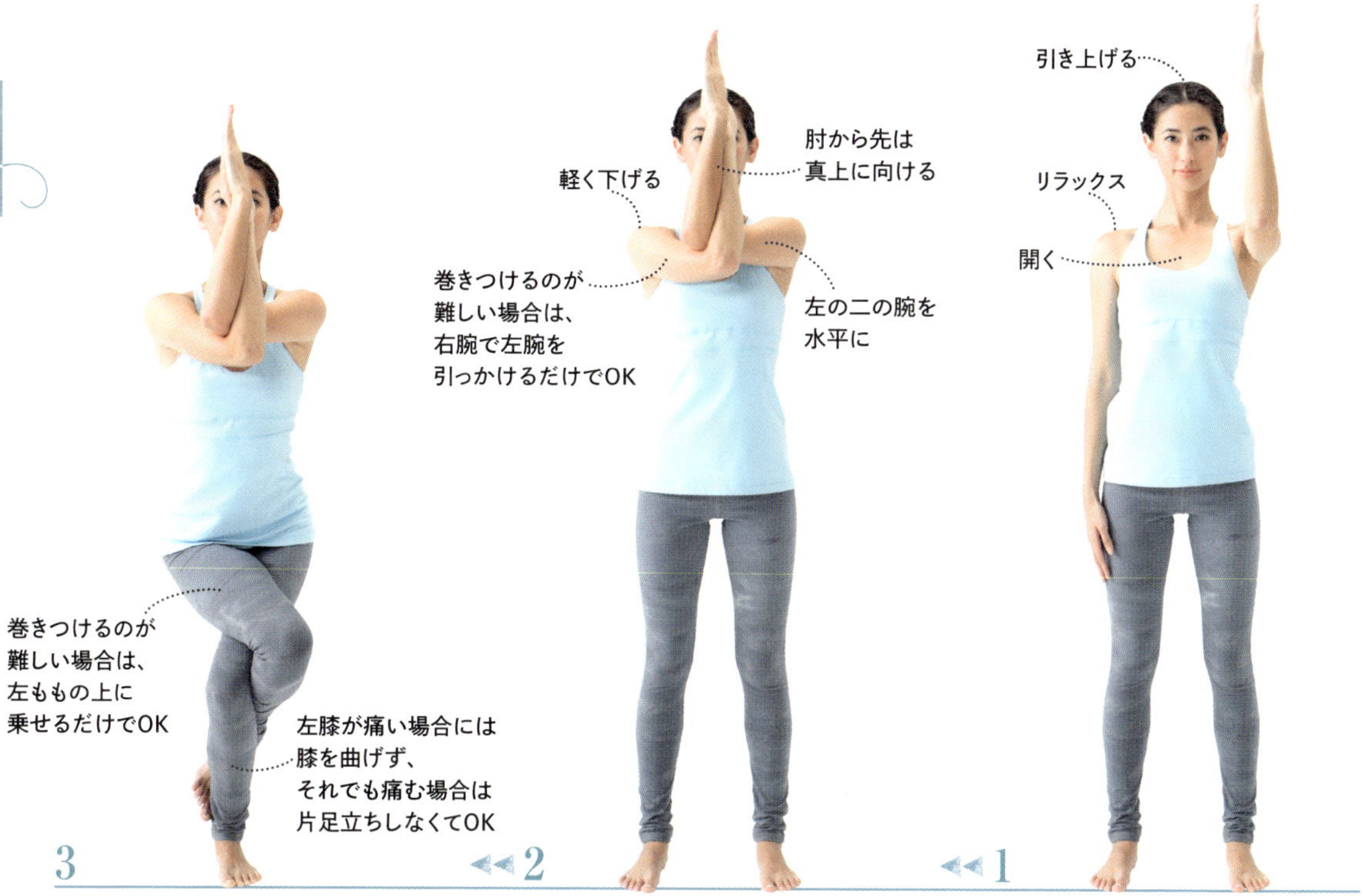
引き上げる
リラックス
開く
肘から先は
真上に向ける
軽く下げる
巻きつけるのが
難しい場合は、
右腕で左腕を
引っかけるだけでOK
左の二の腕を
水平に
巻きつけるのが
難しい場合は、
左ももの上に
乗せるだけでOK
左膝が痛い場合には
膝を曲げず、
それでも痛む場合は
片足立ちしなくてOK

1 両足を腰幅に開いて立ち、左手を上げて肘を曲げる。

2 右腕を下から巻きつけるようにして合掌する。

3 左膝を曲げ、右脚を前から巻きつけるようにして腰を沈める。

この姿勢で30秒ほど深呼吸を行い、吸いながら2に、吐きながら1に戻り、逆も同様に行う。

Lesson 55

胸の前面と背面の広がり

「ワシのポーズ」は肩甲骨を左右に開き、その内側についている筋肉（菱形筋）をストレッチするとても優れたポーズです。ただし強く開き過ぎると、菱形筋を傷めたり、肩の安定感がなくなったり、胸の前面が狭まり過ぎて息苦しくなったりします。これを避けるため、ポーズが決まった後に少しだけ胸の前面を広げるように意識すると、わずかに肩甲骨が内側に戻り、問題がすべて解消します。どのポーズでも、胸の前面の広がりと背面の広がりの両方が大切であることを覚えておきましょう。

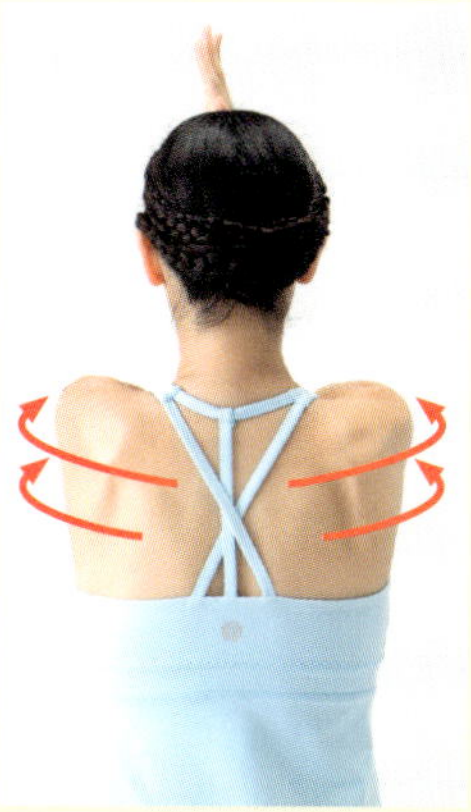

胸の背面を開いてから

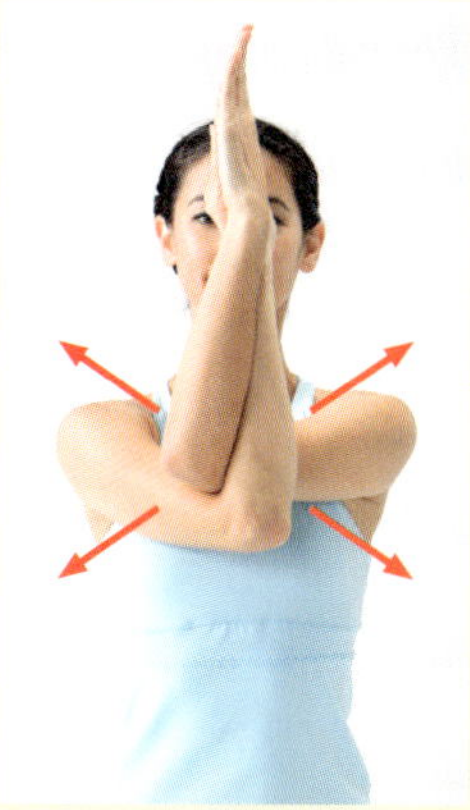

少しだけ前面も開く

マスターチェック

胸の前面の広がりを意識すると、上半身が安定し楽になった

Pose
70

Extended Hand to Big Toe Pose

一本足のポーズ

Utthita Hasta Padangusthasana

ウッティタ・ハスタ・パーダーングシュタ・アーサナ

【*Utthita*】伸ばされた【*Hasta*】手【*Pada*】脚（足）【*Angustha*】足の親指

開脚ストレッチ、ヒップの強い筋トレ、深い集中を必要とするバランスなど、総合的な要素を必要とする上級ポーズの一つ。力づくで形を作ることもできますが、これまで学んだポイントをすべて押さえてポーズをとろうとすると、とても多くの気配りが必要となるため、できればおのおののポイントをマスターしてから、安全な形でポーズに取り組むようにしましょう。

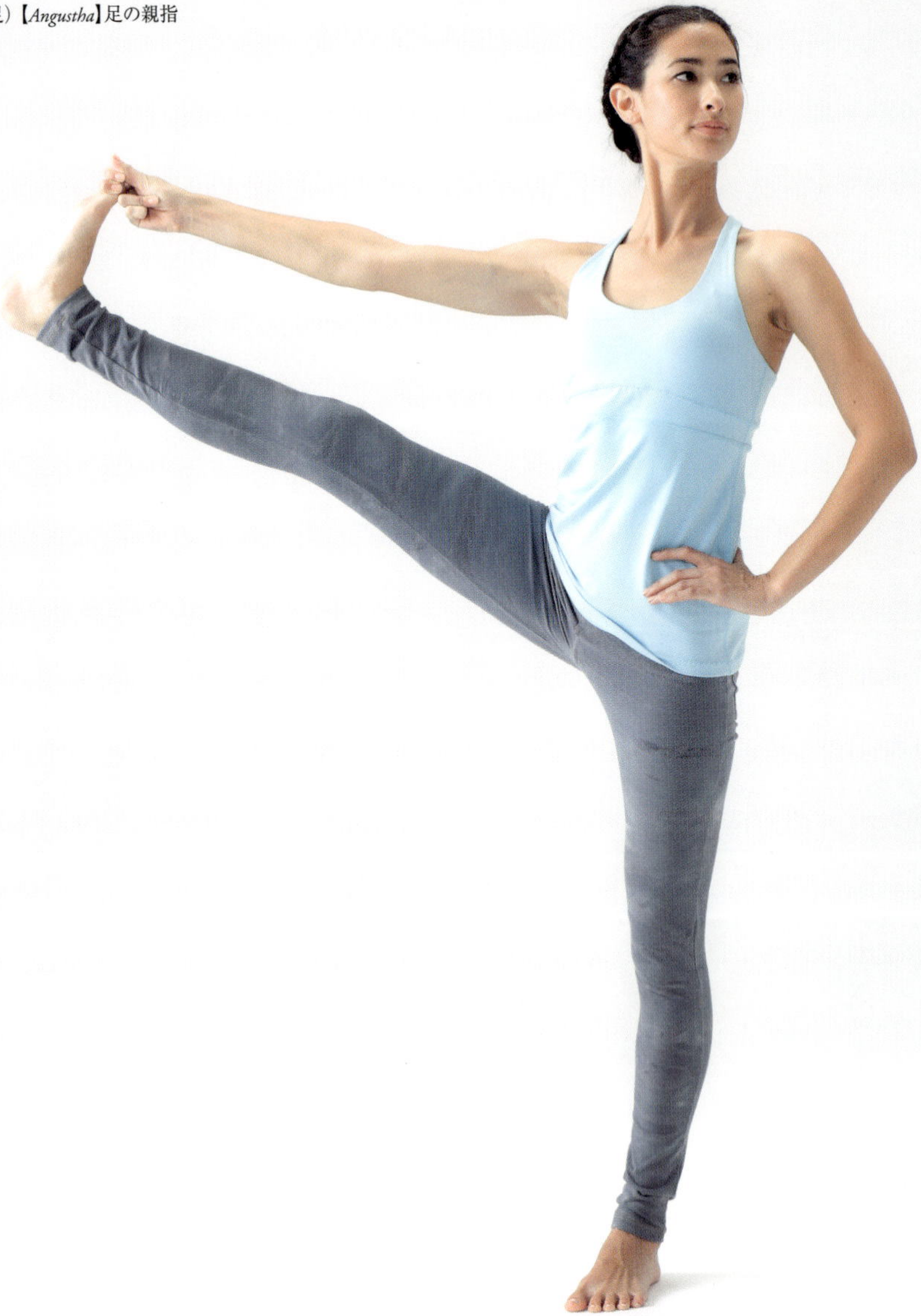

P 立位
M バランス
T 中盤
C 脚・胸
E
♥集中・リフレッシュ
冷え・むくみ・便秘
★脚・お腹・ヒップ

Lesson 56

脚をどこまで上げるべきか

このポーズも「三角のポーズ」(P120)同様、脚を真横から上げようとするとすぐに骨同士の衝突が起こり▶Lesson43、それでも上げていくと背骨の湾曲だけが深まって腰を傷めやすくなります。これを避けるには、脚を少し前から上げて前屈の要素を加えるか、脚を上げる角度を腰の違和感がない程度までにしておく必要があります。ポーズ中に自分の身体の中で何が起きているのか。常に把握できるようにしておきましょう。

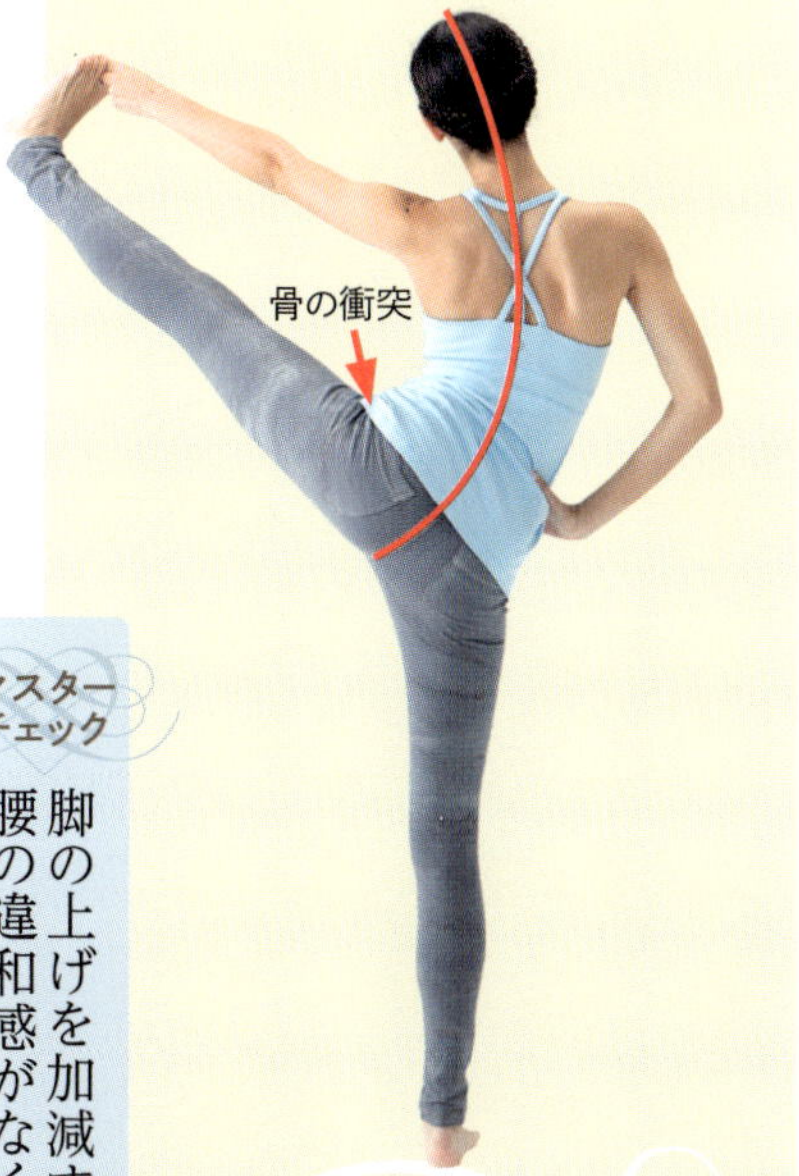
骨の衝突

マスターチェック

脚の上げを加減すると、腰の違和感がなくなった

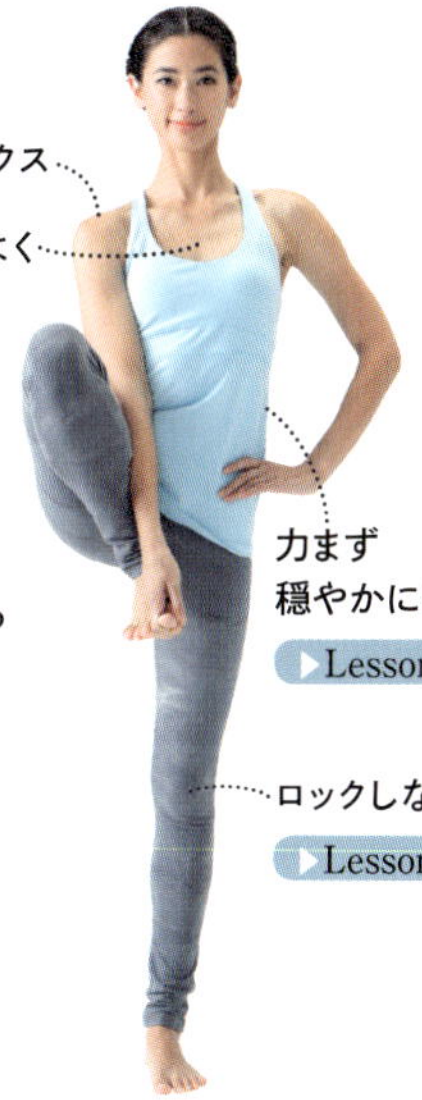
リラックス
気持ちよく開く
力まず穏やかに伸ばす
▶Lesson10
ロックしない
▶Lesson12

1

両足を腰幅に開いて立ち、左足に体重を載せて右足を浮かせ、右手で右足の親指を握る。

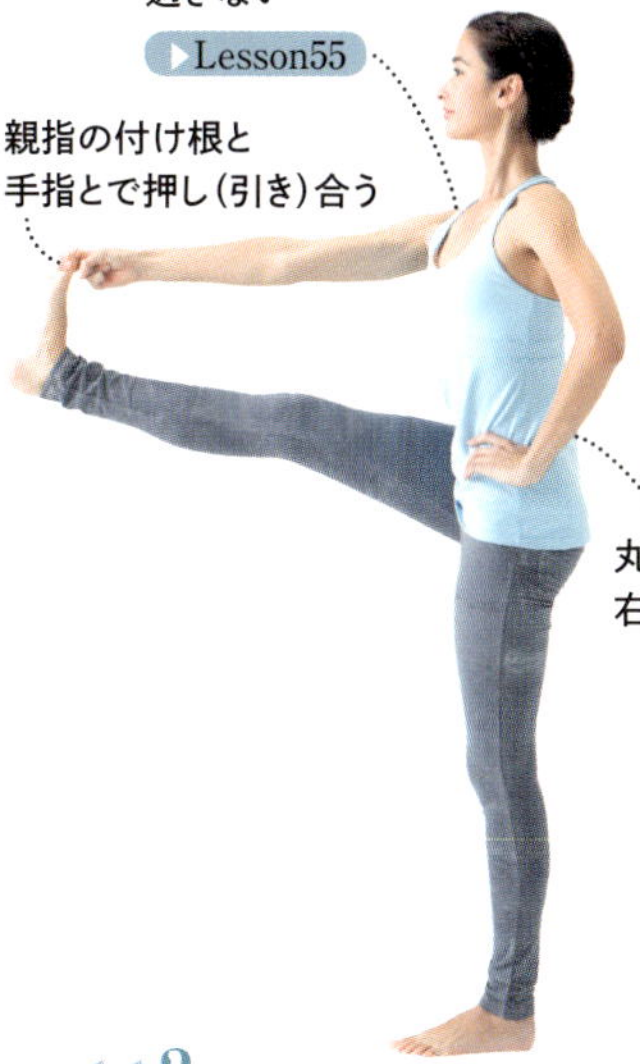
前に引っ張られ過ぎない
▶Lesson55
親指の付け根と手指とで押し(引き)合う
丸くなるようなら右膝を少し曲げる

2

息を吐きながら、右脚を前に伸ばす。

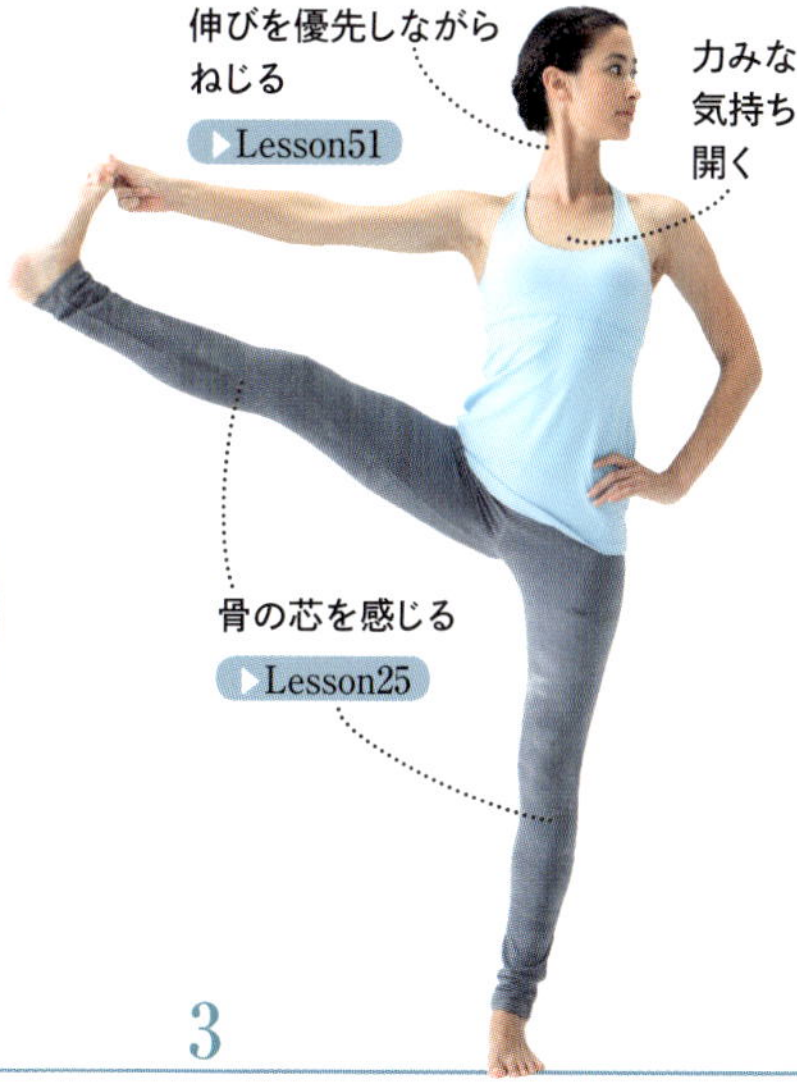
伸びを優先しながらねじる
▶Lesson51
力みなく気持ちよく開く
骨の芯を感じる
▶Lesson25

3

息を吸いながら右脚を開脚し、首を穏やかに左へねじる。

気持ちよく開脚できなかったり、腰の湾曲がきつい場合はこの姿勢でOK

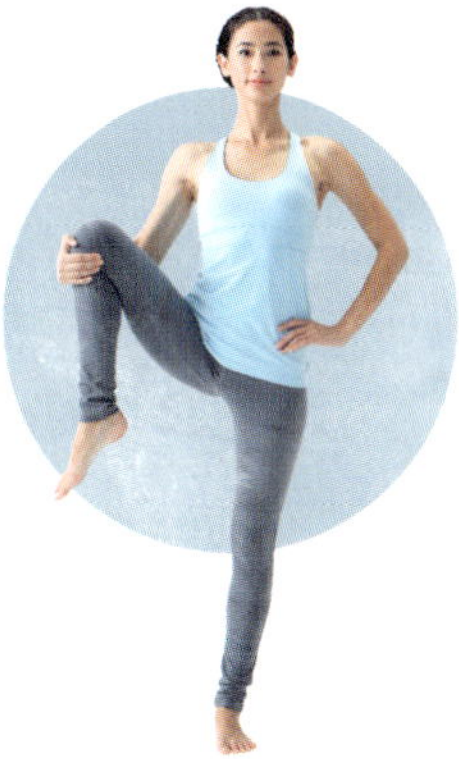

この姿勢で30秒ほど深呼吸を行い、吸いながら2に、吐きながら1に戻り、逆も同様に行う。

Pose 71

Boat Pose

Vのポーズ

Navasana
ナーヴァ・アーサナ
【*Nava*】舟

片脚バランスが苦手な方におすすめの体幹バランスポーズ。瞑想的に行うときは、膝を曲げてでも背筋の伸びを優先し、バランスポーズの基本（Lesson52）に忠実にポーズをとっていきましょう。また、尾骨が床に当たって痛い場合は、薄手のクッションを敷くなどして対処し、無理のない範囲で気持ちよくポーズを行っていきましょう。

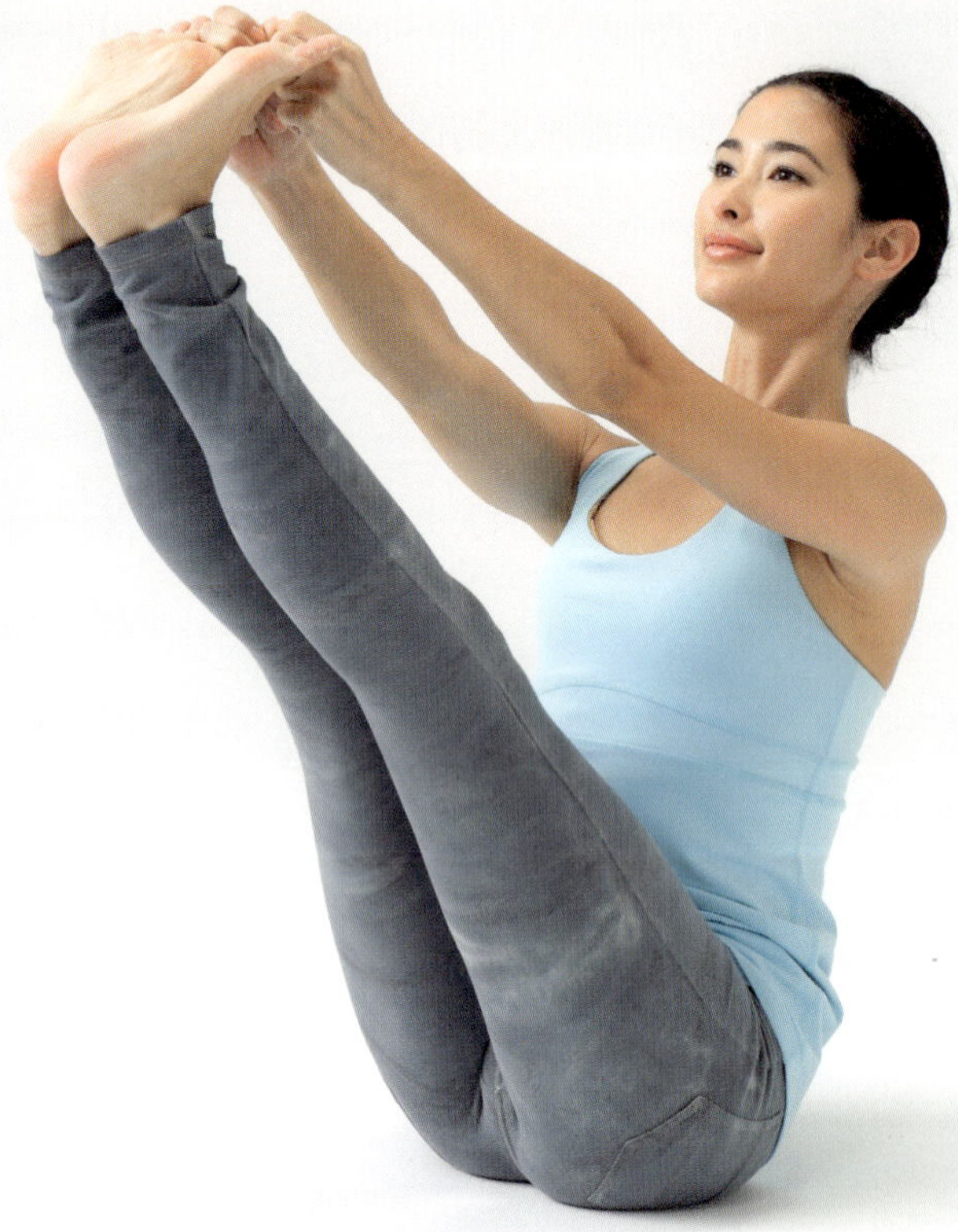

P 座位
M バランス
T 終盤
C 脚・腹
E
♥集中・イライラ
冷え・むくみ・便秘
★お腹・背中・腕

Lesson 57

腕の使い方と肩甲骨の配置

「Vのポーズ」では二種類の肩の使い方があって、一つ目が足を前にける力で腕を引っ張り、肩甲骨を外側にストレッチする整体的な行い方。もう一つは手で足を手前に引き、肩甲骨をわずかに中央に寄せることで、脚、腕、腰の伸びを促す瞑想的な行い方。ヨガ本来の目的からは後者がおすすめですが、前者も味わえるようにしておくと重宝します。

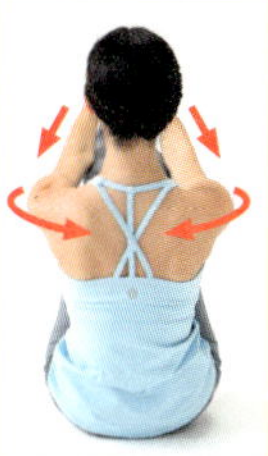
瞑想姿勢

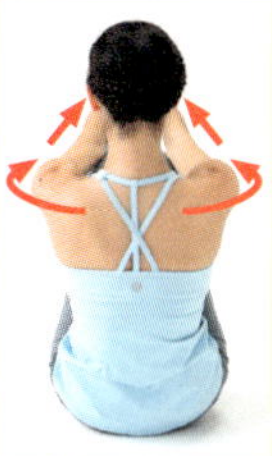
整体姿勢

マスターチェック
肩の使い方を変えることで二種類の感覚を味わえた

Pose 72

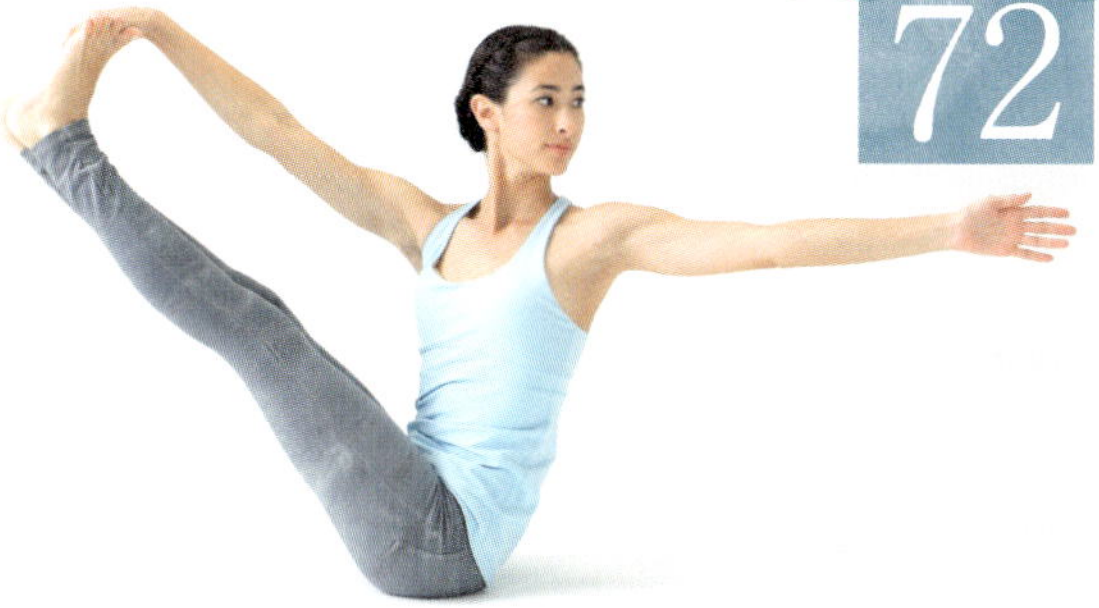

Vねじりのポーズ

Parivrtta Navasana

片手だけで足をつかみ、もう一方の腕を背後にまわすと「Vねじりのポーズ」になります。十分な腹圧と伸び ▶Lesson10 が得られるようになってから挑戦しましょう。

1 腰を下ろして両膝を立て、足の親指をおのおの手指で握る。

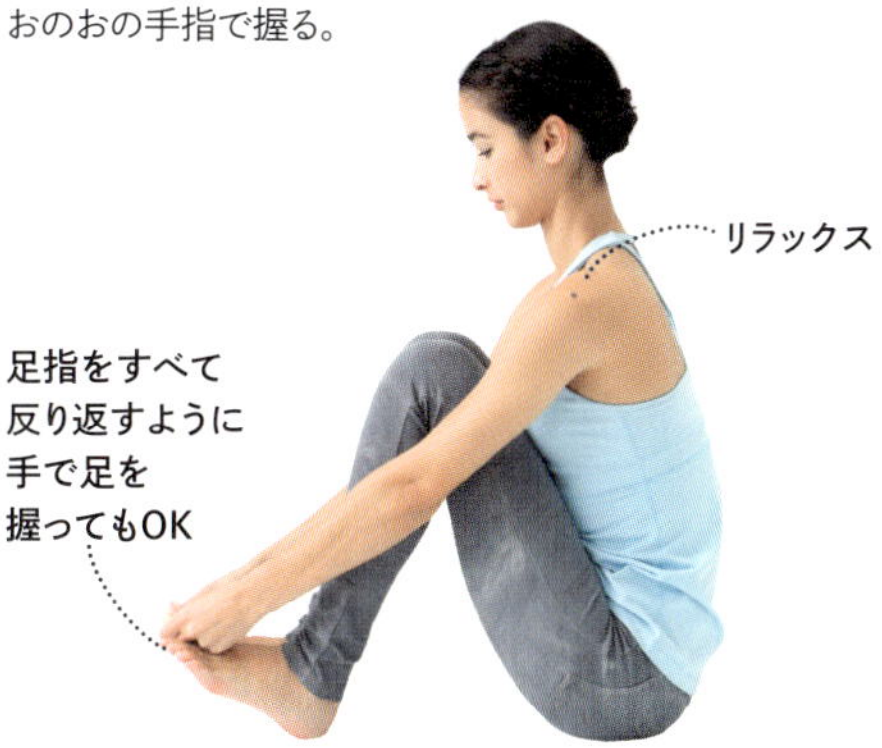
リラックス
足指をすべて
反り返すように
手で足を
握ってもOK

2 深呼吸しながら、両かかとをゆっくり膝の高さあたりまで持ち上げる。

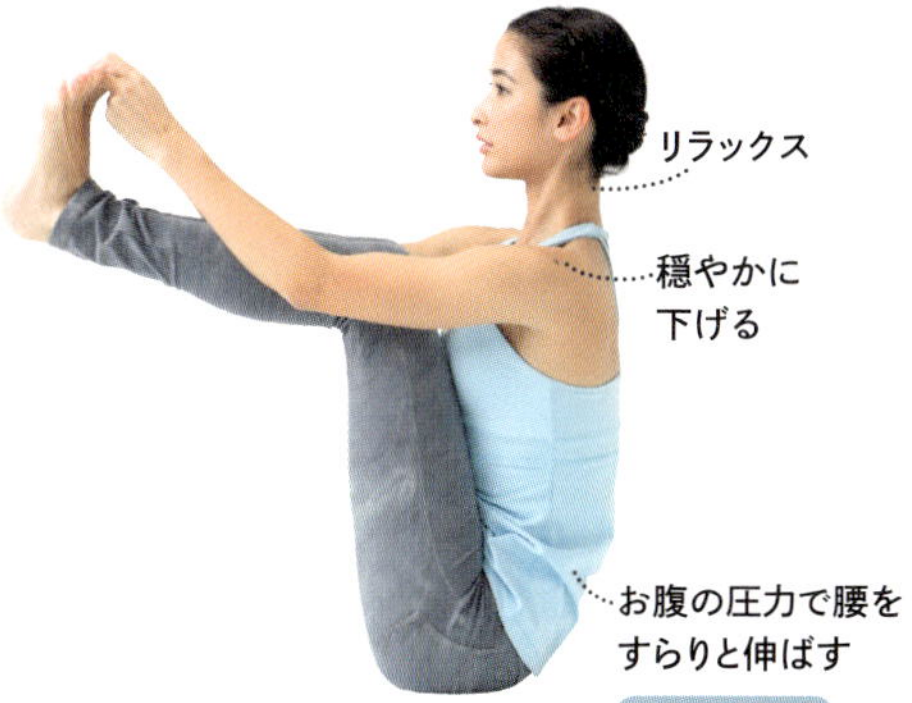
リラックス
穏やかに
下げる
お腹の圧力で腰を
すらりと伸ばす
▶Lesson10

3 深呼吸しながら両膝を伸ばす。

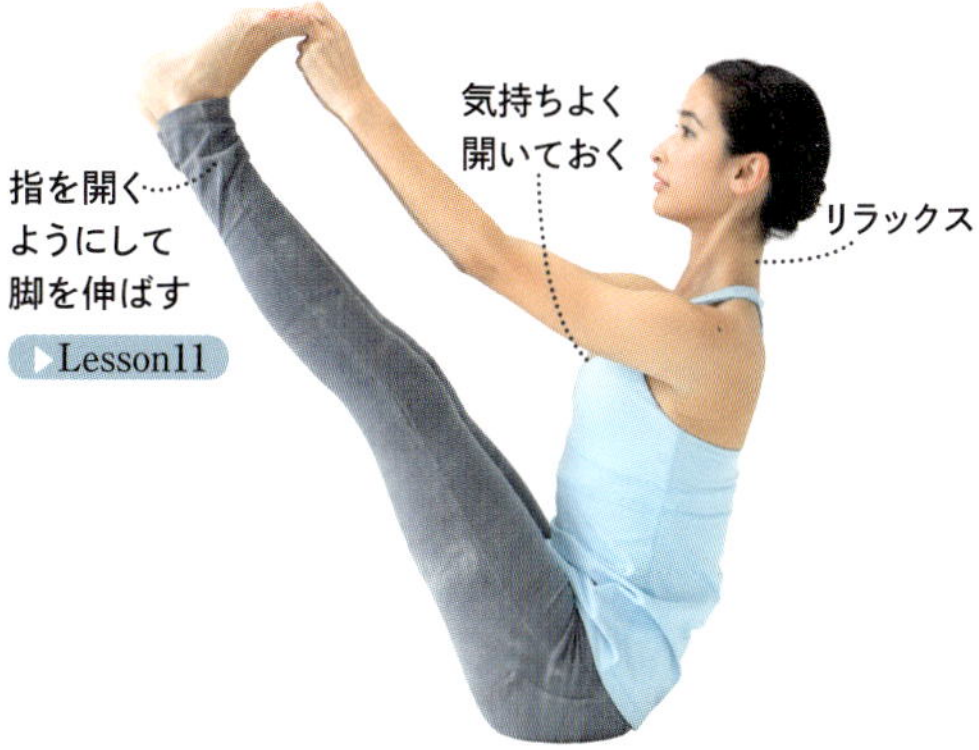
気持ちよく
開いておく
指を開く
ようにして
脚を伸ばす
▶Lesson11
リラックス

この姿勢で30秒ほど深呼吸を行い、吐きながら1に戻る。

Pose
73

Crow Pose

カラスのポーズ

Kakasana
カカ・アーサナ
【*Kaka*】カラス

アームバランス（腕で体重を支えるポーズ）の最も代表的なポーズ。手首を傷めやすいポーズなので、「ネコのポーズ」（P50）や「四つの手のポーズ」（P52）などで手首を傷めない腕の使い方をマスターしてから行うようにしましょう。恐怖心で足が持ち上がらない人は、先に頭を床につけたり、クッションを敷いたりして練習するといいでしょう。ぴょんぴょん飛び跳ねてポーズをとったりしないようにしましょう。

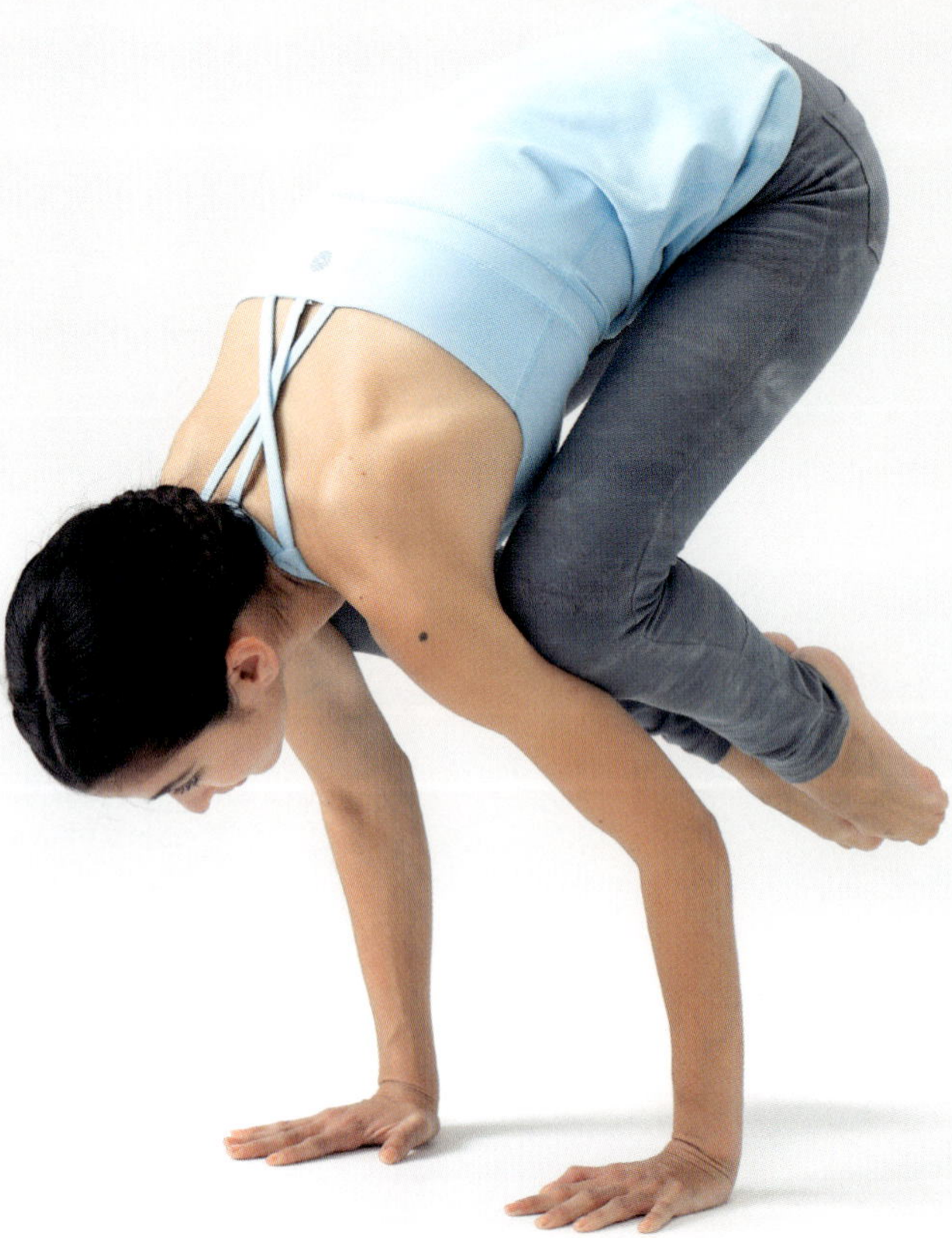

P 座位
M バランス
T 中盤
C 腹
E
♥集中
冷え・肩こり
★お腹・腕・首筋

Lesson 58

背中を丸くしたポーズでの流れ

「カラスのポーズ」など、背中を丸くして腕に体重を載せるポーズでは、背骨のカーブとともに弧を描く流れを感じることが大切です。腹圧が骨盤から腰に伝わり、弧を描きながら胸の背面へ到達し、一方は首を伸ばし、もう一方は肩甲骨を穏やかに外側に開きながら腕を伸ばす力になる。この流れを感じることで、腕力だけに頼らずポーズを取ることができるようになります。

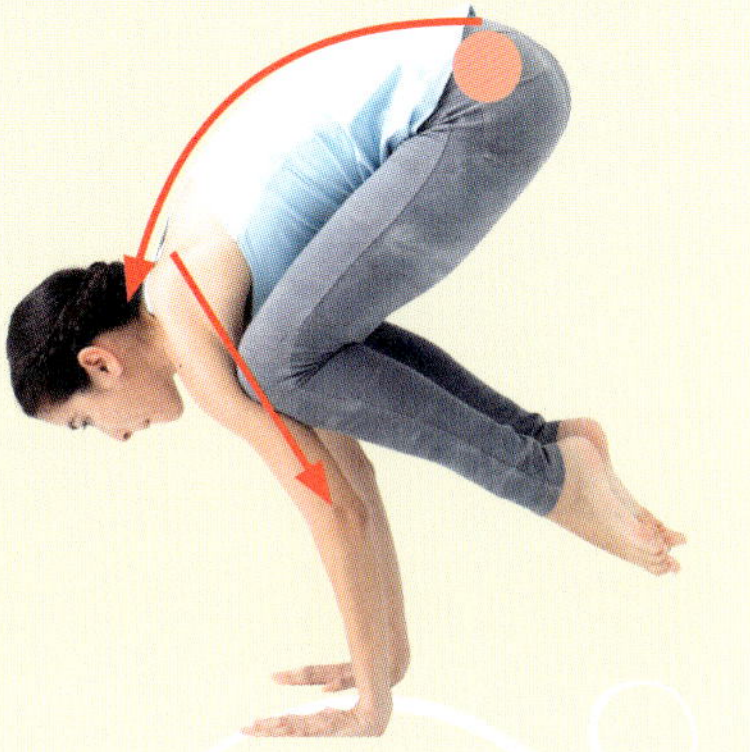

マスターチェック

流れを感じることで腕力に頼らずポーズがとれた

1 四つんばいから両膝を浮かし、両肘を曲げて二の腕に強く膝を押し付ける。

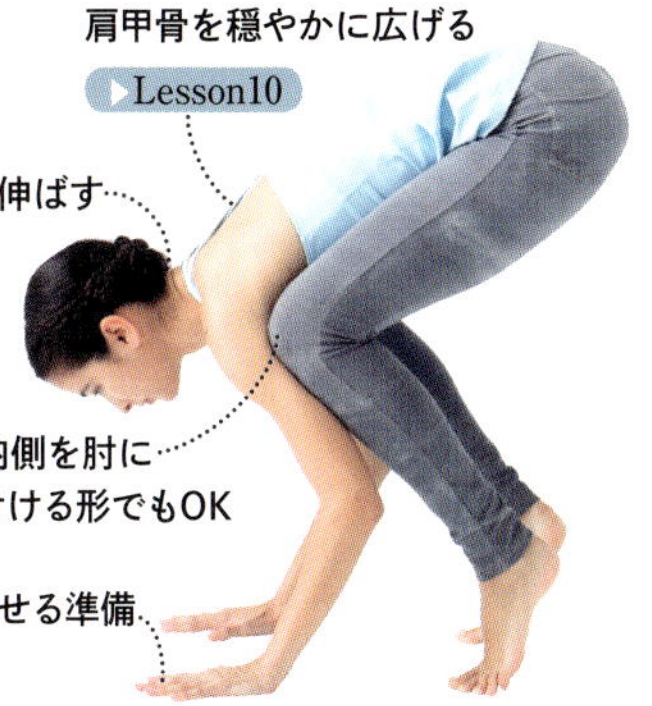
肩甲骨を穏やかに広げる
▶Lesson10
縮めず
穏やかに伸ばす
膝の内側を肘に
押し付ける形でもOK
手に体重を載せる準備
▶Lesson9

2 ゆっくりと体重を前に移動させていき、自然に両足が床から持ち上がったらつま先をそろえる。

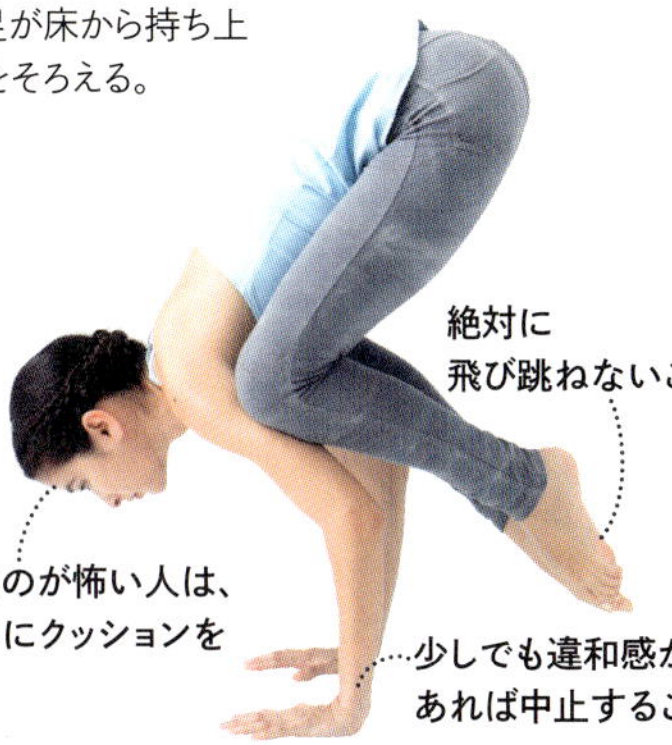
絶対に
飛び跳ねないこと
顔が地面につくのが怖い人は、
顔の真下あたりにクッションを
敷いておく
少しでも違和感が
あれば中止すること

この姿勢で30秒ほど深呼吸を行い、吐きながら1に戻る。

Pose 74

ツルのポーズ

Bakasana

肘を完全に伸ばして行うと「ツル（Baka）のポーズ」になります。腕と膝を強く押し合いながら、手首を傷めない範囲で行いましょう。

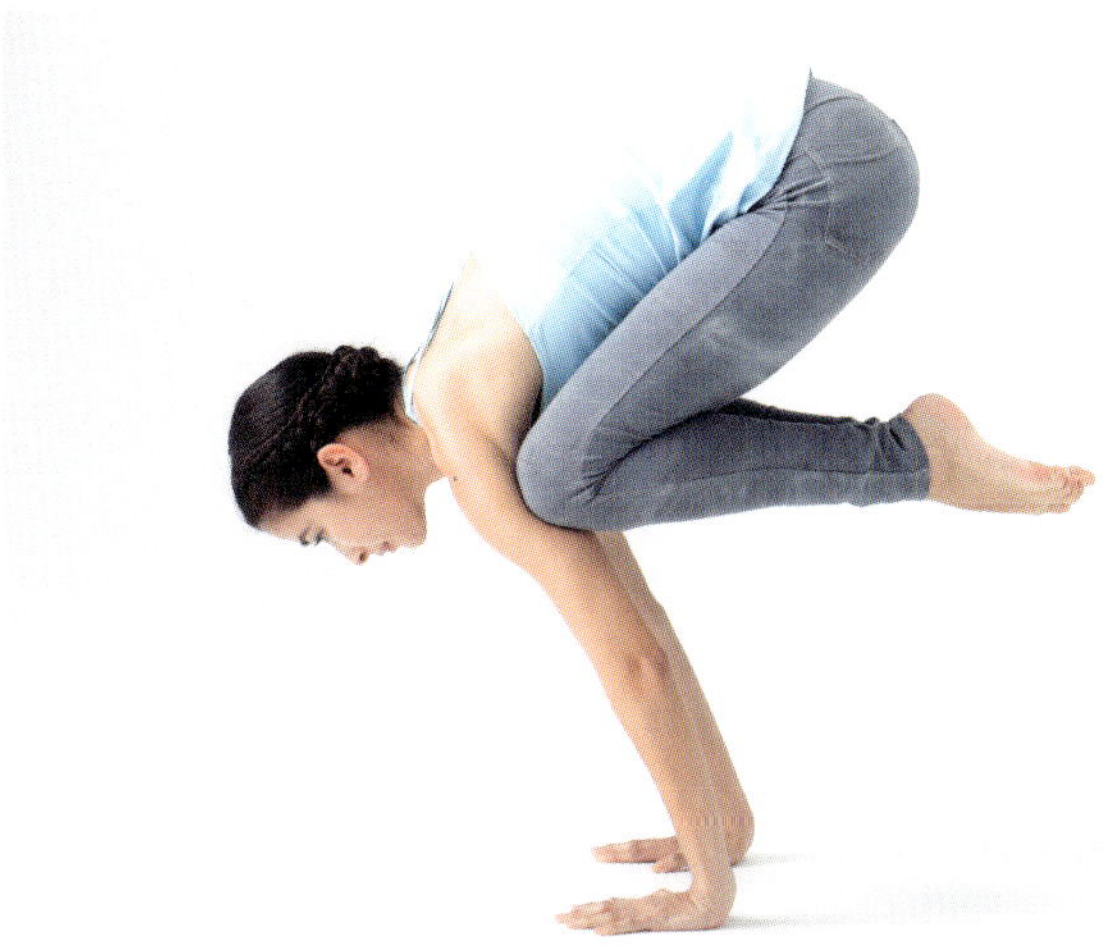

Pose
75

Rabit Pose

ウサギのポーズ

Sasangasana
シャシャンガ・アーサナ
【*Sasanga*】ウサギ

上半身を逆転させながら頭頂を刺激するポーズ。逆転はてっとり早く血行を促進させ、体内の老廃物を取り除く素晴らしい方法。ただし血圧に問題のある方は貧血を起こすなど危険な要素もあるため、まずはこの簡単なポーズを通して、無理のない範囲で頭と心臓を上下逆転させることに慣れておきましょう。

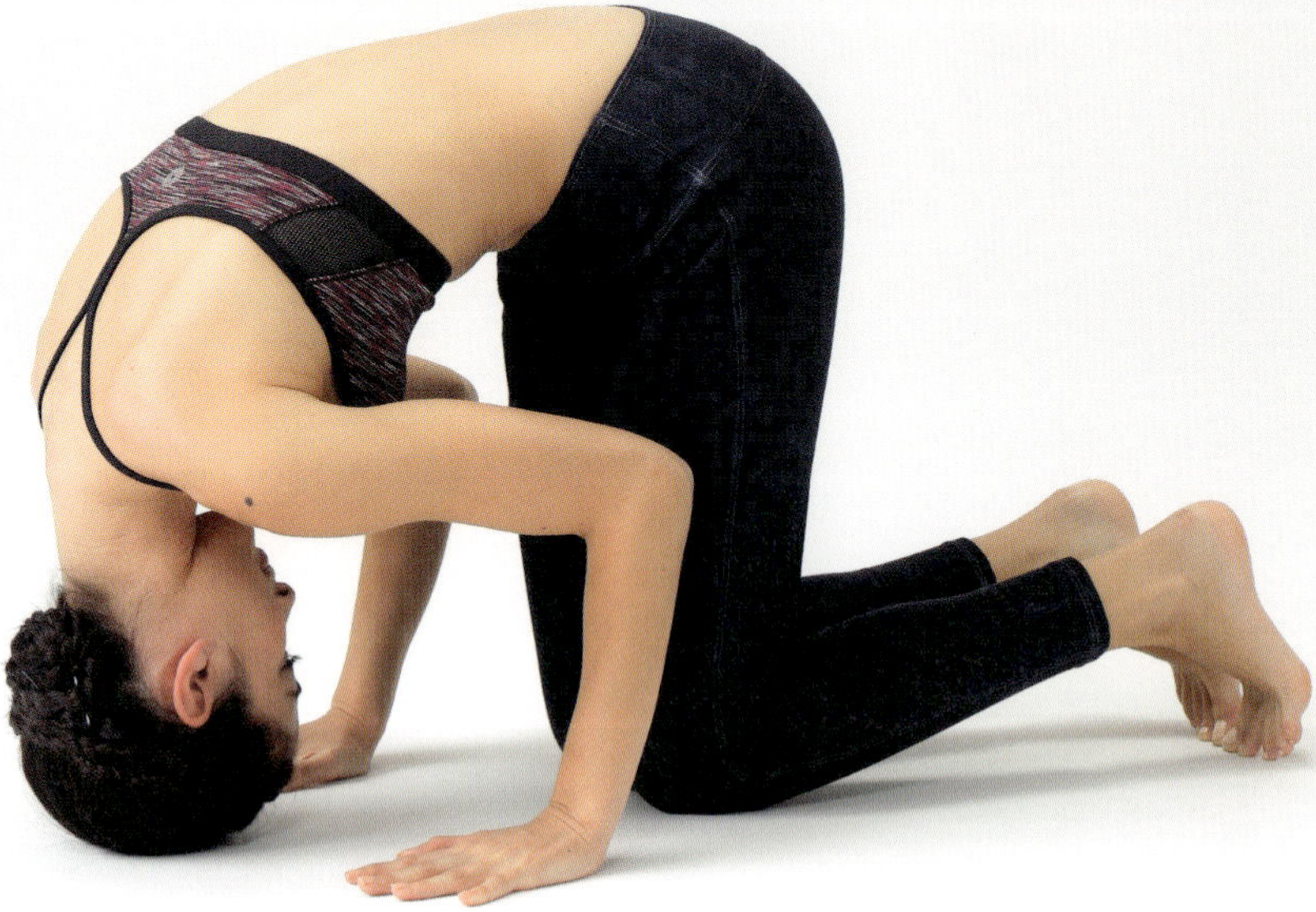

P 座位
M 逆転
T 終盤
C 頭
E
♥リラックス
腰・目・髪
★首筋

1

「子供のポーズ」(P164)で座り、両手を顔の横につく。

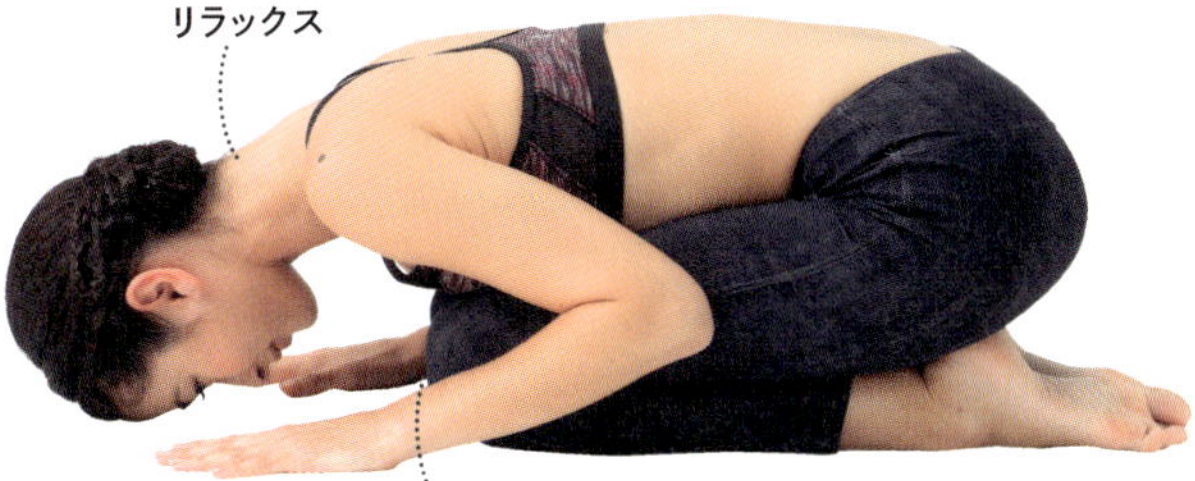
リラックス
両膝は閉じておく

2

息を吸いながら、お尻をゆっくり持ち上げ、頭頂を床に軽く押し付ける。

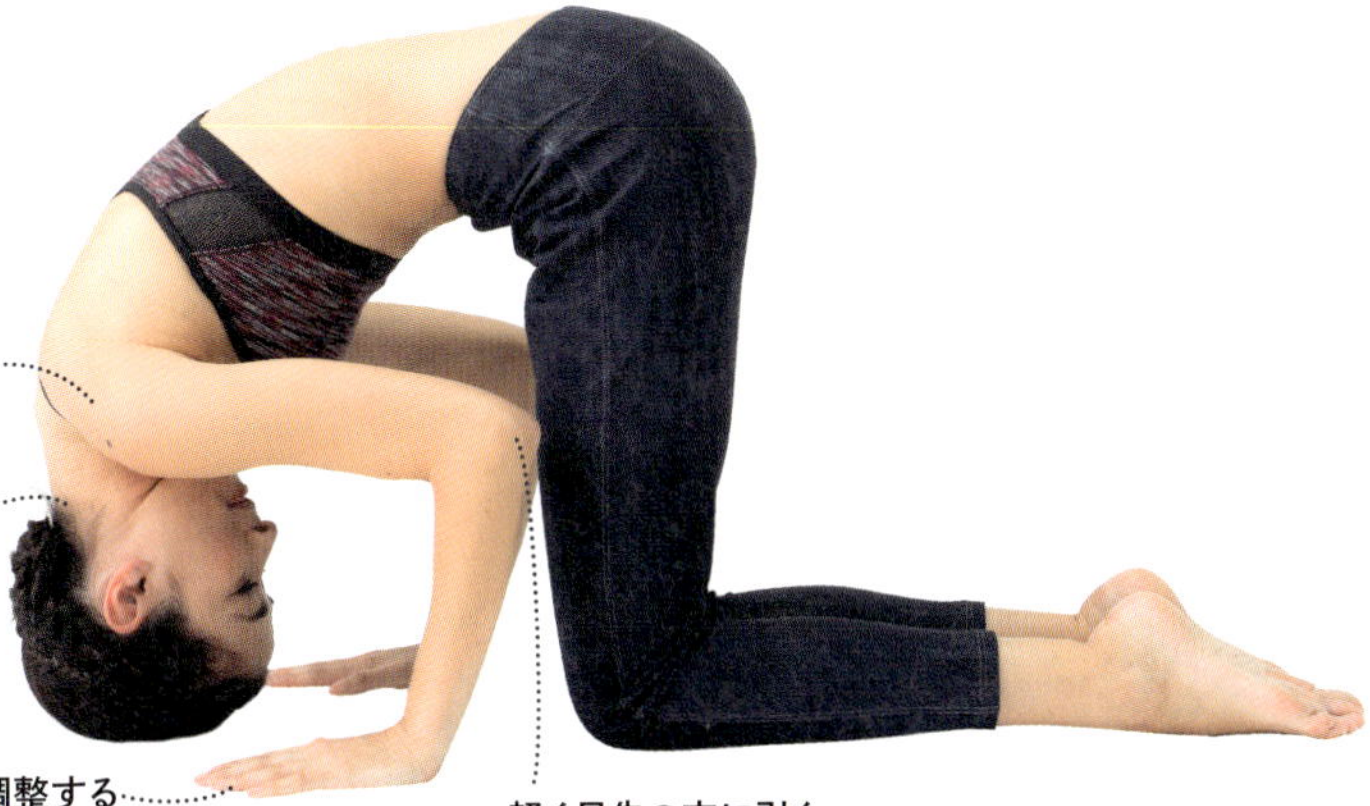
耳から穏やかに遠ざける
穏やかに伸ばす
手で首への負荷の強さを調整する
軽く足先の方に引く

この姿勢で30秒ほど深呼吸を行い、吐きながら1に戻る。

Lesson 59

逆転ポーズの基本

「頭部や胴体部を逆転させるポーズ」のことを逆転ポーズとすると、その基本は「血圧の変化に気をつけること」に絞られます。特に血圧に不調のある方は「心臓より下に頭を持ってこないこと」が好ましく、それ以外の方も急激に心臓と頭の位置関係を入れ替えないことを心がけましょう。「ウサギのポーズ」のような簡単なポーズでも、ポーズが終わったあとしばらくは1のポーズで数呼吸整え、ゆっくり正坐などに戻るのが理想です。

マスターチェック

頭を逆転させた姿勢から
ゆっくり時間をかけて起きてきた

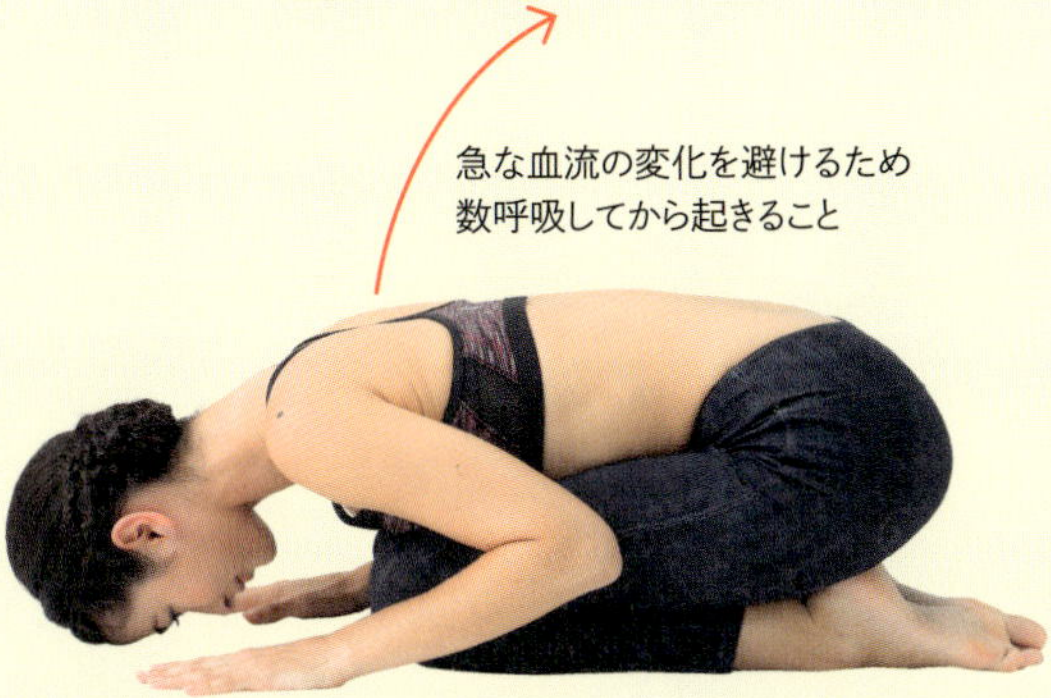
急な血流の変化を避けるため
数呼吸してから起きること

Pose 76

鋤のポーズ

Plough Pose

Halasana

ハラ・アーサナ

【*Hala*】鋤

上半身を逆転させるとてもメジャーなポーズ。とりわけ内臓のデトックスに効果的なポーズです。首にとても大きな負荷がかかるため、首の弱い方は十分に注意しながら行いましょう。ポーズ後に違和感を感じたら、以降は控えるほうが無難です。無理にこのポーズを究めなくても他のポーズで代替できるという気軽な気持ちで取り組みましょう。

P 臥位

M 逆転

T 終盤

C 腰

E

♥眠り・リラックス

胃・目・髪

★首筋

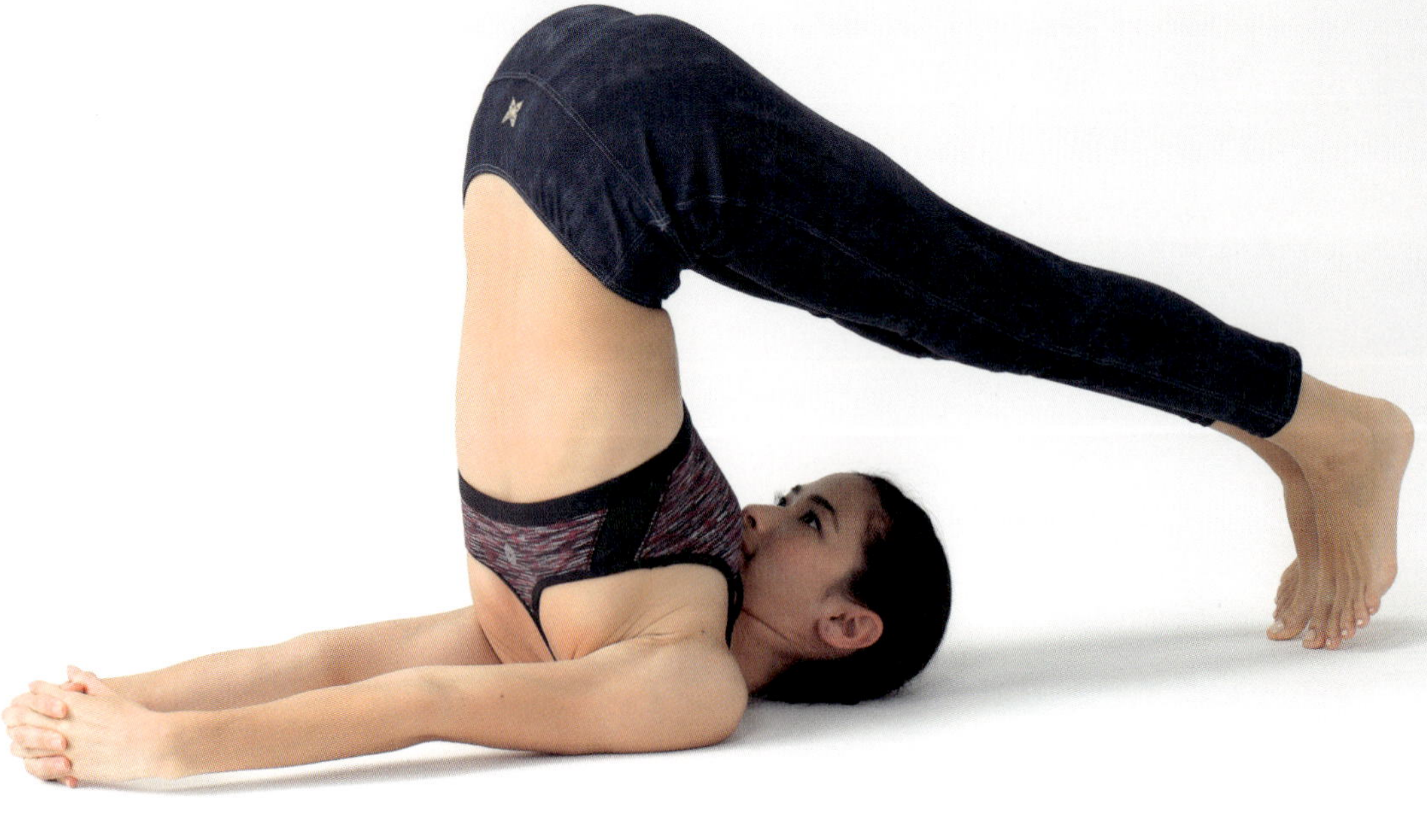

Lesson 60

胸の広がりと背骨の関係

身体が逆転していても、伸び（流れ）の大切さは変わりません。お尻の重さで背中が丸くなっていると、腰が潰されるうえにやわらかい呼吸ができません。腕を後ろに引くことで胸を開き、胸を開くことで背骨を伸ばし、この状態から肩でしっかり床を押し、お腹の中心の力で背骨を伸ばそうとすると、とても安定して快適な姿勢が作れます。意外にも大切なのは肩と腕の使い方。ぜひ無理のない範囲で練習を深めていきましょう。

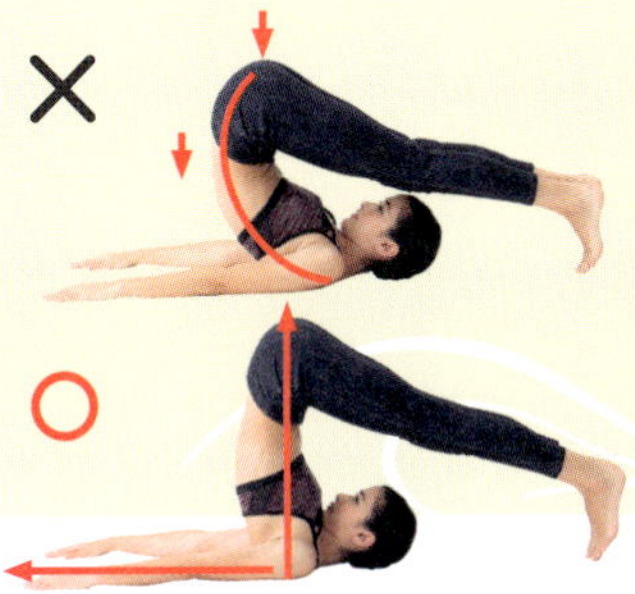
×
○

マスターチェック

腕を使って胸を開くと、背骨が自然な形で伸びた

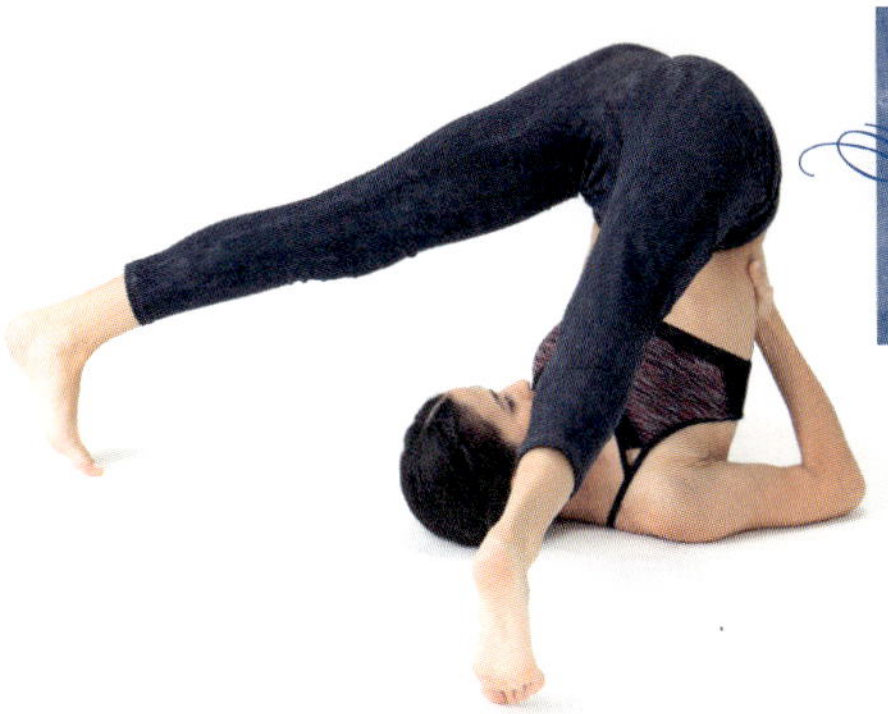

Pose 77

仰向けの足を開くポーズ

Supta Konasana

「鋤のポーズ」から足を開くと「仰向け（Supta）の足を開く（Kona）ポーズ」になります。鋤のポーズ+足を開くポーズ（P54）のダブル効果が得られます。

1

仰向けに寝て、両膝を立てる。

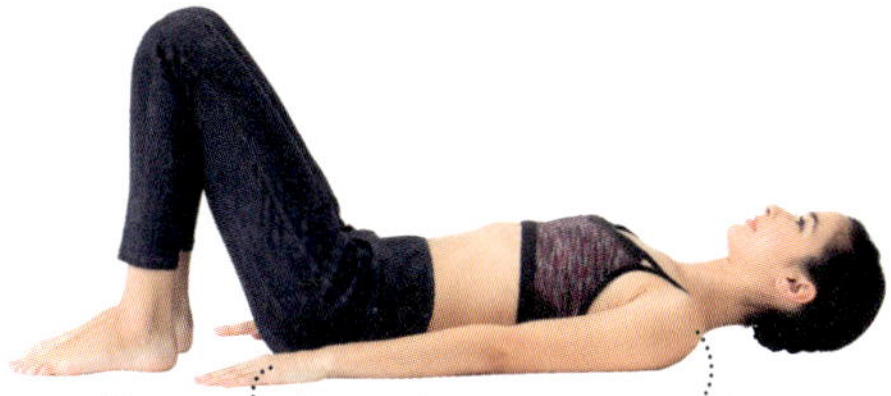
お尻の横あたりで手のひらを下に
リラックス

2

自然な呼吸で両脚を持ち上げ、天井に向けて両膝を伸ばす。

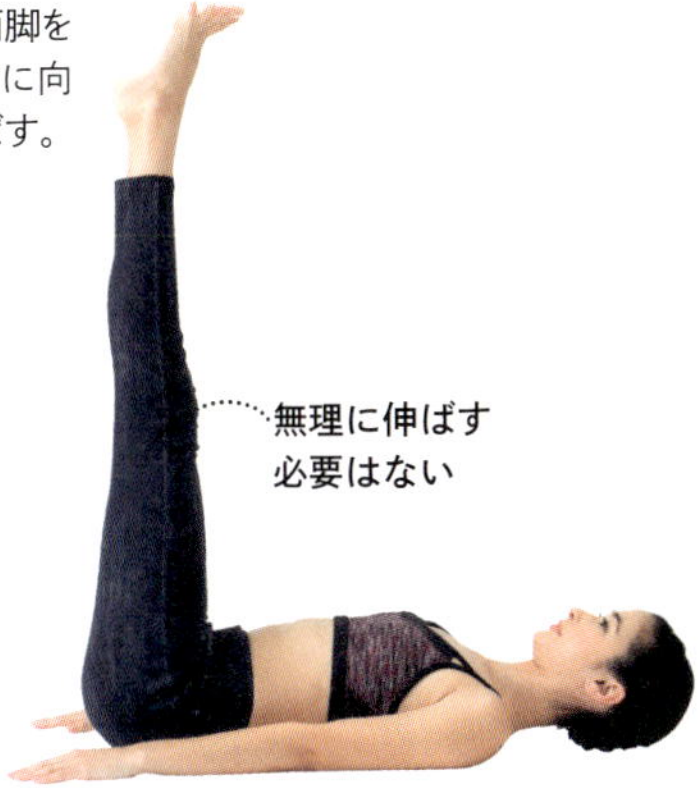
無理に伸ばす必要はない

3

息を吐きながらお尻を持ち上げ、足先を頭を越した床へ。

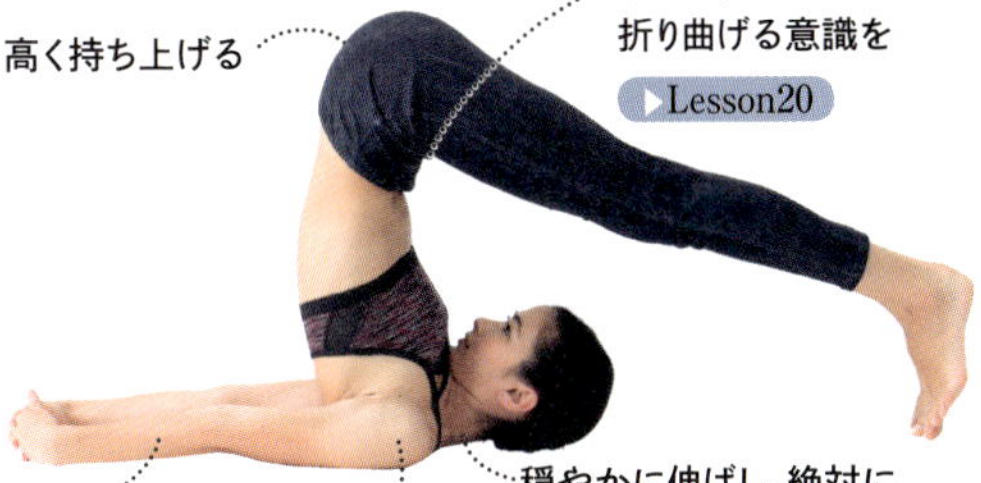
高く持ち上げる
しっかりと折り曲げる意識を
▶Lesson20
長く伸ばす
穏やかに伸ばし、絶対によそ見をしない
軽く背後で寄せたうえで床を押す

お尻が持ち上がらない人は、お尻の下にクッションなどを敷いてわずかに逆転を行う。

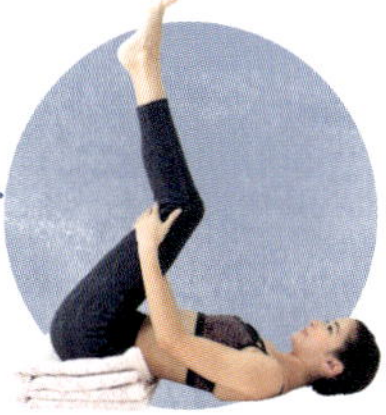

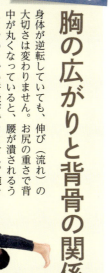

手を背後で組み、この姿勢で30秒ほど深呼吸を行い、吐きながら2を経て1に戻る。

Pose 78

肩立ちのポーズ

Supported Shoulderstand

Salamba Servangasana

サーランバ・サルヴァーンガ・アーサナ

【*Salamba*】支えのある【*Serva*】すべて【*anga*】手足

ポーズの中の女王と呼ばれる、ヨガの代表的なポーズ。身体を逆転させることは、素早く血行を促進して身体をきれいにする最も効果的な方法です。頭部以外を逆転させるこのポーズは、無理なく長くキープできればとても健康にはいいのですが、首に相当なストレスがかかります。他のポーズを使ってしっかりと流れの感覚をマスターし、身体の危険を察知できる繊細さを養ってからチャレンジするようにしましょう。

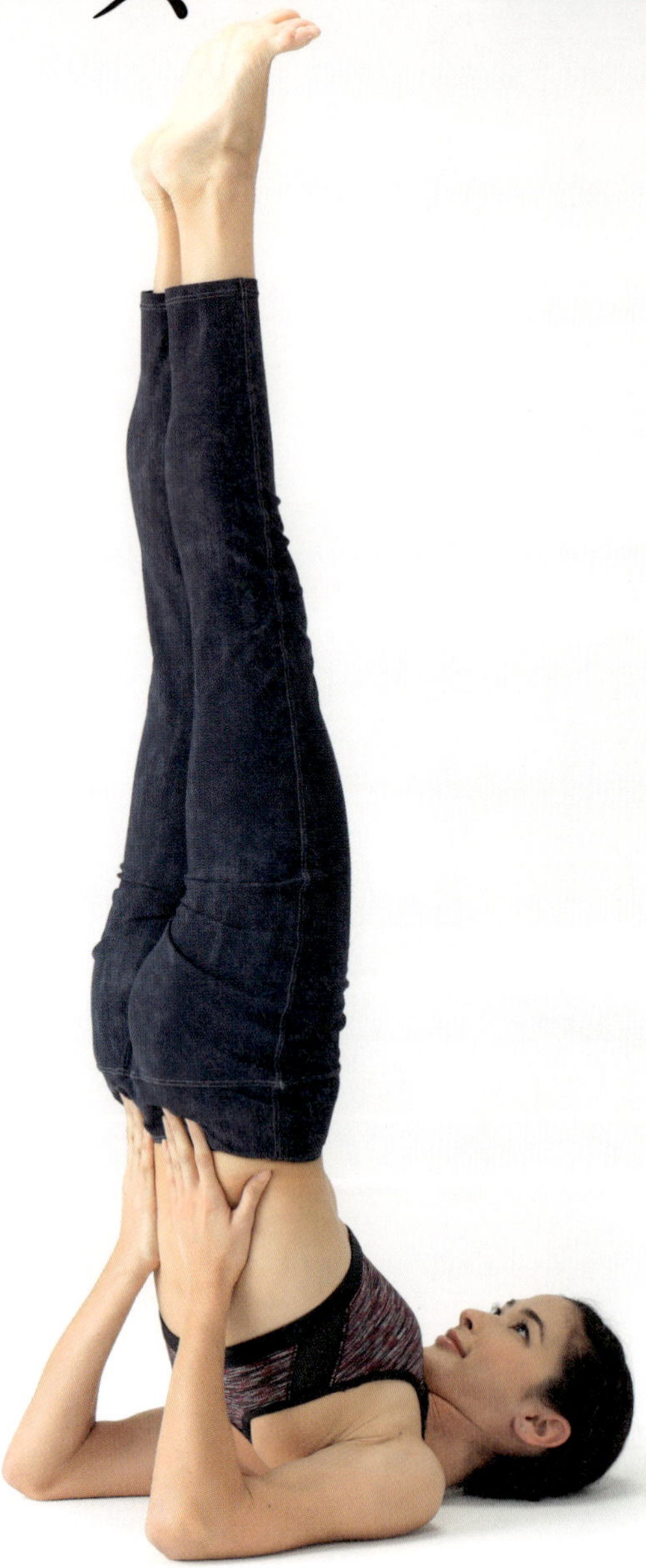

P 臥位

M 逆転

T 終盤

C 腰

E
- ♥リラックス
- むくみ・便秘・胃
- ★腕・首筋・お肌

Lesson 61

形を求める気持ちを捨てる

「肩立ちのポーズ」は、ヨガポーズの中でも最も身体を傷めやすいポーズの一つ。美しい形を目指して身体をまっすぐにしようとすると、たちまち首を傷めてしまいます。大切なのは形ではなく伸び（流れ）と呼吸です。写真のように「く」の字になったとしても、伸び（流れ）があり、呼吸がゆったりできればそれこそがヨガなのです。形ばかりを追求する気持ちを捨て、身体を傷めないでポーズを深めるよう、改めて心がけていきましょう。

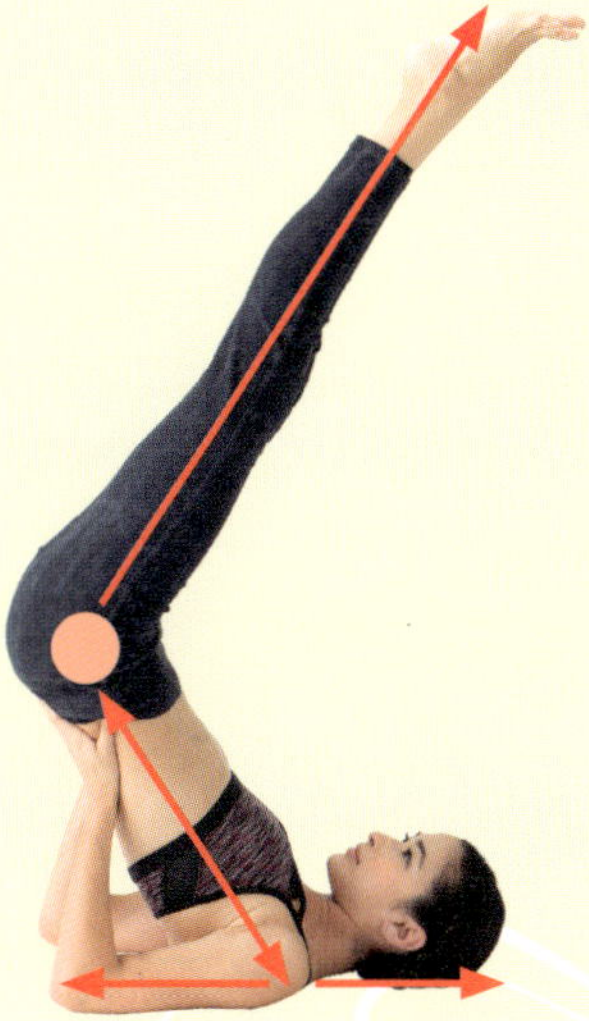

マスターチェック

形を追求せず流れを優先したら、姿勢が安定して呼吸が楽になった

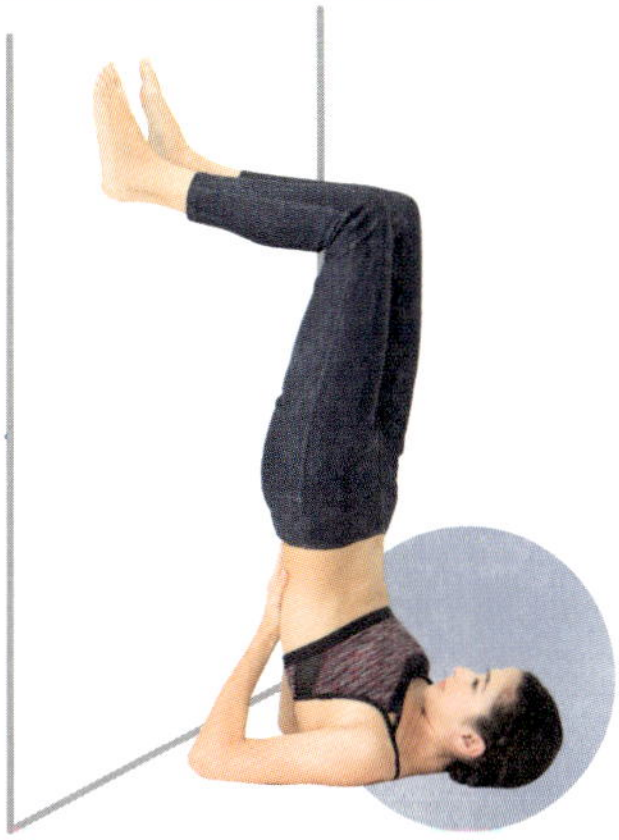

お尻が持ち上がらない人は、壁をのぼるようにして無理のない範囲で逆転状態を作る。

1 「鋤のポーズ」(P154)から両手を腰に当てる。

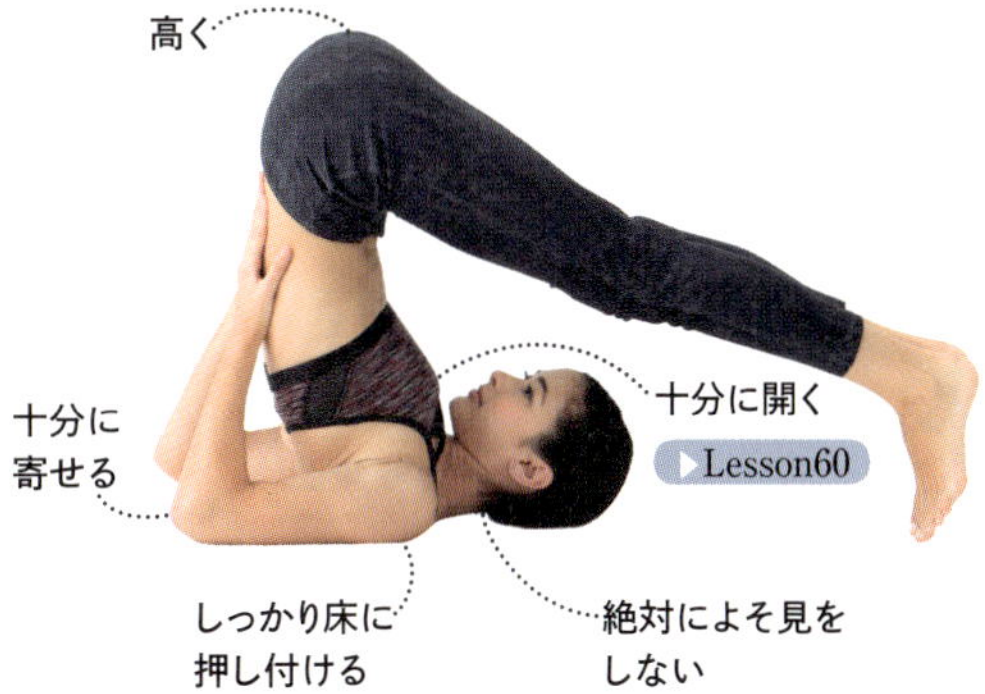
高く
十分に開く
Lesson60
十分に
寄せる
しっかり床に
押し付ける
絶対によそ見を
しない

2 片膝ずつ曲げ、両かかとをお尻に近づける。

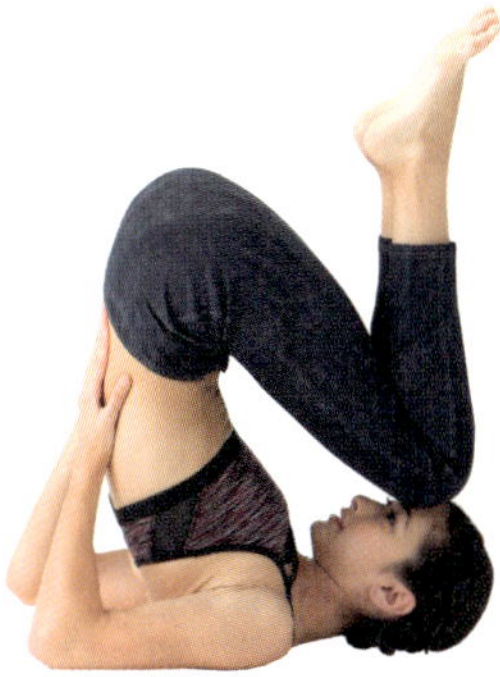

3 そのまま両脚を天井に向けて伸ばす。

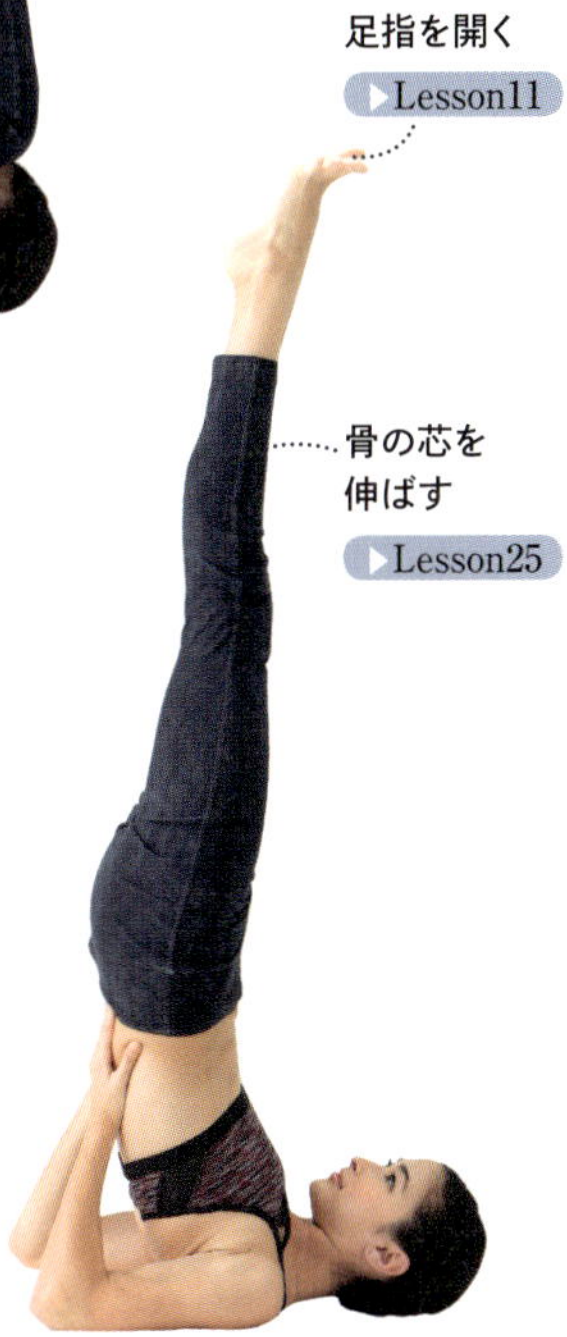
足指を開く
Lesson11
骨の芯を
伸ばす
Lesson25

この姿勢で30秒ほど深呼吸を行い、自然呼吸で1に戻る。

Pose 79

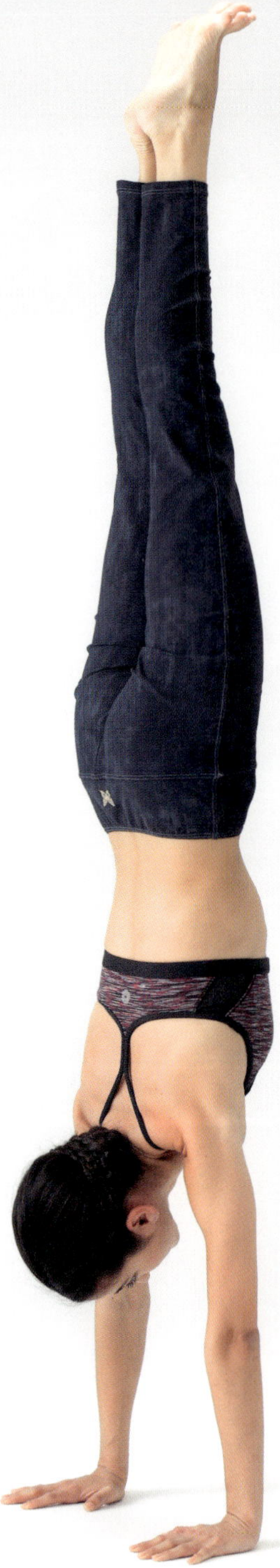

Handstand

ハンドスタンド

Adho Mukha Vrksasana

アド・ムカ・ヴリクシャ・アーサナ

【*Adho*】下方向【*Mukha*】向かう【*Vrksa*】木

最上級のバランスポーズの一つ。本来は「頭立ちのポーズ」（P160）よりも難易度が高いポーズですが、壁を使った練習を行いやすいため、先に紹介しました。とは言っても難易度が高いことに変わりはなく、少しでも恐怖心を感じるようなら練習すべきタイミングではないので、他のポーズでしっかりとポーズの基礎を身につけましょう。いつかきっと、無理なく壁練習ができる日がくるはずです。

P 座位

M 逆転

T 中盤

C 腹・腰

E

♥集中・イライラ・リフレッシュ

冷え・むくみ・胃

★お腹・腕・首筋

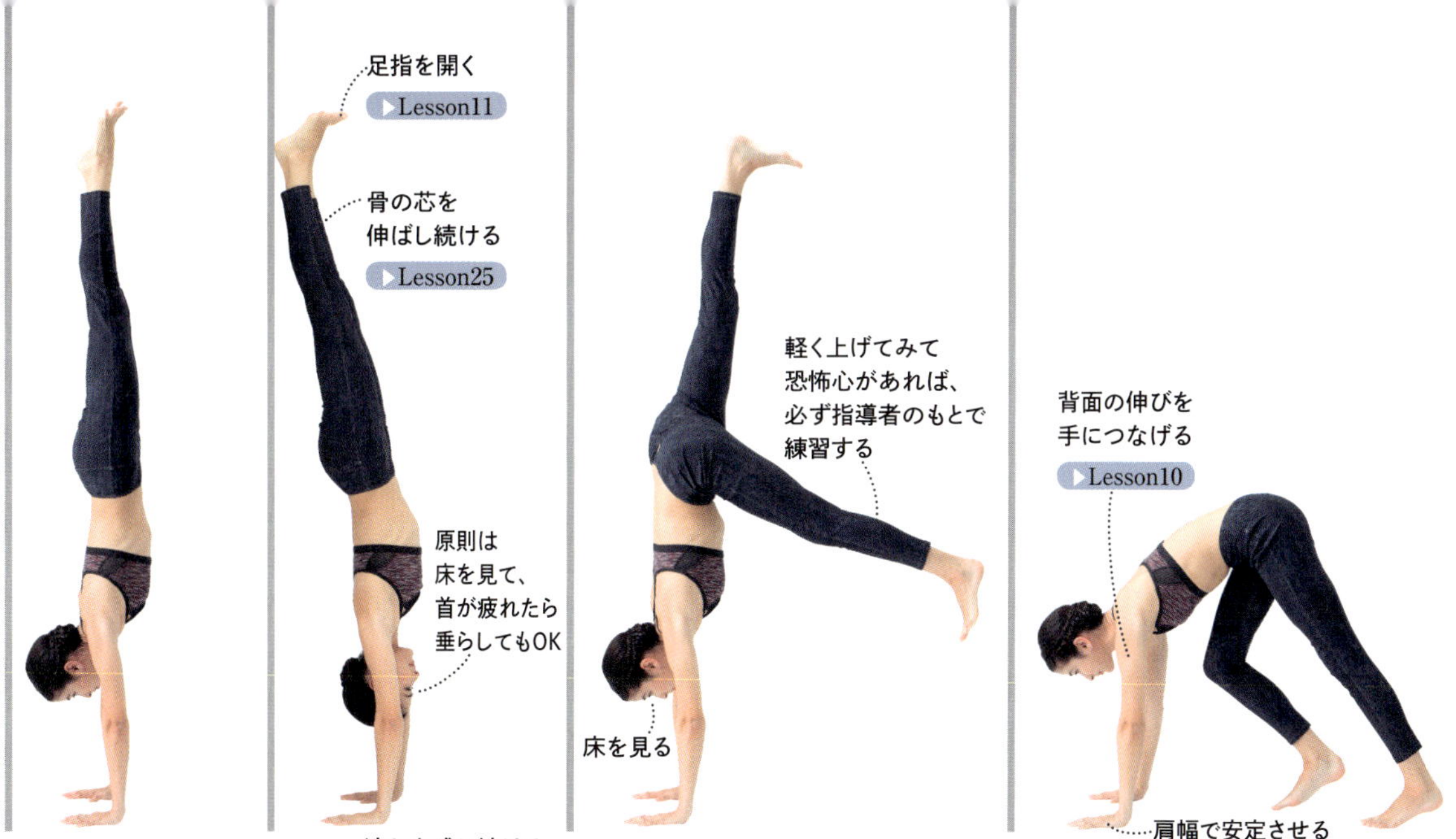
足指を開く
▶Lesson11
骨の芯を
伸ばし続ける
▶Lesson25
原則は
床を見て、
首が疲れたら
垂らしてもOK
流れを感じ続ける
▶Lesson10
軽く上げてみて
恐怖心があれば、
必ず指導者のもとで
練習する
床を見る
背面の伸びを
手につなげる
▶Lesson10
肩幅で安定させる
▶Lesson9

1 立位の姿勢で、壁から15cm程度離れたところに両手をつく。

2 右脚を振り子のように使って振り上げ、遠心力で左脚も上げる。

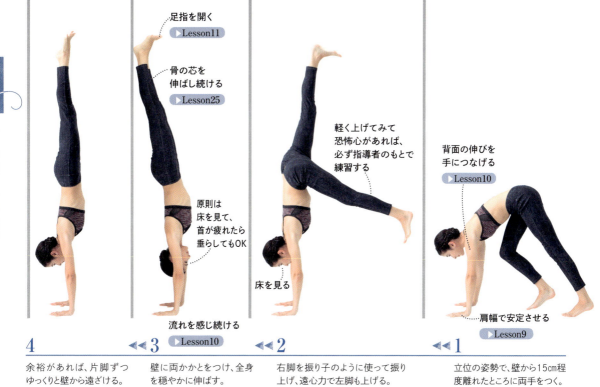

3 壁に両かかとをつけ、全身を穏やかに伸ばす。

4 余裕があれば、片脚ずつゆっくりと壁から遠ざける。

3か4の姿勢で30秒ほど深呼吸を行う。吐く息で1に戻ったら、子供のポーズ（P164）で30秒ほど休憩する。

Lesson 62

倒立を練習していいタイミング

軸（流れ）の感覚▶Lesson10や、それを意識した上でのバランス系ポーズ▶Lesson52がしっかりと行えないうちは、倒立系ポーズにチャレンジすべきではありません。転倒して怪我をしたり、首を潰してしまう可能性があるからです。「四つの手のポーズ」（P52）で「軸によって腕力に頼らない姿勢」が作れたり、「立ち木のポーズ」（P32）で「軸が筋力に頼らず自立している姿勢」が作れる。またはこの表現の意味がわかるとき、きっと自然に倒立ができるようになっているはずです。

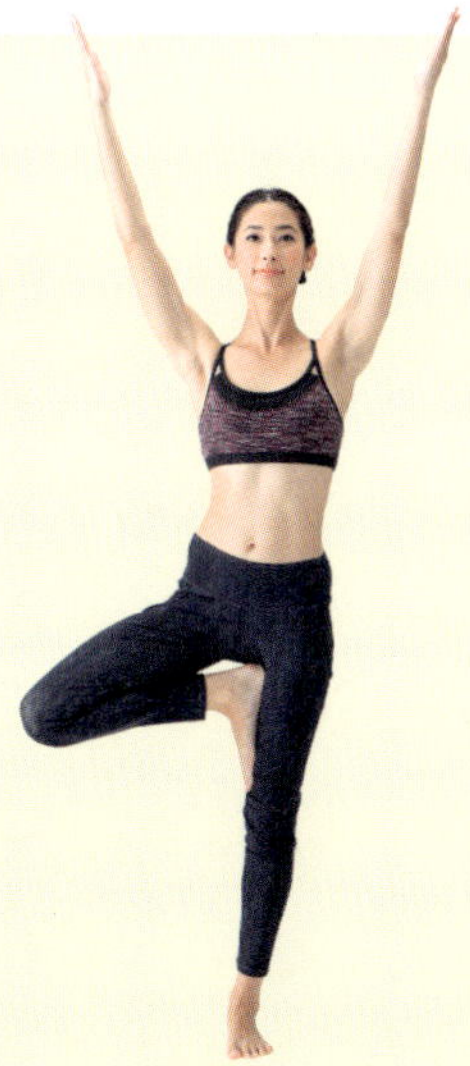
立ち木のポーズ

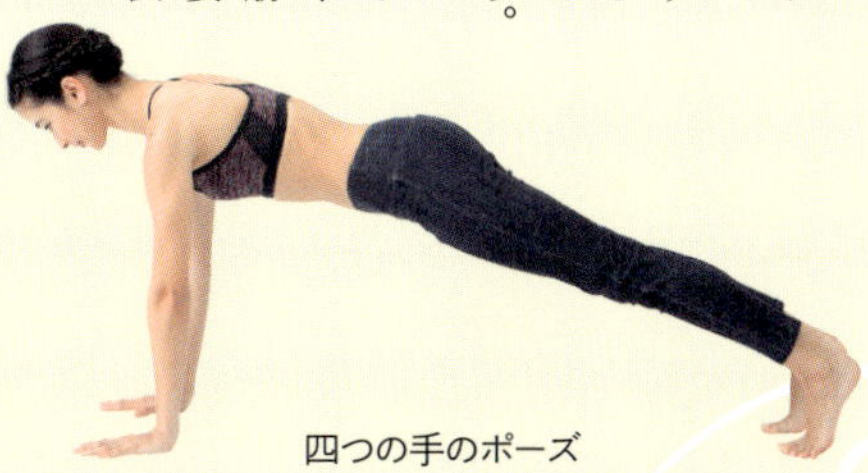
四つの手のポーズ

マスターチェック

軸を意識したら、壁倒立で姿勢が安定した

Pose

80

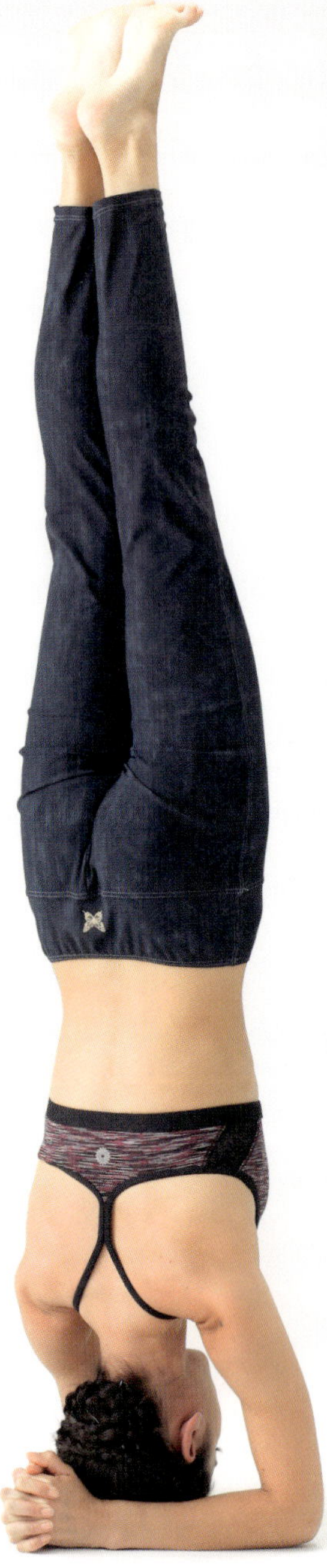

Headstand

頭立ちのポーズ

Salamba Sirsasana

サーランバ・シールシャ・アーサナ

【*Salamba*】サポートのある【*Sirsa*】頭

ポーズの中の王様と呼ばれる、ヨガを象徴するポーズ。全身を完全に逆転させることができる、美と健康に最高のポーズ。ハンドスタンドよりも難易度は低いものの、それゆえに多くの方が首を傷めてしまうポーズでもあります。しっかりと肘を使って身体を安定させ、終始身体の軸を感じ続け、安全を確保したうえで素晴らしい恩恵を手にしていきましょう。

P 座位

M 逆転

T 中盤

C 腹・腰

E

♥集中・イライラ・リフレッシュ

冷え・胃・髪

★お腹・腕・首筋

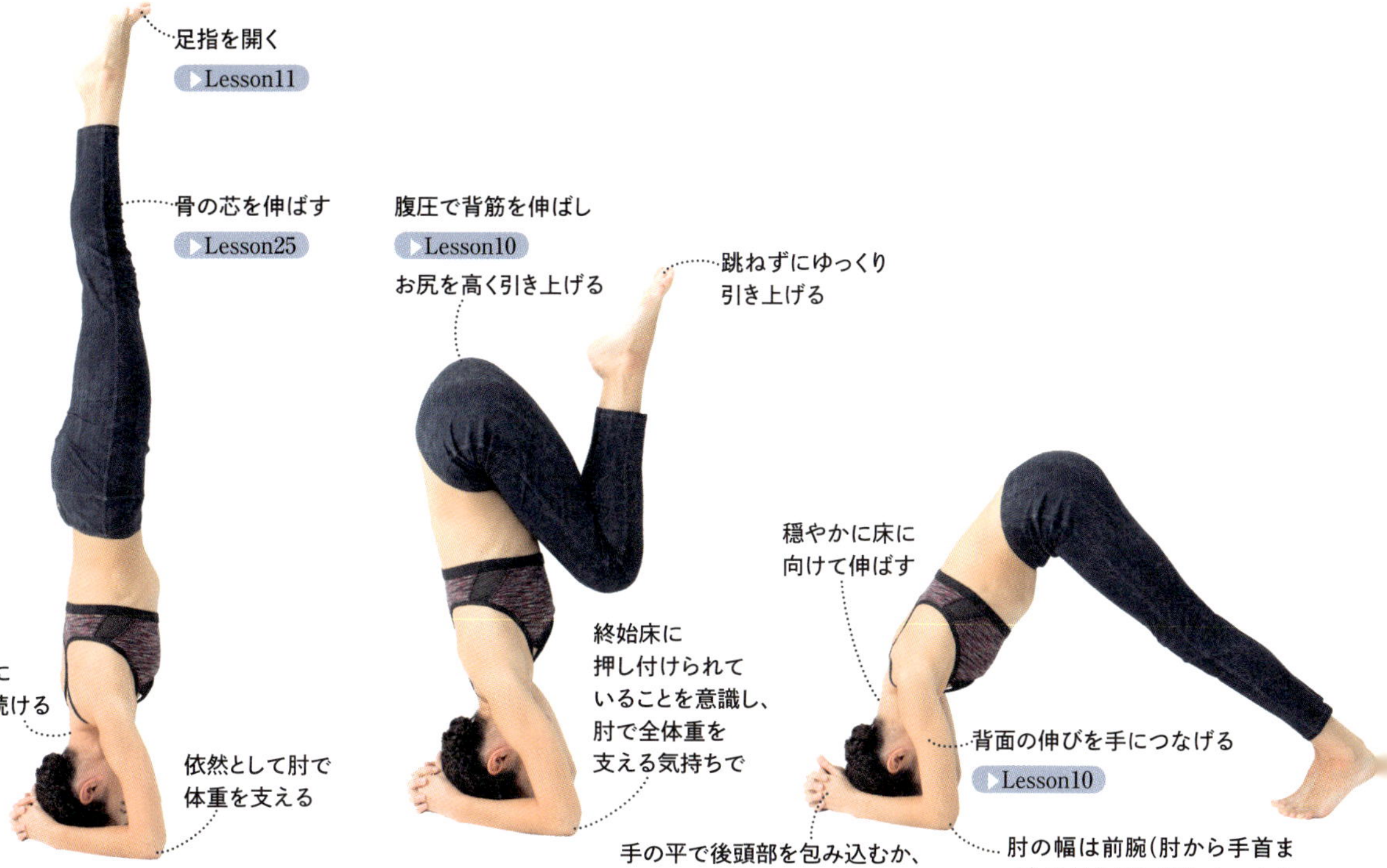
足指を開く
Lesson11
骨の芯を伸ばす
Lesson25
穏やかに
伸ばし続ける
依然として肘で
体重を支える
腹圧で背筋を伸ばし
Lesson10
お尻を高く引き上げる
跳ねずにゆっくり
引き上げる
終始床に
押し付けられて
いることを意識し、
肘で全体重を
支える気持ちで
穏やかに床に
向けて伸ばす
背面の伸びを手につなげる
Lesson10
手の平で後頭部を包み込むか、
手首までしっかりと握るかのどちらか
肘の幅は前腕(肘から手首まで)の長さ分に開き、しっかりと床に押し付ける

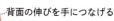

1

正座から肘を前につき、両手をしっかり握って床に押し付け、両膝を伸ばし、お尻を上げる。

2

両足をゆっくりと頭の方へ移動させ、お腹の力で両脚を引き上げる。

3

バランスを意識しながらゆっくりと両脚を伸ばす。

この姿勢で30秒ほど深呼吸を行い、吐く息で1に戻ったら、子供のポーズ（P164）で30秒ほど休憩する。

Lesson 63

身体の個性を受け入れる

倒立を練習していいタイミングがきても、「頭立ちのポーズ」は練習しない方がいい人がいます。肘を目一杯高く上げても頭の高さを越えない人です。肩の柔軟性も関係ありますが、主に頭の大きさと上腕骨（二の腕の骨）の長さとの問題で、成人するとこの比率は一生変えられません。首の骨を潰してまで行う必要はないので、このポーズの練習は今後控えましょう。そういったことを受け入れることこそが、ヨガを深めるということなのですから。

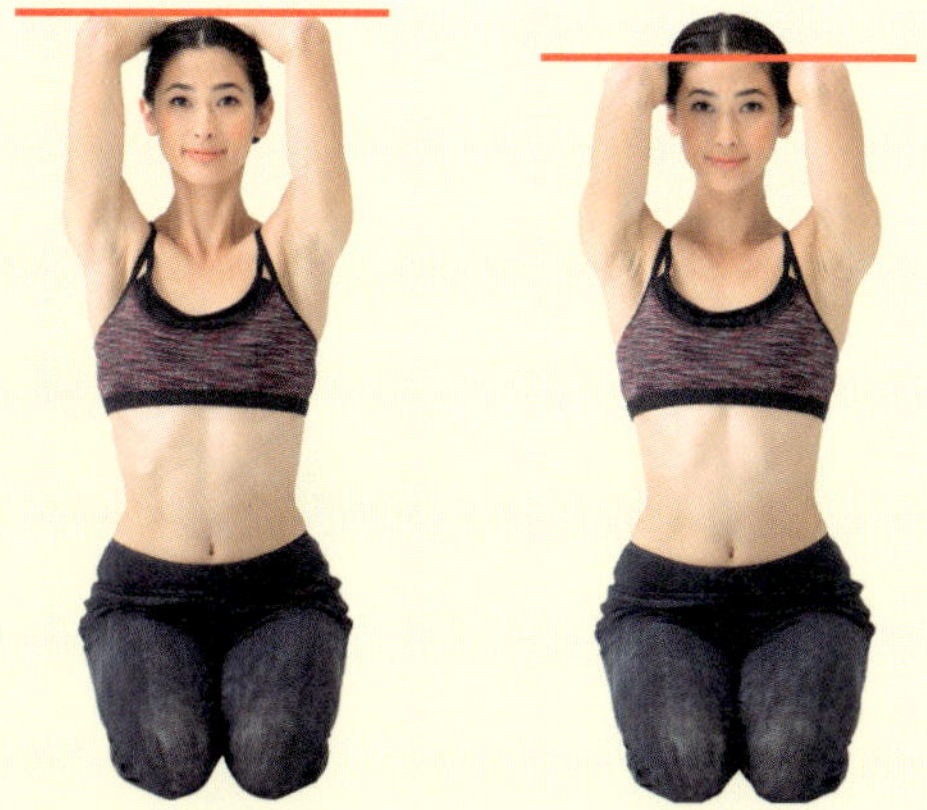

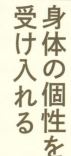

頭立ちOK　　頭立ち禁止

マスターチェック
自分の個性をありのまま受け入れることができた

Pose 81

Wind Removing Pose

赤ちゃんのポーズ

Pavana Muktasana

パヴァーナ・ムクタ・アーサナ

【*Pavana*】空気、ガス 【*Mukta*】解放

腰の違和感を解消する代表的なリラックスポーズ。両膝を軽く抱きしめることで腰を穏やかにストレッチし、お腹を程よく圧迫するので整腸作用に優れ、本来は「ガス抜きのポーズ」と呼ばれています。膝を広げたり、膝裏を持ったりするなど、自分の楽な姿勢でリラックスできるようにしましょう。

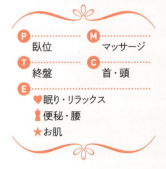

P 臥位

M マッサージ

T 終盤

C 首・頭

E

♥眠り・リラックス

便秘・腰

★お肌

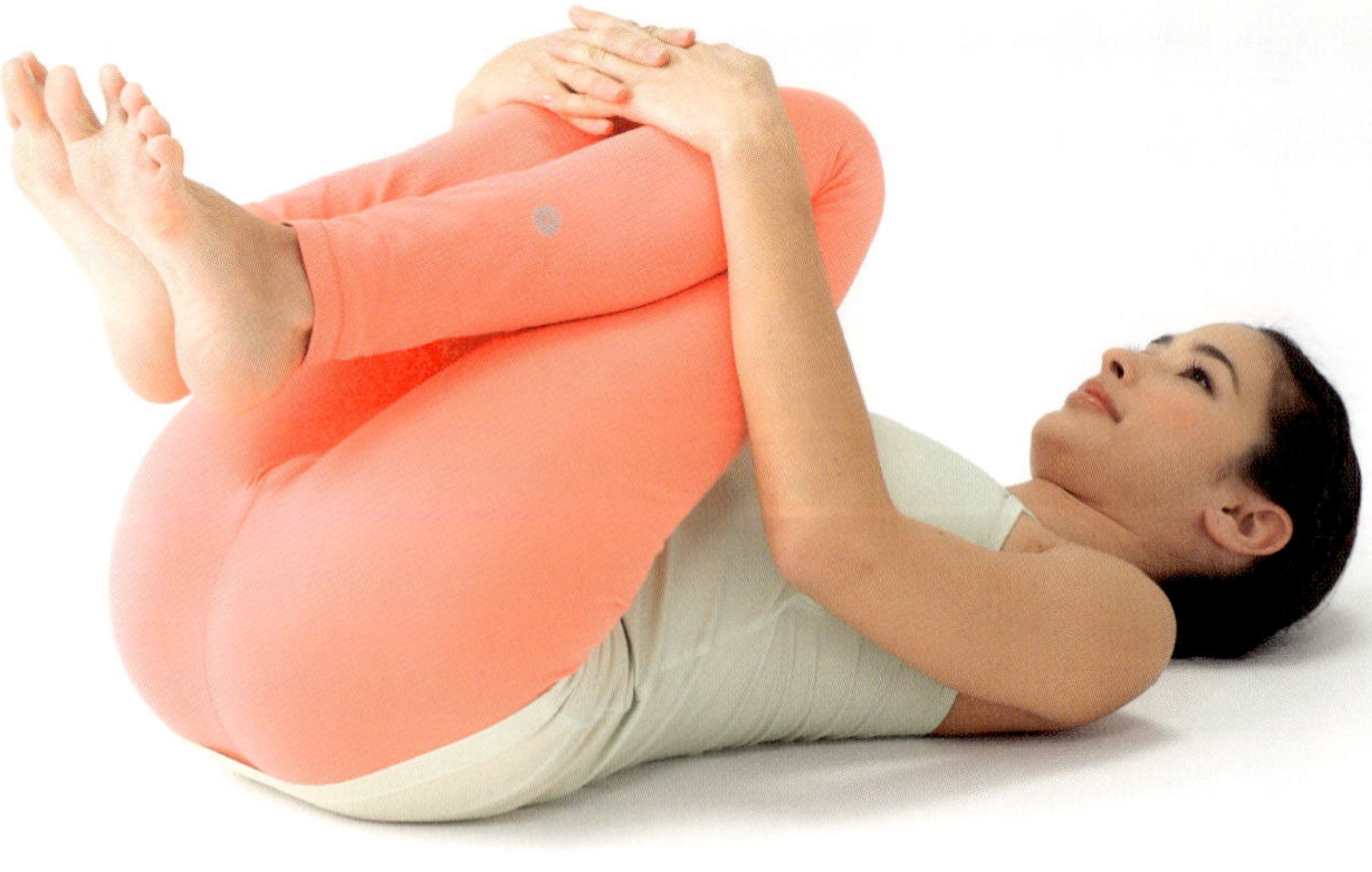

Lesson 64 リラックスポーズの基本

リラックスポーズの基本は「快適であること」。ですからバンダ（P20）も忘れて最小限の力で姿勢を保持することが大切です。「赤ちゃんのポーズ」では、手を握り合うか手首を握る力以外を脱力し、すべての筋肉や関節をリラックスさせます。ただし、力を抜こうと思い過ぎるとそれが力みになるので、日向ぼっこでもするような気持ちでのんびり呼吸を楽しむようにしましょう。

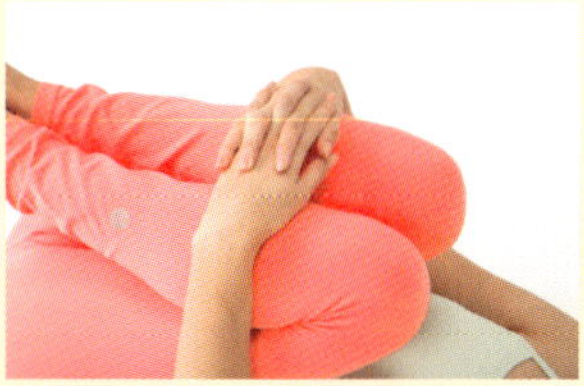

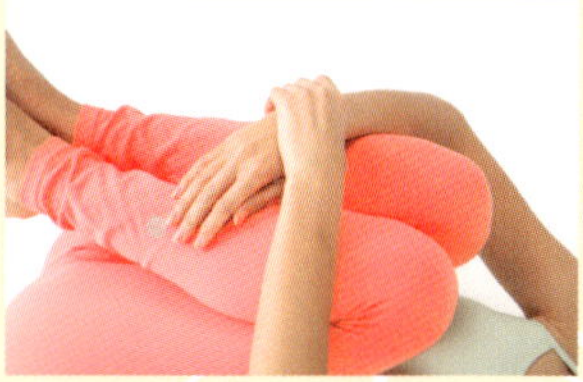

マスターチェック
握力以外を脱力したら、最高にのんびりとした気持ちになれた

1 仰向けになって、両膝を立てる。

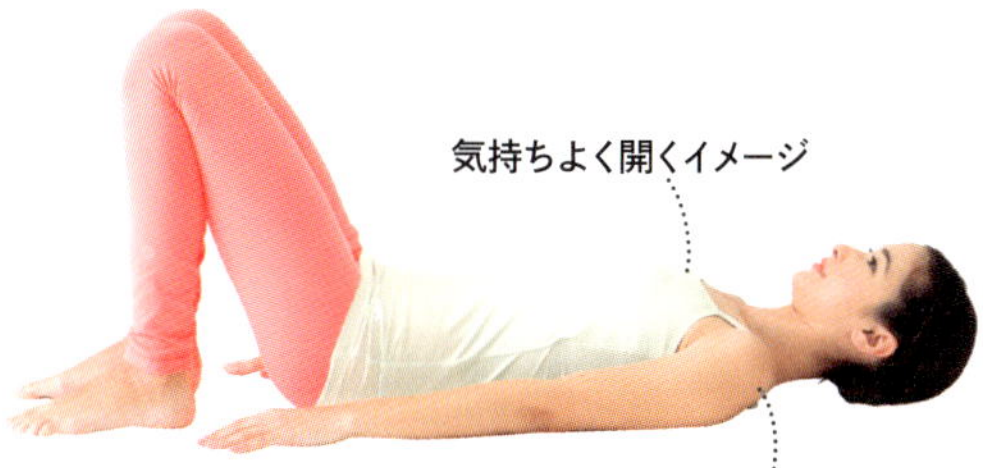
気持ちよく開くイメージ
リラックス

2 息を吐きながら、両膝を抱き寄せる。

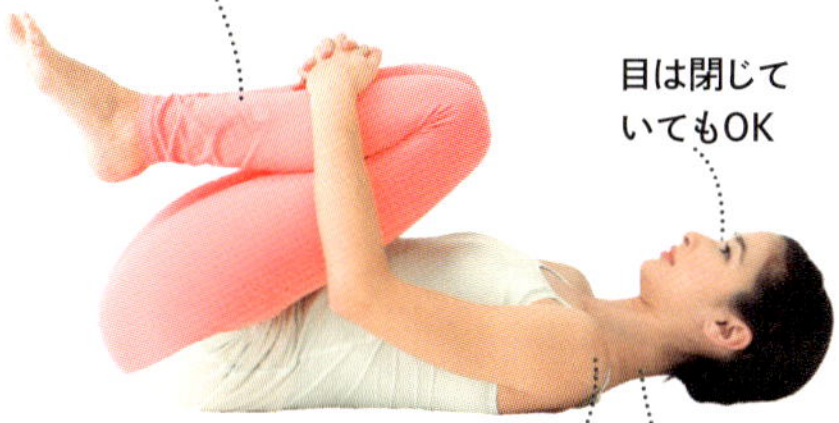
完全にリラックス
目は閉じていてもOK
肩は一度軽く床に押し付けた後に脱力する
穏やかに伸ばす

▶Lesson67

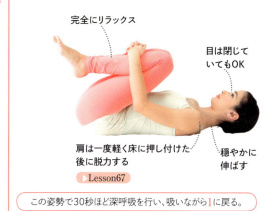

この姿勢で30秒ほど深呼吸を行い、吸いながら1に戻る。

Pose 82

片脚の赤ちゃんのポーズ

Ardha Pavana Muktasana

一方の脚は伸ばした状態で、片脚だけを胸の方に引き寄せ、ストレッチ性を高めたポーズが「半分の(Ardha)赤ちゃんのポーズ」です。

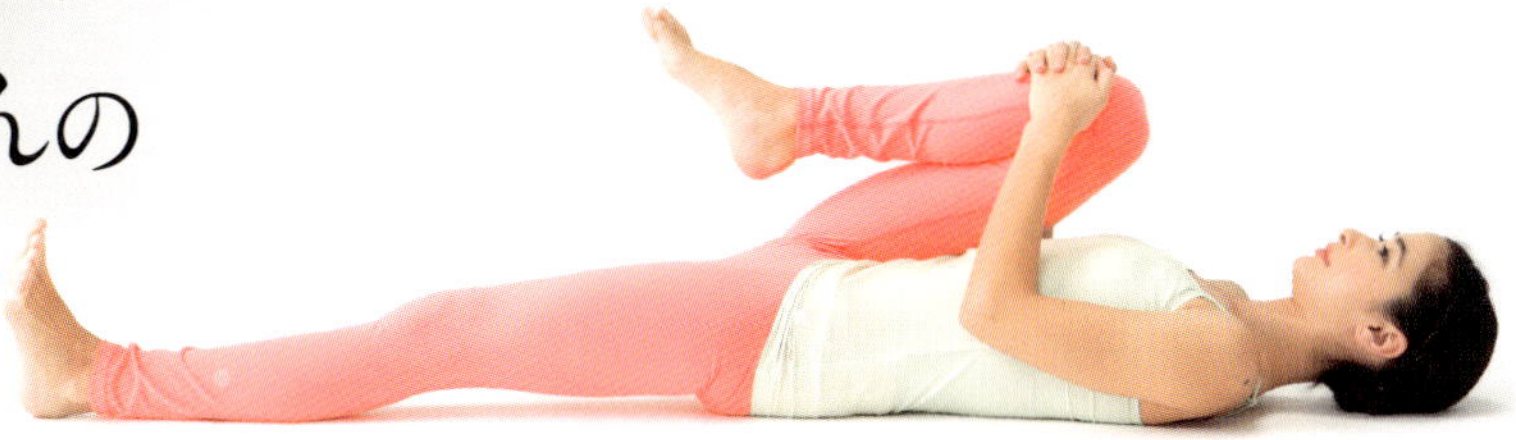

Pose
83

Child's Pose

子供のポーズ

Balasana
バーラ・アーサナ
【*Bala*】子供

座位での最も代表的なリラックスポーズ。立位や座位ポーズから、煩わしい姿勢変更をせずに移行できるため、クラスや日々の練習では最も重宝されるリラックスポーズの一つです。無意識に首に力を入れていることが多いのですが、額が床に押し付けられて痛いくらいに、無防備に首を緩めることが効果的にリラックスする秘訣です。

P 座位
M マッサージ
T 序盤・終盤
C 首・頭
E
♥眠り・リラックス
便秘・腰
★お肌

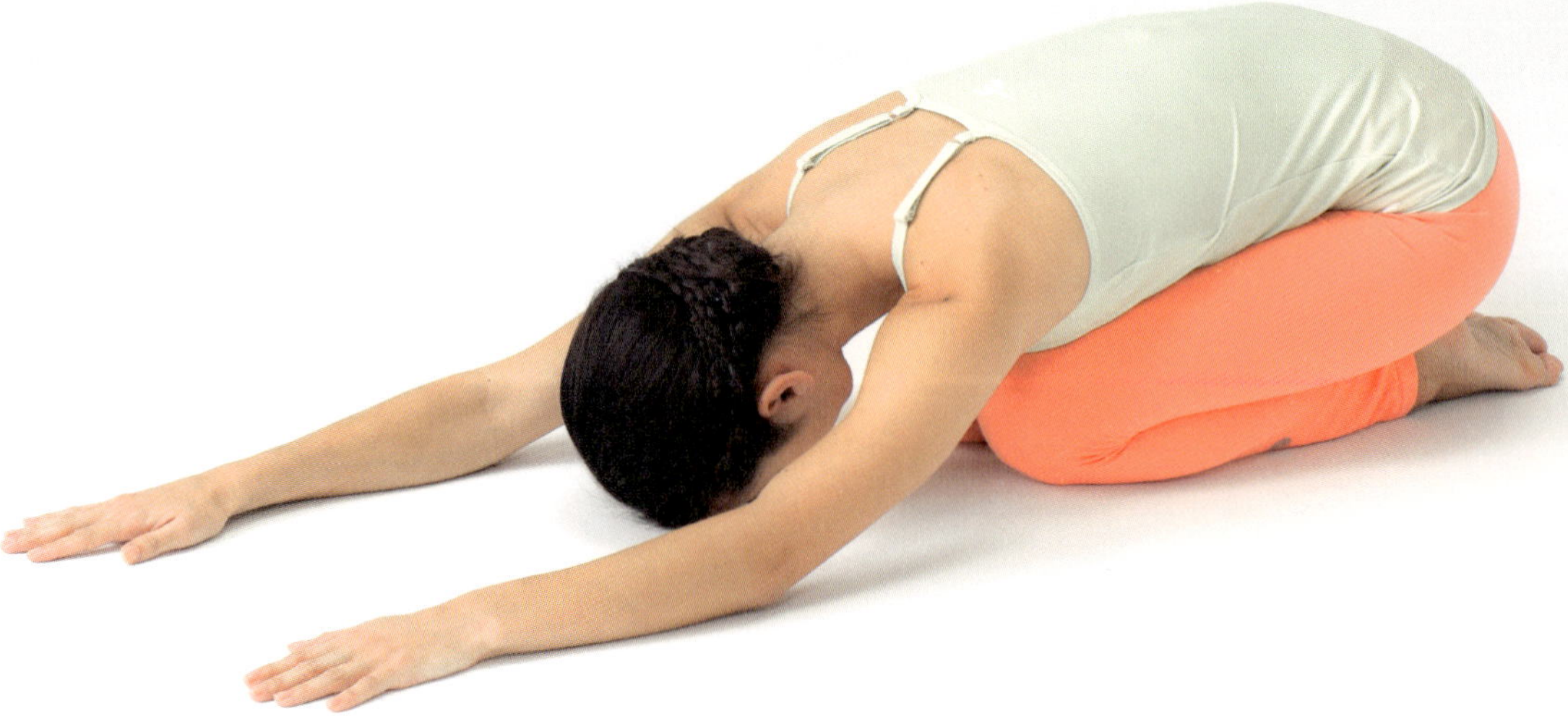

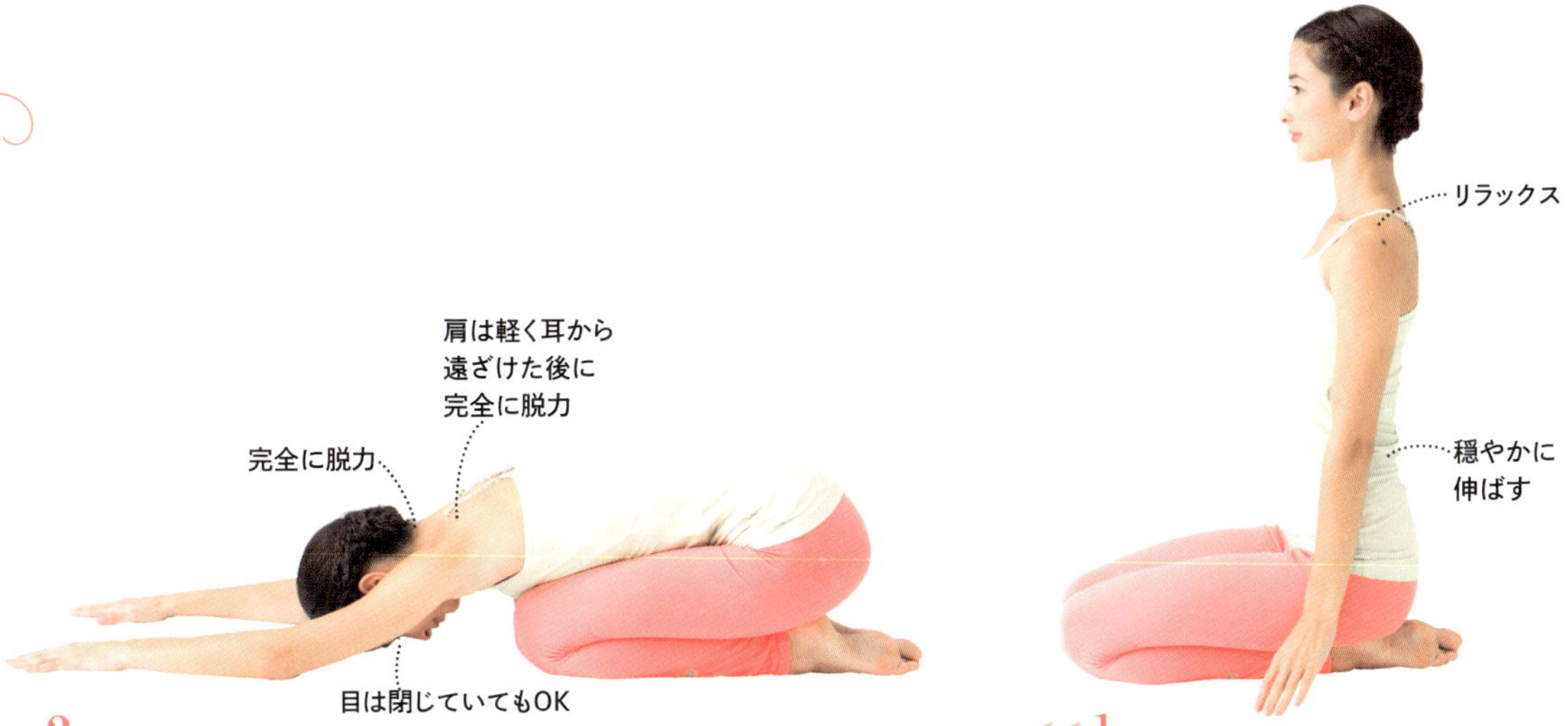
リラックス
穏やかに
伸ばす
肩は軽く耳から
遠ざけた後に
完全に脱力
完全に脱力
目は閉じていてもOK

1 正座で座る。

2 息を吐きながら両手を前につき、ゆっくり前傾していく。

この姿勢で30秒ほど深呼吸を行い、吸いながら1に戻る。

Lesson 65

快適さを追求してから捨てる

リラックスポーズでは、まず快適な姿勢を模索することが大切。「子供のポーズ」では、背中を丸めて疲れた筋肉をストレッチしたり、逆に膝を広げて背骨をまっすぐ伸ばしたり、また肘を広げて肩をリラックスさせたり、腕を後ろにまわして背中上部から肩をくつろがせたり。でも、最終的に「快適さを追求する気持ち」を捨てたときにこそ、本当の快適は訪れるということを覚えておきましょう。

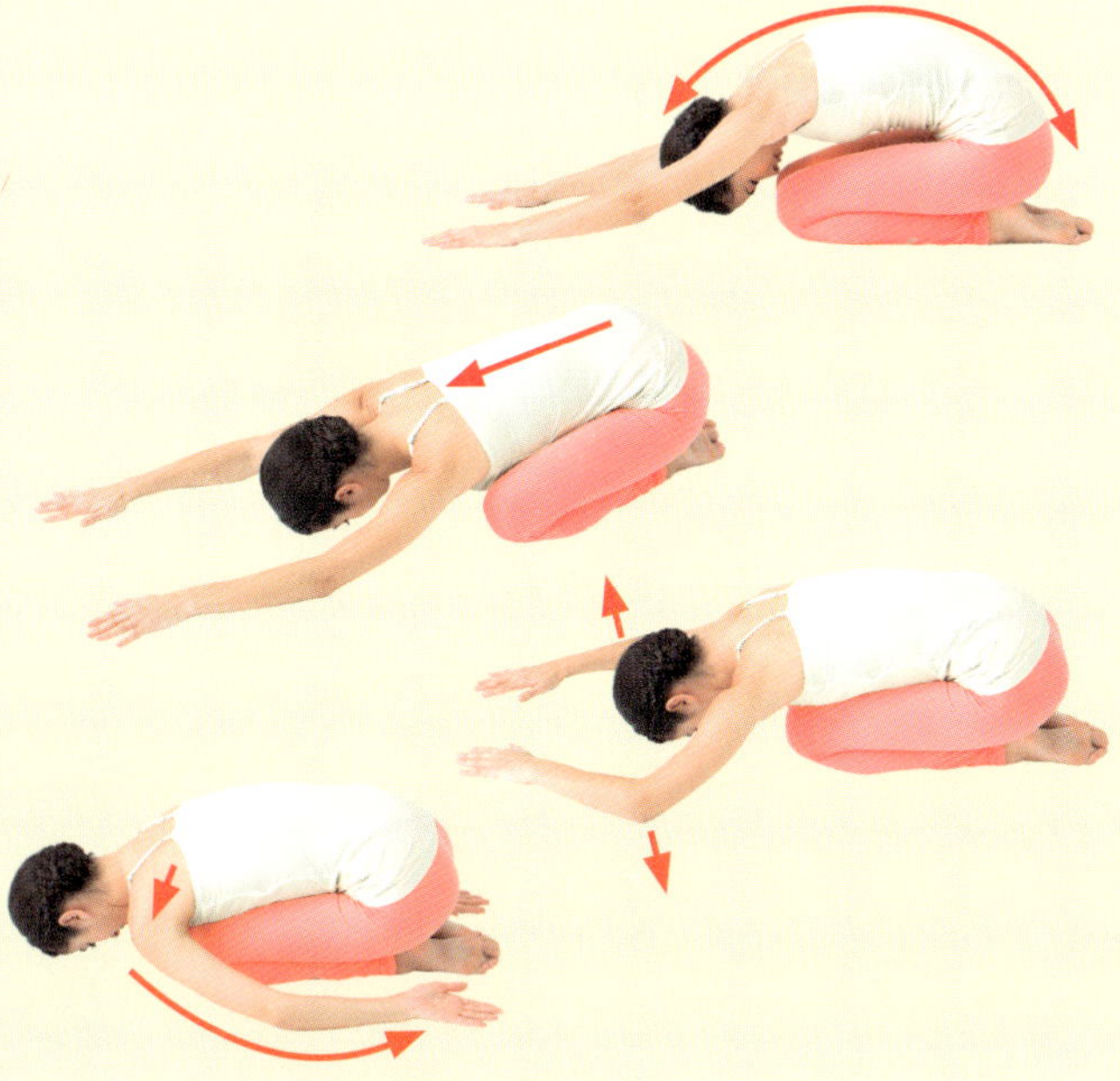

マスターチェック

楽な姿勢を模索してから無防備になったら、深いくつろぎが訪れた

Pose 84

ワニのリラックスポーズ

Crocodile Pose

Makarasana

マカラ・アーサナ

【*Makara*】ヒンドゥー神話に登場する海獣

とても深いリラックス感が得られる素晴らしいポーズ。特に「下を向いた犬のポーズ」（P70）や四つんばいなどから移行しやすく、そのまま臥位系ポーズに移る場合のつなぎとして最適です。仰向けよりも深い安定感、安心感が得られ、穏やかな心のやすらぎを味わうことができます。

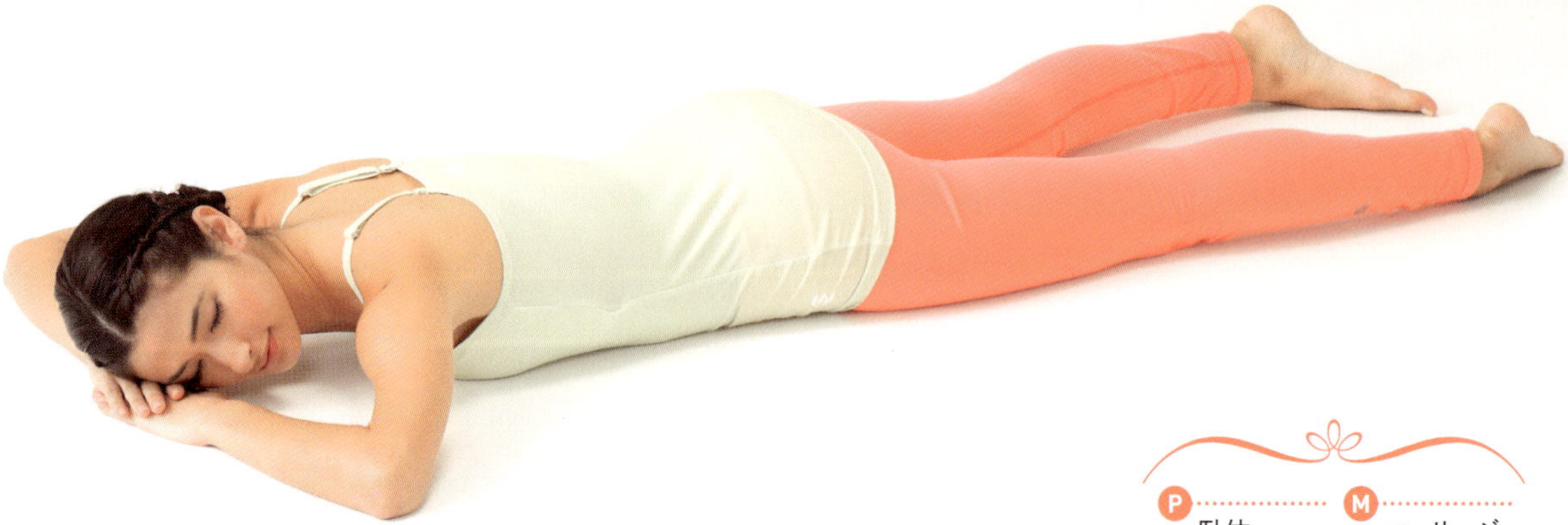

P 臥位
M マッサージ
T 終盤
C 首・頭
E
♥眠り・リラックス
疲労・目
★お肌

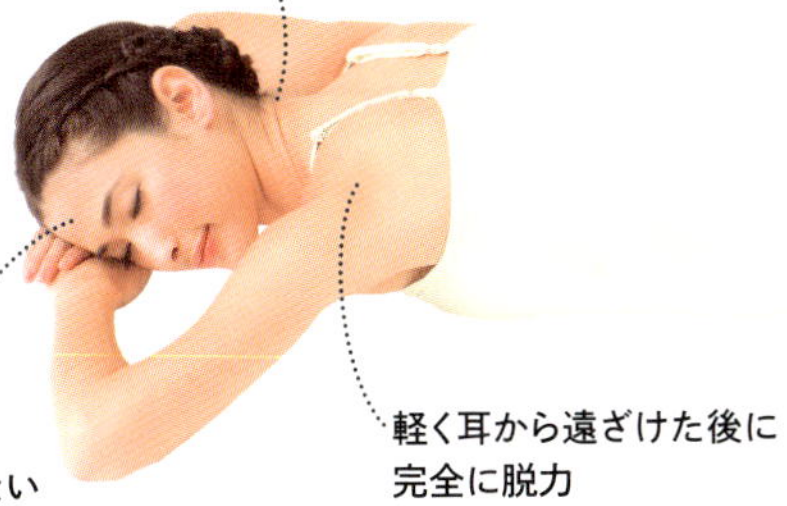
穏やかに伸ばしてから
完全に脱力
首が痛まない
方向に向ける
軽く耳から遠ざけた後に
完全に脱力

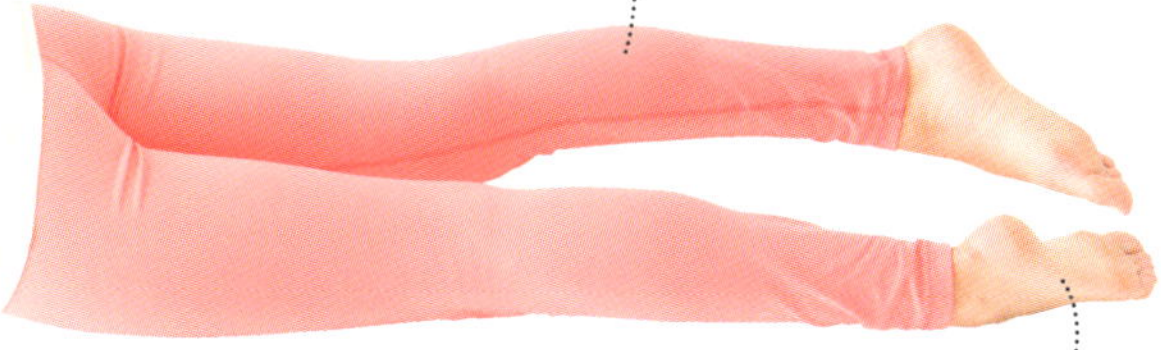
伸ばそうとする気持ちも不要
腰幅程度に開いてから
つま先を軽く内側に向ける

うつ伏せに寝て両手を重ね、その上に顔を乗せる。

この姿勢で30秒から数分、深呼吸を行う。

Lesson 66

大地を味わう

リラックスポーズでは、脱力することで深まる重力の感覚や、大地とのつながりが味わえるのも、その醍醐味の一つです。大好きなものに触れているときの気持ちで大地を感じ、ぴたっとくっついている安心感、安定感、やわらかさを感じることで、リラックス感を深めましょう。最初は顔や手に近い部分から始め、次第に大地と接している部分すべてで、好きなものに触れているときの感覚を受け取っていきます。

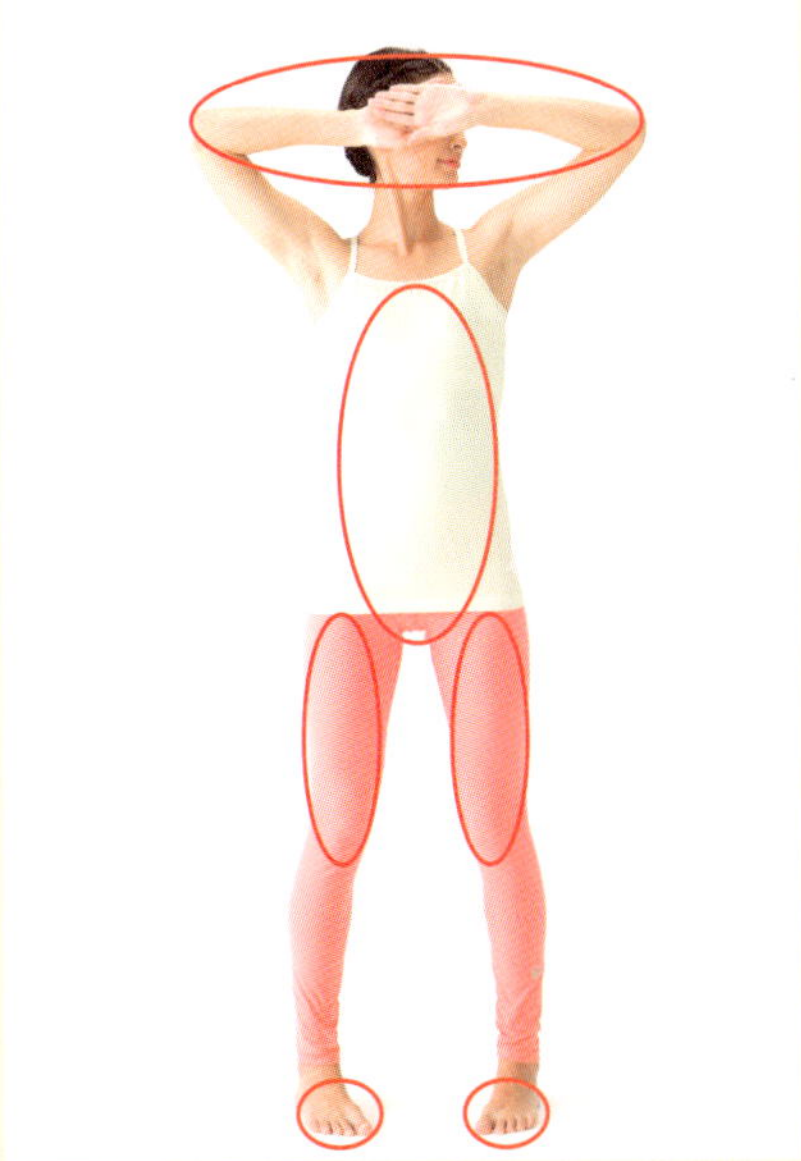

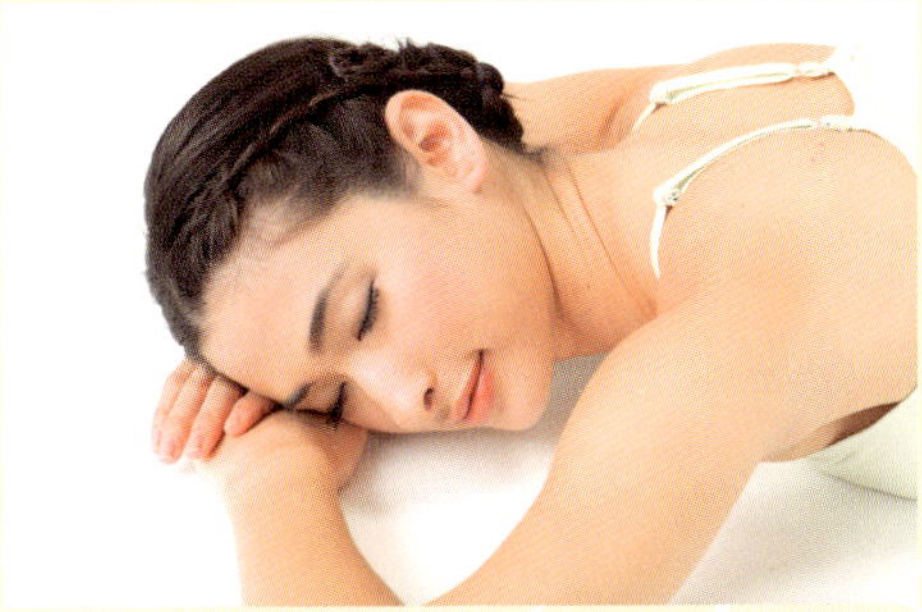

マスターチェック

大地をやさしく感じていたら、深い安心感に包み込まれた

Pose 85

Happy Baby Pose

ハッピーベイビーポーズ

Ananda Balasana

アーナンダ・バーラ・アーサナ

【*Ananda*】至福 【*Bala*】子供

お尻のまわりの緊張を効果的にほぐす優れたフォローポーズ。立位ポーズの後など、股関節を酷使した後に行うととても気持ちよく、そのまま自然な流れで臥位ポーズに移行することができます。膝の間の幅やお尻の高さ、足の持ち方、手の力の入れ加減など、色々と模索して、最も気持ちのいい形にセットできるようにしておきましょう。

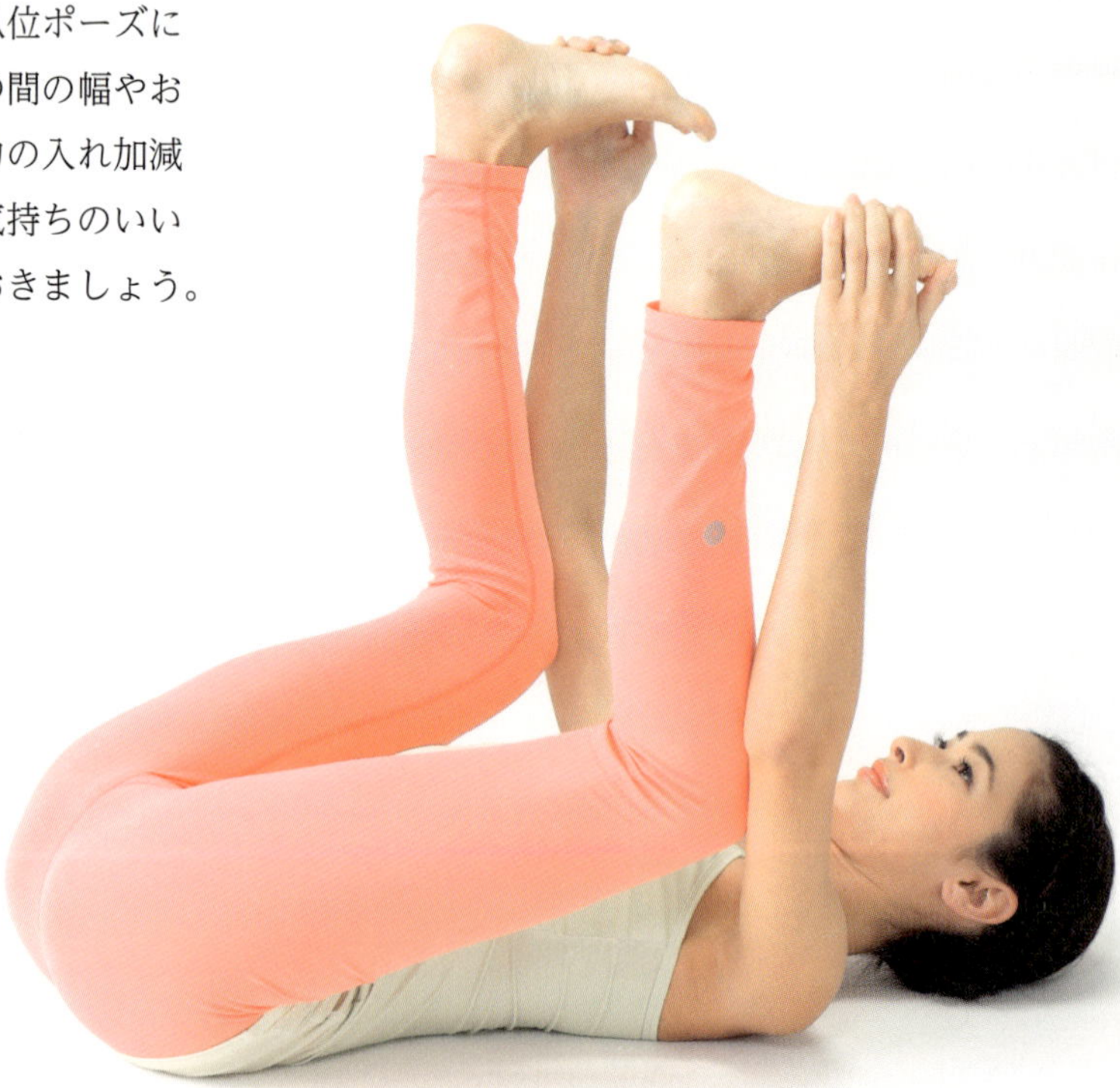

P 臥位

M ストレッチ

T 終盤

C 腹・頭

E
- ♥眠り・リラックス
- 冷え・便秘・腰
- ★脚・腕・お肌

Lesson 67

仰向けで胸の広がりを味わう

リラックスポーズに限らず、仰向け姿勢では胸の緊張で肩が引っ張られ、床から持ち上がることが多くあります。肩を力で床に落とすと余計に呼吸が苦しくなることが多いので、胸の前面を開くようなイメージを描き、その結果として自然に肩が少し床に落ちるよう心掛けましょう。リラックスポーズの原則、「快適であること」を第一優先にしながら、少しだけ心にとめておくことと重宝するルールです。

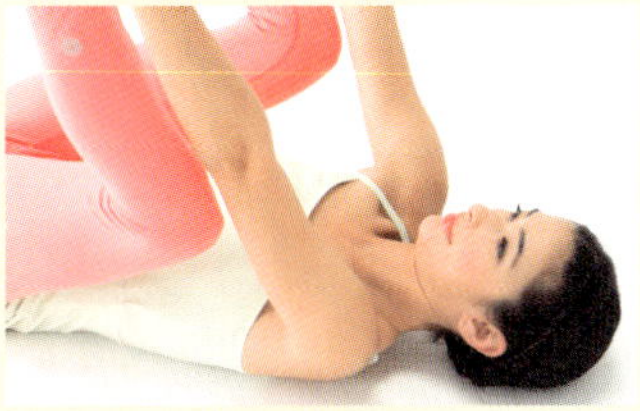

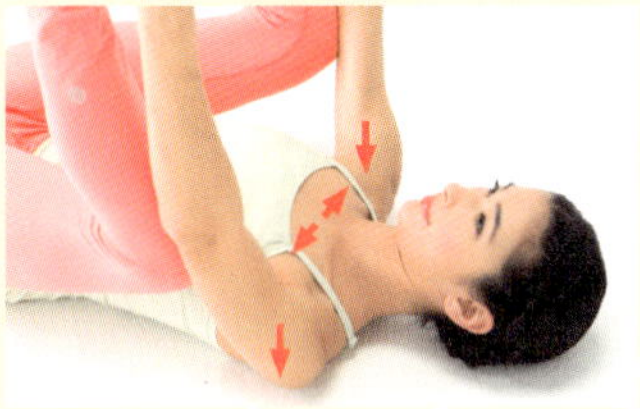

マスターチェック

胸を開くイメージを描いたら、肩が自然に下がって呼吸が楽になった

1 仰向けに寝て、両膝を曲げておのおのの足を外側からつかむ。

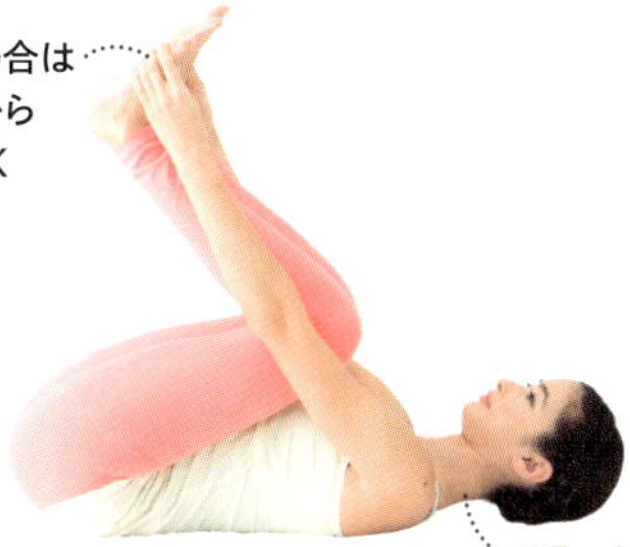
持てない場合は
足を内側から
持ってもOK
リラックス

2 息を吐きながら、両膝をわきに向けて引き寄せ、膝の真上に足首を持っていく。

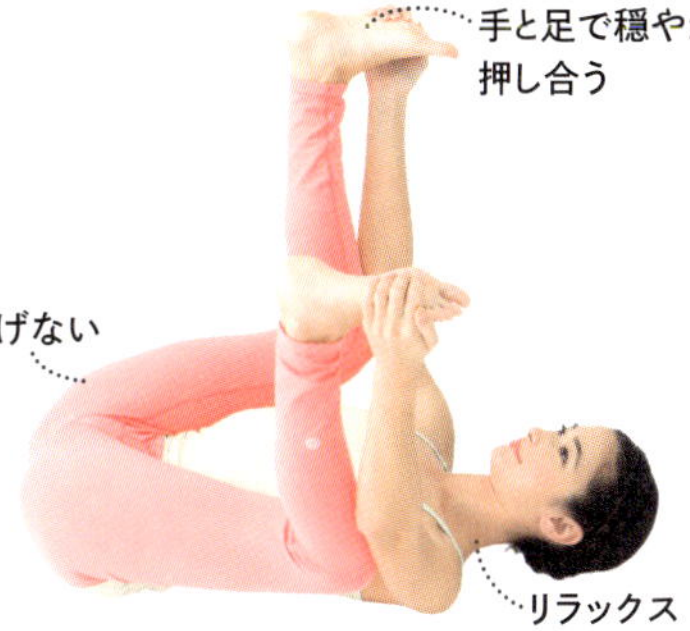
手と足で穏やかに
押し合う
なるべく
お尻を上げない
リラックス

この姿勢で30秒ほど深呼吸を行い、
吸う息で1に戻ってからリラックスする。

Pose 86

片脚のハッピーベイビーポーズ

Ardha Ananda Balasana

一方の脚は伸ばした状態で、片膝だけを胸の方に引き寄せ、ストレッチ性を高めたポーズが「半分の(Ardha)ハッピーベイビーポーズ」です。

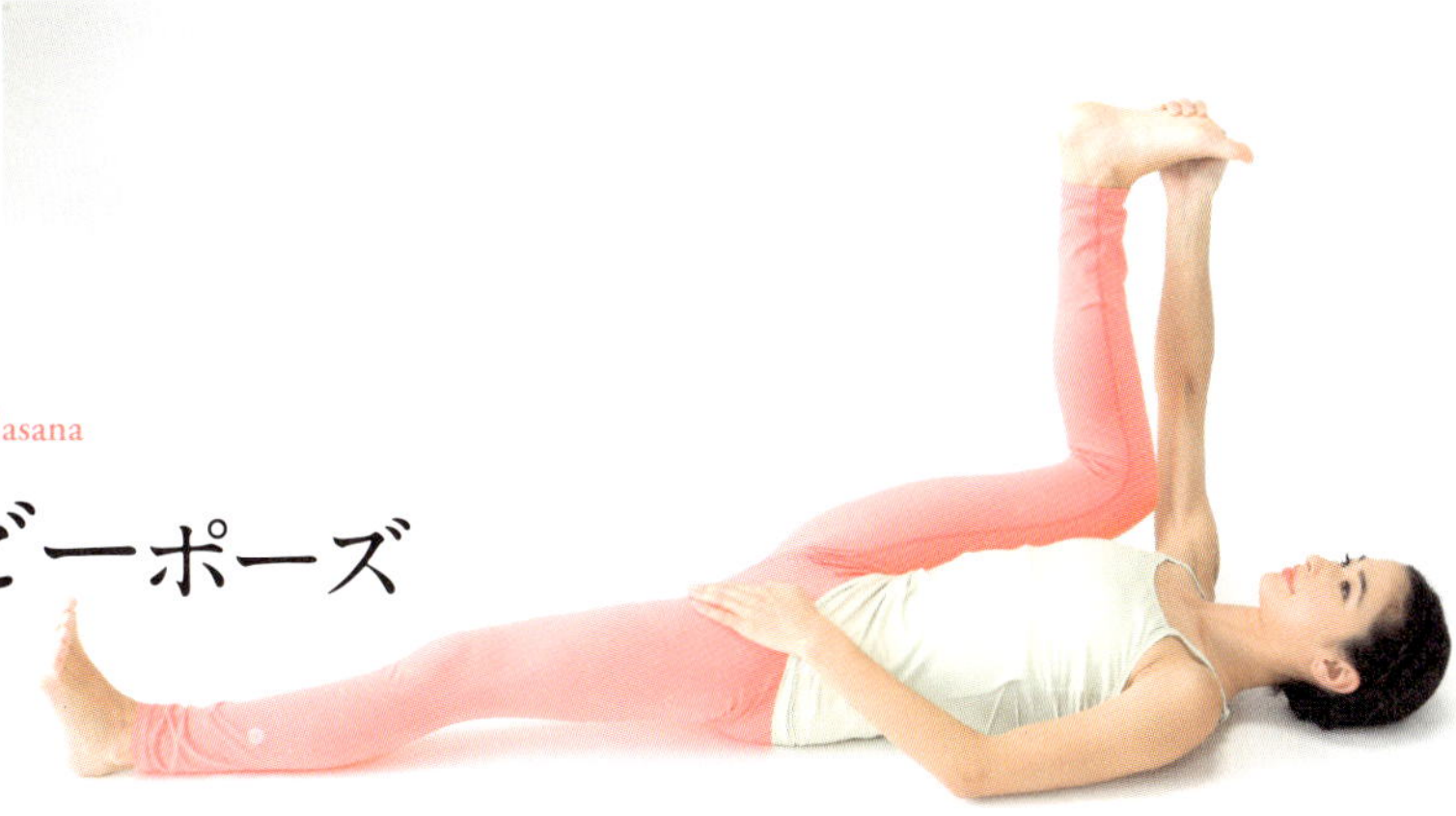

Pose
87

目のトラタク（遠近法） Concentrated Gazing

Trataka

トラータカ

【*Trataka*】一点を注意深く凝視する

目に関する筋肉を調整する特殊なテクニック。「遠近法」では眼球のレンズを厚くしたり薄くしたりする筋肉をほぐし、「回転法」では眼球を動かす筋肉をほぐします。Lesson68をよく読んで、できるだけ力まずに行うことが大切です。これらをマスターすると、すべてのポーズ中の目の使い方が変わり、ポーズの質が変わってきます。

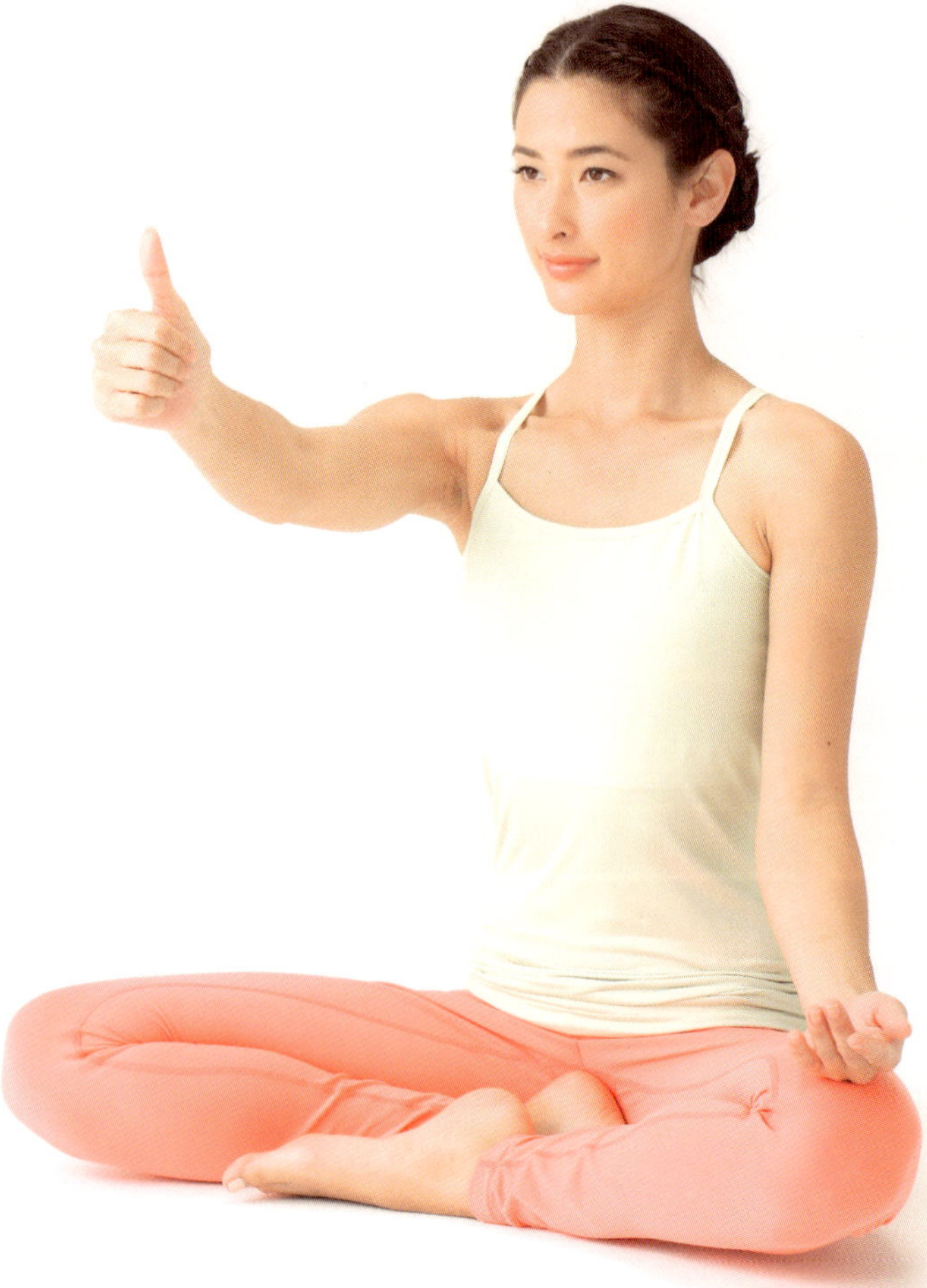

- P 臥位
- M ストレッチ
- T 序盤・終盤
- C 頭
- E
  - ♥集中・リラックス
  - 肩こり・目
  - ★姿勢

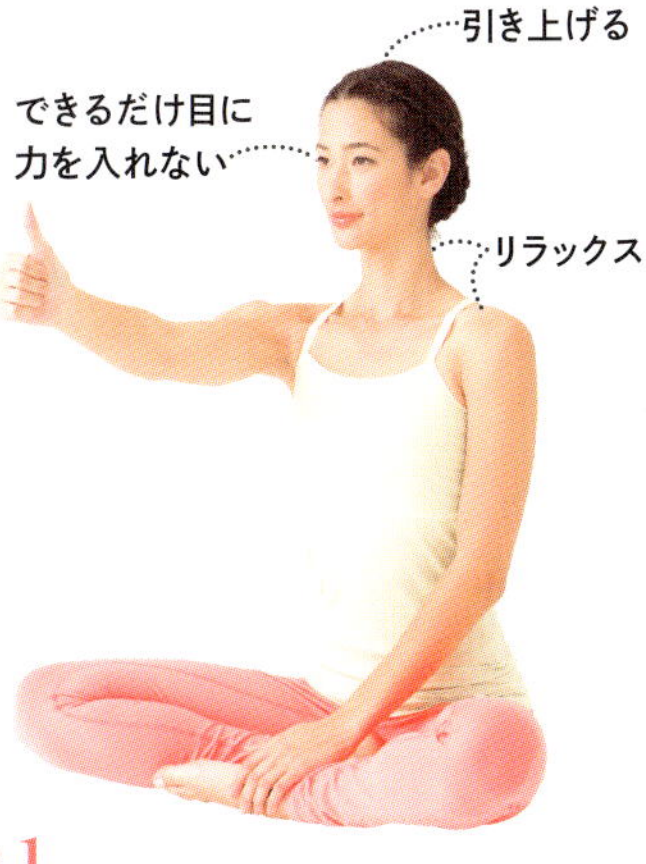
引き上げる
できるだけ目に
力を入れない
リラックス

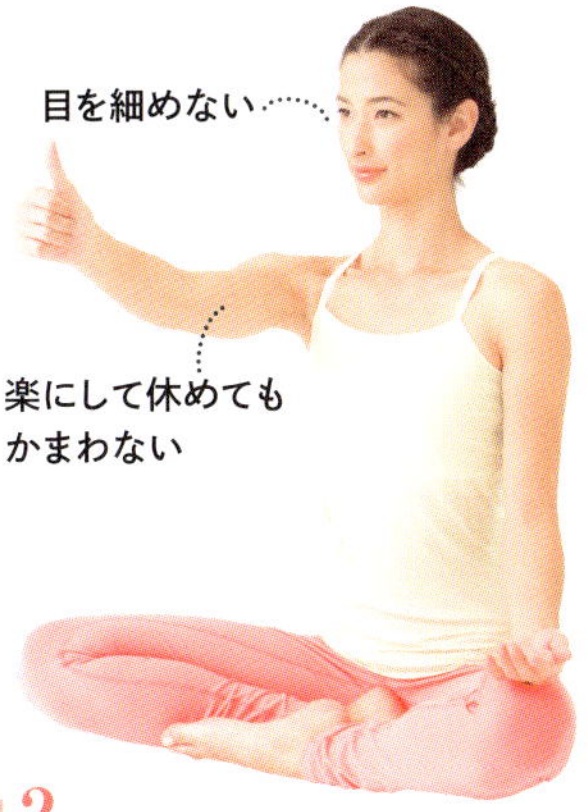
目を細めない
楽にして休めても
かまわない

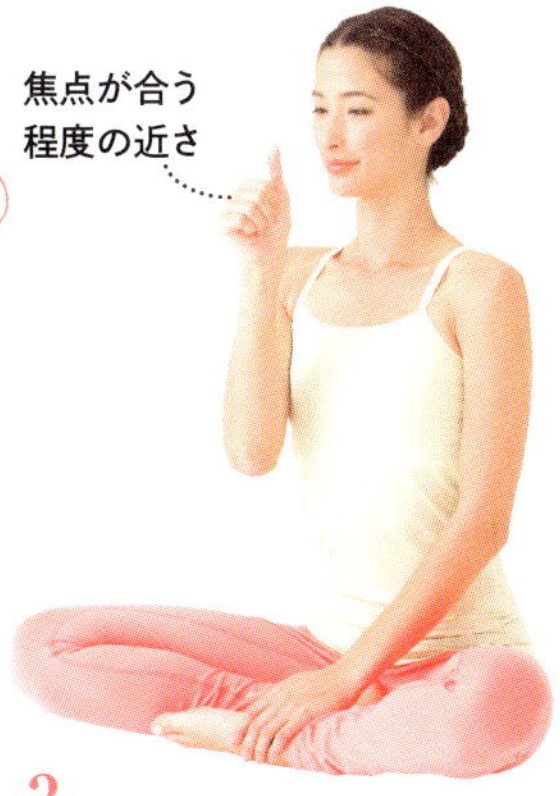
焦点が合う
程度の近さ

1 楽な姿勢で座って背筋を伸ばす。どちらかの手を前に伸ばして親指を立て、その指先に焦点を合わせる。この姿勢で10秒ほど深呼吸。

2 次に手を無視して遠くの一点に焦点を合わせる。この姿勢で10秒ほど深呼吸。

3 親指を鼻先に近づけ、指先に焦点を移して10秒ほど深呼吸。

1〜3を数回繰り返し、疲れたら手をこすってから軽く目にあてて温める。

Lesson 68

ポーズ中の目の状態

目をつむってもバランスポーズがとれる人以外、ポーズ中はなるべく目を開き、「好きなものを見る目」で焦点を一点に合わせることが大切です。目は心の窓と言われるように、心の状態を如実に表します。ですから、生気のない眠い目でも、睨みつけるような力んだ目でもなく、好きなものに焦点が合っているときの目をキープすることで、心がヨガ的な状態へとチューニングされていきます。

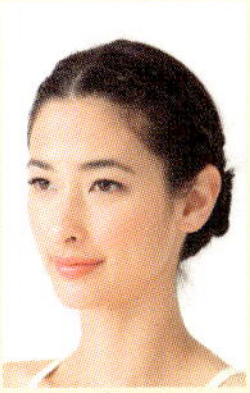
好きな人を見る目

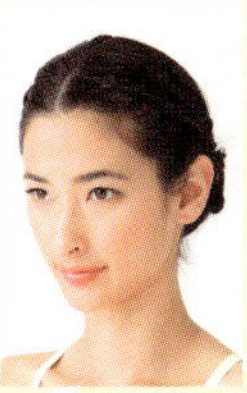
睨み

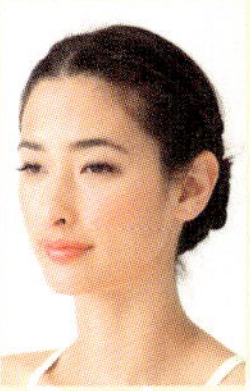
眠気

マスターチェック

好きなものを見る目をしたら、心が晴れ渡る感じがした

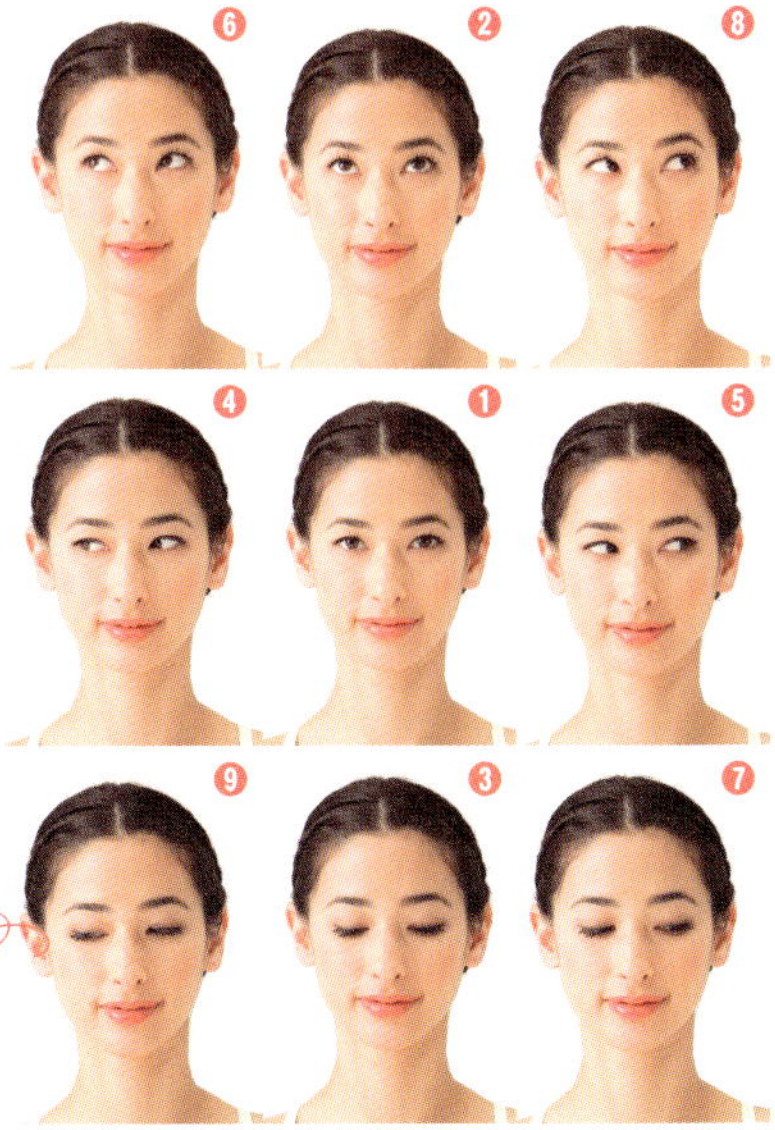
6
2
8
4
1
5
9
3
7

Pose 88

目のトラタク（回転法）

遠近法と同じように、目の力を抜きながら上下左右、斜め方向に目を向けながら、眼球についている筋肉をストレッチするのが「回転法」です。力み過ぎない程度に10秒程度行っていきましょう。

Pose
89

Lion Pose

ライオンのポーズ

Simhasana
シンハ・アーサナ
【*Simha*】ライオン

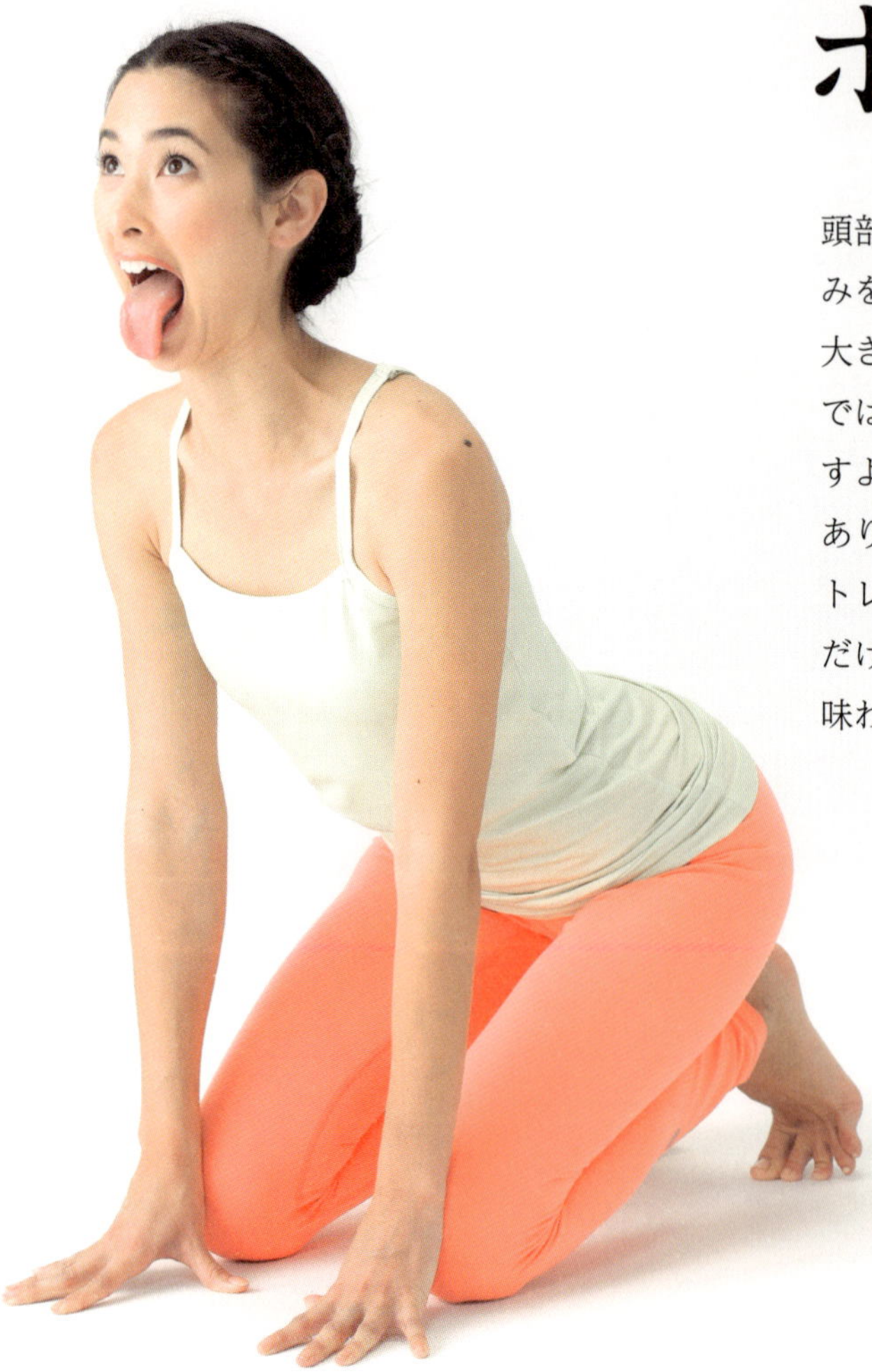

頭部の筋肉を緊張させながら、精神的な淀みを一気に吐き出す特殊なポーズ。本来は大きな声を出して行うので、なかなか自宅では行いづらいですが、うめき声を絞り出すようにあまり音を立てないで行う方法もあり、行い方次第ではとても素晴らしいストレス解消法になります。本気を出した分だけ効果が得られます。ぜひその醍醐味を味わってみてください。

P 臥位
M ストレッチ
T 序盤・終盤
C 首・頭
E
♥イライラ・リフレッシュ
冷え・肩こり・髪
★姿勢

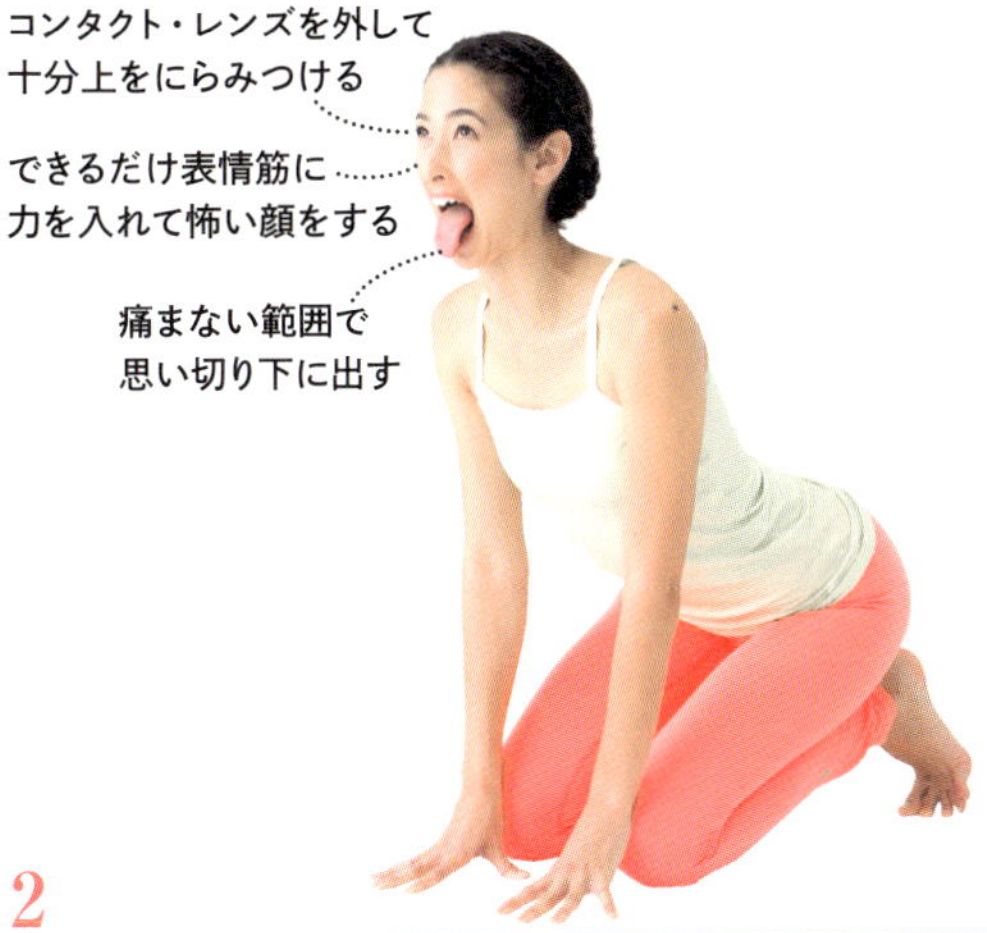
コンタクト・レンズを外して
十分上をにらみつける
できるだけ表情筋に
力を入れて怖い顔をする
痛まない範囲で
思い切り下に出す

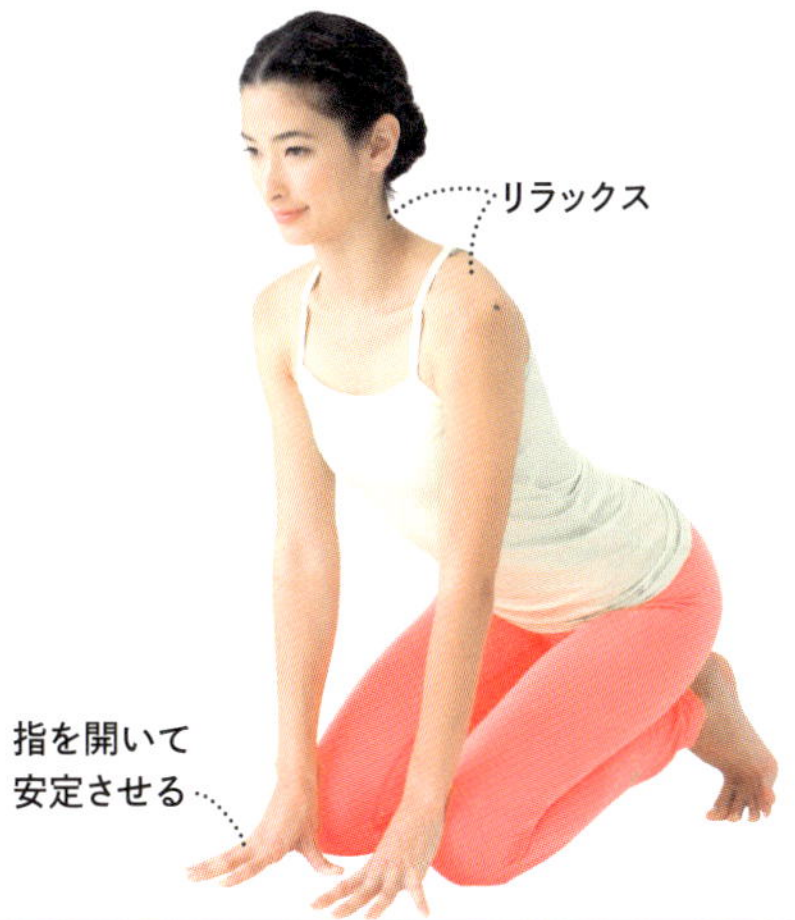
リラックス
指を開いて
安定させる

2

ひと息ゆっくりと吸ってから、一気にお腹の底から「ハー」「アー」などの声を出して吐き出す。

1

正座でつま先立ちになり、手首を膝に、手先を床につく。

全部吐き切ったら、1に戻って呼吸を整えてから息を吸いこみ、2を行い、5回ほど繰り返す。

Pose 90

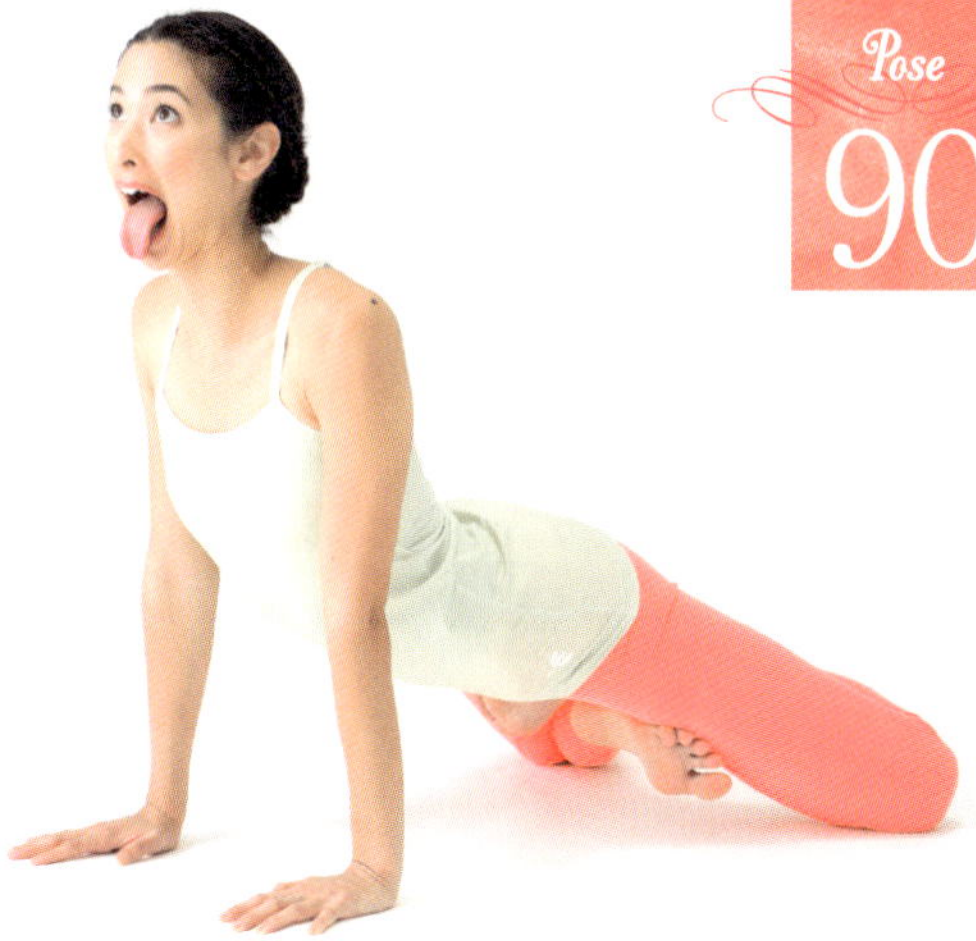

蓮華のライオンのポーズ

Padma Simhasana

「蓮華座（Padma）」（P182）でライオンを行うと下半身の引き締め感が本気度をあおってくれます。ただし腰への負荷がとても強いので注意しましょう。

Lesson 69 大いなる真剣さを引き出す

P44で触れましたが、ヨガのポーズを行う際は、「大いなる真剣さ」をもって取り組むことが大切。特にこのポーズは、ストレッチでも筋トレでもバランスでもないため、真剣さを引き出しにくいポーズですが、それだけに本気度の違いが効果に直結することを実感していただきやすいポーズでもあります。俳優になった気持ちで、できるだけ気持ちを入れて行っていきましょう。

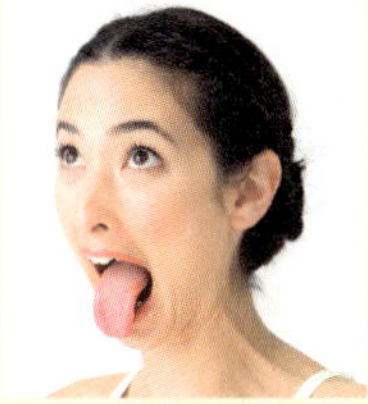

腹の底から真剣に行うと、ポーズの恩恵が得られる

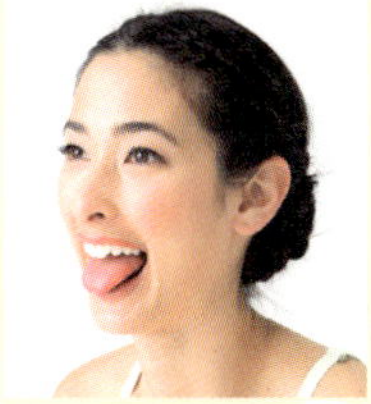

中途半端にやっていると効果が出ない

マスターチェック

本気を出したら、驚くほどスッキリ感が得られた

Pose
91

伏せた四つの手のポーズ

Four-Limbed Staff Pose

Chaturanga Dandasana

チャトゥランガ・ダンダ・アーサナ

【*Chaturanga*】四肢【*Danda*】棒

「太陽礼拝のポーズB」にも登場する、最も難易度の高いポーズ。身体の軸がしっかりと定まっていない状態で、腕力だけで行おうとすると手首、肘、肩を傷めることになります。他のポーズでしっかりと軸の力を腕に伝えられるようになってからチャレンジしましょう。流れるような太陽礼拝のポーズができるようになります。

P 座位
M 筋トレ
T 中盤
C 腹・腰
E
♥集中・イライラ
冷え・肩こり
★お腹・背中・腕

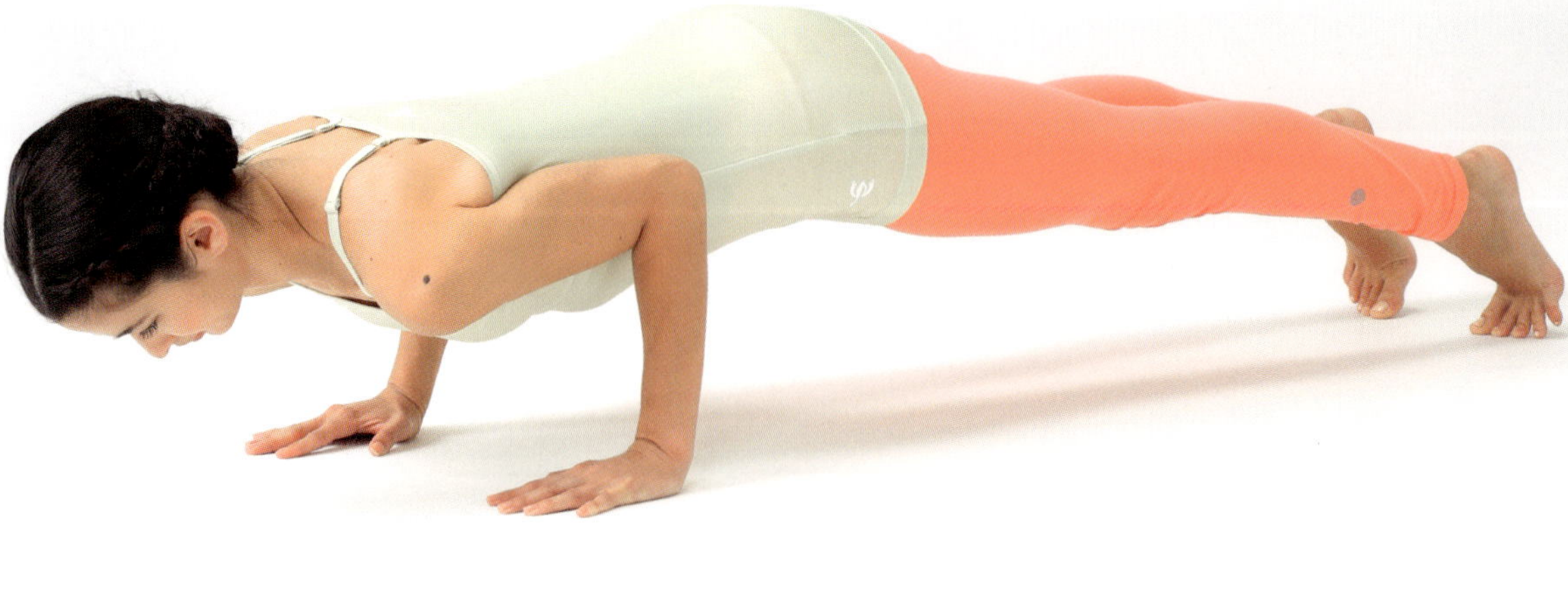

1 四つんばいから両膝を持ち上げ、全身をピンと伸ばして「四つの手のポーズ」（P52）になる。

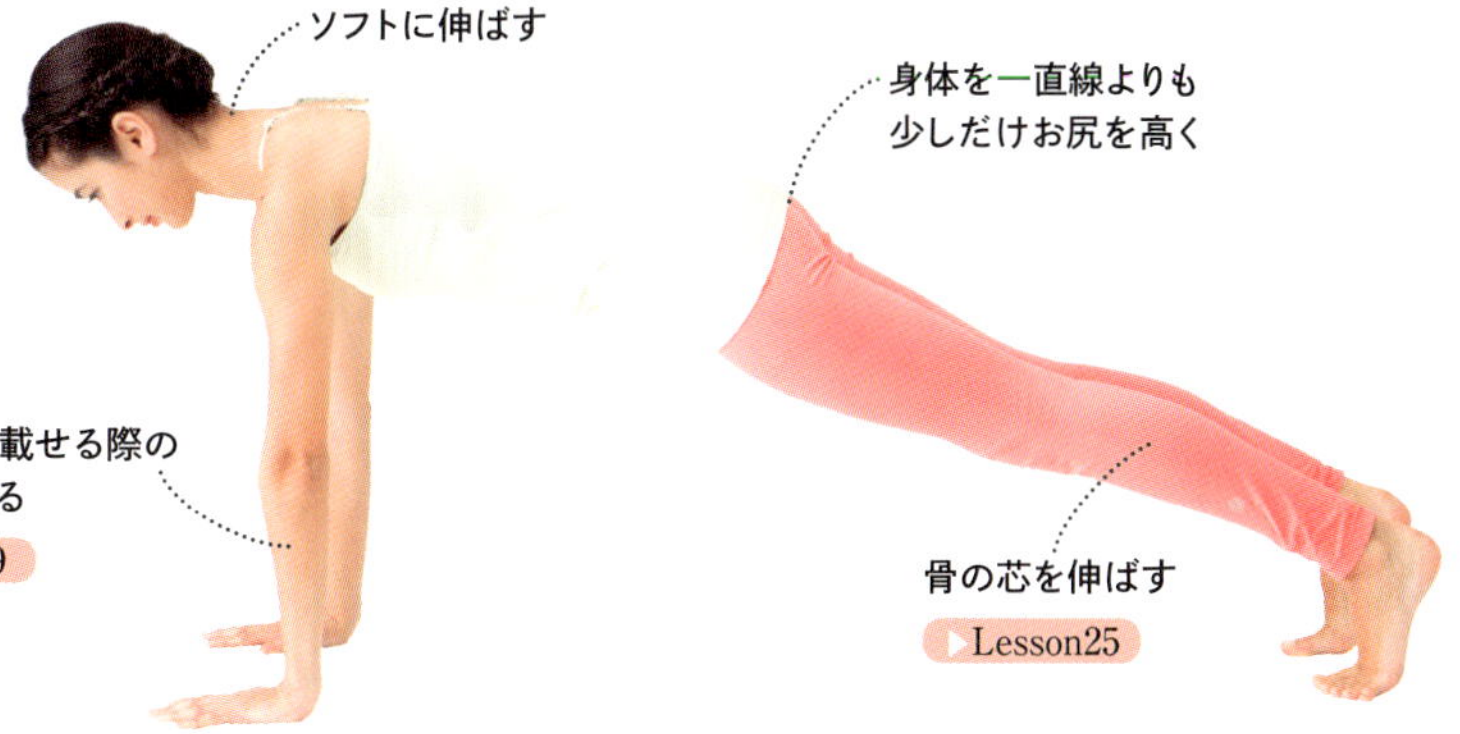
ソフトに伸ばす
身体を一直線よりも
少しだけお尻を高く
手に体重を載せる際の
ルールを守る
▶Lesson9
骨の芯を伸ばす
▶Lesson25

2 息を吐きながら、両肘を曲げ肩が肘の高さになったあたりでポーズをキープ。

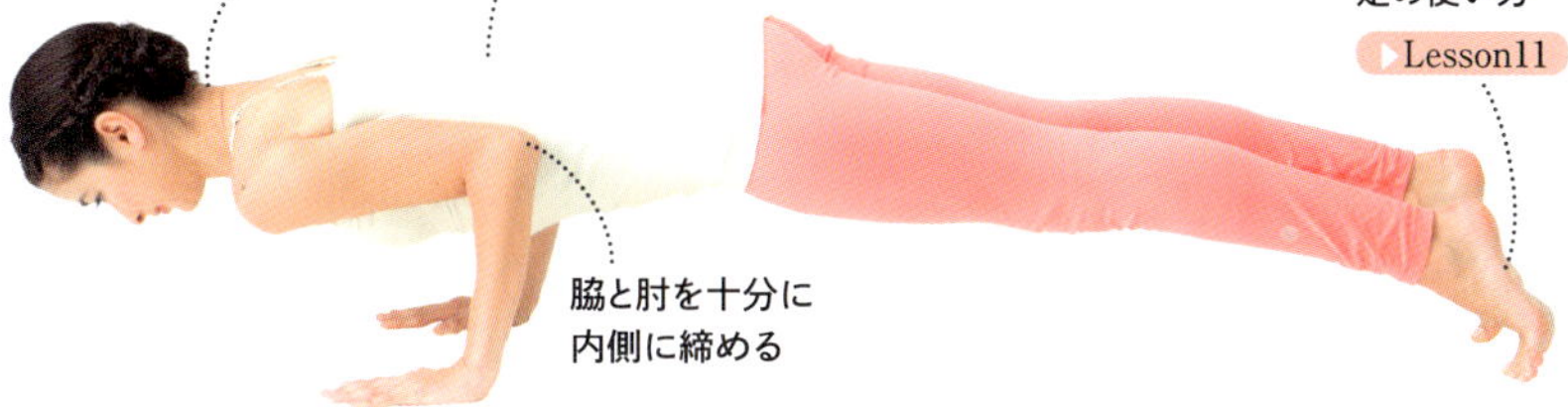
穏やかに
伸ばし続ける
背面の伸びと広がりを
意識し続ける
▶Lesson10
流れを促す
足の使い方
▶Lesson11
脇と肘を十分に
内側に締める

この姿勢で数呼吸から30秒ほど深呼吸を行い、吸う息で1に戻ってからリラックスする。

Lesson 70

「四つの手のポーズ」と腕立て伏せの違い

腕立て伏せでは、胸の筋肉を効率的に鍛えるために肩甲骨を寄せておくのが一般的。一方ヨガの場合は、呼吸を制限する胸の筋肉をあえて鍛える目的はなく、むしろお腹の圧力が背骨を伝い、肩甲骨を経て腕に抜ける流れを大切にする ▶Lesson10 ので、肩甲骨は穏やかに外側に開きます。これもどちらが正しいではなく、目的の違いで形の違いがある ▶Lesson42 ことを再確認しておきましょう。

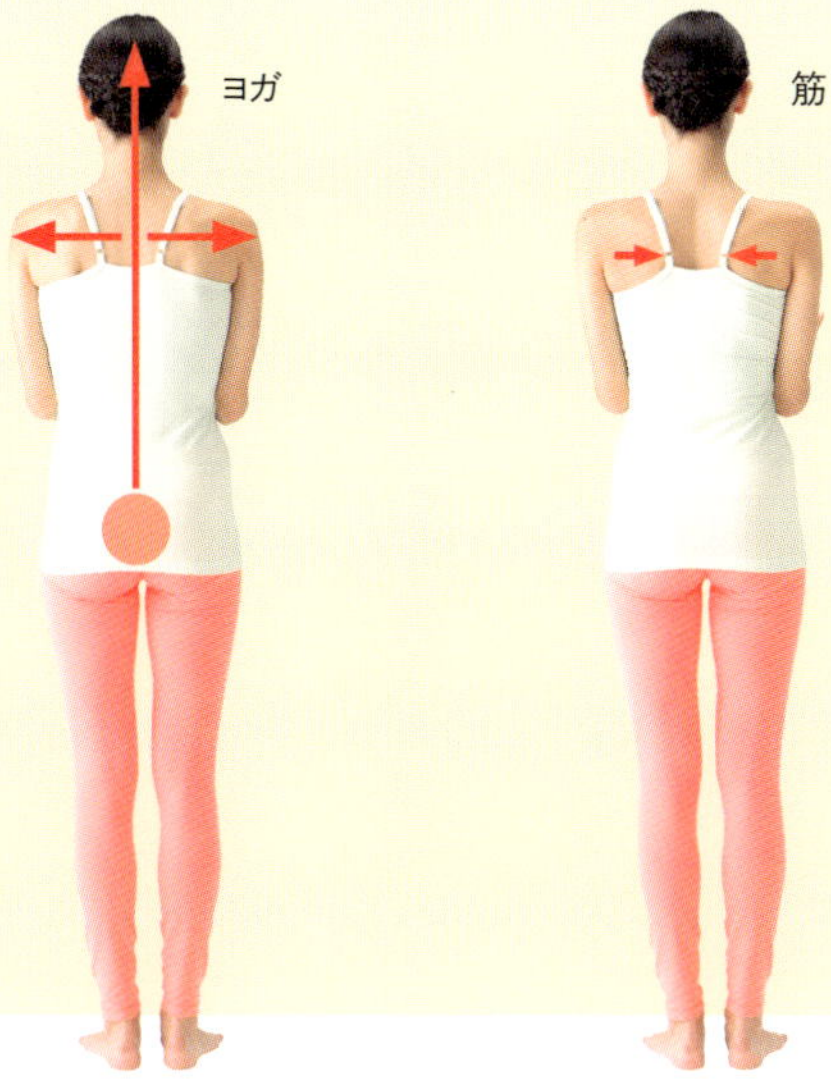
ヨガ
筋トレ

マスターチェック

肩甲骨を少し外側に開いたら、流れが生まれて身体が楽になった

Pose
92

Seated Yoga Seal Pose

アンテナのポーズ

Yoga Mudra
ヨガ・ムドラ
【*Yoga*】ヨガ【*Mudra*】型、印

座位で行う太陽礼拝のようなポーズ。呼吸とともに動き、背骨を反らせたり丸めたりするなかで、胸の前面と背面を開き、呼吸と身体を解きほぐされていく優れたポーズです。慣れてくると、１回行うだけでも心がとても穏やかになります。ぜひマスターしていきましょう。

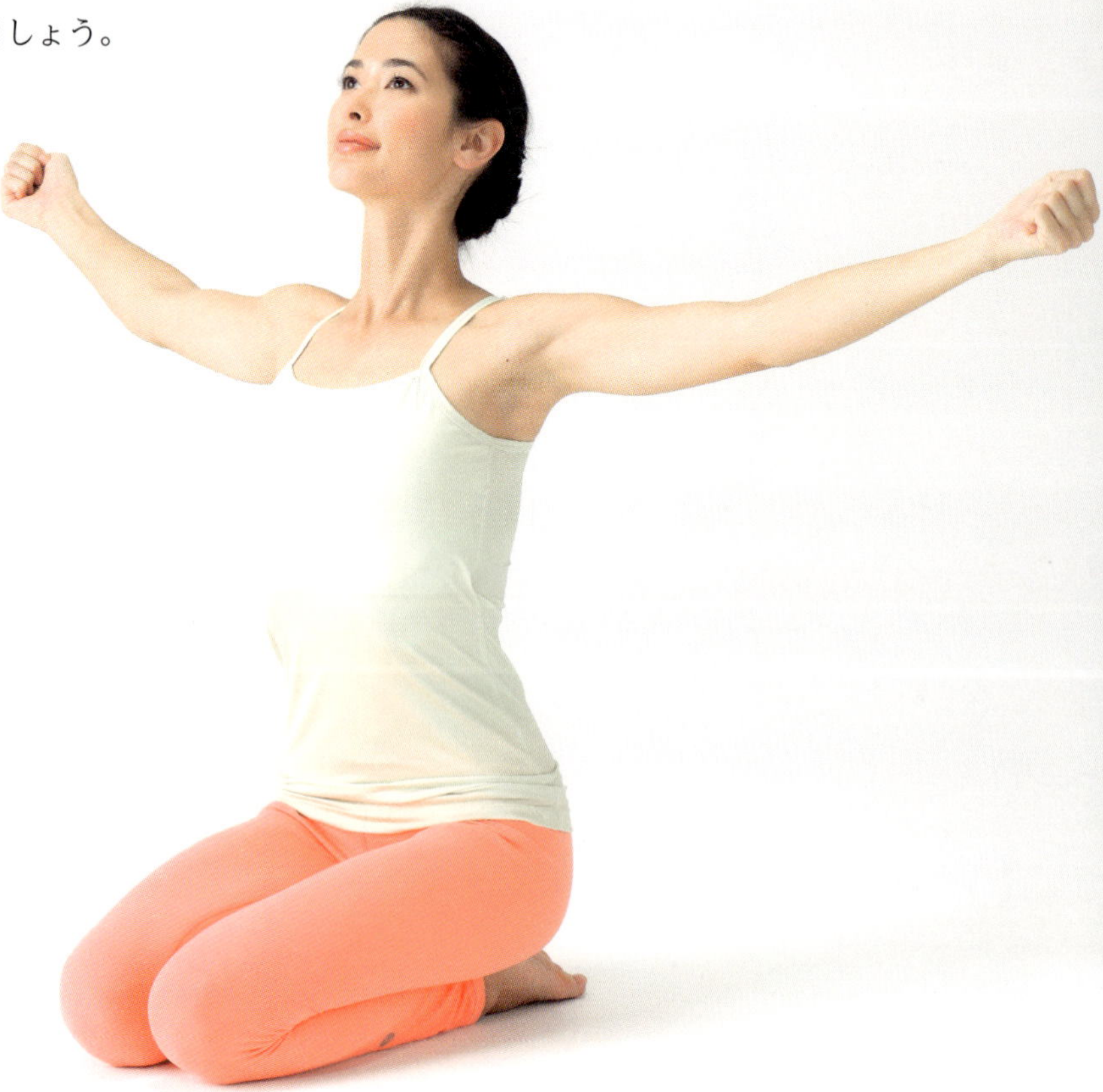

P 座位
M ストレッチ
T 序盤・終盤
C 頭
E
♥眠り・リラックス
疲労・肩こり
★バスト・腕・首筋

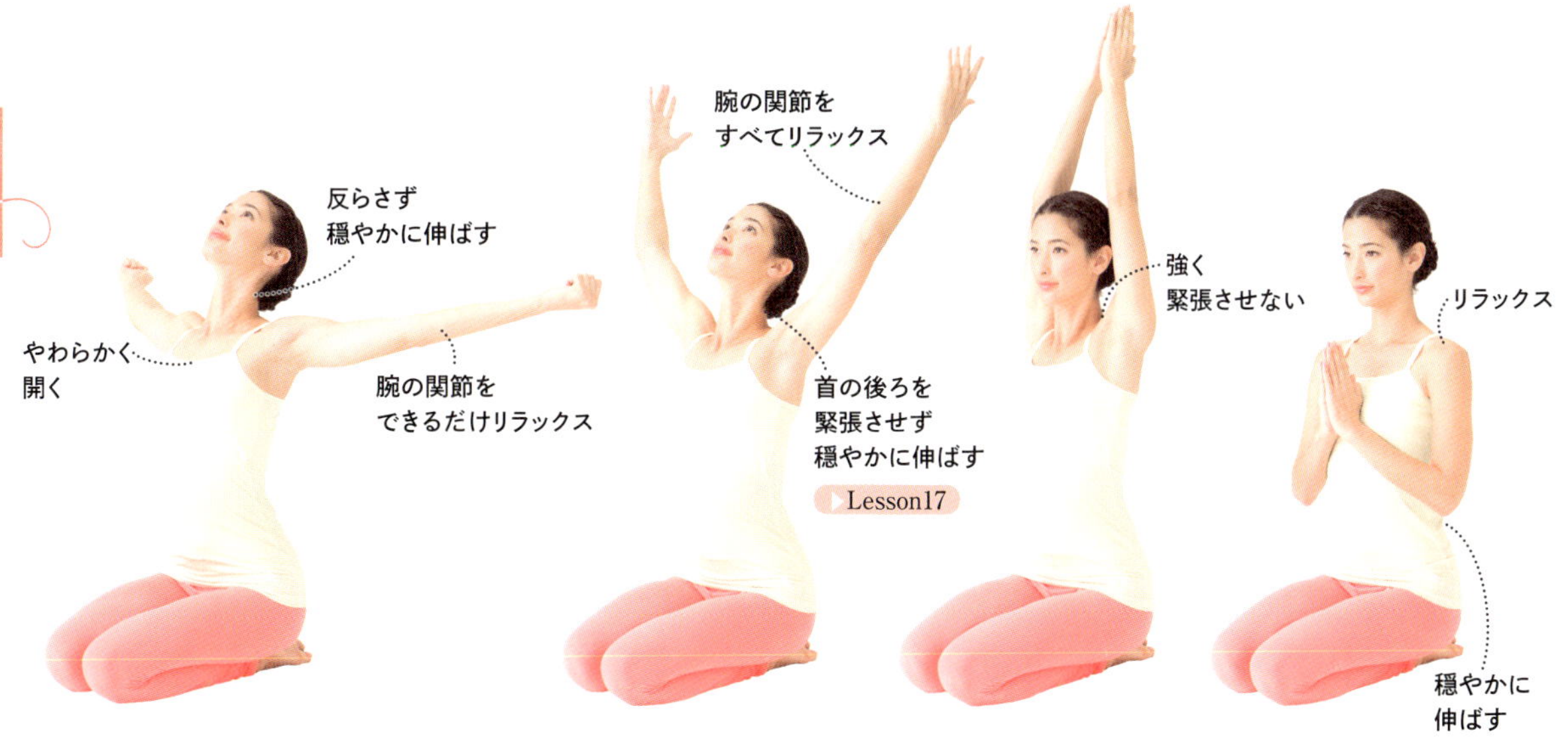
反らさず
穏やかに伸ばす
やわらかく
開く
腕の関節を
できるだけリラックス
腕の関節を
すべてリラックス
首の後ろを
緊張させず
穏やかに伸ばす
Lesson17
強く
緊張させない
リラックス
穏やかに
伸ばす

1

正座で座り、胸の前で合掌をして親指をクロスする。

2

息を吸いながら、両腕を上げ、吐きながら両腕を少し後ろ、吸いながらあと少し上げる。

3

息を吐きながら、両腕をゆるめて肩幅程度に開き、軽く見上げる。

4

呼吸を楽に保ち、腕を肩の高さまで下げながら、親指から順に指を握っていく。両腕が肩の高さまできたら息を吸いながら外側にねじり、胸を大きく開く。

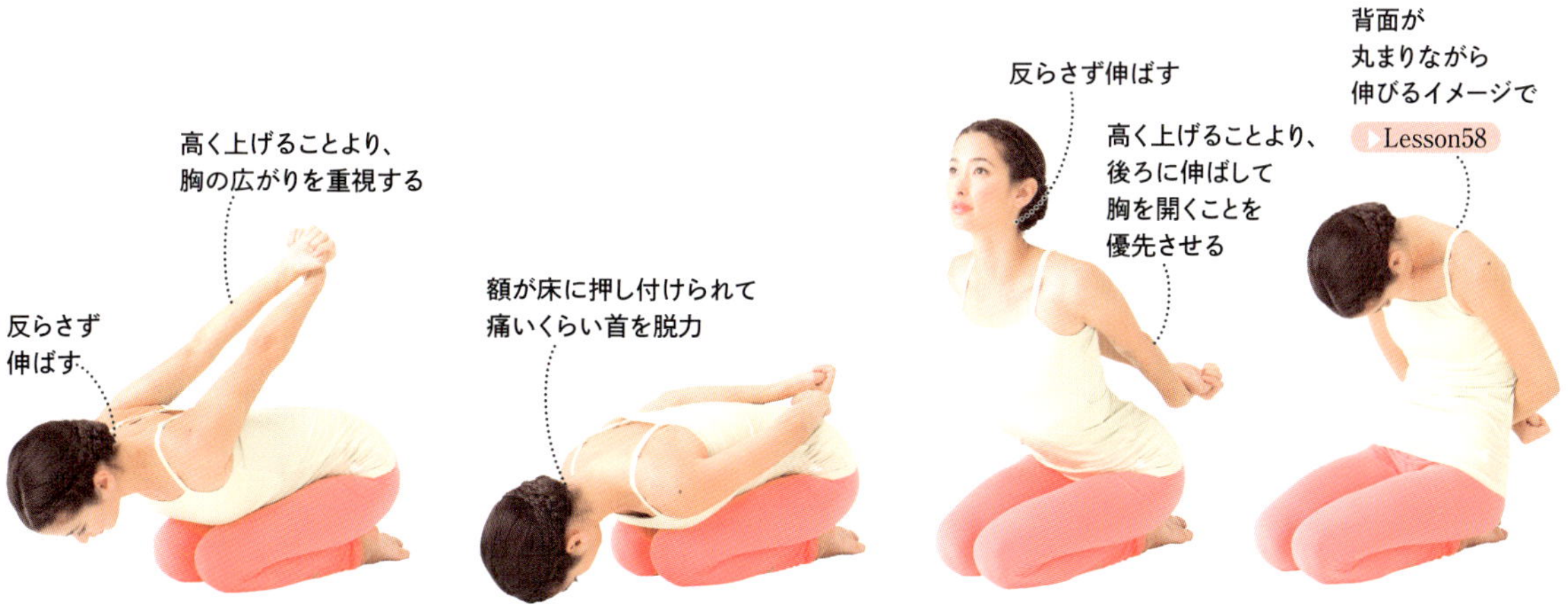
反らさず
伸ばす
高く上げることより、
胸の広がりを重視する
額が床に押し付けられて
痛いくらい首を脱力
反らさず伸ばす
高く上げることより、
後ろに伸ばして
胸を開くことを
優先させる
背面が
丸まりながら
伸びるイメージで
Lesson58

5

息を吐きながら背中を丸め、両手首を後ろでクロスさせる。

6

息を吸いながら、上体を前45度に傾けて伸ばし、両腕を後ろに引いて胸を開く。

7

息を吐きながら背中を丸め、上体を前に傾け、つぶれた状態まで持っていく。

8

息を吸いながら、上体を正面に向けて伸ばし、両腕を斜め上に伸ばす。次に息を吐きながら7に戻り、吸いながら1に戻って呼吸を整える。

Pose
93

Sun Salutation A

太陽礼拝のポーズA

Surya Namaskar
スーリヤ・ナマスカーラ
【*surya*】太陽【*namaskar*】礼拝

ヨガを象徴する最も有名なポーズ。本場インドではポーズ練習の冒頭に行われることが多いですが、安全に行おうと思うと意外と難しく、含まれるすべてのポーズを単体で丁寧に行えるようになってから、のんびりとチャレンジすることが望ましいポーズです。

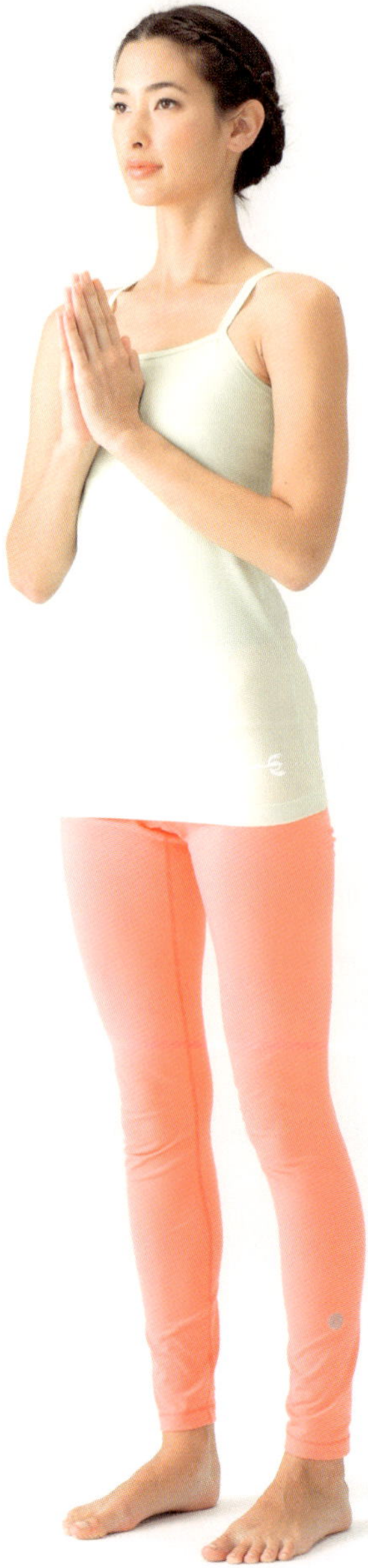

P 立位・座位
M ストレッチ
T 中盤
C 脚・腰
E
♥活力・集中・リフレッシュ
疲労・冷え・肩こり
★脚・腕・姿勢

1
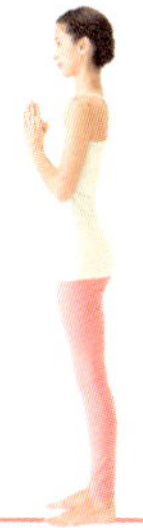

山のポーズ(P48)

両足を腰幅程度、またはそろえて立ち、胸の前で合掌する。

2

太陽を仰ぐポーズ(P30)

息を吸いながら、両腕を下げ、左右に開いてから万歳する。

3
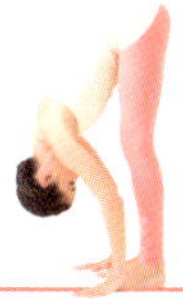

足と手のポーズ(P64)

息を吐きながら、両腕を左右に開き、上体を前に倒す。

4
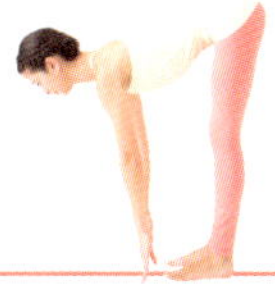

半分起きた足と手のポーズ(P66)

息を吸いながら、上体を軽く起こす。

5
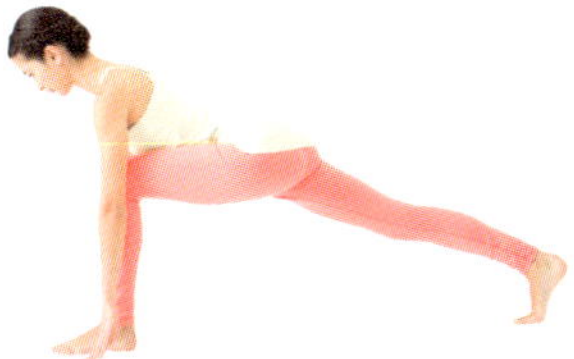

ランジのポーズ(P58)

息を吐きながら、右足を大きく後ろへ引く。

6
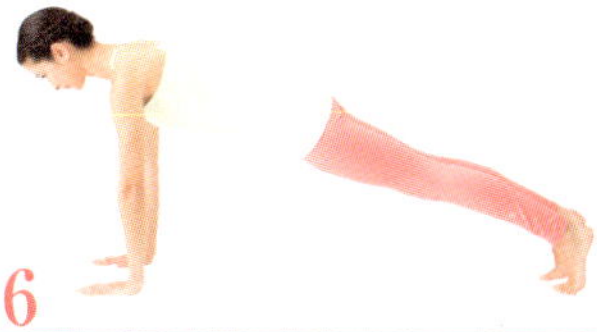

四つの手のポーズ(P52)

息を吸いながら、左足も大きく後ろに引く。

7
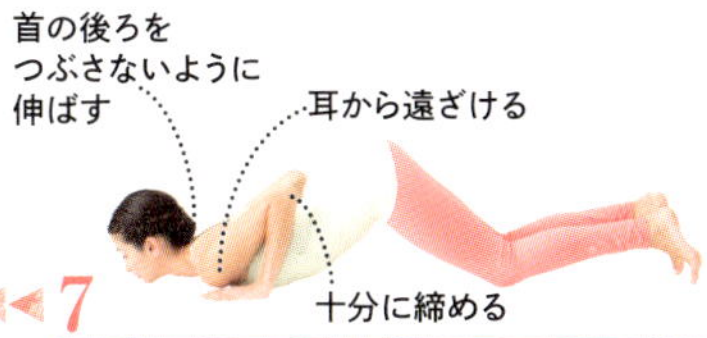
首の後ろを
つぶさないように
伸ばす
耳から遠ざける
十分に締める

八点のポーズ

息を吐きながら両膝をつき、両肘を曲げて胸を両手の間に落とす。

8
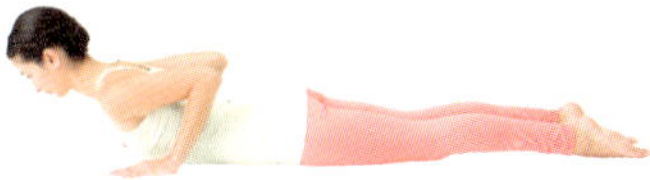

コブラのポーズ(P90)

息を吸いながら、両脚を後ろに伸ばし、胸を持ち上げて上体を開く。

9
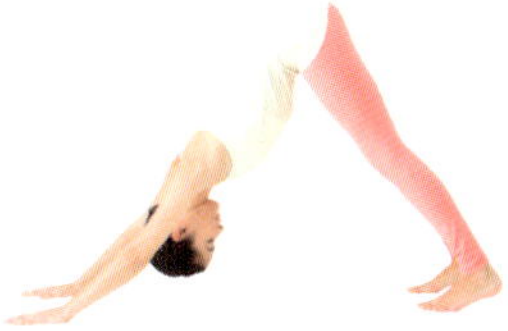

下を向いた犬のポーズ(P70)

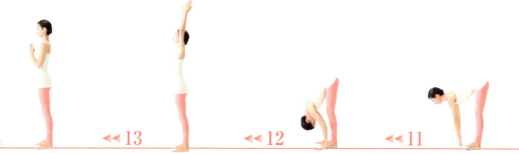

息を吐きながら、下腹を引き締め、斜め上にお尻を突き出す。この姿勢で30秒ほど深呼吸。

10
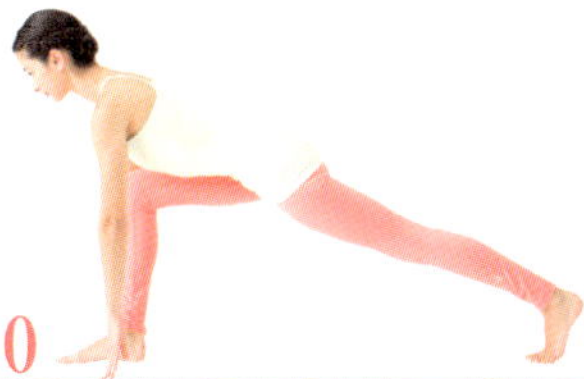

ランジのポーズ

息を吐きながら、右足を両手の間に踏み込む。

11
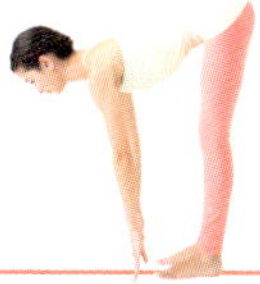

半分起きた足と手のポーズ

息を吸いながら、左足も一歩前に踏み込んで上体を前後に伸ばす。

12
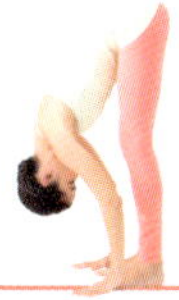

足と手のポーズ

息を吐きながら、上体を伏せて首を垂らす。

13

太陽を仰ぐポーズ

息を吸いながら地面をしっかり踏みしめ、上体を伸ばしたまま、または丸めて起こし、万歳する。

14
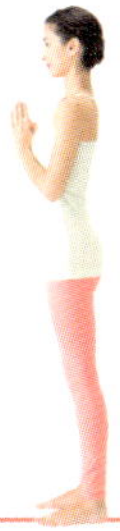

山のポーズ

息を吐きながら、合掌して胸の前に戻す。

Pose 94

Sun Salutation B

太陽礼拝のポーズB

Surya Namaskar
スーリヤ・ナマスカーラ
【*surya*】太陽【*namaskar*】礼拝

太陽礼拝のポーズのバリエーションのひとつ。Aに比べてステップ数が多く、その分呼吸法としての効果が高まり、さらにポーズの負荷も強くなっているので効果もアップ。一つひとつのポーズの難易度が決して低くないので、ポイントを十分に押さえてからチャレンジしましょう。

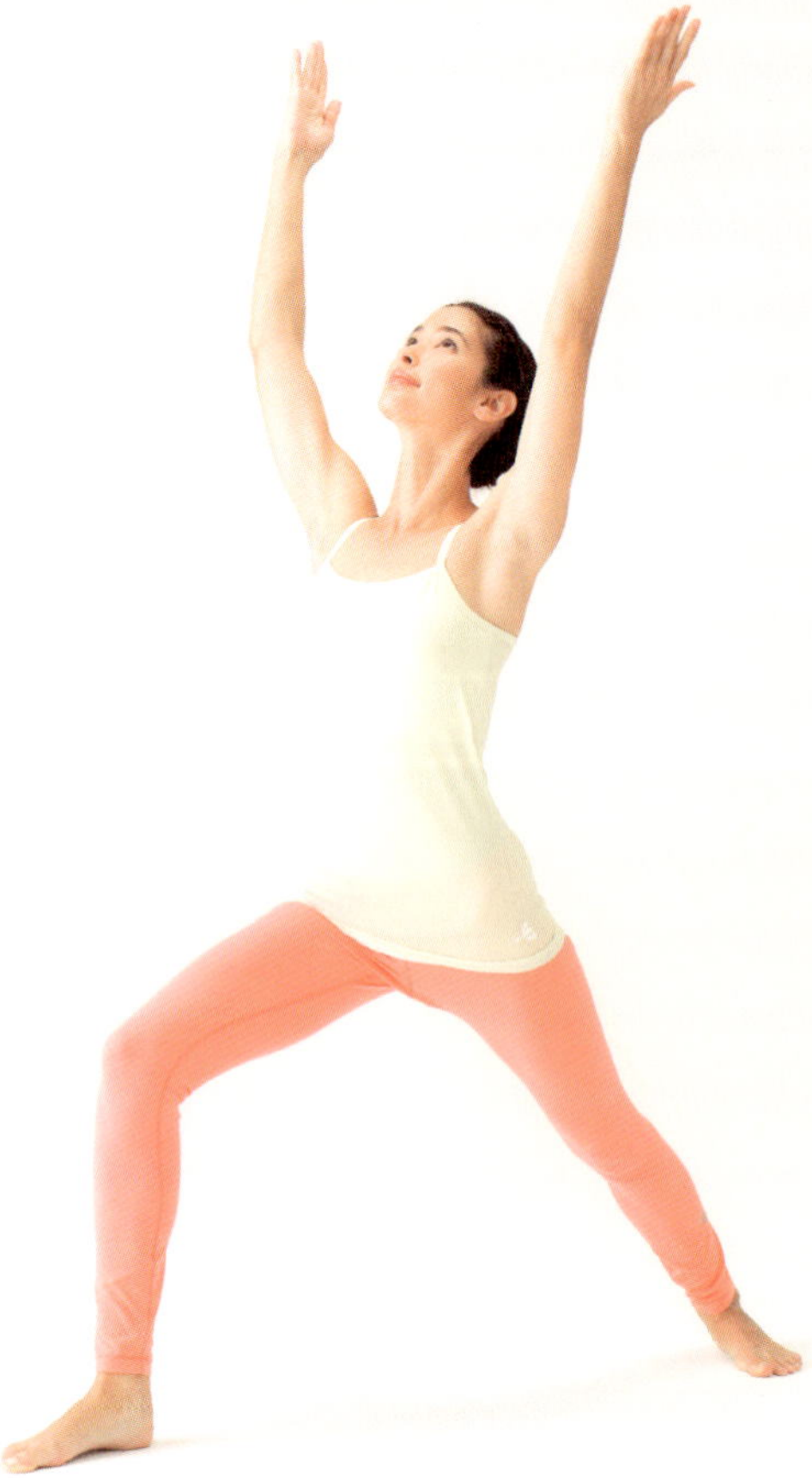

P 立位・座位
M ストレッチ
T 中盤
C 脚・腰
E
♥ 活力・集中・リフレッシュ
疲労・冷え・肩こり
★ 脚・腕・姿勢

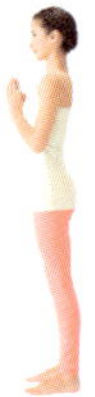

1

山のポーズ(P48)

両足を腰幅程度、またはそろえて立ち、胸の前で合掌する。

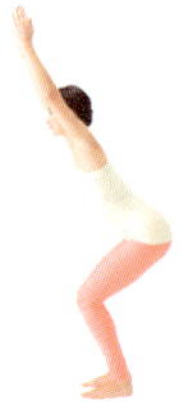

2

腰掛けのポーズ(P68)

息を吸いながら両膝を曲げ、両腕を下げてから左右に開き、万歳する。

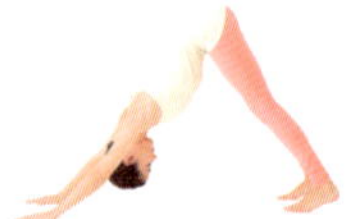

8

下を向いた犬のポーズ(P70)

息を吐きながら、下腹を引き締め、斜め上にお尻を突き出す。

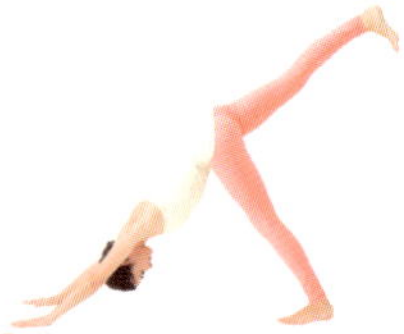

9

片脚を上げた下向き犬のポーズ

息を吸いながら右脚を伸ばしたまま上げる。

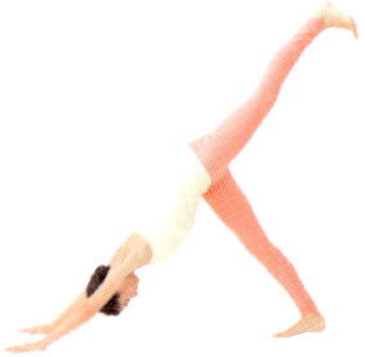

15

片脚を上げた下向き犬のポーズ

息を吸いながら左脚を伸ばしたまま上げる。

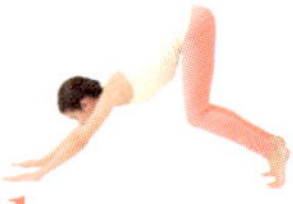

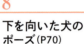

21

膝を曲げた下向き犬のポーズ

息を吸いながらかかとを上げ、吐きながら膝を曲げて手と手の間を見る。

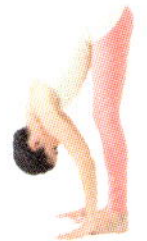

3
足と手のポーズ(P64)
息を吐きながら、両腕を左右に開き、上体を前に倒す。

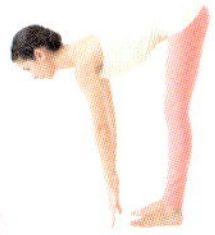

4
半分起きた足と手のポーズ(P66)
息を吸いながら、上体を軽く起こす。

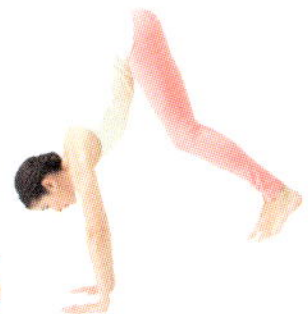

5
ジャンプバック
息を吐きながら、お腹の力で両脚を引き上げ、大きく後ろへ引く。または片脚ずつ後ろへ。

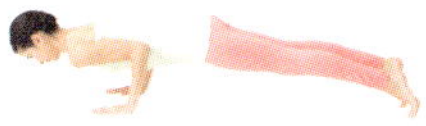

6
伏せた四つの手のポーズ(P174)
吐く息を続けたまま両肘を曲げ、肩を肘の高さまで下げる。

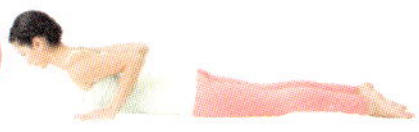

7
コブラのポーズ(P90)
息を吸いながら、胸を持ち上げる。または両肘を伸ばしたまま「上を向いた犬のポーズ」(P96)。

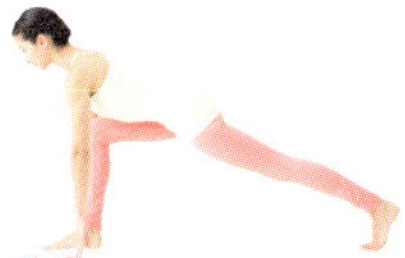

10
ランジのポーズ(P58)
息を吐きながら右足を両手の間に踏み込む。

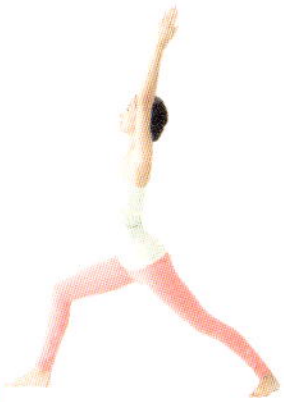

11
英雄のポーズ1(P36)
息を吸いながら、上体を起こし万歳する。

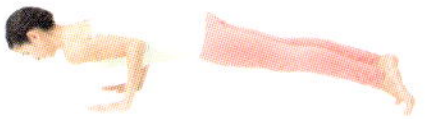

12
伏せた四つの手のポーズ
吐く息で上体を前に倒して手を床につき、右足を後ろに引きながら両肘を曲げて伏せる。

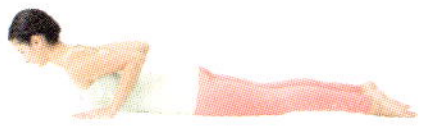

13
コブラのポーズ
息を吸いながら上体を起こす。(「上を向いた犬のポーズ」でもOK)。

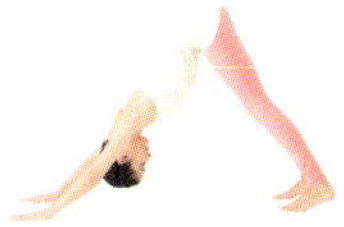

14
下を向いた犬のポーズ
息を吐きながら、下腹を引き締め、斜め上にお尻を突き出す。

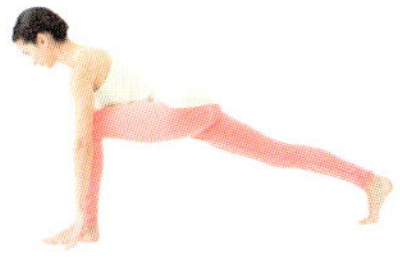

16
ランジのポーズ
息を吐きながら、左足を両手の間に踏み込む。

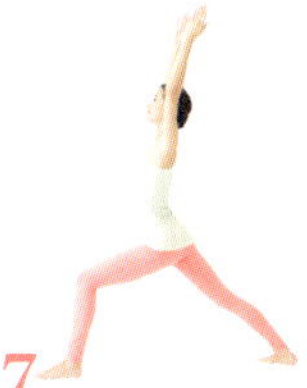

17
英雄のポーズ1
息を吸いながら、上体を起こし万歳する。

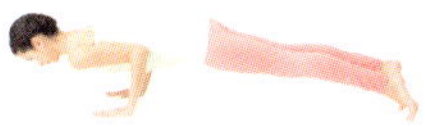

18
伏せた四つの手のポーズ
吐く息で上体を前に倒して手を床につき、左足を後ろに引きながら両肘を曲げて伏せる。

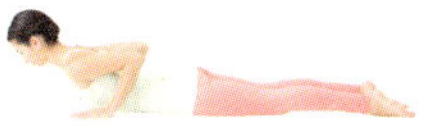

19
コブラのポーズ
息を吸いながら上体を起こす。(「上を向いた犬のポーズ」でもOK)

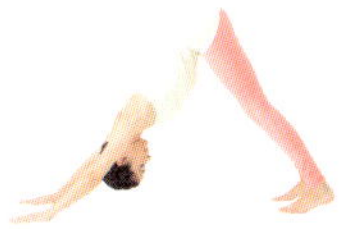

20
下を向いた犬のポーズ
息を吐きながら、下腹を引き締め、斜め上にお尻を突き出す。この姿勢で30秒ほど深呼吸を行う。

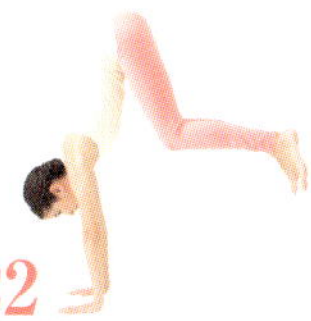

22
ジャンプフォワード
息を吸いながら、両足で跳ねて両手の間に着地する。

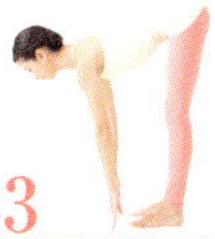

23
半分起きた足と手のポーズ
吸う息を続けながら、上体を前後に伸ばす。

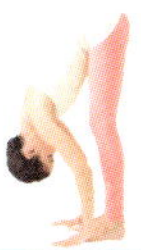

24
足と手のポーズ
息を吐きながら、上体を伏せて首を垂らす。

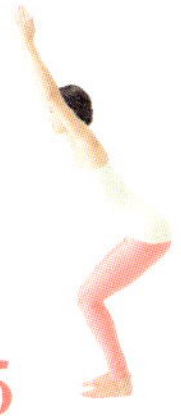

25
腰掛けのポーズ
息を吸いながら、両膝を曲げて上体を起こし、万歳する。

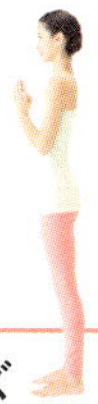

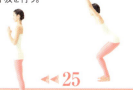

26
山のポーズ
息を吐きながら両膝を伸ばし、合掌して胸の前に戻す。

ポーズ解説の最後に、古典的なアーサナ(坐法)をご紹介しましょう。ヨガのポーズとは本来、呼吸がゆったりと行える理想姿勢のこと。ここで紹介するポーズこそが、あらゆるポーズのルーツでした。現在でも、長時間瞑想を行う際には利用されているポーズです。無理なく座ることができる、自分に合った坐法を見つけておきましょう。

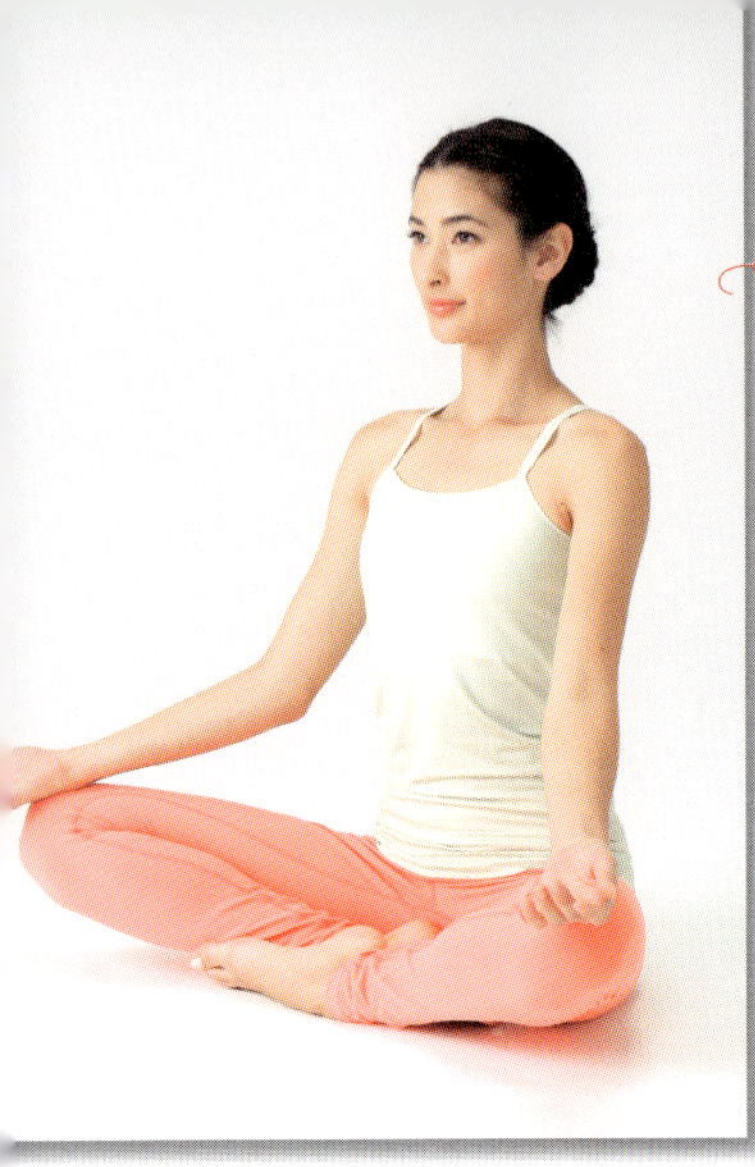

Pose 95

Easy Pose

安坐

Sukhasana
スカ・アーサナ
【*Sukha*】楽な

安定感はさほどありませんが、誰にでも簡単にとれる坐法。

両脚を前に伸ばして座り、右膝を曲げてかかとを左脚の付け根に当て、左膝を曲げてかかとを右脚の付け根に当てる。背筋をのばして両手を楽な位置に置く。

Pose 96

Diamond Pose

正坐

Vajrasana
ヴァジュラ・アーサナ
【*Vajra*】最剛、堅固

日本人に馴染みの深い坐法です。正式には足をそろえます。

両膝を曲げて、両足の内くるぶしと親指の付け根を合わせる。足の甲を床につけ、かかとの上にお尻を乗せて座る。背筋をのばして両手を楽な位置に置く。

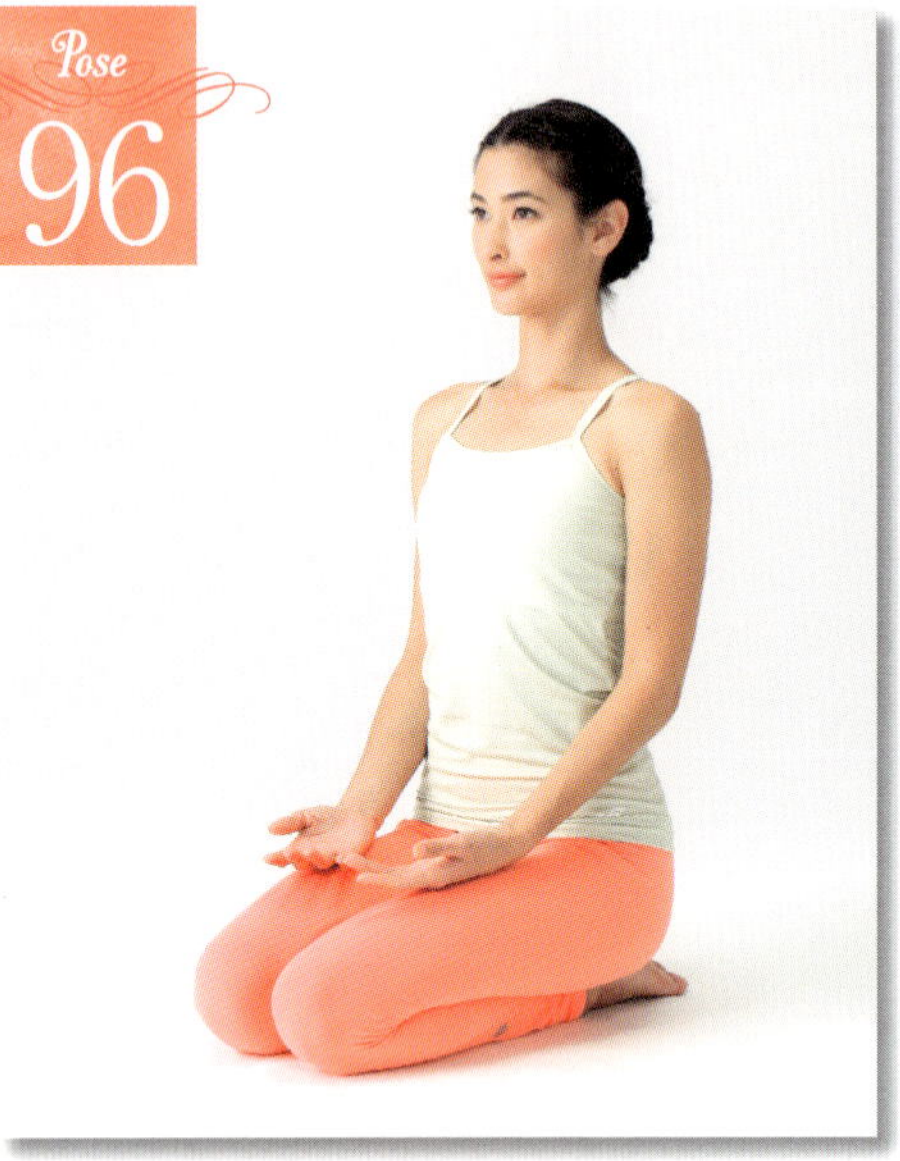

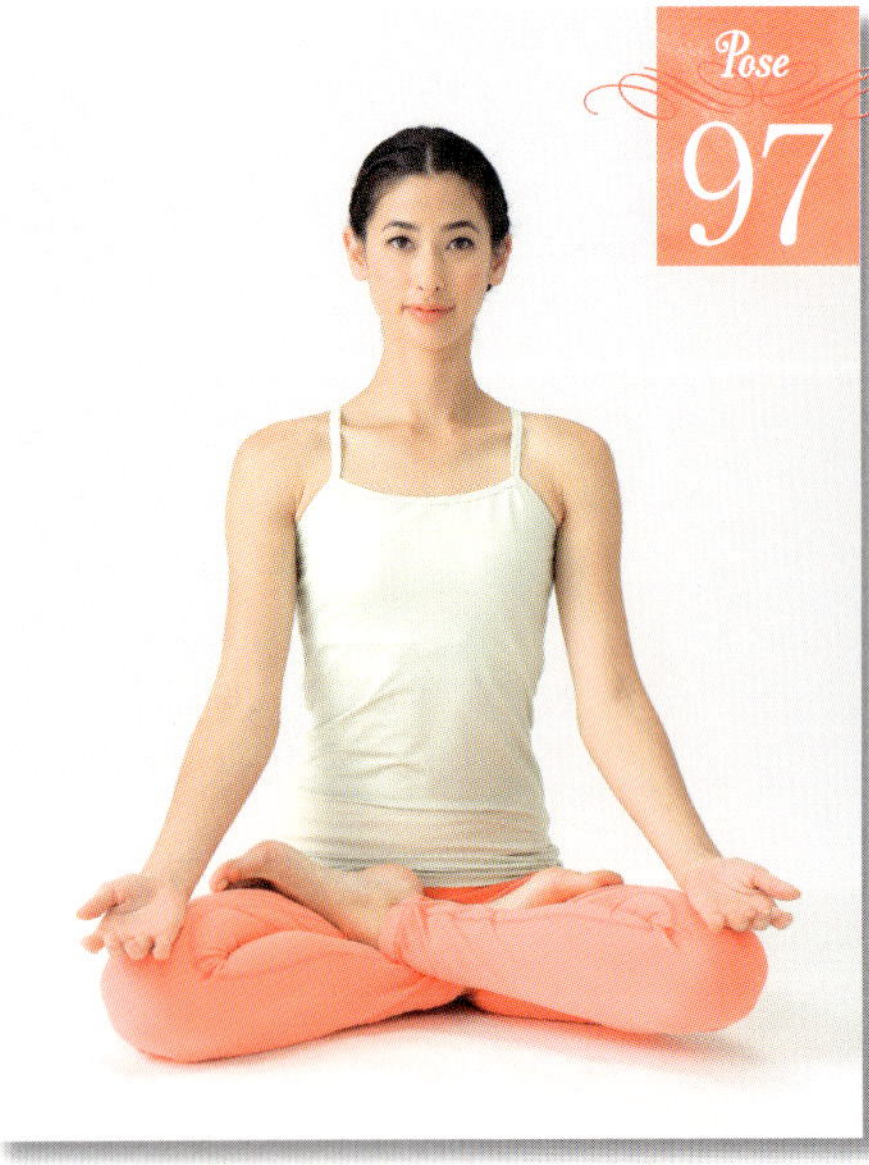

Pose 97

Lotus Pose

蓮華坐

Padmasana
パドマ・アーサナ
【*Padma*】蓮華

最も安定感のある坐法です。脚がしびれるようなら避けましょう。

両脚を前に伸ばして座り、右膝を曲げ、右足を左脚の太ももの上に乗せる。左膝を曲げ、左足を右脚の太もも上に乗せ、背筋をのばして両手を楽な位置に置く。

Pose 98

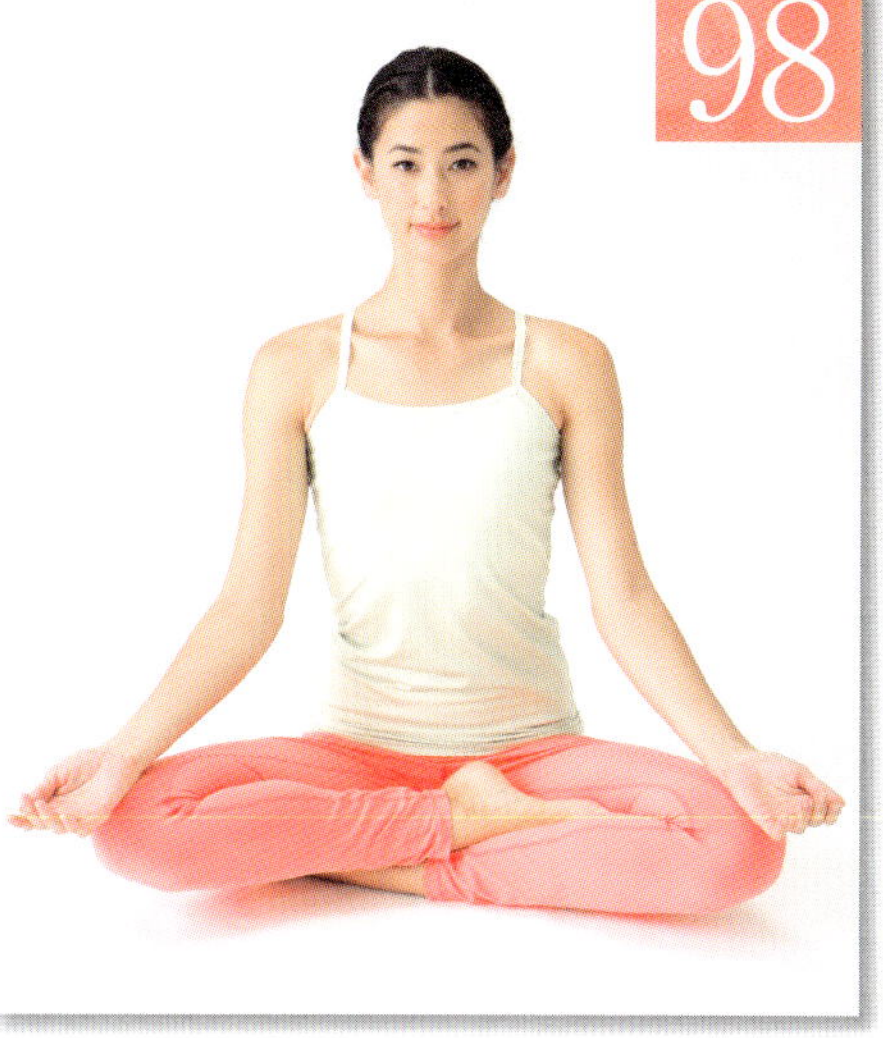

Auspicious Pose

吉祥坐

Svastikasana
スワスティカ・アーサナ
【*Svastika*】幸運、縁起のいい

最も縁起がいいとされる坐法。でも無理は禁物です。

両脚を前に伸ばして座り、左膝を曲げてかかとを右脚の付け根に当て、右膝を曲げ、かかとを左太ももの付け根の上に乗せ、つま先を左太ももとふくらはぎの間にはさむ。背筋をのばして両手を楽な位置に置く。

Pose 99

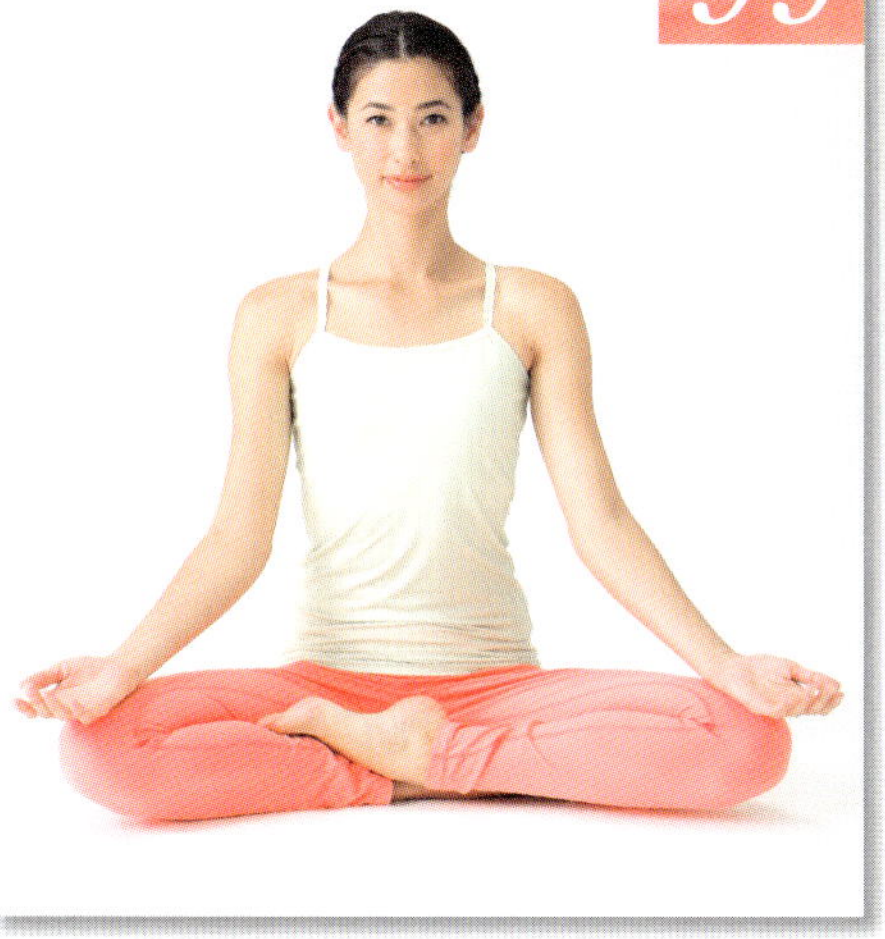

Accomplished Pose

達人坐

Siddhaasana
シッダ・アーサナ
【*Siddha*】達成された、成功した、神通力

超能力が得られると考えられていた坐法です。

両脚を前に伸ばして座る。右膝を曲げ、かかとを会陰部に当て、足裏を左太ももにぴったりとつける。左膝を曲げ、かかとを右かかとの上に乗せ、つま先を右太ももとふくらはぎの間に軽くはさむ。背筋をのばして両手を楽な位置に置く。

Pose 100

Hero Pose

英雄坐

Virasana
ヴィラ・アーサナ
【*Vira*】英雄

安定感のある坐法ですが、膝の悪い方は避けましょう。

正坐からお尻を少し上げて、かかとを肩幅程度に広げる。ふくらはぎの肉を、手を使って外側へ広げ、ゆっくりとかかとの間にお尻を落とす。背筋をのばして両手を楽な位置に置く。

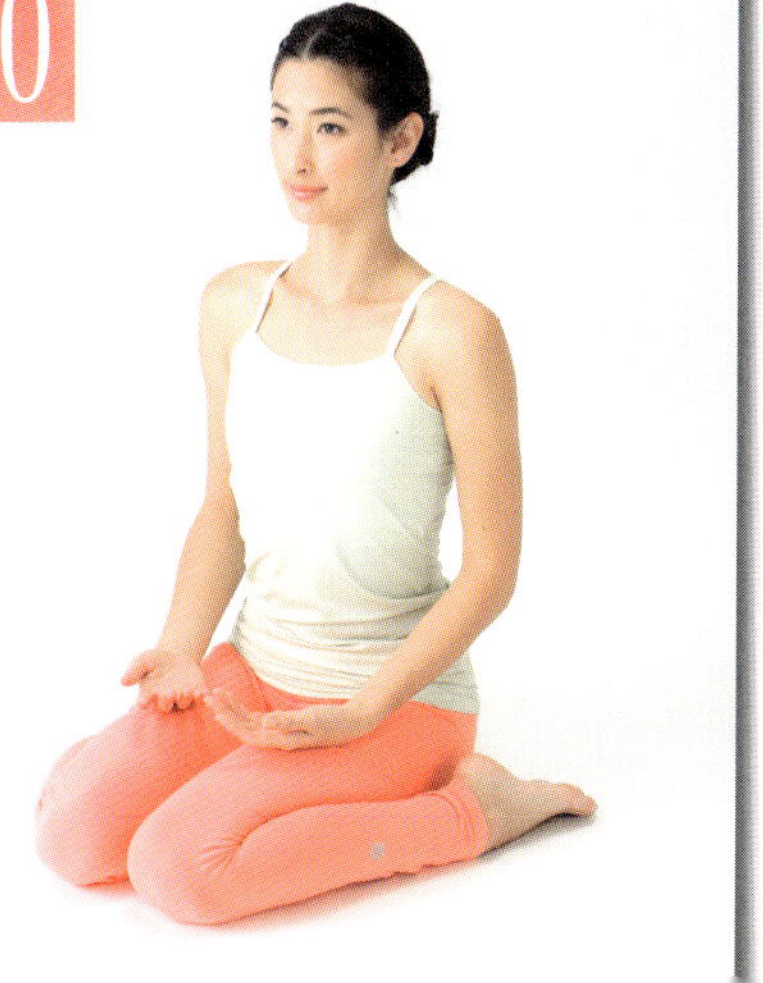

Column 4

ヨガを素敵に深めよう

自分自身とコミュニケーションを取る

第2章、第3章を経てひと通り好きなポーズを実践したり、ポイント確認をしたりしてポーズレッスンが一段落したら、いよいよ純粋にポーズを味わうために日々の練習を行っていきましょう。

その際に最も大切なことが、「自分自身の心や身体と真摯に向き合うこと」です。

誰かが作った素敵なプログラムを実践するのもヨガの大きな魅力の一つですが、最終的には自分自身の身体とコミュニケーションを取り、自分のためのプログラムを作ることが最も大切です。

身体はすべてを知っている

身体に害になるものが侵入したとき、嘔吐や下痢でそれを吐き出そうとしたり、発熱して免疫力を高め、病原菌を殺そうとしたり。私たちの身体はその時々で何をすべきかちゃんと知っていて、常に健康が保たれるように監視、対応するようなメカニズムが働いています。

ポーズでいえば、右側に身体を傾けたら、必ず元に戻りたいと欲し、元に戻したら今度は逆を伸ばしたいと欲するようにできているのです。

こういったルールに基づいて、ヨガの指導者は万人に有効なプログラムを作っていくのですが、その時々の自分の身体にとって最も必要な動きは、そのときの身体が知っていて、心を澄ませば感じられるものなのです。

動きのきっかけを作る

とはいえ、朝起きてすぐに心を研ぎ澄まし、身体がどう動きたがっているのかをキャッチすることは、よほど熟練したヨガマスターでないと難しいものです。

ですから、まずは第2章で紹介した7つのポーズからなる初級プログラムを行い、動きのきっかけをつくることが大切です。

例えば、普段は無口であまり自分のしたいことを口にしない方も、無理やりクラブに連れていって強制的にダンスをさせたりすれば、少なくともそれは嫌だとか、やっぱりこれがいいとか言い出してくれるものです。同じように何かしらの動きをとることで、身体がそれは嫌だとか、やっぱりこれがいいとか、欲求を言い出しやすくなるのです。

ですから、第2章のプログラムの途中だとしても、次にここを伸ばしたいと感じれば、そこを伸ばすポーズを行い、30秒キープしている間に他のことがしたくなったら、次にそのポーズを行いといった感じで、どんどん自分の内側から湧き起こるポーズを行っていくようにしましょう。

ヨガの上級者とは

そういうことを繰り返していくうちに、自分がどうしたいのかがしだいに明快にわかるようになってきて、また一つひとつのポーズをどこまで深めればよいのかもわかるようになり、自分とのコミュニケーションがよりよく取れるようになってきます。

それこそがヨガの上級者であり、そういった状態を経てこそ、心がベストな状態へと導きやすくなっていくのです。

ですから、がむしゃらに形を追求することもなく、また義務感でポーズを行うこともなく、ただ気持ちのいいポーズをとり、気づけばポーズが深まっていて、心が落ち着いていた。そういった素敵な上級者を目指して、ヨガのポーズを日々行っていきましょう。

● とても効果的（強くおすすめ） ○ 効果的（おすすめ）

41	43	45	47	48	49	50	52	53	54	55	57	58	59	61	62	63	64	65	66	67	69	70	71	73	75	76	78	79	80	81	83	84	85	87	89	91	92	93	94
バッタのポーズ	弓のポーズ	ハトのポーズ	荒武者のポーズ	アーチのポーズ	逆英雄のポーズ	三角のポーズ3	押し上げのポーズ	かんぬきのポーズ	三角のポーズ	賢者のポーズ	ねじりのポーズ	賢者のねじりポーズ	ワニのポーズ	三角のポーズ4	ピラミッドねじりのポーズ	腰掛けねじりのポーズ	三角ねじりのポーズ	壮美のポーズ	英雄のポーズ3	半月のポーズ	ワシのポーズ	一本足のポーズ	Vのポーズ	カラスのポーズ	ウサギのポーズ	鋤のポーズ	肩立ちのポーズ	ハンドスタンド	頭立ちのポーズ	赤ちゃんのポーズ	子供のポーズ	ワニのリラックスポーズ	ハッピーベイビーポーズ	目のトラタク	ライオンのポーズ	伏せた四つの手のポーズ	アンテナのポーズ	太陽礼拝のポーズA	太陽礼拝のポーズB
102	104	106	108	110	112	114	116	118	120	122	124	126	128	130	132	134	136	138	140	142	144	146	148	150	152	154	156	158	160	162	164	166	168	170	172	174	176	178	180
					●	●	●		●					●	●	●	●	●	●	●	●	●																●	●
		●	●					●		●	●	●		●									●	●	●			●	●		●			●	●	●	●	●	●
●	●			●									●													●	●			●		●	●						
●	●		○	○	●	●			○	●				●		●	○	○	○	○	○	○	○	○			○	○	○							●		○	○
	○	●	●	●	○	○	●	●	●		●	●	●	○	●	○	●	○		○	○	○				○	○						●	●	●		●	●	●
											○	○	○	○	○	○	○													●	●	●							
				○																					●	●	●	●	●									○	○
																		●	●	●	●	●	●	●				○	○										
●							●	●				●																			●			●	●		●	○	○
	●		●	●	●	●			●	●				●	●	●	●	●	●	●	●	●		●				●	●							●		●	●
●		●					●	●			●	●	●										●		●	●	●	○	○	●	●	●	●	●	●		●		
●		●	●	○	●	●			●					●	●	○	●	○	○	○	○	●	●										○			○		●	●
●	●	○	○	○	○	○		●	○		○			●	●	●	●	○	●	○	●	○	●	●				●	●				●			●		○	○
	○	●	●	●	●	●	●	●	●	●	●	●				●		●	●	●	●	○	○			●	●	●	●							●		●	●
	●	○	○	●	○				○	●	●	●		○	○		○	●		●		●															○	○	○
				○									●																	●	●	●			●				
													●					○	○	○	○	○	○	○	●			○	○	●	●	●	●	●	●		●		
●	○	○	○	○	●	●		●	●					○	●	○	●	○	○		○		○	○				○	○				○			○		●	●
		○	●	●	●	○	○	○	●	○	○	○		●	○	●	●	●	●	●	●	●	●	●		○	○	●	●					●		●		●	●
													●												○	●				●	●	●	●	○			●		
●	●		●	●	○	●	●		○					●	○	●	○	○	●	○	●	○	●					●	●						●	●		○	○
											●	●	●												●	●	●			●	●	●	●	●	○		●		
●	●	●	●	●	●	●	●	●	●	●			○	●	●		●	●		●		●						●	●						●		○	●	●
○	●	●	○	○	○	○	●	●	●		○	○	●	○	●	○	○	○		○		○				○	○	○	○			●	○				●	●	●
●	●	●	●	●	●	●	○	●	●	●	○	○	○	●	●	●	●	●	●	●	●	●	●	●			○	●	●				●		●	●	○	●	●
●	●	○	○	○	●	●		○	●		○		○	●	○	●	●	●	●	●	●	●	●				●	●	○				○						○
		●			○	○		○	○		●	●	●	●	●	●	●	●	●	●	○	●	●	○		○	●	○	○	●	●		●			○			
	○	○	●	●	●	●	●	○	○		○	○	○	○				○							○	●	●	●	●										
●					○	○	○	●			●	●	●	○	○										●	○				●	●		●						
	○		●	●	○	○	●	○	○	●	●	●	○	○	○		○	○			●		○	●	○	○	○	○	○				○	●	●	●	●	●	●
																									●	●	○	○	○	○	○	●		●	○		○		
				○																					●	●	○	○	●						●				
●	●	●	○	○	●	●		○	●	○			●	●	○	●	●	●	●	●	●	●					○	○	○				●			○		●	●
			○	○	○	○					●	●	○	○	○	○	○	○	○	○	○	●	●	●				●	●							●		○	○
●	○	○	○	○	●	●		●	○	○	○		○	●	●	●	●	○	●	●	●	●														○			
					●	●	●	●	●	●	●	●	●	●	●	●	●			●		○																	
●	●	●	●	●	○	○	●	●	●	○	●	●	●	○	●	○	○	●	●	○			●				○									●	○	○	○
	●	○	●	●														●					○														●	○	○
	○		●	●			●			●								○			●	○	●	●			●	●	●				●			●	●	●	●
	○		○		○	○			○	●	○	○	○	○	○	○	○		○	○		○		●	●	●	●		●							○	●	○	○
	○	●	○	○	○	○	○											○					○					○	○					●	●	○	○	●	●
		○			○	○		○	○		○	○	○	○	○	○	○	○	○	○	○	○	○			○	●	●	○	●	●	●	●						

Effect INDEX 効果インデックス

		1	2	3	4	5	6	7	8	9	10	11	12	13	14	15	16	17	18	19
ポーズ名		太陽を仰ぐポーズ	立ち木のポーズ	月のポーズ	英雄のポーズ1	プチVのポーズ	プチワニのポーズ	無空のポーズ	山のポーズ	ネコのポーズ	四つの手のポーズ	足を開くポーズ	ピラミッドのポーズ	ランジのポーズ	三日月のポーズ	英雄のポーズ2	足と手のポーズ	半分起きた足と手のポーズ	腰掛けのポーズ	下を向いた犬のポーズ
		30	32	34	36	38	40	42	48	50	52	54	56	58	60	62	64	66	68	70
基本姿勢	立位	●	●	●	●				●				●	●		●	●	●	●	
	座位									●	●	●		●	●					●
	臥位					●	●	●												
整体効果	筋トレ				●	○					●			●	○	●			●	
	ストレッチ	●		●	○		●			○		●	●	○	●		●	●		●
	マッサージ					●	○			●										
	逆転												○					○		○
	バランス		●																	
タイミング	序盤	●	●	●		●			●	●				●			●	●	●	●
	中盤		○	○	●						●		●	○	●	●	○	○	○	○
	終盤					●	●	●		●		●					○	○		○
姿勢調整	脚		●		●						○	●	●	●	●	●			●	
	腹		○	○	●	●					○		○		●	○			●	
	腰	●	●	●	○		○		●	○	●	○	●	●	○	●		●	○	●
	胸	●	○		○		●			●					○	○		●		
	首						○	●		○			○				●			○
	頭		○				●	●												●
メンタル効果	活力アップ		○	○	●	○					○		○		●	●			●	○
	集中力アップ	○	●	○	○	○			●	●	○		○	●	●	●		●	●	●
	眠りを深める	●				●	●	●				○	○				○			
	イライラ解消	○		●	○	●					●			●	○	●			●	●
	リラックス	●				●	●	●		○		●	●				●			○
	リフレッシュ		●	●	●										●	○				●
フィジカル効果	全身疲労	●		●	●	○	○	●		○		●	●		○	○	●	●		○
	冷え	●	●	○	●	●		○	●	●	●	○	○	●	●	●		○	●	●
	むくみ		●		●	○						●	●	○	●	●			●	
	便秘	○	●		○	●	●	○		○		●	○	●	●	●	○		●	○
	胃の不快感	○		●	○		○	○		○			○		○		○	○		○
	腰の疲れ			○		●	●			●			○				○	●		○
	肩こり	●	○	●	○	○	●				●				○				○	●
	疲れ目	○					○	○					○				●			●
	抜け毛						○						●				●			○
ビューティー効果	脚		●		●				○			●	●	●	●	●	●	○	●	
	お腹		○			●			○	○	●			●					○	
	ヒップ		●		●		○					●	●			●			●	
	ウエスト			●			●								○					
	背中			●	●		●		○	●	●			○	○			●		
	バストアップ	○			○					○					○	○				
	腕									●	●					○				●
	首筋						●			●	○		●	○			●	●		○
	姿勢	●	●		○			●	●	○	○				●	○				
	お肌	●	○		○	●	○	○		○		●	○	●	●	●	○	○	●	○

		20	21	22	24	25	26	28	29	30	32	34	36	37	39
ポーズ名		背中を伸ばすポーズ1	背中を伸ばすポーズ2	脚に顔をつけるポーズ	賢者の前屈ポーズ	わき腹を強く伸ばすポーズ	片脚伸ばしのポーズ	合蹠のポーズ	牛の顔のポーズ	コブラのポーズ	太鼓橋のポーズ	ラクダのポーズ	上を向いた犬のポーズ	子犬伸ばしのポーズ	魚のポーズ
		74	76	78	80	82	84	86	88	90	92	94	94	98	100
基本姿勢	立位					●									
	座位	●	●	●	●			●	●			●	●	●	
	臥位						●			●	●		●		●
整体効果	筋トレ										○	○			
	ストレッチ	●	●	●	○	●	●	●	●	●	●	●	●	●	●
	マッサージ		○		●				○						
	逆転					○					○			○	
	バランス														
タイミング	序盤									●				●	
	中盤					●				○	●	●	●		
	終盤	●	●	●	●		●	●	●	●	●			●	●
姿勢調整	脚			●	●	●	●		○		○	○	●		
	腹				●							○	○		
	腰	●		●		○	○			●	●	●	●	●	●
	胸									●	●	●	○	●	●
	首		●			○	●	●	●						
	頭	●	●	○			○	●	●						
メンタル効果	活力アップ				○						○	○	○		
	集中力アップ	●		●		●	●		●	○	●	●	●	○	○
	眠りを深める		●					●							
	イライラ解消									●	●	●	●		
	リラックス	●	●	●	●	●	●	●	●					●	
	リフレッシュ									●	●	●	●	●	●
フィジカル効果	全身疲労	●	○	●	○	○	●	●	○	●	○	●	●	●	○
	冷え			○	○	●	○		●		●	●	●		
	むくみ			○	●	●	●		○		○		○		
	便秘		○	●	●	●			●			○	○		
	胃の不快感		○			○				●	●	●	●	●	○
	腰の疲れ	●	●	●	○	○		●	○	●					
	肩こり				●				●		●	○	○	●	●
	疲れ目		●			○		●	○		○				●
	抜け毛		●			○		○			○				●
ビューティー効果	脚	○		●	●	●	●		●		○	○	○		
	お腹											○	○		
	ヒップ			○		○	●	●	●	○	○	○	○		
	ウエスト														
	背中	●		●	○					●	●	●	○	●	●
	バストアップ									○	●	●	●	●	●
	腕				●				●	○	○	○	●		○
	首筋	●	●	○		●		●	○	●	○	●			○
	姿勢									●	●	○	●	●	●
	お肌		●	●	●	●			○			○	○		

「整体効果」はP23、「姿勢調整」はP18～19、「メンタル」「身体」「美容」の各効果についてはP24～25をご参照ください。

た

な

は

ま

や

ら

わ

* バリエーションとして奇数ページに掲載しているポーズです。

Syllabary INDEX 五十音順 インデックス

おわりに

禅の世界に「指月《しげつ》」という言葉があります。

暗闇を照らす「月」を禅のゴールに喩《たと》え、その究極の境地を言葉で表した経典を「指」に喩えたうえで、指にばかり興味を持ち、月を見ようとしない私たちの傾向を見事に戒めた言葉です。

禅と姉妹関係にあるヨガの世界でも、そんな傾向が強くなってきたかなと思うふしがあり、本書の執筆を思いついた次第です。

ヨガのポーズにまつわる様々なルールが、そもそもなぜ生まれたのか。その理由や目的を「レッスン」という形にまとめ、70のレッスンを通してヨガ本来の目的に立ち返ろう。そんな思いで本書を企画しました。

私はこれまで、ポーズの様々なルールやポイントの、その理由や目的に関しては、指導者や上級者向け講座でしか紹介してきませんでした。理由なんて知らなくても「膝下を垂直にして」「肩を耳から遠ざけて」と言えば皆さんそのように動いてくれるし、それで十分だと思っていたからです。

ただ、そんなふうにヨガをお伝えする中で、どうやら近年、そのルールやポイントを守ることに重きをおき、その本来の目的とは正反対の方向に向かっている方が増えてきているように思ったのです。

膝下を安定させるためのルールなのに、力み過ぎて逆に不安定になったり、首や肩をリラックスさせるためのルールなのに、力づくで肩を耳から遠ざけてリラックスからかけ離れてしまったり…。

指を見て月を見ず。

ルールやポイントを守ってポーズを綺麗に完成させること自体が目的になって、そのポーズ本来の目的が見失われているのでは…。

そんな反省から、ヨガを始めて間もない方にも、ポーズ本来の目的、そして個々のルールが生まれた理由や目的をご紹介する必要があると思い、本書を執筆しました。

ポーズの上達がヨガの目的ではなく、その恩恵を日常生活の中に生かすことこそがヨガの目的である。

これは父から受け継いだ大切な言葉なのですが、まさに本書によってポーズとそのルール本来の目的に立ち返り、そこを意識してポーズを行っていただき、ヨガの知恵で日々の生活を豊かにしていただけたらと思っています。

最後になりましたが、本書を制作するにあたり、少しでも良いものをと思うあまり、今回もまた我がまま放題、好き放題のリクエストを制作の方々に押し付けてしまったのですが、そういったリクエストとしっかりと向き合って最高の仕上げをしていただいた制作スタッフの方々に、そして最後の一行までお読みくださった読者の方々に、心からのお礼をお伝えして本書を締めくくりたいと思います。

本当にありがとうございました。

綿本 彰

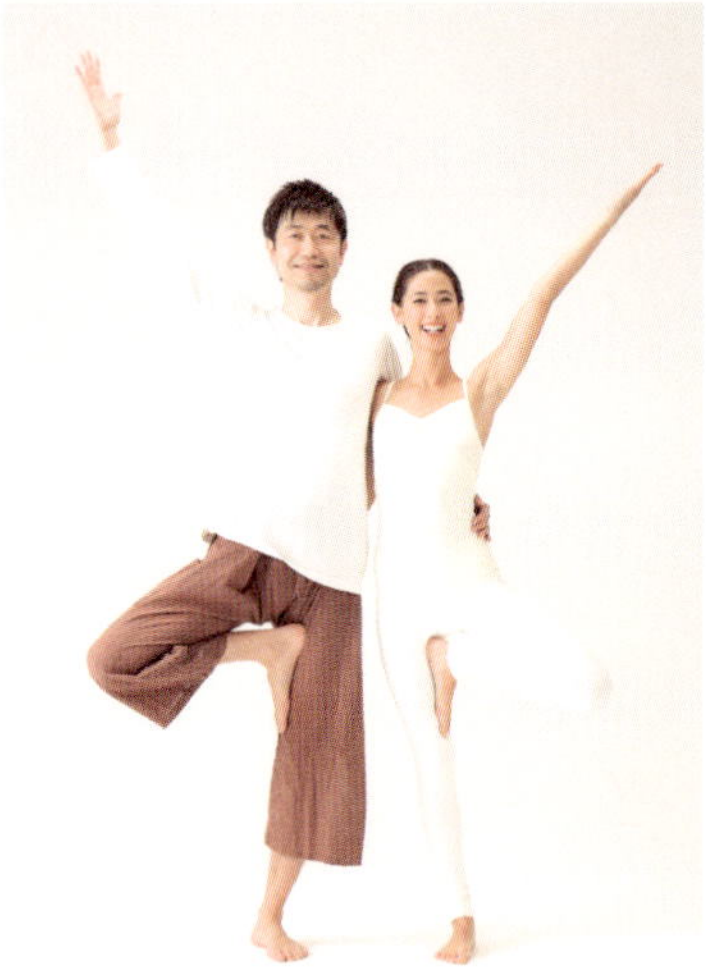

著者

綿本 彰《わたもと あきら》

日本ヨーガ瞑想協会会長。綿本ヨーガスタジオ主宰。
全米YOGAアライアンス 500時間YOGA指導者トレーナー（E-RYT500）。

大阪生まれ。父である同協会名誉会長：故綿本昇師からヨガを学ぶ。神戸大学システム工学科卒業後、インドに渡り各地でヨガ、アーユルヴェーダを研修し帰国、1994年にヨガの指導をスタート。2000年以降、ロサンゼルスやニューヨーク、ロンドンなど、世界各地でハタヨガ、ラージャヨガ、パワーヨガ、クリパルヨガ、その他様々なスタイルのヨガを研修。2003年、日本初となるパワーヨガ専門スタジオ「綿本パワーヨガスタジオ」をオープン。現在、トラディショナルスタイルのスタジオと合併して総合ヨガスタジオとし、ヨガの指導、指導者トレーニングコースの開催にあたる。著書に「シンプルヨーガ」「パワーヨーガ」「DVDで覚える シンプルヨーガ」「Yogaではじめる 瞑想入門」（新星出版社）、「よくわかる瞑想ヨガ」（実業之日本社）、「ヨーガの奥義」（講談社）、「綿本彰のきれいに効くヨーガ」（NHK出版）など多数。
ホームページ www.yoga.jp

モデル

メロディー洋子

1988年生まれ。アメリカ×日本のハーフ。カリフォルニア州（レドンド・ビーチ）出身。「CLASSY」「and GIRL」「shore」「yoga JOURNAL」など多数のファッション誌に出演。「Tokyo Girls Collection」「Girls Award」「Kobe Collection」などのファッションショーにも出演しているTop Model。青い海・青い空に囲まれて育った天真爛漫でアクティブなCalifornia Girl。TVCMでは「サッポロ 麦とホップ The gold」に「ナゾの美人エージェント」役で登場し注目を集める。

本書の内容に関するお問い合わせは、**書名、発行年月日、該当ページを明記**の上、書面、FAX、お問い合わせフォームにて、当社編集部宛にお送りください。**電話によるお問い合わせはお受けしておりません。**
また、本書の範囲を超えるご質問等にもお答えできませんので、あらかじめご了承ください。
FAX：03−3831−0902
お問い合わせフォーム：http://www.shin-sei.co.jp/np/contact.html

落丁・乱丁のあった場合は、送料当社負担でお取替えいたします。当社営業部宛にお送りください。

YOGAポーズの教科書

著　者　綿 本　彰
発行者　富 永 靖 弘
印刷所　株式会社新藤慶昌堂

発行所　東京都台東区 台東2丁目24　株式会社　新星出版社
〒110-0016　☎03(3831)0743

ISBN978-4-405-08216-8